Immunologie im ›kleinen Staat‹ DDR

Sophie Meyer

# Immunologie im ›kleinen Staat‹ DDR

## Die tumorimmunologische Grundlagenforschung in Berlin-Buch (1948–1984)

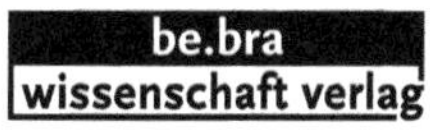

Eingereicht als Dissertation an der Technischen Universität Berlin (D 83)

Bibliografische Information der Deutschen Nationalbibliothek
Die Deutsche Nationalbibliothek verzeichnet diese Publikation in der Deutschen Nationalbibliografie; detaillierte bibliografische Daten sind im Internet über http://dnb.d-nb.de abrufbar.


KulturBrauerei Haus 2
Schönhauser Allee 37, 10435 Berlin
post@bebraverlag.de
Lektorat: Astrid Volpert, Berlin
Umschlag: typegerecht, Berlin (unter Verwendung von zwei Bildern aus dem Bundesarchiv, Koblenz; oben: Bild 183-1986-1022-307, Foto: Peer Grimm; unten: Bild 183-B1101-0007-001, Foto: Christa Hochneder)
Satz: ZeroSoft
Schrift: Minion Pro 10/13pt
Gedruckt in Deutschland
ISBN 978-3-95410-087-3

www.bebra-wissenschaft.de

# Inhalt

# Einleitung

## Erkenntnisinteresse

Die vorliegende Arbeit kombiniert zwei verschiedene Bereiche der Geschichtswissenschaften miteinander: eine Geschichte der Tumorimmunologie in der DDR und eine ›Gesellschaftsgeschichte des Kalten Krieges‹.[1] Den Ausgangspunkt der Arbeit bildeten die Immunologiegeschichten der 1980er und 1990er-Jahre und die Beobachtung, dass das Interesse an der Geschichte des Faches Immunologie mit der Wende in den ›Ostblockstaaten‹ zusammenfiel. Es handelt sich zwar auf den ersten Blick um einen bedeutungslosen Zufall, geht man den Ereignissen jedoch genauer auf den Grund, so erkennt man, dass mit dem Ende der DDR auch eine Wissenschaftsgeschichte endete, die an ihrem Anfang auf der Höhe der Zeit gewesen war, so dass sich über die Rekonstruktion der Geschichte der Tumorimmunologie in der DDR seit den 1960er-Jahren auch ein Stück Geschichte des Kalten Krieges rekonstruieren lässt.

In den späten 1950er-Jahren begannen einige Wissenschaftler, vor allem in Großbritannien und den USA, eine Brücke zwischen der Krebsforschung und der Immunologie zu schlagen. Die Immunologie, die aus der älteren Immunforschung hervorgegangen war, hatte seit den 1930er-Jahren den Weg zu einer molekularen Wende beschritten. Antikörper und Antigene, die bekanntesten Akteure der biologischen Immunität, konnten damals durch neue Techniken erstmals mathematisch und visuell erfasst werden. Die Immunologie entwickelte sich in der Folge zu einer der bis heute innovativsten biomedizinischen Disziplinen.

In der Krebsforschung begann diese Entwicklung in den 1950er-Jahren, also während des Kalten Krieges, in einigen wenigen Staaten beider politischen Blöcke mit großen Hoffnungen, die auf die Tumorimmunologie gesetzt wurden, das heißt, auf den Zweig der Immunologie, der sich mit den Beziehungen zwischen den Immunreaktionen eines tumortragenden Organismus und seinem Tumor befasste. Es war zwar nicht das erste Mal, dass die immunologische Abwehr des Körpers in Beziehung zu Krebs untersucht wurde. Schon Ende des 19. Jahrhunderts hatte es vor allem klinische Versuche in dieser Richtung gegeben, sie hatten aber nie zu dem erwarteten medizinischen

1 Siehe dazu Bernd Greiner, »Kalter Krieg und ›Cold War Studies‹. Version 1.0.« http://docupedia.de/zg/Cold_War_Studies, dessen Aufsatz im Verlauf dieser Abhandlung genauer besprochen wird.

Durchbruch geführt.[2] Heute ist die Tumorimmunologie in vielen Krankenhäusern als ein Bereich der klinischen Krebstherapie und der molekularen Krebsforschung vertreten. Demnach führten, aus heutiger Sicht betrachtet, die tumorimmunologischen Forschungen, die in den 1950er-Jahren begannen, zu einer erfolgreichen Übersetzung der Erkenntnisse aus der experimentellen Forschung in die klinische Praxis. Die vorliegende Arbeit zeigt erstmals, was Wissenschaftler in der DDR zu dieser Entwicklung beitrugen.

Was während des Kalten Krieges auf der östlichen Seite des Eisernen Vorhangs in Naturwissenschaft und Technik passierte, ist immer noch von einer Aura des Geheimnisvollen umgeben. Die diffuse Vorstellung, dass es im ›Ostblock‹ teilweise eine größere Forschungsfreiheit gegeben habe als im Westen oder dass im Osten unter dem Siegel der Geheimhaltung möglicherweise schon Rätsel gelöst worden seien, an denen sich die Forscherkollegen im Westen noch die Zähne ausbissen, taucht hin und wieder bis heute auf.[3] Das anhaltende journalistische Interesse vor allem des Nachrichtenmagazins *Der Spiegel* an wissenschaftlichen ›Skandalen‹ in der DDR kann man als erstaunlich langen Nachhall der Propaganda des Kalten Kriegs in Deutschland interpretieren. Dagegen entstand das eher positive Bild von dem geheimen Vorsprung der Wissenschaftler im Osten vermutlich im Zuge des sogenannten ›Sputnik-Schocks‹, als im Oktober 1957 sowjetischen Ingenieuren und Wissenschaftlern das gelang, woran auch die US-Amerikaner seit Mitte der 1950er-Jahre eifrig forschten: Sie schossen die erste Interkontinentalrakete ins Weltall und brachten damit einen kleinen Sender, den Sputnik, für alle Welt über den Rundfunk hörbar auf die Erdumlaufbahn. Die lang anhaltende Wirkung der positiven und negativen Propaganda soll aber nicht darüber hinwegtäuschen, dass hinter den von geschichtswissenschaftlichen Laien vermuteten Geheimlaboren im ›Ostblock‹ bzw. hinter den vermuteten medizinischen Skandalen ein wirkliches Problem der Forschung steckt: Man weiß noch immer zu wenig über die methodischen und konzeptuellen Ansätze in der wissenschaftlichen Forschung jenseits des Eisernen Vorhangs.

2 Siehe dazu Ilana Löwy, *Between Bench and Bedside: Science, healing, and interleukin-2 in a cancer ward*. Cambridge: Harvard University Press, 1996.

3 In negativer Form bspw. in dem *Spiegel*-Artikel über angebliche klinische Experimente mit Organtransplantationen in der DDR: »Als gesund entlassen«, *Der Spiegel* 36 (1991), 129-130 oder, wiederum im *Spiegel*, die mehrfach geäußerte Behauptung, DDR-Patientinnen und -Patienten seien für klinische Studien westlicher Pharmaprodukte missbraucht worden; in: »Das ist russisches Roulett: Schmutzige Geschäfte mit westlichen Pharma-Konzernen brachten dem SED-Regime Millionen«, in: *Der Spiegel* 6 (1991): 80-90 sowie »Günstige Teststrecke«, *Der Spiegel* 20 (2013), 36-44. Ein Forschungsprojekt, das sich mit diesen Anschuldigungen auseinandergesetzt hat, kam unlängst zu dem Schluss, dass sie nicht haltbar sind: Volker Hess, Laura Hottenrott, Peter Steinkamp, *Testen im Osten: DDR-Arzneimittelstudien im Auftrag westlicher Pharmaindustrie 1964–1990*. Berlin: be-bra wissenschaft, 2016.

Nun ist die Immunologie keine Groß- oder Geräteforschung (›Big Science‹) wie die Weltraumforschung und war es vor allem in den 1960er und 1970er-Jahre noch nicht. In den 1980er-Jahren erlebte das bis dahin geltende Paradigma von der Verteidigung des Körpers gegen Fremdes, bei gleichzeitiger Toleranz gegen Eigenes, in der Immunologie zudem durch die sich schnell ausbreitende Immunschwächekrankheit AIDS einen Rückschlag. Ein spannendes Charakteristikum der Immunologie liegt auf historiographischem Gebiet. Es besteht darin, dass die Beschäftigung mit ihrer Geschichte einige bemerkenswerte Koinzidenzen mit der jüngeren politischen Zeitgeschichte aufweist. Die Immunologie sei eine Disziplin mit einer langen Vorgeschichte, aber einer kurzen Geschichte, befand 1989 die französische Immunologiehistorikerin Anne Marie Moulin, Autorin einer der ersten Monografien über die Geschichte der Immunologie.[4] 1989 war auch das Jahr, in dem in Berlin die Mauer fiel und die politische Wende in ganz Osteuropa zu mehr oder weniger umfassenden Systemwechseln führte. Für die Geschichtswissenschaften begann somit eine neue Ära, in der der Zugang zu den Archiven und damit eine Aufarbeitung der Geschichte der Zeit des Kalten Krieges möglich wurde. Es mag ein Zufall sein, dass sich um 1989 herum auch die ersten Forscherinnen und Forscher, die, wie Anne Marie Moulin, zumeist einen biologischen oder medizinischen Hintergrund hatten, für die Geschichte der Immunologie zu interessieren begannen.[5]

Wenig Interesse bestand hingegen anfangs bei DDR-Historikerinnen und -historikern an der Entwicklung der naturwissenschaftlichen Forschung in der DDR. Die ersten diesbezüglichen Untersuchungen kamen zu dem Ergebnis, dass eine politische Einflussnahme hier nicht direkt nachzuweisen sei, womit dieses Kapitel für eine Weile abgeschlossen zu sein schien.[6] Erst in den letzten zehn bis fünfzehn Jahren sind einige Beiträge zur Geschichte der naturwissenschaftlichen Forschung in der DDR erschienen, die diese unter Einbeziehung der wissenschaftlichen Inhalte der jeweiligen Naturwissenschaft untersuchen.[7] Auch in der vorliegenden Arbeit folgt die his-

4 Anne Marie Moulin, »Immunology old and new: The beginning and the end«, in: *Immunology 1930–1980*, hg. v. Pauline M. H. Mazumdar, Toronto: Wall & Thompson, 1989, 291-298 sowie: dies., *Le dernier langage de la médicine: Histoire de l'immunologie de Pasteur au Sida*. Paris: Presses Universitaires, 1991.

5 Kurz vor Moulins Publikation war 1988 ein Kompendium der wichtigsten Entdeckungen auf dem Gebiet der Immunologie erschienen: Debra Jan Bibel, *Milestones in Immunology: A historical exploration*. Berlin: Springer, 1988. 1989 datiert die erste Auflage von Arthur M. Silverstein, *A History of Immunology*, San Diego: Academic Press, 1989.

6 Jürgen Kocka, Renate Mayntz (Hrsg.), *Wissenschaft und Wiedervereinigung: Disziplinen im Umbruch*. Berlin: Akademieverlag, 1998.

7 Zu nennen ist hier für die Geschichte der Lebenswissenschaften vor allem der Aufsatz von Carsten Timmermann »Americans and Pavlovians: The Central Institute for Cardiovascular Research at the East German Academy of Sciences and its precursor institutions as a case study of biomedical

torisch-politische Einordnung der historisch-epistemischen Bestandsaufnahme der tumorimmunologischen Forschung, wie sie an den Forschungseinrichtungen in Berlin-Buch durchgeführt wurde. Das heißt, dass diese in der DDR in erster Linie in den Kontext der Geschichte der Immunologie gestellt wird. In zweiter Linie wird ein alternativer Deutungsversuch zu den bisher vorliegenden Interpretationen der naturwissenschaftlichen Forschung in der DDR vorgeschlagen, der von den Kleinstaatsstudien der 1960er und 1970er-Jahre inspiriert ist, insbesondere von Joseph Ben-Davids Ideen zu Wissenschaft in kleinen Staaten.

Um diesen Interpretationsrahmen besser zu erklären, soll noch auf einen weiteren Forschungsbereich innerhalb der Geschichtswissenschaften verwiesen werden, die sogenannten Cold-War-Studies. Der Historiker Bernd Greiner hat ihnen 2010 den Weg aus der lange Zeit von der politischen Ereignisgeschichte geprägten Richtung gewiesen, indem er eine intensivere Beschäftigung mit einer »Gesellschaftsgeschichte des Kalten Krieges« anmahnte, die beispielsweise auch »intellektuelle Diskurse« beinhalten solle.[8] In den Cold-War-Studies geht es einerseits um die beiden antagonistischen Großmächte, die UdSSR und die USA, daneben aber auch um die weniger mächtigen oder »kleinen« Akteure, die aus politischer Sicht oft gar nicht so ohnmächtig waren, sondern häufig sogar das Zünglein an der Waage bildeten. Das heißt, dass in den Cold-War-Studies klassischerweise der Einflussbereich der kleinen Staaten zwischen den großen Machtblöcken untersucht wird. Wie aber transponiert man das Interesse an kleinen Staaten auf eine »Gesellschaftsgeschichte des Kalten Krieges«, bei der – in der Regel – keine direkten Verbindungen zwischen Politik und Gesellschaft nachweisbar sind? Das ist meines Erachtens möglich, indem man die Kleinstaatsstudien, die während des Kalten Krieges erschienen, als historische Quelle mit in die Untersuchung einbezieht. Sie zeigen eine Befindlichkeit kleiner Staaten, die heute in der digital vernetzten Welt nach dem Ende des Kalten Krieges kaum noch verständlich ist – die Angst vor Marginalisierung und Isolation.

In der vorliegenden Arbeit soll die Beschäftigung mit dem Kleinstaat demnach als ein historisches Phänomen der frühen 1960er-Jahre vor Augen geführt werden, das eine bestimmte Denkweise zumindest einiger Intellektueller dieser Zeit verdeutlicht. Es wird also nicht versucht, ein neues Kleinstaatskonzept zu entwickeln oder ein älteres wiederzubeleben, sondern vielmehr soll eine damals weit verbreitete Sicht auf kleine Staaten in die historische Rekonstruktion der biologisch-medizinischen Forschung in der DDR in diesem Zeitraum mit einfließen. Wenn also in den 1960er und 1970er-Jahren kleine Staaten als besondere Entitäten mit besonderen, sich von großen Staaten

research in a country of the Soviet Bloc (c. 1950–80)«, in *Medicine, the Market and the Mass Media*, hg. v. Virginia Berridge, Kelly Loughlin, London: Routledge, 2005, 244-265.

8 Greiner, »Kalter Krieg und ›Cold War Studies‹«, wie Anm. 1.

unterscheidenden Mechanismen angesehen wurden, so meine Hypothese, dann schlug sich diese Sichtweise möglicherweise auch im Verhalten der Wissenschaftler in kleinen Staaten wie der DDR nieder und kann als solche erkannt werden. Die Frage wäre hier, ob sich in der DDR-Immunologie Besonderheiten zeigten, die man als kulturelle Besonderheiten bezeichnen könnte.

## Wissenschaft in kleinen Staaten

Wissenschaft gilt als universal und allgemeingültig. Es kann überall über alles geforscht werden, das dabei produzierte Wissen geht irgendwann ins Allgemeingut über. Genau hier liegen aber die Probleme mit dieser idealen Vorstellung von Wissenschaft. Die während des Kalten Krieges aufgekommene ›Großforschung‹ (Big Science) wie beispielsweise die Weltraumforschung oder später die Krebsforschung absorbierte nicht nur finanzielle Ressourcen, sondern sie verschob auch die Aufmerksamkeit und damit einhergehend das gesellschaftliche Verständnis von nützlicher Forschung in größere Dimensionen und in statistisch gut erkennbare Ausmaße. Kleinere Forschungsthemen, für die die Massen sich nicht interessieren ließen, drohten so, an den Rand gedrängt zu werden. Vor diesem Hintergrund sind die beiden Essays von Joseph Ben-David über Wissenschaft in kleinen Staaten zu verstehen, die im Folgenden vorgestellt werden. Die diffuse Sorge um Isolation und Marginalisierung, das heißt die Angst, dass die eigenen Intellektuellen sich eher den Trends der großen, mächtigen Staaten und ihrer Gesellschaften anschließen werden, statt die kulturellen Besonderheiten ihrer eigenen kleinen Staaten zu pflegen, betraf nicht nur die Natur- sondern auch die Kulturwissenschaften, wie das danach angeführte Beispiel des 1963 erschienenen Buches *Unbehagen im Kleinstaat* des Schweizer Literaturwissenschaftlers Karl Schmid zeigen wird.

Joseph Ben-David (1920–1986) war ein ungarischstämmiger israelischer Wissenssoziologe, der neben seinen US-amerikanischen Kollegen Edward A. Shils (1910–1995) und Robert K. Merton (1910–2003) wahrscheinlich zu den damals bekanntesten Intellektuellen auf diesem noch relativ jungen Forschungsgebiet der Sozialwissenschaften gehörte. Seine Schwerpunktthemen waren die Rolle von Wissenschaftlern in der Gesellschaft sowie die Organisation und Planung wissenschaftlicher Forschung. Mit der Wissenschaft in kleinen Staaten beschäftigte er sich nur in zwei kurzen Aufsätzen, die er 1962 in englischer und 1964 in hebräischer Sprache publizierte.[9] Darin schlug er

9 Joseph Ben-David, »Scientific endeavor in Israel and the United States«, *American Behavioral Scientist* 6/4 (1962), 12-16. Der hebräische Artikel wurde 2012 erstmals ins Englische übersetzt: Joseph Ben-David, »Science in a small country«, in: *The Ideals of Joseph Ben-David*, hg. v. Liah Greenfeld, New Brunswick: Transaction, 2012, 19-28. Er erschien 1964 in hebräischer Sprache in der Zeitschrift der Hebrew University: *Die Universität*, 12-17. Siehe für den hebräischen Quellennachweis: Gad Freudenthal (Hrsg.), *Scientific Growth: Essays on the social organization and ethos of science*. Berkeley: University of California Press, 1991.

vor, die Größe eines Staates, gemessen an Einwohnerzahl, Anzahl wissenschaftlicher Forschungseinrichtungen und Staatsfläche, als bedeutsamen Faktor für dessen wissenschaftliche Entwicklung zu untersuchen. Er argumentierte im Wesentlichen, dass die Kleinheit eines Staates ein potentielles Risiko für die wissenschaftliche Forschung darstelle, weil es im kleinen Staat verhältnismäßig wenig Experten auf einem bestimmten Forschungsgebiet gebe. Diese Experten würden sich untereinander kennen, und zwar nicht nur in Bezug auf ihre fachlichen Arbeiten, sondern auch auf ihren beruflichen Werdegang, ihre politischen Ansichten und dergleichen. Demzufolge bestehe, laut Ben-David, ein mögliches Risiko intellektueller Korruption bzw. eines Verlusts an wissenschaftlicher Objektivität bei der Beurteilung der Arbeit von Kollegen aus dem kleinen Staat. Das heißt, die Wissenschaftler in einem kleinen Land, in dem jeder jeden kennt, seien – ob bewusst oder unbewusst – versucht, ihre Fachkollegen nach anderen als rein fachlichen Kriterien zu beurteilen. Meinungsverschiedenheiten zu politischen, religiösen oder anderen Themen zwischen den Wissenschaftlern würden sich in einem kleinen Land unvermeidlicherweise auch auf deren wissenschaftliche Arbeit auswirken, so Ben-David. Im schlimmsten Fall könne es dazu kommen, dass Inhaber höherer Positionen in Forschungsinstitutionen in Ermangelung an Vergleichswerten ihre wissenschaftlichen Kompetenzen überschätzen und sich selbst zum Maßstab wissenschaftlicher Objektivität erklären. Diese Gefahren drohten nach Ben-Davids Ansicht aber nur, wenn sich der kleine Staat isoliere und keinen wissenschaftlichen Austausch mit anderen Staaten zulasse, vor allem mit den auf dem jeweiligen Forschungsgebiet führenden Staaten, die er als »wissenschaftliche Metropolen« bezeichnete.[10]

Ben-Davids Analyse der Wissenschaft in kleinen Staaten basierte nicht ausschließlich auf messbaren Fakten wie der Einwohnerzahl oder der Anzahl an Experten auf einem bestimmten Gebiet, sondern er kritisierte insbesondere bestimmte Befindlichkeiten, wie beispielsweise die in Israel vorherrschende Überzeugung, dass Juden, als »Volk des Buches«, generell gute Wissenschaftler seien. Ben-David argumentierte im Gegenzug, dass hier kein biologisches, sondern eher ein kulturelles und strukturelles Phänomen vorliege, das es einer großen Zahl von Juden außerhalb Palästinas im Verlauf der Geschichte ermöglicht habe, ihre individuelle Freiheit in wissenschaftliche Kreativität umzusetzen. In Ben-Davids Augen habe aber diese implizite Überzeugung, dass Juden *per se* gute Wissenschaftler seien, einen Einfluss auf die palästinensische bzw. israelische Forschungsplanung bzw. Nichtplanung ausgeübt, was in den 1950er-Jahren sogar zu einem sichtbaren Hinterherhinken Israels im Vergleich zu den Wissenschaftsstrukturen und wissenschaftlichen Leistungen anderer Staaten geführt habe.[11] Als Konse-

10 Ben-David, »Scientific endeavor in Israel and the United States«, *American Behavioral Scientist* (1962).

11 Ders., »Science in a small country«, in: *The Ideals of Joseph Ben-David* (2012), 19.

quenz seiner Ausführungen plädierte Ben-David für eine stärkere Öffnung Israels gegenüber anderen Staaten, speziell den »wissenschaftlichen Metropolen,« um auf diese Weise einen natürlichen Wettbewerb der israelischen Wissenschaftler mit ihren Kolleginnen und Kollegen weltweit zu ermöglichen, den engen Rahmen des kleinen Staates also auf diese Weise gewissermaßen zu sprengen, ohne andererseits zu einem bloßen Anhängsel einer »wissenschaftlichen Metropole« zu werden.

Vielmehr sah Ben-David umgekehrt eine Chance für kleine Staaten durch die Gefahr, dass große Staaten wissenschaftlich »autark« werden könnten, wenn sie zu stark nur die eigene Forschungsliteratur rezipierten und nicht auch die Veröffentlichungen anderer Staaten wahrnähmen. Wissenschaftler großer Staaten könnten es sich, so Ben-David weiter, sogar leisten, die Öffentlichkeit anderer Ländern komplett zu ignorieren, ja diese sogar zu verachten.[12] Entwickele sich in einem großen Staat also ein Forschungstrend oder eine Mode (»fad«), dann sei es schwer, ihr ein Heilmittel entgegenzusetzen. Kleine Staaten hingegen hätten gerade wegen ihrer Größe bessere Chancen, gegen solche Modeerscheinungen »immun« zu sein. Somit könnten sie auch – wenn sie gehört würden – die Ticks und Marotten großer Staaten auf wissenschaftlichem Gebiet ausgleichen.[13] Dazu sollten sie ruhig ihre eigenen Forschungsschwerpunkte und Spezialgebiete entwickeln, und zwar solche, die in großen Staaten eher vernachlässigt würden.[14] Ben-David plädierte also für mehr kulturelles Selbstbewusstsein kleiner Staaten auf wissenschaftlichem Gebiet.

An diesem Punkt lassen sich Ben-Davids Ausführungen zu denen des Schweizer Literaturwissenschaftlers Karl Schmid (1907–1974) in Beziehung setzen, der die Schweizer Befindlichkeiten ganz ähnlich analysierte. Schmid brachte die Enge der kleinen Schweiz Anfang der 1960er-Jahre aus literaturwissenschaftlicher Sicht auf den Punkt, indem er das Unbehagen, das nach seiner Lesart einige Schweizer Schriftsteller diesbezüglich im Verlauf der Geschichte immer wieder empfunden hätten, direkt als »Gefühl« bezeichnete. In seinem Buch *Unbehagen im Kleinstaat* interpretierte Karl Schmid zunächst das Werk des Schweizer Schriftstellers Conrad Ferdinand Meyer im Hinblick auf seine Andersartigkeit bezüglich der Werke anderer Schweizer Schriftsteller wie Gottfried Keller, eines Zeitgenossen Meyers. Im Gegensatz zu der bei Keller spürbaren »Wirklichkeitsfreude« am Leben in der Schweiz sei eine solche bei Meyer nicht zu finden, so Schmid. Stattdessen bejahte C. F. Meyer die Größe, die es in der

12 Ders., »Scientific endeavor in Israel and the United States«, wie Anm. 10, 16: »They can even afford to despise any public other than that of their own society.«

13 Ebd.: »Provinces might in such cases provide a useful counterbalance. Being marginal, they may be more immune to the fads and idiosyncracies of the metropolis, and more open to the influences emanating from other centers.«

14 Ebd.

Schweiz nicht gab, und verachtete, laut Schmid, alles Kleine, insbesondere den »Bürger im Kleinstaat.«[15]

Schmid fasste im Weiteren die von ihm analysierten Gefühle C. F. Meyers und anderer Schweizer Schriftsteller, darunter auch Max Frisch, in drei Gruppen zusammen. Das war nach Schmids Einschätzung zum einen »das Gefühl, im Kleinstaat stehe man abseits von der Geschichte.« Zum zweiten war es ein räumliches Gefühl, »zwischen den großen Nationen und Kulturen« zu stehen. Und zum dritten war es das nach Schmid »unbehaglichste[n] Gefühl[e],« dass der »Wille nach Entscheidung« im Kleinstaat nicht befriedigt werden könne.[16] Schmid kennzeichnete das *Unbehagen im Kleinstaat* demnach erstens als eine mangelnde Anerkennung durch andere Staaten,[17] zweitens als eine fehlende Zugehörigkeit zu einem größeren Verbund und drittens als politische Ohnmacht. Verglichen mit den USA und der Sowjetunion seien heute [also 1963] alle Staaten Kleinstaaten, so Schmids Urteil. Zwar hätten sich die europäischen Staaten nunmehr zusammengeschlossen, was jedem von ihnen ein Gefühl von Größe vermitteln könne. Jedoch sah er weiterhin die Gefahr, dass »unbewußte, mythologische Hoffnungen auf ›Erlösung durch die Integration‹ sich ins rationale Kalkül gemischt haben.«[18] Das bezog sich natürlich auf Deutschland, das bei Conrad Ferdinand Meyer und Jakob Schaffner im Mittelpunkt der Sehnsucht nach Größe gestanden hatte. Auch Max Frisch setzte sich mit dem Nationalsozialismus im Dritten Reich und der deutschen und schweizerischen Nachkriegsgesellschaft auseinander. Schmids Einschätzung zeigt weiterhin, dass er die Europäische Gemeinschaft damals noch nicht als einflussreiche Einheit wahrnahm, sondern eher als losen Verbund ehemaliger europäischer Großmächte, die sich wiederum zwischen den beiden Großmächten des Kalten Krieges positionierten.

Während also Joseph Ben-David eine Attitüde seiner Landsleute kritisierte, den eigenen kleinen Staat und seine Bevölkerung für das Maß aller Dinge zu halten und in der Forschung nicht über den eigenen Tellerrand zu blicken, nahm Schmid das Schweizer Staatsmodell eher vor der Kritik der Provinzialität und Spießbürgerlichkeit der Intellektuellen in Schutz. Auf der anderen Seite warnte er aber auch vor einer uneingestandenen Sehnsucht nach Größe, die sich in einem kleinen Staat entwickeln könne, wenn die Gesellschaft des kleinen Staates den kreativen Denkern keinen Platz biete. Karl Schmid, dem die Kleinheit und Enge der Schweiz vermutlich selbst zu schaffen machten, forderte kluge Verteidiger des Schweizer Modells unter der geistigen Elite seines Landes. Joseph Ben-David ging es ebenfalls darum, die Kleinheit Israels nicht zur

15 Karl Schmid, *Unbehagen im Kleinstaat.* Zürich: Artemis, 1963, 5.

16 Ebd., 7-8.

17 Die Anerkennung ist hier nicht im Sinne des Völkerrechts zu verstehen, sondern eher als öffentliche Meinung.

18 Schmid, wie Anm. 15, 239.

Provinzialität führen zu lassen, sondern sie als Qualitätslabel einzusetzen, wenngleich das nicht in allen Wissenschaftszweigen möglich sein würde.

Letzten Endes ging es beiden, Ben-David und Schmid, um den Umgang ihrer jeweiligen Gesellschaft mit den Intellektuellen und Innovativen, die mit ihrem Verhalten und ihrem Denken den Rahmen sprengten und ihre Landsleute mitunter vor den Kopf stießen. Der Unterschied bestand darin, dass Ben-David von einer Öffnung seines Staates optimistisch eine Bannung dieser Gefahr erwartete, während Schmid auch angesichts der Europäischen Integration gegenüber den Absichten der europäischen Mitgliedsstaaten skeptisch blieb, also die Schweizer Neutralität und damit ihre Sonderstellung gegen die von ihm besprochene Skepsis der Intellektuellen verteidigte.

Die Frage nach dem Zusammenhang zwischen der Offenheit des Staates und der freien Entfaltung intellektueller Kreativität musste auch in den autoritär regierten Staaten des ›Ostblocks‹ relevant sein, in denen die Intellektuellen viel mehr Restriktionen unterworfen waren als in den blockfreien neutralen Staaten wie der Schweiz oder denen des westlichen ›Blocks‹. Die DDR kann allein schon wegen dieser Beschränkungen der individuellen Bewegungsfreiheit innerhalb der Gesellschaft als ein kleiner Staat angesehen werden. Nach der offiziellen Sicht der regierenden Partei in der DDR bildeten Staat und Gesellschaft ohnehin eine Einheit bzw. waren sogar als Synonyme zu verstehen.[19] Das zeigt, dass es eigentlich keinen herrschaftsfreien Raum gab, sondern dass die Kontrolle der Regierungspartei in alle Bereiche des Lebens reichte. Vor diesem Hintergrund ist die wahrnehmungsbasierte Definition von kleinen Staaten zu verstehen. Wie es die rumäniendeutsche Schriftstellerin Herta Müller in ihrem Roman *Herztier* formuliert hat: »In einer Diktatur kann es keine Städte geben, weil alles klein ist, wenn es bewacht wird.«[20] Aber auch, was die Einwohnerzahl betrifft, lag die der DDR nur unwesentlich über der in der Laxenburger Definition der Kleinstaatlichkeit festgesetzten Obergrenze von 15 Millionen Einwohnern.[21] Sie kann also auch insofern noch als kleiner Staat gelten. Als eine dritte Definition der Kleinstaatlichkeit lässt sich schließlich deren relative Größe im Vergleich mit der Bundesrepublik Deutschland anwenden. Die DDR war eindeutig der kleinere deutsche Staat.

Um zu demonstrieren, dass sich Karl Schmids kultur- und Joseph Ben-Davids sozialwissenschaftliche Ideen in Bezug auf den Kleinstaat beide auf die naturwissen-

[19] Tobias Kaiser, »Staat und Wissenschaft in der DDR: Zu den Organisationsformen von Forschung und Wissenschaft in einer modernen Diktatur«, in: *Jenseits von Humboldt*, hg. v. Axel C. und Michael C. Schneider Hüntelmann. Frankfurt/M.: Peter Lang, 2010, 287-300, 292.

[20] Herta Müller, *Herztier*. Frankfurt/M.: Suhrkamp, 2007, 52.

[21] Diese wurde von der OSZE übernommen, kann also als die ›offizielle‹ Definition von Kleinstaatlichkeit angesehen werden. Romain Kirt, Arno Waschkuhn (Hrsg.), *Kleinstaaten-Kontinent Europa: Probleme und Perspektiven*. Baden-Baden: Nomos, 2001, 31.

schaftliche Forschung anwenden lassen, sollen die von Schmid konstatierten politisch-gesellschaftlichen ›Gefühle‹ nun versuchsweise auf die (natur)wissenschaftliche Gemeinschaft übertragen werden. Die Pendants lassen sich unschwer erkennen. Zum ersten von Schmid genannten Gefühl, also dem Gefühl, »abseits von der Geschichte« zu stehen: Auch in der internationalen naturwissenschaftlichen Gemeinschaft kommt es auf die Anerkennung der einzelnen, also auch der im kleinen Staat erbrachten, wissenschaftlichen Leistungen an. Ben-David benannte in diesem Zusammenhang das Risiko der »gefährlichen Mittelmäßigkeit«, die zu einer »intellektuellen Balkanisierung« des kleinen Staats führen könne, das heißt, zu einem Abrücken von den Standards der wissenschaftlichen Objektivität.[22] Zum zweiten zitierten Gefühl, »zwischen den großen Nationen und Kulturen zu stehen«, kann man festhalten, dass sich Wissenschaftler ebenso zu einer bestimmten Forschungskultur zugehörig fühlen müssen, um ihre Forschung objektiv einordnen zu können. Ben-David betrachtete in diesem Zusammenhang das Bemühen eines jeden Staates, in den Naturwissenschaften autark zu werden und sich von den anderen Staaten zu isolieren, als gefährlich.[23] Das dritte von Schmid genannte Gefühl, den »Willen nach Entscheidung,« der befriedigt werden wolle, könnte man in der naturwissenschaftlichen Gemeinschaft als den Willen zur Innovation übersetzen, das heißt, das Bedürfnis der Wissenschaftler, einen nachhaltigen Beitrag zur Entwicklung ihres Fachgebiets zu leisten. Das Gefühl, in diesen drei Bereichen oder nur in einem davon nicht mit den Wissenschaftlern aus anderen Staaten mithalten zu können, wäre demnach ein Kennzeichen für ein ›wissenschaftliches Unbehagen im Kleinstaat‹, dem in der vorliegenden Arbeit in Bezug auf die Tumorimmunologen in der DDR nachgegangen wird.

Schmids skeptische Sicht auf die Integration kleiner Staaten in einen größeren Staatenverbund teilte auch der ungarische Historiker István Rév, der in seinem 2005 erschienenen Buch *Retroactive Justice* die schier unauflösbare Verquickung von Geschichte und Gegenwart sowie von Mythologie und Realität in Ungarn eindringlich beschrieb. Seine Darstellung der Volksrepublik Ungarn zeigt klar, was man sich unter einem »sehr kleinen Staat« vorzustellen hat:

> Hungary is a very small country and it was even smaller during the decades of State Socialism. As a consequence of central planning, centrally imagined uniformity, the ambition of central regulation, and the limited range of available choices, everything and everybody was nearer to each other in the countries under Communist rule than is usually customary under normal circumstances. Most people were forced to live near others: in labor or internment camps, in prison cells, in communal ap-

22 Ben-David, wie Anm. 10, 13.
23 Ebd.

partments. [...] The overwhelming majority, especially urban dwellers, work for the same employer: the state. Planning was meant to eradicate superfluous parallelism, and this led to a finite, very small number of institutions: universities, research and art institutes, journals, newspapers, restaurants, coffeehouses, all owned or controlled by the very same state. [...] The Communist countries were much smaller than their sheer physical size would have implied. Even the Soviet Union [...] was a great deal smaller than what it was – and what the misinformed outside world thought.[24]

Rév gab damit ebenfalls so etwas wie eine wahrnehmungs- und gefühlsbasierte Definition des kleinen Staates. Interessant ist seine Konsequenz, auf dieser Grundlage sogar die flächen- und einwohnermäßig große Sowjetunion als letzten Endes ebenso kleinen Staat zu beschreiben.

Man muss die in diesem Zitat von Rév wegen der Retrospektive statisch wirkende Darstellung des Lebens im Kleinstaat jedoch als einen Prozess ansehen, der sich erst allmählich entfaltete und der für die Beteiligten vielleicht unmerklich zu einem Gefühl der Enge führte. Entsprechend wird in den Kapiteln 3 bis 5 der vorliegenden Arbeit gezeigt, wodurch das zunehmende Gefühl der Enge in der wissenschaftlichen Gemeinschaft der Immunologen in der DDR entstand und warum es nicht stattdessen – wie ja ebenfalls vorstellbar wäre und politisch sogar angestrebt wurde – zu einer positven Sicht auf die potentiellen Möglichkeiten des kleinen Staates kam.

Wie gezeigt wurde, waren sich alle drei hier angeführten Autoren darin einig, dass im Kleinstaat unter Intellektuellen primär ein Gefühl der Enge entstehe. Bei Ben-David und Schmid wurde diese Analyse in den 1960er-Jahren in Lösungsvorschläge überführt, die das Ziel hatten, das Gefühl der Enge gegen die Einsicht in die Vorteile kleiner Staaten einzutauschen. Interessanterweise bestand dieser Vorteil weder bei Ben-David noch bei Schmid in der Kleinheit selbst, also beispielsweise darin, dass in einem kleinen Staat eine größere Übersichtlichkeit herrscht als in großen Staaten oder eben darin, dass sich die Intellektuellen untereinander gut kennen, die Wege kurz und die Austauschmöglichkeiten daher vielfältig sind etc. Stattdessen hoben beide die korrektive Kraft des autonomen Kleinstaats hervor: Bei Schmid war das die Neutralität der Schweiz, die sie sich auch während der beiden Weltkriege bewahrt hatte.[25] Ben-David hielt kleine Staaten für prädestiniert, dem Autarkiestreben (in Bezug auf die wissenschaftliche Forschung) großer Staaten alternative Lösungen bzw. eine eigene, kulturell geprägte wissenschaftliche Perspektive entgegenzusetzen.[26] Blickt man auf den kleinen Staat DDR, so steuerten die wichtigsten Versuche der DDR-Führung, ihren Staat ge-

[24] István Rév, *Retroactive Justice: Prehistory of post-communism*. Stanford: Stanford University Press, 2005, 3-4.

[25] Schmid, wie Anm. 15, z.B. 187-188.

[26] Ben-David, wie Anm. 10, 16.

gen die benachbarte Bundesrepublik Deutschland qualitativ-ideologisch abzugrenzen, ebenfalls auf eine Art historischer ›Neutralität‹ bzw. besonders effektiver Schuldbereinigung: durch den Mythos des antifaschistischen Arbeiter- und Bauernstaates.[27] Außerdem zielten sie auf die Konstruktion einer Art kultureller Besonderheit der DDR-Gesellschaft, hauptsächlich mittels einer ideologischen und strukturellen Durchdringung der gesamten Gesellschaft in Gestalt der herrschenden Partei. Nur erwies sich diese Art von eigener ›Landeskultur‹ in den meisten Fällen nicht als Motor für Kreativität und Innovation.

Abschließend soll noch einmal betont werden: Ich gehe nicht davon aus, dass all die hier angesprochenen Probleme wie mangelhafte Kommunikation innerhalb der wissenschaftlichen Gemeinschaft, Monopolstellung bestimmter Institutionen bzw. Positionen, oft nur durchschnittliche Qualität der wissenschaftlichen Leistungen oder das Gefühl, von der wissenschaftlichen Gemeinschaft ganz oder teilweise ausgeschlossen zu sein, ausschließlich auf die Größe des Staates zurückzuführen sind oder dass sie in dieser Kombination notwendigerweise in kleinen Staaten auftreten müssen. Als Denkansatz, der in den 1960er und 1970er-Jahren offenbar weit verbreitet war, sollte der Aspekt der Staatsgröße meines Erachtens jedoch auch in Studien zur DDR-Geschichte dieser Zeit berücksichtigt werden.

## Forschungsstand

Mit seinem Plädoyer für eine transnationale Geschichte des Kommunismus trat der Historiker Jan C. Behrends für eine DDR-Forschung ein, die ihre auch von anderen Historikern monierte Außenseiterstellung (»Verinselung«) aufgeben und sich stärker an den amerikanischen ›Soviet Studies‹ sowie an der übrigen Osteuropaforschung orientieren sollte.[28] Was für die transnationale Ebene gilt, ließe sich auch für eine transdisziplinäre Ebene konstatieren. Damit ist eine Integration der Wissenschafts- bzw. Wissensgeschichte zur DDR in die allgemeine DDR-Forschung oder wenigstens eine gegenseitige Wahrnehmung der beiden Bereiche von DDR-Geschichte gemeint. Hier liegen erst einige Ansätze vor, in denen versucht wurde, Wissenschaft und Politik in

27 Dieser Mythos wurde auf überzeugende Weise durch ein Oral-History-Projekt dreier westdeutscher Historiker entlarvt: Lutz Niethammer, Alexander von Plato, Dorothee Wierling, *Die volkseigene Erfahrung: Eine Archäologie des Lebens in der Industrieprovinz der DDR*. Berlin: Rowohlt, 1991.

28 Jan C. Behrends, »Entfernte Verwandte: Stalinismusforschung und DDR-Geschichte«, in: *Staatssicherheit und Gesellschaft*, hg. v. Jens Gieseke. Göttingen: Vandenhoek & Ruprecht, 2007, 48-75. Vgl. zu einer früheren Kritik am Stand der DDR-Forschung auch: Thomas Lindenberger, Martin Sabrow, »Das Findelkind der Zeitgeschichte. Zwischen Verinselung und Europäisierung: Die Zukunft der DDR-Geschichte«, *Deutschland-Archiv* 37 (2004): 123-127.

der DDR gemeinsam zu untersuchen. Insgesamt bleiben diese Versuche aber eher einer politischen DDR-Geschichte als der allgemeinen Wissensgeschichte verpflichtet, jedoch ist eine langsame Öffnung hin zu einer stärkeren Einbettung der wissenschaftlichen Forschungsinhalte sowohl in den DDR-Kontext als auch in den allgemeinen Kontext der Wissenschaftsgeschichte erkennbar.

Da bisher überhaupt keine Literatur zur tumorimmunologischen Forschung in der DDR existiert, werde ich im Folgenden das Bild von der Wissenschaft in der DDR im Allgemeinen skizzieren, das sich aus der historischen Forschungsliteratur ergibt und in dem sich schließlich auch die vorliegende Untersuchung verorten muss. Besonders gehe ich dabei auf die vorliegenden historischen Untersuchungen zur biologisch-medizinischen Forschung ein. Die vier Schwerpunkte der historischen Forschung, die hier aufgeführt werden (›Empirie und Modelle‹, ›Die Wissenschaftler und die Macht‹, ›Spezifische Forschungsstrukturen‹ sowie ›Normalität und Vergleichbarkeit‹), sind nicht als gegeneinander abgeschlossene oder chronologisch aufeinander folgende Etappen der DDR-Forschung zu verstehen, wenngleich die Literatur, die zu jedem Schwerpunkt genannt wird, tatsächlich chronologisch aufeinander folgte. Sie sollen lediglich erkennbare Interessenverschiebungen festhalten und die Forschungsliteratur strukturieren helfen.

Es bleibt, das sei hier schon vorweggenommen, notgedrungen ein recht fragmentarisches Bild mit großen Forschungslücken besonders in Bezug auf die Entwicklung einzelner Forschungsgebiete innerhalb der DDR-Geschichte. Im zweiten Kapitel folgt dann ein Abriss zur Immunologiegeschichte insgesamt, in den die allgemeine Geschichte der tumorimmunologischen Forschung eingebettet wird.

### Empirie und Modelle

In den 1990er-Jahren, unmittelbar nach dem Zusammenbruch der DDR, waren Historiker und Soziologen aus der Bundesrepublik sowie aus den USA vor allem daran interessiert, Quellen zur Wissenschaftsgeschichte in der DDR zusammenzutragen und den Kontakt zu ehemaligen DDR-Wissenschaftlern aufzunehmen, um deren Erfahrungen kennenzulernen. Aus der Empirie wurden damals erste Modelle bzw. theoretische Ansätze entwickelt, die den Besonderheiten der Wissenschaften in der DDR gerecht werden sollten. Als Beispiele für diese erste Phase sollen hier zwei Sammelbandbeiträge diskutiert werden, einer von dem Soziologen Rainer Hohlfeld und einer von dem Historiker Mitchell G. Ash, sowie ein Forschungsprojekt, das von dem Sozialhistoriker Jürgen Kocka und der Soziologin Renate Mayntz geleitet wurde.

Rainer Hohlfeld war einer der Teilnehmer an dem ersten Nachwendeprojekt zur Erforschung der Naturwissenschaften im Sozialismus, das bereits 1992 von der US-amerikanischen Historikerin Kristie Macrakis initiiert wurde. Sie versammelte damals Historiker und Soziologen aus West- und Ostdeutschland sowie aus den USA. Angestrebt wurde eine vergleichende Perspektive auf die naturwissenschaftliche Forschung in Deutschland, sowohl synchroner (Ost–West) als auch diachroner Art (Drittes Reich–DDR).[29] Hohlfeld, der aus Westdeutschland stammte und dessen Expertise sowohl auf dem Gebiet der Wissenssoziologe als auch der Biologe lag, lieferte hier den Beitrag zur Geschichte der biomedizinischen Forschung und Genetik in der DDR, am Beispiel des Instituts für Kulturpflanzenforschung und Genetik in Gatersleben und der biomedizinischen Forschungsinstitute in Berlin-Buch.[30] Er ging davon aus, dass Grundlagenforschung notwendigerweise eine gewisse Autonomie brauche, um sich entwickeln zu können. Das Wissenschaftsverständnis der SED betrachtete er als Teil einer »Modernisierungsrhetorik.«[31] Das heißt, dass er die politische Praxis in der DDR, also deren zentrale Planung und Kontrolle der Forschung, als eine Politik betrachtete, »bei der es in erster Linie nicht um die Forschungsinhalte und -ziele, sondern um Kaderpolitik und Personenkontrolle ging«. Vor allem »[d]urch diese zentralistisch-autoritäre und antimoderne Ordnungspolitik« hätten die SED und der Staatsapparat »die funktionalen Imperative des Wissenschaftssystems« verletzt.[32] Hohlfeld sah in der Übernahme der Lehren des sowjetischen Agronomen Trofim D. Lyssenko vor allem in die Biologenausbildung der 1950er-Jahre in der DDR und in der Ende der 1960er-Jahre begonnenen Akademiereform zwei Seiten einer Medaille: die – im Fall Lyssenko temporäre – Durchsetzungsfähigkeit des stalinistischen Flügels der SED.[33] Umso erstaunlicher ist es, dass er dennoch zu dem Schluss kam, die Parteipolitik habe sich nicht direkt in die kognitiven Inhalte der Wissenschaften eingemischt.[34] Zwar war die Einführung der Lehren Lyssenkos in der DDR nur eine kurze Episode und nicht überall gleichermaßen spürbar.[35] Trotzdem wird das Beispiel der Lyssenko-Ära in der Geschichte der Lebens-

29 Kristie Macrakis, Dieter Hoffmann (Hrsg.), *Science Under Socialism: East Germany in comparative perspective*. Cambridge: Harvard University Press, 1999. Die Erstveröffentlichung der Beiträge erfolgte zwei Jahre zuvor auf Deutsch: Kristie Macrakis, »Einheit der Wissenschaft versus deutsche Teilung: Die Leopoldina und das Machtdreieck in Ostdeutschland«, in: *Naturwissenschaft und Technik in der DDR*, hg. v. Dieter Hoffmann, Kristie Macrakis. Berlin: Akademie-Verlag, 1997, 147-169.

30 Rainer Hohlfeld, »Zwischen Autonomie und staatlichem Dirigismus: Genetische und biomedizinische Forschung«, in: ebd., 213-232.

31 Ebd., 214.

32 Ebd., 232.

33 Ders., »Between autonomy and state control: Genetic and biomedical research«, in: *Science under Socialism: East Germany in comparative perspective*, hg. v. Kristie Macrakis, Dieter Hoffmann, Cambridge: Harvard University Press, 1999, 247-265, hier: 252.

34 Ebd., 265.

35 Vgl. dazu: Ekkehard Höxtermann, ›Klassenbiologen‹ und ›Formalgenetiker‹ – Zur Rezeption Lyssenkos unter den Biologen in der DDR«, *Acta Historica Leopoldina* 36 (2000): 273-300. Siehe auch: Edda Käding, *Engagement und Verantwortung: Hans Stubbe, Genetiker und Züchtungsforscher. Eine Biographie* [ZALF-Berichte, Nr. 36] (Müncheberg: ZALF, 1999).

wissenschaften in der Regel und wohl nicht zu Unrecht als ein Beweis für die Einmischung der Politik auch in die kognitiven Inhalte der Wissenschaften herangezogen.[36]

Hohlfeld stützte seine These hier meines Erachtens zu stark auf die Darstellung eines DDR-Genetikers. Besonders im zweiten Teil seines Beitrags über die Diskussion genetischer Themen in der DDR-Öffentlichkeit bezog sich Hohlfeld vor allem auf die Lebenserinnerungen von Erhard Geißler, der bis Anfang der 1960er-Jahre in Berlin-Buch arbeitete und dessen Autobiografie 2010 erschienen ist.[37] Aus Geißlers Erfahrungen schlussfolgerte Hohlfeld, dass die Diskussion über Genetik in der DDR recht frei ablaufen konnte.[38] Es ist richtig, dass Geißler einer der sehr wenigen Genetiker in der DDR war, so dass seine Erfahrungen auf diesem Gebiet durchaus Gewicht haben. Andererseits war es gerade seine exponierte Stellung auf diesem Fachgebiet in der DDR, die seinen Fall zu einem besonderen machten. In Ermangelung an Fachkollegen gab es kaum jemanden in der DDR, der ihm fachlich begründet widersprechen konnte. Wenn also Geißler, der nach seiner eigenen Darstellung schon als Student sehr an der Verbreitung von Wissen vor einem Laienpublikum interessiert war,[39] eine große inhaltliche Freiheit bei den von ihm angestoßenen Diskussionen in der DDR empfand, so muss man das teilweise relativieren. Geißler betrachtete sich selbst zweifelsohne und auch zu Recht als Teil der internationalen wissenschaftlichen Gemeinschaft der Genetiker; in der DDR war er jedoch als Einzelperson leicht zu kontrollieren.

Ebenfalls in den 1990er-Jahren hat sich der Wissenschaftshistoriker Mitchell G. Ash mit der Frage nach den Beziehungen zwischen Wissenschaft und Politik befasst und diese in einem Modell veranschaulicht, dem Auslöser- oder ›Challenge-Response-Modell‹. Damit versuchte er, feinere Nuancen in den Beziehungen zwischen Wissenschaft und Politik zu erfassen, die er als »Ermöglichungsverhältnisse« bezeichnete.[40] Ashs wissenschaftshistorische Forschung widmete sich vorwiegend der Wissenschaft in Deutschland, vom Ende des 19. Jahrhunderts bis in die Nachkriegszeit, mit einem Schwerpunkt auf politischen Umbruchzeiten. Mit seinem Modell war er in der Lage, die Verteilung verschiedener Arten von Ressourcen, wie finanzielle,

36 Bspw. bei: Valery N. Soyfer, »The consequences of political dictatorship for Russian science«, *Nature Reviews: Genetics* 2 (2001): 723-727. Zum Einfluss in der DDR siehe: Höxtermann, ebd.

37 Hohlfeld, wie Anm. 30. Geißler lieferte auch einen in erster Linie autobiografischen Beitrag zu einem Arbeitssymposium 1995 in Münster zum Thema Humangenetik in der DDR: Erhard Geißler, »Was die Sowjetwissenschaft über den Elefanten sagt – Molekularbiologie in der DDR aus Bucher und Rostocker Sicht«, in: *Wissenschaft und Politik - Genetik und Humangenetik in der DDR (1949–1989)*, hg. v. Karin Weisemann, Peter Kröner, Richard Toellner, Münster: LIT, 1997, 167-184.

38 Ebd.

39 Erhard Geißler, *Drosophila oder die Versuchung: Ein Genetiker der DDR gegen Krebs und Biowaffen.* Berlin: Berliner Wissenschaftsverlag, 2010.

40 Mitchell G. Ash, »Wissenschaftswandel in Zeiten politischer Umwälzungen: Entwicklungen, Verwicklungen, Abwicklungen«, *NTM* 3 (1995): 1-21.

personelle etc., zu untersuchen. An das Thema Wissenschaft und Politik in der DDR näherte sich Ash über ein Vierphasenmodell an, in dem er anhand verschiedener Entwicklungsphasen der DDR-Wissenschaftspolitik die Frage erörterte, »ob und wie Modernisierung als eine institutionelle und sozialstrukturelle Entwicklung mit Modernität im Sinne der wissenschaftlichen Arbeit als Lebensform zusammenhängt.«[41] Als Definition von Moderne adoptierte Ash für seine Untersuchung das Charakteristikum der Differenzierung. Folglich handele es sich bei nicht modernen Gesellschaften um solche, in denen in unterschiedlichen Bereichen Entdifferenzierungen festzustellen seien.[42] Ash trat jedoch der Behauptung, dass die DDR eine anti- oder unmoderne Gesellschaft gewesen sei, entgegen und zeigte stattdessen, dass es hier »eine andere Moderne« gab.[43] Diese ›andere Moderne‹ führte Ash auf eine »Technisierung der Grundlagenforschung« in der DDR zurück.[44] Sie sei zuerst aus dem Bemühen um einen Erhalt der wissenschaftlichen Ressourcen in der unmittelbaren Nachkriegszeit in der SBZ [sowjetischen Besatzungszone] erwachsen (erste Phase). In der stalinistischen Ära der DDR habe sich die Wissenschaftspolitik ausgeweitet zu einer Privilegierung der Intellektuellen unter Walter Ulbricht (zweite Phase). Die dritte Phase der Entwicklung, Mitte der 1960er bis Anfang der 1970er-Jahre, bezeichnete Ash als »die ›Reform‹-Ära«, in der erstmals eine größere Zahl von Karrieren in der Wissenschaft für jüngere Nachwuchswissenschaftler ermöglicht wurden, vor allem für solche, die Mitglieder in der SED waren.[45] Schließlich war die vierte Phase, die Wissenschaft in der Honecker-Ära, aufgrund der fortschreitenden technischen Entwicklung von steigenden Kosten für die Ansprüche der DDR auf ›Spitzenforschung‹ geprägt. Das habe zuerst zu einer weiteren Binnendifferenzierung geführt.[46] Die wirtschaftliche Lage der DDR verschlechterte sich jedoch zusehends, so dass die Wissenschaftler sogenannte ›coping strategies‹ anwandten, also Bewältigungsstrategien, um neben der notwendigen und zeitaufwändigen Organisation von Arbeitsmaterial noch Zeit für ihre eigentliche fachliche Arbeit zu behalten. In Ashs Augen bedeutete die Anwendung von ›coping‹-Strategien durch die DDR-Wissenschaftler deshalb auch einen »Rückzug auf das gesunde Mittelmaß.«[47]

41 Ders., »Wissenschaft, Politik und Modernität in der DDR – Ansätze zu einer Neubetrachtung«, in: *Wissenschaft und Politik – Genetik und Humangenetik in der DDR (1949–1989): Dokumentation zum Arbeitssymposium in Münster, 15.–18.3.1995*, hg. v. Karin Weisemann, Peter Kröner, Richard Toellner, Münster: LIT, 1997, 1-25, hier 2.

42 Ebd., 2-3.

43 Ebd., 4.

44 Ebd., 5.

45 Ebd., 15-17.

46 Ebd., 20.

47 Ebd., 23.

Was Ash in seiner Untersuchung zwar mehrmals andeutete, jedoch nie explizit benannte, ist die Frage, inwiefern all diese Entwicklungen neben aktiven politischen Entscheidungen auch von der Größe der DDR abhängig waren, das heißt von den durch die Größe des Staates beschränkten Handlungsmöglichkeiten aller Akteure, sowohl der Politiker als auch der Wissenschaftler. Das Problem der Differenzierung/ Binnendifferenzierung oder Entdifferenzierung könnte aber durchaus auch in diesem Zusammenhang diskutiert werden. Das heißt: Wie weit und wie lange durften sich DDR-Wissenschaftler auf ein Forschungsthema spezialisieren? Wann und unter welchen Umständen wurden sie gezwungen, auf ein anderes Thema umzusatteln, das in der weltweiten wissenschaftlichen Entwicklung des Faches gerade angesagter war und daher auch politisch gefördert wurde? Ash erwähnte die Binnendifferenzierung der Wissenschaften in der Honecker-Ära als Reaktion auf die wirtschaftliche Lage. Er fragte aber nicht danach, welchen Preis diese Binnendifferenzierung für die Wissensentwicklung in der DDR selbst hatte, das heißt konkret: Wie viele Wissenschaftler mussten kurzfristig auf ein anderes Fachgebiet umsatteln, weil sie dort eben gebraucht wurden? Ein solches Problem kann typisch für Wissenschaften in autoritären Staaten sein. Es kann aber auch typisch für kleine Staaten sein. Diese Dimension der Ressourcen für die Wissenschaft in der DDR scheint mir bei Mitchell Ash zu kurz zu kommen.

Das Forschungsprojekt, das Jürgen Kocka und Renate Mayntz initiierten und dessen Ergebnisse 1998 erschienen, stellte wiederum – wie schon in Kristie Macrakis' Projekt von 1992 – einen Dialog zwischen Ost und West her. Dieser Dialog fand nicht bloß zwischen Historikern statt, sondern zwischen Geistes- und Naturwissenschaftlern aus beiden deutschen Staaten. Auf der Grundlage der Ergebnisse dieser Arbeitsgruppe revidierte Jürgen Kocka die wenige Jahre zuvor aufgestellte These von einer »durchherrschten Gesellschaft« DDR, in der alle Lebensbereiche mehr oder weniger direkt unter der Kontrolle des Parteiregimes standen.[48] Wahrscheinlich interessierte sich Kocka als Sozialhistoriker deswegen besonders für die Naturwissenschaften in der DDR, weil er in ihnen eine Kontrastfolie zu Bereichen der DDR-Gesellschaft vermutete, die stärker von der Parteiideologie durchdrungenen waren – eine Vermutung, die er und seine Mitherausgeberin bestätigt fanden. Renate Mayntz unterschied in ihrem Fazit zwischen einer »ideologischen Bindung« und einer »politischen Steuerung« der einzelnen wissenschaftlichen Disziplinen. Die politische Steuerung sei überall nach-

[48] Kocka (Hrsg.), *Wissenschaft und Wiedervereinigung* (1998). Und zuvor sein Beitrag »Eine durchherrschte Gesellschaft«, in: Hartmut Kaelble, Jürgen Kocka, Hartmut Zwahr (Hrsg.), *DDR Sozialgeschichte*. Stuttgart: Klett-Cotta, 1994, 547-553. Den Begriff der »Durchherrschung« der DDR-Gesellschaft hat aber nicht Jürgen Kocka, sondern der Historiker Alf Lüdtke geprägt, siehe: Alf Lüdtke, »Helden der Arbeit – Mühen beim Arbeiten. Zur missmutigen Loyalität von Industriearbeitern in der DDR«, in: ebd., 188-216.

weisbar gewesen, während die ideologische Bindung bei den Natur- und Ingenieurwissenschaften weitgehend gefehlt habe.[49]

Die Frage wäre hier, ob das Fehlen der ideologischen Bindung in den Naturwissenschaften vor diesem Hintergrund überhaupt einen Unterschied machte, welche Rolle diese also praktisch spielte. In den Fächern, in denen die ideologische Bindung vorhanden war, beeinflusste sie, laut Mayntz, »wissenschaftliche Inhalte vor allem auf dem Weg über die Auswahl von Fragestellungen.«[50] Das heißt, lieber verzichteten Geisteswissenschaftler in der DDR darauf, ein bestimmtes Thema zu erforschen, als sich nachträglich der Zensur auszusetzen. Da sich, laut Mayntz, in den Naturwissenschaften jedoch der politisch geforderte Leistungsbezug mit dem Erkenntnisinteresse der Wissenschaftler deckte, hätten ideologische Fragen hier keine Hürde dargestellt.[51] Was in Mayntz' Fazit ganz fehlt, ist die weitergehende Überlegung, dass die politischen Entscheidungsträger gerade in den offenbar so leistungsbezogenen Naturwissenschaften gern besonders vielversprechend klingende Projekte förderten, wobei sie nicht beachteten, dass diese der Größe der wissenschaftlichen Gemeinschaft bzw. den verfügbaren Ressourcen und damit der Realisierbarkeit im kleinen Staat nicht immer entsprachen. Ein solcher Fall wird im fünften Kapitel der vorliegenden Untersuchung vorgestellt.

### Die Wissenschaftler und die Macht

Versteht man unter Macht und Herrschaft in der DDR die Kontrolle, die die SED auf alle gesellschaftlichen Bereiche und damit auch auf die Forschung ausübte, dann fällt Agnes Tandlers im Jahr 2000 erschienene Dissertation über die Forschungsplanung in der DDR in diesen zweiten Themenkomplex zur DDR-Wissenschaftsgeschichte.[52] Sie hat darin die Rückwirkungen der Planung auf die Wissenschaftler in der DDR untersucht bzw. die gegenseitige Annäherung der Planungs- und Forschungsebene. Tandler stellte keine einzelne Wissenschaftsdisziplin in den Vordergrund ihrer Analyse, dafür arbeitete sie aber die Beziehungen zwischen der Planungsebene und der Basis, also den Wissenschaftlern in den Forschungsinstituten, sehr anschaulich heraus. Die Autorin wollte eingangs wissen, wie erfolgreich die Forschungsplanung in der DDR eigent-

49 Der Aufbau der einzelnen Beiträge war bereits durch einen Fragebogen festgelegt, den die Herausgeber allen Beiträgern des Bandes gaben und anhand dessen die Forschungsdisziplin beschrieben werden sollte. Die Fragen gehörten zu folgenden Themenbereichen: Personal in Forschung und Lehre; Kontinuitäten und Umbrüche in der Forschungs- und Lehrinhalten; Steuerung der wissenschaftlichen Themenwahl; Beziehungen zur außerwissenschaftlichen Umwelt. Siehe Kocka, ebd., 527-529 sowie Renate Mayntz, »Die Folgen der Politik für die Wissenschaft in der DDR«, in ebd., 461-483.

50 Ebd., 481.

51 Ebd., 470-471.

52 Agnes Charlotte Tandler, *Geplante Zukunft: Wissenschaftler und Wissenschaftspolitik in der DDR 1955–1971*. Freiberg: TU Bergakademie, 2000.

lich war.[53] Als Ergebnis ihrer Untersuchung stellte Tandler fest, dass sich im Laufe der 1960er-Jahre die unterschiedlichen möglichen Bezugsrahmen der Wissenschaftler auf der einen Seite und der Forschungsplaner auf der anderen einander anglichen, so dass schließlich nur noch ein »autarker Bezugsrahmen« galt, der die DDR-Forschung von international gültigen wissenschaftlichen Standards isolierte. Praktisch bedeutete diese ›Autarkie‹ in der wissenschaftlichen Forschung der DDR, laut Tandler, dass die Wissenschaftler wegen der zunehmenden Ressourcenknappheit immer mehr Arbeitskraft in den Geräte-Eigenbau sowie in die Beschaffung der für ihre Forschung notwendigen Materialien investieren mussten, so dass schließlich kaum noch Zeit für die eigentliche Forschungs- und Publikationstätigkeit blieb.[54] Tandler interpretierte die vergleichsweise Isolierung auf dem Gebiet der wissenschaftlichen Forschung in der DDR also als einen innerstaatlichen Prozess. Sie kam damit zu dem Schluss, dass die geplante Modernisierung der Forschung in der DDR im Ergebnis eher antimodern wirkte.

Damit zog Tandler in Bezug auf die Frage, wie modern die DDR gewesen sei, ein anderes Fazit als Mitchell Ash. Ihr Forschungsergebnis der ›autarken Bezugsrahmen‹ ähnelt jedoch dem Befund Ashs von den ›coping strategies‹ der DDR-Wissenschaftler. Die Formulierung ›autarker Bezugsrahmen‹ halte ich aber für ungenau, weil sich Bezugsrahmen zwangsläufig außerhalb derer befinden müssen, die einen Bezug zu ihnen herstellen möchten. ›Autarkie‹ und ›Bezugsrahmen‹ schließen einander also meines Erachtens von vornherein aus. Damit will ich sagen, dass es außerhalb des Fokusses der DDR-Wissenschaftler auf die Materialbeschaffung und den Geräteeigenbau noch immer einen oder mehrere Bezugsrahmen gegeben haben muss, an dem sie sich mit ihrer wissenschaftlichen Arbeit orientierten. Denn das, was Tandler unter dem ›autarken Bezugsrahmen‹ zusammenfasste, ersetzte nicht die inhaltliche Arbeit der Wissenschaftler in der DDR, es raubte ihnen nur Zeit dafür. Kurzum: die Einbeziehung der epistemischen Seite der naturwissenschaftlichen Forschung ist unabdingbar, um die Besonderheiten der DDR als Wissenschaftsstandort – falls es solche überhaupt gab – freizulegen. Denn daran wird deutlich, wie die DDR-Wissenschaftler mit dem tatsächlichen oder als solchem wahrgenommenen Problem, dass sie in einem kleinen Staat lebten, umgingen, das heißt, an welchen äußeren Bezugsrahmen sie sich auch bei zunehmender ›Autarkie‹ (in Tandlers Verständnis des Wortes) orientierten.

### Spezifische Forschungsstrukturen

Der 2002 erschienene Sammelband zur Geschichte der Berliner Akademien der Wissenschaften im geteilten Deutschland, der von Jürgen Kocka und Peter Nötzoldt he-

53 Ebd., Einleitung.
54 Ebd.

rausgegeben wurde, beinhaltet hauptsächlich die Geschichte der DDR-Akademie, da ein West-Berliner Pendant erst in den 1980er-Jahren gegründet wurde.[55] Hier lieferte der Immunologe Günter Pasternak einen Beitrag über die biomedizinische Forschung in Berlin-Buch in den 1980er-Jahren, der im Anschluss von Rainer Hohlfeld kommentiert wurde.[56] In Pasternaks Beitrag geht es vor allem um die Forschungsstruktur und die akademischen Entscheidungsgremien im letzten Jahrzehnt der DDR in Bezug auf die medizinisch-biologischen Forschungsinstitute sowie auf die sogenannte Gelehrtengesellschaft. Die Gelehrtengesellschaft der Akademie der Wissenschaften der DDR war Ende der 1980er-Jahre in zehn Klassen mit insgesamt ungefähr 350 ordentlichen, korrespondierenden und auswärtigen Mitgliedern organisiert. Sie bildete gleichzeitig das Plenum der Akademie, während deren Präsident der übergeordnete Leiter mit ungeteilter Verantwortung war – das sogenannte Prinzip der Einzelleitung. De facto war die Gelehrtengesellschaft, so Pasternak, »eine eigenständige Versammlung der Mitglieder.«[57] Die Forschungsinstitute der Akademie wurden, anders als die Klassen »mit ihrer weitgehend freimütigen wissenschaftlichen Atmosphäre«, nach dem Vorbild der Volkswirtschaft geleitet.[58] Das heißt, hier mussten Planvorgaben erfüllt werden. Einen echten Einfluss auf die Planung der Forschung konnten die Mitglieder der Gelehrtengesellschaft jedoch nur nehmen, wenn sie neben den Klassen noch in anderen Gremien tätig waren, was häufig vorkam. Insofern ist Rainer Hohlfelds Resümee, dass die Gelehrtengesellschaft der DDR-Akademie als wissenschaftliche Institution keine politische Macht besessen habe, zwar korrekt, jedoch insgesamt wenig aussagekräftig.[59] Denn Möglichkeiten der Mitsprache zumindest für ordentliche und korrespondierende Mitglieder der Gelehrtengesellschaft waren dennoch vorhanden, liefen jedoch über die Ebene der Forschungsinstitute bzw. des Akademiepräsidenten, dem die Leitung der Institute unterstellt war.

Hier stellt sich die Frage, ob in der DDR das zu beobachten war, was Joseph Ben-David als Monopolbildung bezeichnet hat, also das Festhalten an Positionen, auf denen der Amtsinhaber dann subjektive wissenschaftliche Standards verfocht.[60] Für den hier untersuchten Fall der Tumorimmunologie kam es nicht zu einer solchen Monopolbildung. Man könnte das jedoch auch für andere Fachgebiete überprüfen.

55 Jürgen Kocka, Peter Nötzoldt (Hrsg.), *Die Berliner Akademien der Wissenschaften im geteilten Deutschland 1945–1990*. Berlin: Akademieverlag, 2002.

56 Günter Pasternak, »Biowissenschaften und Medizin in den achtziger Jahren«, in: ebd., 139-165. Der Kommentar von Rainer Hohlfeld schließt sich auf den Seiten 167-171 an.

57 Ebd., 163.

58 Ebd., 164.

59 Rainer Hohlfeld, »Kommentar zum Beitrag von Günter Pasternak«, in: ebd., 167-171.

60 Ben-David, wie Anm. 11, 23.

### Normalität und Vergleichbarkeit

Die britische Historikerin Mary Fulbrook hat 2009 vorgeschlagen, DDR-Geschichte unter dem Schlagwort; ›Normalität‹ bzw. ›Normalisierung‹ zu untersuchen.[61] Beide Begriffe sind in den Geschichtswissenschaften gleichermaßen umstritten. So verweist ›Normalität‹ auf den Historikerstreit der 1980er-Jahre, in dem es um die Vergleichbarkeit des nationalsozialistischen Regimes mit anderen totalitären Regimen ging. ›Normalisierung‹ sei dagegen, so Fulbrook, ein besonders unter Osteuropahistorikern umstrittener Begriff, da er während des Kalten Krieges von den Führern der regierenden kommunistischen Parteien verwendet worden sei, um der Liberalisierung entgegenzutreten und die osteuropäischen Gesellschaften nach den Aufständen von 1956 in Ungarn oder 1968 in der Tschechoslowakei wieder zu einer vermeintlichen ›Normalität‹ des herrschenden Kommunismus zurückzuführen.[62]

Fulbrooks Vorstoß, beide Begriffe wieder für die Geschichtsforschung verwendbar zu machen, ist zu begrüßen, denn sie können auch in der DDR-Wissenschaftsgeschichte Verwendung finden und tun das de facto schon. Vor allem in Kombination mit der Frage nach der Vergleichbarkeit wissenschaftlicher Forschung in der DDR und anderen, vor allem westlichen Staaten wurde das Konzept zumindest implizit bereits verwendet. So fragte der Historiker Joseph Reindl im Rahmen einer Konferenz zum Thema *Antworten auf die amerikanische Herausforderung* nach den Strategien der DDR-Führung zur gleichzeitigen Förderung von Wissenschaft und Wirtschaft in der Akademiereform der 1960er-Jahre und nach den Gründen für das Scheitern dieser Strategien.[63] Die zentrale Planung einer anwendungsbezogenen biomedizinischen Forschung sei letzten Endes von der wissenschaftlichen Wirklichkeit überholt worden, besonders von der raschen und kostenintensiven Entwicklung der Molekularbiologie zur Biotechnologie bzw. zum ›genetic engineering‹, so sein Fazit. Letzten Endes sei das Bemühen der DDR, gegenüber dem Weltniveau aufzuholen, demnach an ihrer schlechten finanziellen Verfassung gescheitert.[64]

Carsten Timmermann untersuchte in seinem 2005 erschienenen Aufsatz die Herz-Kreislauf-Forschung an der DAW/AdW und damit ein – nach Meinung einer von mir interviewten ehemaligen Mitarbeiterin am Forschungszentrum Berlin-Buch – ab den 1970er-Jahren zusehends zentraler werdendes Forschungsanliegen der alternden

61 Mary Fulbrook (Hrsg.), *Power and Society in the GDR, 1961–1979: The ›normalisation‹ of rule?* New York: Berghahn, 2009.

62 Ebd., 7-8.

63 Josef Reindl, »Akademiereform und biomedizinische Forschung in Berlin-Buch«, in: *Antworten auf die amerikanische Herausforderung: Forschung in der Bundesrepublik und der DDR in den ›langen‹ siebziger Jahren*, hg. v. Gerhard A. Ritter, Margit Szöllősi-Janze, Helmuth Trischler, Frankfurt/M.: Campus, 1999, 339-360.

64 Ebd.

Machtelite im DDR-Politbüro.[65] Die Herz-Kreislaufforschung der DDR-Akademie war anfangs sowohl an der Arbeitsstelle für Kreislaufforschung von Albert Wollenberger als auch am Institut für kortiko-viszerale Pathologie und Therapie von Rudolf Baumann angesiedelt. Diese durch ihre Direktoren sehr unterschiedlich geführten Gruppen mit verschiedenen Forschungsinteressen wurden 1972 im Zuge der Akademiereform zu einem Zentralinstitut vereinigt, was ihre Zusammenarbeit jedoch nicht einfacher machte. Mit dem Generationenwechsel innerhalb der Wissenschaftslandschaft in den späten 1970er und frühen 1980er-Jahren kam es dann aber zu der Aufnahme neuer internationaler Forschungstrends innerhalb der Herz-Kreislaufforschung auch in der DDR. Timmermann interessierte sich in diesem Zusammenhang besonders für die Risikofaktorenforschung und deren Herleitung. Er stellte fest, dass die DDR-Wissenschaftler der neuen Generation sich nicht mehr an der Tradition der deutschen Sozialhygieniker um Alfred Grotjahn orientierten, sondern dass sie US-amerikanischen Modellen folgten.[66]

Ich sehe in diesen beiden Ansätzen, vor allem in dem Timmermanns, eine Hinwendung zu einer stärkeren Einbettung der DDR-Wissenschaftsforschung in die allgemeine Wissenschaftsgeschichte, besonders durch den Vergleich der DDR-Herz- und Kreislaufforschung mit den Forschungstrends in der Sowjetunion in den 1950er-Jahren und im angelsächsischen Sprachraum in den 1970er-Jahren. Dieser Vergleich könnte noch elaboriert werden, indem man die DDR-Forschung auf einem bestimmten Gebiet mit der in einem anderen kleinen Staat des westlichen Blocks oder der blockfreien Staaten vergleicht, um festzustellen, ob hier typische Kleinstaatsprobleme auftauchen. Das Konzept der Normalität ist für einen solchen Vergleich die notwendige Voraussetzung, weil dadurch der Fokus auf die wissenschaftliche Forschung ermöglicht wird.

## Quellen und Methoden

### Gedruckte Quellen

Unter gedruckten Quellen fasse ich hier in erster Linie die Fachpublikationen der DDR-Wissenschaftler in Zeitungen, Zeitschriften sowie in Form von Monografien und Sammelbänden sowie autobiografische Ego-Dokumente der DDR-Wissenschaftlerinnen und -Wissenschaftler zusammen. Fachpublikationen können einerseits Artikel

65 Timmermann, »Americans and Pavlovians: The Central Institute for Cardiovascular Research at the East German Academy of Sciences and its precursor institutions as a case study of biomedical research in a country of the Soviet Bloc (c. 1950–80)«, in: *Medicine, the Market and the Mass Media* (2005) und persönliche Mitteilung Dorothea Busjahn, 1.3.2013.

66 Ebd.

sein, die neue Forschungsergebnisse präsentieren, andererseits aber auch Überblicksdarstellungen über ein bestimmtes Forschungsgebiet oder populärwissenschaftliche Darstellungen wissenschaftlicher Forschung, auch in Form von Zeitungsinterviews. Außerdem zählt die ›graue‹ Literatur zu den hier verwendeten gedruckten Quellen, das heißt in geringer Auflage im Eigenverlag erschienene Broschüren zu Jubiläen von Forschungseinrichtungen.

Die DDR-Wissenschaftler veröffentlichten ihre Forschungsergebnisse in Form von Artikeln oder Monografien in der Regel zunächst in der DDR selbst. Wenn sich jedoch die Chance ergab, einen Artikel auch in einer ausländischen Fachzeitschrift unterzubringen, wurde sie genutzt.[67] Besonders englischsprachige Fachzeitschriften waren bei den Biowissenschaftlern und Medizinern begehrt. Die meisten Veröffentlichungen von DDR-Tumorimmunologen wurden im *British Journal of Cancer* und im *Journal of the National Cancer Institute* untergebracht, aber auch in diversen anderen Zeitschriften. Gelegentlich finden sich Beiträge von DDR-Autoren auch in *Nature* und *Science.* Der erste Artikel einer Gruppe von DDR-Krebsforschern zu einem tumorimmunologischen Thema erschien bereits 1964 in *Nature.*[68] Allerdings waren die Englischkenntnisse der Berlin-Bucher Wissenschaftler qualitativ sehr unterschiedlich, und es gab an der Akademie keinen Übersetzungsdienst für deutschsprachige Artikel ins Englische.[69] Auch angemessene Englischkurse für den Beruf gab es kaum. Nach Aussage von Zeitzeugen wurden in Englischkursen in der DDR für Erwachsene lediglich Zeitungsartikel aus dem *Neuen Deutschland*, dem Parteiorgan der SED, mit dem Wörterbuch ins Englische übersetzt.[70] Diejenigen, die in der Schule besser Englisch gelernt hatten, hätten deshalb in der Regel größere Chancen gehabt, ihre Arbeiten im angelsächsischen Sprachraum bekannt zu machen.[71] Russisch konnte sich als zweite oder dritte Wissenschaftssprache in der DDR nicht durchsetzen. Die russischen Kurzfassungen, die anfangs noch in der

67 Im Vergleich mit der Bundesrepublik Deutschland und auf die Mehrheit der DDR-Wissenschaftler gemünzt, ist aber Jürgen Kocka zuzustimmen, wenn er feststellte, dass »Veröffentlichungen [...] für [DDR-]Wissenschaftlerkarrieren eine viel geringere Rolle [spielten] als dies in der BRD der Fall war [...]«, Vgl. Kocka, »Wissenschaft und Politik in der DDR«, in: *Wissenschaft und Wiedervereinigung: Disziplinen im Umbruch*, wie Anm. 48, 435-460, hier 449. Demgegenüber hat Heinz Bielka darauf hingewiesen, dass es, gerade an der Akademie der Wissenschaften der DDR, viele Forschungseinrichtungen gab, die Veröffentlichungen ihrer Mitarbeiterinnen und Mitarbeiter in »führenden Zeitschriften des westlichen Auslandes bei Jahresabschlußbewertungen« besonders würdigten. Vgl. Heinz Bielka, Rainer Hohlfeld, »Biomedizin«, in: *Wissenschaft und Wiedervereinigung*, wie Anm. 30, 79-142, hier 103-104.

68 Günter Pasternak, Arnold Graffi, Fritz Hoffmann, Karl-Heinz Horn, »Resistance against carcinomas of the skin induced by dimethylbenzanthracene (DMBA) in mice of the strain XVII/Bln«, *Nature* 203/4942 (1964): 307-308.

69 Persönliche Mitteilung Volker Wunderlich, 21.5.2014.

70 Ebd.

71 Persönliche Mitteilung Günter Pasternak und Volker Wunderlich.

DDR-Zeitschrift *Acta biologica et medica germanica* zusammen mit einer englischen oder (bei englischen Beiträgen) deutschen Übersicht nach jedem Artikel abgedruckt wurden, verschwanden Ende der 1960er-Jahre völlig. Diese Entwicklung war paradigmatisch zumindest für die Krebsforschung und Teile der Herz-Kreislaufforschung in der DDR.[72]

In Deutschland wurden biologische und medizinische Artikel direkt nach Kriegsende in wenigen verbliebenen oder schon bald nach 1945 neugegründeten Zeitschriften veröffentlicht. In der sowjetischen Besatzungszone ging 1946 die Zeitschrift *Das deutsche Gesundheitswesen* in Druck. Sie bestand bis 1984 und stellt besonders für die Grundlagenforschung im ersten Jahrzehnt der DDR eine wichtige Quelle dar, weil in Ermangelung weiterer Fachzeitschriften viele frühe Forschungsergebnisse aus dieser Zeit in ihr veröffentlicht wurden. 1949 kam eine weitere Zeitschrift hinzu, das *Archiv für Geschwulstforschung* (erschienen bis 1991), die neue Forschungsergebnisse aus der Krebsforschung publizierte. Unter den relevanten Zeitschriften für die tumorimmunologische Forschung ist weiterhin das 1958–1982 erscheinende Fachjournal *Acta biologica et medica germanica* zu nennen. Es wurde von den Berlin-Bucher Institutsdirektoren Arnold Graffi (1910–2006) und Hans Gummel (1908–1973) mit begründet und herausgegeben.

Nach dem Berliner Mauerbau 1961 gab das ostdeutsche Ministerium für Gesundheitswesen die zweiwöchentlich erscheinende Zeitung *humanitas* heraus (bis 1993). Sie verfolgte zunächst primär das Ziel, das Gesundheitswesen der DDR gegenüber dem der Bundesrepublik Deutschland in besonders positivem Licht erscheinen zu lassen. Neben Beispielen für fortschrittliche Entwicklungen inklusive einiger weniger Ergebnisse der Grundlagenforschung wurden in der *humanitas* auch regelmäßig die neuen Richtlinien für das Gesundheitswesen sowie Informationen über neu eröffnete Forschungsabteilungen und wissenschaftliche Konferenzen (in der DDR und der UdSSR) abgedruckt. Die *humanitas* kann deshalb als eine Art Politbarometer für die medizinische Forschung verwendet werden.

Ab Anfang der 1970er-Jahre gab das Institut für Wissenschaftsinformation in der Medizin (IWI) beim Ministerium für Gesundheitswesen den *DDR-Medizin-Report* heraus, der sich wieder stärker auf die praktisch anwendbaren Ergebnisse der Forschung konzentrierte. Desweiteren begannen in den 1970er-Jahren auch diverse medizinisch-wissenschaftliche Gesellschaften damit, eigene Zeitschriften bzw. Mitteilungsblätter herauszugeben, so beispielsweise *Allergie und Immunologie* (1971–1991), das »Organ der Gesellschaft für Allergie und Immunitätsforschung der Deutschen Demo-

[72] Vgl. zu den beiden Orientierungsmodellen (West und Ost) in der Herz-Kreislaufforschung der DDR: Timmermann, wie Anm. 65.

kratischen Republik« und die *Biochemischen Informationen* (1978–1987) der Biochemischen Gesellschaft der DDR. Neben den diversen Zeitschriftenbeiträgen umfasst der in dieser Arbeit verwendete Fundus an gedruckten Quellen auch Sammelbände mit Konferenzbeiträgen – zum Teil ebenfalls in Sonderheften von Zeitschriften veröffentlicht, zum Teil aber auch als eigenständige Publikationen – sowie Monografien und Lehrbücher von DDR-Wissenschaftlern.

Abschließend sollen hier noch die Ego-Dokumente erwähnt werden,[73] das heißt autobiografische Skizzen von Wissenschaftlerinnen und Wissenschaftlern. Die Biologin Luise Pasternak, die seit Anfang der 1960er-Jahre in Berlin-Buch gearbeitet hat, gab 2002 und 2004 zwei Sammelbände mit Kurzbiografien von DDR-Wissenschaftlerinnen und -Wissenschaftlern heraus. Kurioserweise sind die Bände getrennt in weibliche und männliche Wissenschaftler geordnet, die seit dessen Gründung 1947 im Berlin-Bucher Forschungszentrum beschäftigt waren.[74] Das liegt wahrscheinlich daran, dass Luise Pasternak ursprünglich geplant hatte, nur die vergleichsweise unterrepräsentierten Frauen in der Wissenschaft zu Wort kommen zu lassen.[75] Später wurde das Projekt auch auf die männlichen Wissenschaftler ausgeweitet, weil der Fokus nun vom Thema Frauen in der Forschung auf den Wissenschaftsstandort Berlin-Buch gewandert war. Die autobiografischen Texte wurden – mit Ausnahme der bereits verstorbenen Personen – von den Wissenschaftlerinnen und Wissenschaftlern selbst verfasst und sind deshalb für die historische Auswertung als Ego-Dokumente wertvoll.

Zum Vergleich werden in dieser Untersuchung auch Kurzbiografien von westlichen Wissenschaftlern herangezogen, beispielsweise von dem am schwedischen Karolinska-Institut tätigen Krebsforscherehepaar Eva und George Klein,[76] dem Tumorimmunologen David W. Weiss,[77] sowie anderen Immunologen, die ihre Karrierewege seit 1986 in der *Annual Review of Immunology* beschrieben haben.[78]

73 Zum Begriff Ego-Dokumente siehe: Winfried Schulze, »Vorüberlegungen für die Tagung ›Ego-Dokumente‹«, in: *Ego-Dokumente: Annäherung an den Menschen in der Geschichte*, hg. v. Winfried Schulze. Berlin, 1996, 11-30.

74 Luise Pasternak (Hrsg.), *Wissenschaftlerinnen in der biomedizinischen Forschung*. Frankfurt/M.: Peter Lang, 2002 und Dies. (Hrsg.), *Wissenschaftler in der biomedizinischen Forschung: Berlin-Buch 1930–2004*. Frankfurt/M.: Peter Lang, 2004.

75 Pasternak (Hrsg.), *Bucher Wissenschaftlerinnen* (2002), Vorwort.

76 George Klein, Eva Klein, »How one thing has led to another«, *Annual Review of Immunology* 7 (1989): 1-33; George Klein, *The Atheist and the Holy City: Encounters and reflections*, übers. v. Theodore und Ingrid Friedmann. Cambridge: MIT, 1990; George Klein, Eva Klein, »Tumor immunology«, in: *Immunology: The making of a modern science*, hg. v. Richard B. Gallagher et al. London: Academic Press, 1995, 203-221.

77 David W. Weiss, »Tumor immunology: Personal peregrinations and perspective«, in: *The Immunologic Revolution*, hg. v. Andor Szentiványi, Herman Friedman. Boca Raton: CRC Press, 1994, 335-360.

78 Die Serie der autobiografischen Rückblicke begann mit: David W. Talmage, »The acceptance and rejection of immunological concepts«, *Annual Review of Immunology* 4 (1986), 1-11.

## Archivquellen/nicht edierte Quellen

Archivquellen zur biomedizinischen Forschung an der Deutschen Akademie der Wissenschaften zu Berlin bzw. der 1972 in Akademie der Wissenschaften der DDR umbenannten Institution befinden sich teilweise im Bundesarchiv in Berlin-Lichterfelde (BArch) und teilweise im Archiv der Berlin-Brandenburgischen Akademie der Wissenschaften (ABBAW), also der Nachfolgeinstitution der Akademie der Wissenschaften der DDR, in der Jägerstraße in Berlin-Mitte. Dorthin wurden die am Forschungsstandort der Akademie in Berlin-Buch befindlichen Dokumente von der Nachfolgeinstitution, dem Max-Delbrück-Centrum für Molekulare Medizin (MDC), Anfang der 1990er-Jahre abgegeben. Zudem befindet sich ein größenmäßig schlecht abzuschätzender Teil der Unterlagen noch im Privatbesitz der ehemaligen Mitarbeiterinnen und Mitarbeiter der Berlin-Bucher Forschungsinstitute. Einiges davon konnte ich durch eine persönliche Kontaktaufnahme mit den Besitzern für meine Arbeit sichten, insbesondere Unterlagen aus dem Privatbesitz von Günter Pasternak. Darüberhinaus bietet das Werkarchiv von Carl Zeiss in Jena (CZA) eine Reihe interessanter Unterlagen, darunter Aufträge, Kaufvereinbarungen, Verträge, Produktinformationen, aber auch interne Kurzberichte, Telefonprotokolle und Reiseberichte, die Aufschlüsse über die Verbindungen zwischen den zuständigen Abteilungen des Zentralkomitees der SED, dem Ministerium für Gesundheitswesen, der DDR-Grundlagenforschung und der Industrie gewähren. Im Fall der vorliegenden Arbeit waren die Unterlagen über die Entwicklung eines Messmikroskops zur Zellzählung im Rahmen eines Sonderforschungsvorhabens zur immunologischen Krebsdiagnostik in den Jahren 1976–1979 interessant.[79]

Für die tumorimmunologische Grundlagenforschung wurden alle Bestände durchgesehen, die Informationen über die strukturelle Einbindung der Immunologie an der Akademie sowie Planungsakten zu wissenschaftlichen Forschungsbereichen enthielten, in denen auch die Immunologie vorkam. Im Archiv der BBAW konnte der Schriftverkehr der Akademieleitung (Bestand Akademieleitung 1969–1991) sowie der Bestand Medizinische Institute und Einrichtungen 1945–1991 aus den Abgaben der biomedizinischen Forschungsinstitute in Berlin-Buch eingesehen werden. Im Bundesarchiv in Berlin sind themenrelevante Quellen vor allem in den Beständen der Ministerien für Gesundheitswesen (MfGe) und für Wissenschaft und Technik (MWT) enthalten. Auch in den Protokollen des Plenums des Ministerrats wurde die Planung der biomedizinischen Grundlagenforschung in der DDR verhandelt. Diese und die Protokolle des Präsidiums des DDR-Ministerrats wurden im Bundesarchiv schon zum Teil digitalisiert und sind daher auch online einsehbar. Außerdem enthält die Stiftung Archiv der Par-

[79] Siehe Kap. 5 dieser Arbeit.

teien und Massenorganisationen der DDR beim Bundesarchiv (SAPMO) die Bestände des Parteiapparats der DDR, also der höchsten Entscheidungsgremien auch für die wissenschaftliche Forschung. Hier war es die Abteilung Wissenschaft beim Zentralkomitee der SED mit ihrem Leiter bzw. verantwortlichen Sekretär Kurt Hager, die das letzte Wort bei bestimmten Entscheidungen hatte. Die archivalische Feinerfassung der Berlin-Bucher Abgaben ans Archiv der BBAW und Teile der Ministerienbestände im Bundesarchiv ist noch nicht abgeschlossen, so dass die Materialbestellung und -sichtung nur nach den in den Findbüchern angegebenen groben Inhaltsangaben erfolgen konnte.

Aus den ersten Jahren der Forschung in Berlin-Buch liegen vor allem Tätigkeits- bzw. Jahresberichte der Direktoren des Instituts für Medizin und Biologie (IMB) vor, bestehend aus den experimentellen Forschungsabteilungen und der Geschwulstklinik (1960 umbenannt in Robert-Rössle-Klinik). Diese Jahresberichte brechen nach 1963 ab. Sie wurden ersetzt durch eine Fülle unterschiedlicher Planungsdokumente, die die zunehmende Zentralisierung der Forschungsplanung in der DDR sowie die wechselnden Zuständigkeiten in den übergeordneten Gremien illustrieren. Da die Tumorimmunologie erst Anfang der 1970er-Jahre als selbstständige Abteilung strukturell an der Akademie verankert wurde und vorher lediglich als Arbeitsgruppe einer der Abteilungen des Instituts für Krebsforschung zugeordnet war bzw. jahrelang als eine Ein-Mann-Abteilung geführt wurde, tauchen Hinweise auf Pläne zur Entwicklung der Immunologie an der Akademie erst Ende der 1960er-Jahre im Schriftwechsel der Akademieleitung auf.

Im Bundesarchiv findet sich als ein frühes Planungsdokument die sogenannte Biologieprognose (»Prognose zur Entwicklung der biologischen Forschung einschließlich der technischen Mikrobiologie 1970–1980«), die 1967 von dem Vorsitzenden der Gruppe Biologie beim Forschungsrat, dem Biochemiker Samuel Mitja Rapoport, zusammengestellt wurde. Darin wurde die Immunologie erstmals auf der politischen Planungsebene als ›Querschnittsgebiet‹ zwischen Biowissenschaften und Medizin erwähnt. Eine detailliertere Planung ihrer Entwicklung wurde jedoch einer noch zu erstellenden ›Feinkonzeption‹ vorbehalten, die wiederum im Berlin-Bucher Hauptbestand des Archivs der BBAW (Medizinische Institute und Einrichtungen 1945–1991) enthalten ist.

Mit dem Abschluss der Akademiereform 1972 und der mit ihr einhergehenden Umfinanzierung der Grundlagenforschung wurden Verträge mit der Industrie und mit den zuständigen Ministerien zu einer wichtigen Quellengattung. Außerdem wurden seit Mitte der 1960er-Jahre fortlaufend Jahrespläne, Konzepte und Prognosen entworfen. Man gewinnt den Eindruck, dass der Blick in die Vergangenheit, wie er in den Tätigkeitsberichten noch vorherrschte, ab Mitte der 1960er-Jahre radikal von dem in die Zukunft abgelöst wurde.

Außer dem eigentlichen Archivmaterial liegen einige wissenschaftliche Qualifizierungsarbeiten (Dissertationen, Habilitationen bzw. Promotionen der Kategorien A und B nach dem DDR-System) von DDR-Wissenschaftlern nur in nicht edierter Form vor, als maschinengeschriebene Abgabeexemplare, die in der Regel in den jeweiligen Universitätsbibliotheken aufbewahrt werden. Sie werden im Literaturverzeichnis dieser Arbeit ebenfalls unter den Archivquellen aufgeführt.

### Mündliche Quellen

Zwischen Oktober 2012 und Mai 2014 habe ich mehrere ehemalige Wissenschaftler und eine Wissenschaftlerin aus der DDR besucht und sie zu ihrem Arbeitsleben befragt. Unter den Befragten waren nicht nur Immunologen – genau genommen waren das bloß vier meiner Interviewpartner –, sondern auch Biochemiker, Genetiker und Pathologen, die jedoch alle in der einen oder anderen Art mit der Immunologie zu tun hatten. Ich habe ausschließlich offene, narrative Interviews geführt. Dabei hat mich bei den Immunologen vor allem interessiert, wie sie zur Immunologie gekommen sind, was sie daran besonders interessierte und wie das immunologische Wissen in der DDR institutionalisiert wurde. Über die DDR hinaus waren es die wissenschaftlichen Kontakte meiner Interviewpartner nach Ost und West und ihre Auslandsreisen, zu denen ich sie befragt habe. Außerdem haben sie mir Fragen zur praktischen Arbeit im Labor beantwortet, zur Beschaffung des nötigen Arbeitsmaterials und auch zu den zusätzlich zu ihrer Laborarbeit ausgeübten Funktionen – in beratenden Gremien, bei Kolloquia, auf Parteisitzungen etc. Das Ziel meiner Interviews war es nicht, später eine vergleichende Auswertung der Aussagen aller meiner Interviewpartner vorzunehmen, sondern zusätzlich zu dem Bild, das ich mir aus den schriftlichen Quellen machen konnte, eine subjektive Perspektive der Akteure zu gewinnen. An dieser subjektiven Einschätzung interessierte mich vor allem die Art der Darstellung und die Bedeutungszuweisung bestimmter Episoden, das heißt der Wert, der manchen Ereignissen im Gegensatz zu anderen zugemessen wurde. Außerdem war ich als Geisteswissenschaftlerin generell neugierig auf die Begegnung mit Naturwissenschaftlern und -wissenschaftlerinnen aus der ehemaligen DDR und auf ihre Einstellung zur jüngeren Geschichte ihres Fachs – auch im Vergleich zu den Darstellungen von Immunologinnen und Immunologen aus dem angelsächsischen Sprachraum, die ab Ende der 1980er-Jahre durch ihre persönlichen Erinnerungen maßgeblich zur Geschichtsschreibung der Immunologie beitrugen, bevor sich auch die Historiker für die Immunologie als historisches Forschungsobjekt zu interessieren begannen.[80]

[80] Siehe die seit 1986 in der *Annual Review of Immunology* erscheinenden Autobiografien bzw. Bioergografien von bekannten Immunologinnen und Immunologen sowie die folgenden Sammelbände: Pauline M. Mazumdar (Hrsg.), *Immunology 1930–1980: Essays on the history of immunology.*

Zur inhaltlichen Vorbereitung auf die Interviews dienten mir die beiden von Luise Pasternak herausgegebenen Sammelbände mit Kurzbiografien von Wissenschaftlerinnen und Wissenschaftlern, die am Forschungszentrum in Berlin-Buch tätig waren,[81] sowie die fachlichen Publikationen der jeweiligen Interviewpartner und, sofern vorhanden, auch Archivmaterial mit einem Bezug zu den Interviewpartnern. Außerdem habe ich von der vor allem im angelsächsischen Sprachraum verbreiteten Ratgeberliteratur zur Interviewführung profitiert sowie von den beiden von Thomas Söderqvist herausgegebenen bzw. mit herausgegebenen Sammelbänden zur Historiografie der modernen Wissenschaftsgeschichte, und darin vor allem zu der Methode der ›Oral History‹ in der Wissenschaftsgeschichte.[82] Deren Pioniere in der Bundesrepublik Deutschland waren Dorothee Wierling, Lutz Niethammer und Alexander von Plato. Das Produkt des spannenden ›Oral History‹-Projekts, das sie 1987 in der DDR durchführten, war ebenfalls sehr hilfreich für die Vorbereitung auf meine Interviews.[83] Ein unerwartetes Nebenprodukt der Interviews war, dass die persönliche Kontaktaufnahme mit den Zeitzeugen den Zugang zu weiteren schriftlichen Quellen ermöglicht hat, die sich noch in Privatbesitz befinden.

Die Bereitschaft, mir ein Interview zu geben, fiel unterschiedlich aus. Von insgesamt 14 Anfragen bei Wissenschaftlern und Wissenschaftlerinnen, von denen 13 in der ehemaligen DDR gearbeitet hatten, waren vier Antworten negativ und eine abwartend-verhalten.[84] Von den vier abschlägigen Antworten wurden für zwei Personen (von dritten Vermittlungspersonen) gesundheitliche Gründe angegeben, in einem Fall

Toronto: Wall & Thompson, 1989; Andor Szentiványi, Herman Friedman (Hrsg.), *The Immunologic Revolution: Facts and witnesses*. Boca Raton: CRC Press, 1994; Richard B. Gallagher, Jean Gilder, Gustav J. V. Nossal, Gaetano Salvatore (Hrsg.), *Immunology: The making of a modern science*. London: Academic Press, 1995 und Kenton Kroker, Jennifer Keelan, Pauline M. H. Mazumdar (Hrsg.), *Crafting Immunity: Working histories of clinical immunology*. Aldershot: Ashgate, 2008.

81 Pasternak, wie Anm. 75 und dies., wie Anm. 74.

82 Bspw.: Irving Seidman, »Technique isn't everything, but it is a lot«, in: *Interviewing as Qualitative Research: A guide for researchers in education and the social sciences*. New York: Teachers College Press, 1998, 63-78; Valerie Raleigh Yow, *Recording Oral History: A guide for the humanities and social sciences*. Walnut Creek: Altamira Press, 2005; James A. Holstein, Jaber F. Gubrium (Hrsg.), *Inside Interviewing: New lenses, new concerns*. Thousand Oaks: Sage, 2003; Lewis Anthony Dexter, *Elite and Specialized Interviewing*, hg. v. Alan Ware. Colchester: ECPR Press, 2006 sowie: Thomas Söderqvist (Hrsg.), *The Historiography of Contemporary Science and Technology*, [Studies in the History of Science, Technology and Medicine] Amsterdam: Harwood, 1997, darin besonders der Beitrag von Soraya de Chadarevian, 51-70, und Ronald E. Doel, Thomas Söderqvist (Hrsg.), *The Historiography of Contemporary Science, Technology, and Medicine: Writing recent science*, [Studies in the History of Science, Technology and Medicine]. London: Routledge, 2006.

83 Niethammer, *Die volkseigene Erfahrung* (1991).

84 Zwei besonders für das fünfte Kapitel zum Makrophagen-Elektrophorese-Migrations (kurz: MEM)-Test wichtige Zeitzeugen sind bereits vor bzw. kurz nach dem Beginn meiner Recherchen zu diesem Projekt verstorben, nämlich Rüdiger von Baehr (1941–2012), der damals am Institut für Impfstoffe in Dessau die Abteilung für Immunologie leitete, und Hans-Ludwig Jenssen vom Fachbereich Immunologie an der Universität Rostock.

kombiniert mit dem Hinweis auf die emotionale Belastung durch die Erinnerung, besonders an die Zeit in der DDR. Von den beiden anderen lehnte einer das Interview ohne Angabe von Gründen ab und der andere telefonisch mit einer ganzen Reihe von Anspielungen auf die ihm widerfahrenen Ungerechtigkeiten, von denen er sprechen müsste, wenn er sich zu dem Interview bereiterklären würde. Die anderen acht Personen sagten aber auf Anhieb zu und ließen sich bereitwillig interviewen. Ein Interview führte ich telefonisch, da es auf wenige Fragen beschränkt war. Einige Interviewpartner waren mit einer akustischen Aufzeichnung des Interviews nicht einverstanden, so dass meine handschriftlichen Notizen die einzige Grundlage darstellen, auf der ich aus diesen Interviews zitieren kann.

Mit den meisten Wissenschaftlern habe ich bloß ein Interview geführt, das im kürzesten Fall eine halbe, im längsten Fall acht Stunden dauerte. Einen Wissenschaftler, Günter Pasternak, habe ich mehrmals interviewt, ergänzt durch Telefonate, Postbriefe und E-Mails. Auch mit den anderen Interviewpartnern, die ich nur einmal besucht habe, bestand nach dem Interview weiterhin telefonischer oder schriftlicher Kontakt, der es mir ermöglichte, spätere Nachfragen zu klären.

Die persönlichen Gespräche mit den Wissenschaftlerinnen und Wissenschaftlern waren in vielerlei Hinsicht hilfreich für diese Untersuchung. Vor allem haben sie mir dabei geholfen, die Entwicklung der tumorimmunologischen Forschung nach der Bedeutung, die einzelne Episoden für die beteiligten Wissenschaftler hatten, zu staffeln. Einige Dinge, wie Forschungsaufenthalte im westlichen Ausland, wurden für wichtiger und erzählenswerter gehalten als andere, in diesem Fall Forschungsaufenthalte in der Sowjetunion oder anderen Ländern Osteuropas. Auch die Besonderheit des Makrophagen-Elektrophorese-Migrations (kurz: MEM)-Tests, um den es im fünften Kapitel dieser Arbeit geht, wurde mir erst im Gespräch mit den Zeitzeugen klar. Weiterhin konnte ich in den Interviews erfahren, welchem Fach- und Arbeitsgebiet sich die Wissenschaftler selbst am meisten verbunden fühlten. Wissenschaftler, die ich pauschal als Immunologen bezeichnet hätte, weil sie immunologisch forschten oder ab den 1970er-Jahren in immunologischen Abteilungen tätig waren, sahen sich teilweise eher als Pathologen, Genetiker, Chemiker, Vertreter der Industrie etc. Diese Einschätzung half mir auch bei der Eingrenzung des Fachgebiets Tumorimmunologie bzw. Immunologie in der DDR.

## Aufbau der Arbeit

Die Arbeit umfasst insgesamt sechs Kapitel. Das folgende zweite Kapitel widmet sich der Frage der Vorgeschichten und der Geschichte der Immunologie. Es bietet einen Überblick über die allgemeine Immunologiegeschichte, die grundlegenden Konzepte und Begriffe bis Anfang der 1960er-Jahre. Somit skizziert es eine relativ lange Vorgeschichte der Immunologie und Tumorimmunologie. Diese sollte absichtlich nicht zu knapp ausfallen und beispielsweise nur auf die biologische Krebsforschung bezogen werden, weil bisher nur sehr wenige Geschichten der tumorimmunologischen Forschung vorliegen. Das heißt, dass erst noch abgesteckt werden muss, aus welchen Bereichen Wissen in die tumorimmunologische Forschung eingeflossen ist.

Im dritten Kapitel geht es um die Anfänge der Immunologie in der DDR am Institut für Krebsforschung der Deutschen Akademie der Wissenschaften zu Berlin (DAW) in Berlin-Buch. Es werden drei Arbeitsgruppen vorgestellt, zwei innerhalb der biologischen Krebsforschung und eine an der Geschwulstklinik bzw. Robert-Rössle-Klinik, die sich alle immunologischer/serologischer Methoden bedienten, um das Krebsproblem zu erforschen. Bis Mitte der 1960er-Jahre gab es in Berlin-Buch ein Nebeneinander von biologischer Krebsvirusforschung, tumorimmunologischer Antigenforschung mit Mäusen sowie immunchemischer Versuche mit menschlichen Tumoren, deren besondere Fragestellungen und Verhältnis zueinander in diesem Kapitel genauer herausgearbeitet wird.

Das vierte Kapitel thematisiert die Institutionalisierung der Tumorimmunologie in der DDR in den späten 1960er/beginnenden 1970er-Jahren im Zuge der Akademiereform. Ging es im dritten Kapitel noch um die Schaffung der Grundlagen für eine tumorimmunologische Forschung, so kann man hier bereits von der Tumorimmunologie als einer wissenschaftlichen Disziplin sprechen. Zwei der Berlin-Bucher Arbeitsgruppen, die tumorimmunologische und die immunchemische, vereinigten sich nun zu einer gemeinsamen Gruppe. Daneben forschte eine weitere Gruppe an der Klinik zu einer Serodiagnostik für Krebs, wobei sie sich auf frühere Konzepte der Serologie der 1910er bis 1950er-Jahre stützte, also eines Bereichs der Immunologie vor der Herausbildung der neuen Immunologie. Im Vergleich dieses älteren Konzepts der Immunologie/Serologie und der neuen Immunologie/Transplantationsimmunologie werden zum Abschluss des vierten Kapitels zwei Krebstests diskutiert, die beide beim Ministerrat der DDR eingereicht wurden, von denen jedoch nur einer die Aufmerksamkeit des Zentralkomitees der SED erregte.

Im fünften Kapitel wird der Zeitraum zwischen 1970 und 1984 innerhalb der allgemeinen Tumorimmunologie und innerhalb der Tumorimmunologie der DDR beschrieben. Es geht hier vor allem um den Wandel innerhalb dieser Dekade von einer großen Skepsis hinsichtlich der weiteren Entwicklung der Tumorimmunologie hin zu größerer Zuversicht angesichts einer neuen Technik zur Herstellung absolut spezifischer Antikörper als einer neuen Substanz für die immunologische Forschung. Dazwischen wurden die Tumorimmunologen der DDR in einem Sonderforschungsvorhaben zur Entwicklung einer immunologischen Tumordiagnostik in einer Arbeitsgruppe zusammengefasst. Dieses Projekt, das aus wirtschaftlicher Sicht letzten Endes scheiterte, also nicht zu dem geplanten Exportprodukt »Immunlabor« führte, stellt, so könnte man unter Heranziehung von Joseph Ben-Davids Kleinstaatskonzept von 1962 meinen, tatsächlich die Gefahren von Wissenschaft in kleinen, isolierten Staaten vor Augen. In der immunologischen Forschung der DDR kam es jedoch nicht zu einer »intellektuellen Balkanisierung«, die Ben-David damals als schlimmste Variante vorschwebte.

# Immunologiegeschichte: Grundbegriffe und Forschungsstand

Wie es die Autoren von zwei umfassenden Immunologiegeschichten, Arthur M. Silverstein und Pauline M. H. Mazumdar, richtig erkannt haben, gibt es nicht *die* Geschichte der Immunologie, sondern lediglich verschiedene Interpretationen der Immunologiegeschichte sowie von unterschiedlichen Erkenntnisinteressen geleitete Perspektiven auf die Geschichte der Immunologie.[1] Ein Ende der historischen Immunforschung kann es deshalb nicht geben. Im Gegenteil, bei dem momentanen Stand der Immunologiegeschichtsforschung sind viele Desiderata für die weitere Beschäftigung mit der Immunologiegeschichte zu benennen.

Die Immunforschung fungierte schon in der 1935 erschienenen Studie des polnischen Arztes Ludwik Fleck (1896–1961) zur *Entstehung und Entwicklung einer wissenschaftlichen Tatsache* als eines der ersten modernen wissenschaftshistorischen Forschungsobjekte.[2] Fleck beschäftigte sich in seinem Buch mit der Entwicklung der Wassermann-Reaktion zum Nachweis von Syphilis Anfang der 20. Jahrhunderts. Dieser Test entstand innerhalb der Serologie, ein Teilbereich der Immunforschung. In den 1980er und 1990er-Jahren kam eine größere Anzahl immunologiehistorischer Monografien und Sammelbände auf den Büchermarkt, die zumeist von ehemaligen Immunologinnen und Immunologen geschrieben wurden.[3] Zu diesen gehörten auch die

1 Arthur M. Silverstein, *A History of Immunology*, 1. Aufl. San Diego: Academic Press, 1989; Pauline M. H. Mazumdar, *Species and Specificity: An interpretation of the history of immunology*. Cambridge: Cambridge University Press, 1995.

2 Vgl. den Verweis von Thomas Kuhn auf den Einfluss, den Flecks Werk auf seine eigenen Überlegungen zur Wissenschaftsgeschichte hatte: Ludwik Fleck, *Genesis and Development of a Scientific Fact*. übers. v. Fred Bradley, Thaddeus J. Trenn, hg. v. Thaddeus J. Trenn, Robert Merton. Chicago: Chicago University Press, 1979.

3 Dazu gehörten: Anne Marie Moulin, *Le dernier langage de la médicine: Histoire de l'immunologie de Pasteur au Sida*. Paris: Presses Universitaires, 1991; Alfred I. Tauber, Leon Chernyak, *Metchnikoff and the Origins of Immunology: From metaphor to theory* Oxford: Oxford University Press, 1991; Alfred I. Tauber, *The Immune Self: Theory or metaphor?* Cambridge: Cambridge University Press, 1995; Ders., Scott Podolsky, *The Generation of Diversity: Clonal Selection Theory and the rise of molecular immunology*. Cambridge: Harvard University Press, 1997 und die Sammelbände mit Beiträgen von Immunologen über ihre Forschung: Pauline M. Mazumdar (Hrsg.), *Immunology 1930–1980: Essays on the history of immunology*. Toronto: Wall & Thompson, 1989; Andor Szentiványi, Herman Friedman (Hrsg.), *The Immunologic Revolution: Facts and witnesses*. Boca Raton: CRC Press, 1994 sowie: Richard B. Gallagher, Jean Gilder, Gustav

oben zitierten Immunologiegeschichten von Silverstein und Mazumdar. Diese Bücher haben zumeist einen ausgeprägten ideengeschichtlichen Fokus, der dem weiteren gesellschaftlichen Kontext vergangener Immunforschung wenig Platz einräumte.[4]

Damals schlossen sich nur wenige Historiker diesem relativ kurzlebigen Trend an. Der aktivste von ihnen war der dänische Wissenschaftshistoriker Thomas Söderqvist, der 1999 gemeinsam mit seinem Kollegen Craig Stillwell eine Sammelrezension über die bis dahin erschienenen Immunologiegeschichten veröffentlichte. Sie trug den kritischen Titel: ›The history of immunology is still in its infancy‹ und monierte eben dieses Fehlen von stärker kontextbezogenen Perspektiven auf die immunologische Forschung.[5]

Seit dieser Sammelrezension sind einige weitere Untersuchungen zu unterschiedlichen Aspekten der Immunologiegeschichte veröffentlicht worden, auf die ich im Laufe dieses Kapitels genauer eingehen werde. Weiterhin sollen in diesem Teil bestimmte grundlegende Begriffe und Theorien der immunologischen Forschung, wie ›Antigen‹ und ›Spezifität‹ oder die humorale und zelluläre Immunitätstheorien vor ihrem historischen Hintergrund erklärt werden. Diesen Hintergrund der immunologischen Grundbegriffe und Konzepte bette ich in eine Periodisierung der Immunologiegeschichte ein, die gleichzeitig als Gliederung für dieses Überblickskapitel über den Forschungsstand dient.

## Der Begriff der Immunologie

### Begriffsverwendung

Ab wann kann man eigentlich von Immunologie sprechen? Laut dem Immunologen David Talmage wurde der Begriff ›immunology‹ erst 1911 erfunden, in der von ihm so genannten »Periode der Serologie«, die er zwischen 1910 und 1940 ansetzte. Dieser Wortschöpfung sei 1913 die Gründung der *American Association of Immunologists*

J. V. Nossal, Gaetano Salvatore (Hrsg.), *Immunology: The making of a modern science*. London: Academic Press, 1995.

4 Eine Ausnahme bildeten mit ihrem anthropologischen Ansatz: Emily Martin, *Flexible Bodies: The role of immunity in American culture from the days of polio to the age of AIDS*. Boston: Beacon, 1994 und Ilana Löwy, *Between Bench and Bedside: Science, healing, and interleukin-2 in a cancer ward*. Cambridge: Harvard University Press, 1996.

5 Thomas Söderqvist, Craig Stillwell, »Essay Review: The historiography of immunology is still in its infancy«, *Journal of the History of Biology* 32/1 (1999), 205-215. Siehe auch seine später veröffentlichte Biografie von Niels Jerne, in der er versuchte, eine historisch kritischere Form für Wissenschaftlerbiografien zu finden: Thomas Söderqvist, *Science as Autobiography: The troubled life of Niels Jerne*, übers. v. David Mel Paul. New Haven: Yale University Press, 2003.

gefolgt und 1916 die des *Journal of Immunology*, so Talmage.[6] Auch die Wissenschaftshistorikerin Anne Marie Moulin bestätigte, dass es vor 1914 keine autonome wissenschaftliche Disziplin der Immunologie gab. Der erste Lehrstuhl für Immunologie sei vermutlich an der Cornell Universität bei New York eingerichtet worden, so Moulin.[7] Der Mediziner Arthur Fernandez Coca (1875–1959) wurde 1919 Assistenzprofessor für Immunologie an der Cornell University, an deren Medical College er seit 1910 Pathologie und Bakteriologie unterrichtet hatte. Es war Coca, der 1916 das *Journal of Immunology* gründete, dessen Herausgeber er bis 1948 blieb.[8] So lief die Entwicklung in den USA. In Frankreich wurde, wie Moulin hervorhob, immunologisches Wissen an den Universitäten auch noch nach dem Ende des Ersten Weltkriegs an den Lehrstühlen für Bakteriologie vermittelt.[9] Die Wissenschaftshistoriker Thomas Söderqvist, Craig Stillwell und Mark Jackson konstatierten zwar ein zu Beginn des 20. Jahrhunderts vermehrtes Aufkommen der Begriffe Immunologie (bzw. immunology) und Immunitätsforschung, das ihrer Ansicht nach darauf hindeutet, dass die Immunforscher ihr Forschungsgebiet als etwas Neues erkannten und sich damit mehr und mehr abgrenzen wollten von der Bakteriologie und Pathologie. Gleichzeitig hätten viele von ihnen jedoch weiterhin in Zeitschriften für Medizin, Hygiene und Bakteriologie publiziert.[10] Das heißt, dass die Institutionalisierung der Immunforschung kein homogener Prozess war, also nicht gleichzeitig in allen Bereichen stattfand. Der französische Wissenschaftsphilosoph Thomas Pradeu sah im Gegensatz zu den bisher genannten Autoren eine massive Institutionalisierung der Immunologie als eigene Disziplin erst ab den 1930er-Jahren.[11]

Man kann also festhalten, dass der Begriff Immunologie die institutionalisierte wissenschaftliche Disziplin bezeichnet. In Form von Lehrstühlen an Universitäten, medizinisch-wissenschaftlichen Gesellschaften und Fachzeitschriften begann sie um 1913 in den USA und wurde weltweit in unterschiedlicher Geschwindigkeit und Intensität fortgesetzt. Das Wissen, das ab den 1910er-Jahren vereinzelt und ab den 1950er-Jah-

6 David W. Talmage, »The acceptance and rejection of immunological concepts«, *Annual Review of Immunology* 4 (1986): 1-11. Er zitierte dazu: Frederick P. Gay, »Immunology: A medical science developed through animal experimentation«, *Journal of the American Medical Association* 56/8 (1911), 578-583.

7 Moulin, wie Anm. 3, 121.

8 Siehe die Internetpräsenz der American Association of Immunologists unter: https://www.aai.org/About/History/Notable_Members/The_JI/Coca_Arthur.html (aufgerufen am 15.8.2014)

9 Ebd., 121.

10 Thomas Söderqvist, Craig Stillwell, Mark Jackson, »Immunology«, in: *The Cambridge History of Science*, hg. v. Peter J. Bowler, John V. Pickstone. Cambridge: Cambridge University Press, 2009, 467-485, hier 471.

11 Thomas Pradeu, *The Limits of the Self: Immunology and biological identity*, übers. v. Elizabeth Vitanza. New York: Oxford University Press, 2012, 18.

ren weltweit in die Disziplin Immunologie einging, wurde davor in andersgearteten Wissensverbänden bzw. in anderen Disziplinen generiert und gesammelt. Und auch nach der Entstehung und Festigung der Wissenschaftsdisziplin Immunologie hörte die Integration des Wissens angrenzender Fachgebiete natürlich nicht auf.

In der vorliegenden Arbeit spreche ich, um die Abgrenzung zwischen der früheren Immunforschung und der späteren, institutionalisierten, Immunologie klarer zu machen, erst für die Zeit nach dem Zweiten Weltkrieg von Immunologie bzw. von der neuen Immunologie, während ich das Adjektiv immunologisch, in Ermangelung eines besseren Sammelbegriffs, auch schon für die Jahrzehnte davor verwende. Das Wort Immunologiegeschichte oder Immunologiegeschichten folgt der Verwendung der Autorinnen und Autoren. Wie aus dem bisher Gesagten bereits klar geworden ist, heißt das nicht, dass in den Immunologiegeschichten nur die Immunologie nach dem Zweiten Weltkrieg historisch erfasst wurde.

### Periodisierung der Immunologiegeschichte

Es fällt auf, dass der Begriff Immunologie gerade in der Zeit auftauchte und sich als Fachgebietsbezeichnung durchsetzte, die Arthur Silverstein in seiner Periodisierung der Immunologiegeschichte als die »Dark Ages«, also als ›dunkles Zeitalter‹ bezeichnet hat. Im Anhang zu der zweiten Auflage seiner *History of Immunology* hat er die hundertjährige Geschichte des Faches in drei Phasen unterteilt: das »Goldene Zeitalter der Bakteriologie;« das »Dunkle Zeitalter der Immunchemie« sowie die »Renaissance der Immunbiologie.«[12] Die Wortwahl ›dunkles Zeitalter‹ für die mittlere Phase hielt Silverstein vor allem deshalb für gerechtfertigt, weil der Gründer und erste Präsident der *American Association of Immunologists* Anfang der 1930er-Jahre mit der Begründung von seinem Amt zurückgetreten sei, dass er nicht mehr sehe, dass die Gesellschaft viel für ihre Wissenschaft tue.[13] Gleichzeitig gestand Silverstein aber ein, die Bezeichnung ›Dark Ages‹ für den immerhin fünfzig Jahre umfassenden Zeitraum zwischen 1910 und 1960 sei doch zu stark, zumal auch in dieser Zeit viel in der Immunologie passiert sei – nicht immer unter dem Label Immunologie, sondern auch in angrenzenden Fachgebieten.[14] So dunkel scheinen die Kriegs- und Zwischenkriegsjahrzehnte für die Immunologie also doch nicht gewesen zu sein. Es ist deshalb notwendig, Silversteins zweifellos sehr griffige, inhaltlich jedoch allzu angreifbare Phaseneinteilung zunächst mit der der anderen Autorinnen und Autoren von Immunologiegeschichten zu vergleichen, um dann zu einer sinnvolleren Gliederung für dieses Überblickskapitel zu kommen.

12 Arthur M. Silverstein, *A History of Immunology*, 2. Aufl. Amsterdam: Elsevier, 2009, 455-457.

13 Ebd.

14 Ebd., 456.

Anne Marie Moulin unterteilte ihre 1991 erschienene Geschichte der Immunologie bloß in zwei große Abschnitte: den Zeitraum von der Immunisierung zur Immunologie (»De l'immunisation a l'immunologie«) und den der Einordnung immunologischen Wissens in ein System (»Le système immunitaire«).[15] Unter dieser Einteilung subsumierte Moulin ebenfalls drei Entwicklungsphasen der Immunologie: eine Vorphase, in der die ersten Daten als Fakten konstruiert wurden; die Verallgemeinerung immunologischer Phänomene; und schließlich die Integration des vorhandenen Wissens in ein System.[16] Sie ging damit im Wesentlichen von einer kontinuierlichen Entwicklung immunologischen Wissens aus, das sich schließlich als »letzte Sprache der Medizin« (»dernier langage de la médicine«) in der modernen Biomedizin habe etablieren können.[17]

Ebenfalls noch in den 1990er-Jahren wandelte der Immunologe Jorge Carneiro in seiner Dissertation Arthur Silversteins Periodisierung ab, obwohl er wie dieser davon ausging, dass die Geschichte der Immunologie der von Thomas Kuhn entworfenen Struktur einer ›wissenschaftlichen Revolution‹ folgte.[18] Carneiro nannte seine drei Phasen der Immunologiegeschichte »Immunochemistry of acquired immunity (1900–1967);« »Burnetism (1953– )« und »Jerneism (1970– ).«[19] Er blendete damit Silversteins ›Dark Ages‹ ganz aus und führte die Immunologiegeschichte von einem Paradigmenwechsel über die Phase der ›normal science‹ (Kuhn) hin zum nächsten bzw. den nächsten beiden Paradigmenwechseln.

Das Interessante an Thomas Söderqvists, Mark Jacksons und Craig Stillwells Einteilung der Immunologiegeschichte ist, dass sie als eine vierte Phase in der Chronologie noch das Auftauchen der Immunologie als historisches Forschungsobjekt ab den späten 1980er-Jahren aufführten.[20] Sonst folgte ihre Einteilung im Wesentlichen der institutionellen Entwicklung der Immunitätsforschung (Immunität als wissenschaftliches Forschungsobjekt; Aufkommen/Genese der Immunologie; Konsolidierung der Immunologie).[21]

Schließlich hat Thomas Pradeu in seiner Dissertation wiederum eine Drei-Phasen-Einteilung der Immunologiegeschichte vorgeschlagen: Immunisierung oder wis-

15 Moulin, wie Anm. 3.

16 Ebd. Siehe auch: Dies., »A science ›Dans le siècle‹: Immunology or the science of boundaries«, in: *Science in the Twentieth Century*, hg. v. John Krige, Dominique Pestre. Amsterdam: Harwood, 1997, 479-493, hier 479-480.

17 Moulin, wie Anm. 3.

18 Vgl. Thomas S. Kuhn, *The Structure of Scientific Revolutions*, 2. Aufl. Chicago: University of Chicago Press, 1970.

19 Jorge Carneiro, *Towards a Comprehensive View of the Immune System*. Paris: Unité d'Immunbiologie, Institute Pasteur, 1996.

20 Söderqvist, »Immunology«, in: *The Cambridge History of Science* (2009).

21 Ebd.

senschaftliche Impfung (10. bis 18. Jh.); Genese der Immunologie und Institutionalisierung der Immunologie,[22] also ähnlich wie die Periodisierung von Thomas Söderqvist und seinen Kollegen.

In dem vorliegenden Überblick erfolgt eine Einteilung in vier Phasen. Die erste Phase, ›Immunität und Impfung‹, orientiert sich an den Periodisierungen von Anne Marie Moulin und Thomas Pradeu für die Zeit vor dem 19. Jahrhundert. Es folgt die zweite Phase, die ›Immunität als wissenschaftliches Problem‹ im Sinne der sich herausbildenden modernen Naturwissenschaften Ende des 19. und Anfang des 20. Jahrhunderts porträtiert. In der dritten Phase wird die ›Expansion immunologischen Wissens‹ in viele unterschiedliche Fachbereiche zwischen circa 1910 und 1955 thematisiert. Die vierte Phase, ›Die Immunologie in der biomedizinischen Forschung‹, markiert schließlich den Beginn der, in meinem Wortgebrauch, ›neuen Immunologie‹ ab etwa Mitte der 1950er-Jahre.

## Definition der Immunologie im heutigen Verständnis

Im heutigen Verständnis beschäftigt sich die Immunologie mit Fragen der Aufrechterhaltung der biologischen Integrität eines Organismus in seiner Umwelt und im Austausch mit ihr. Laut dem klinischen Wörterbuch von Pschyrembel ist die Immunologie die »Lehre von Struktur und Funktion des Immunsystems, den Erkennungs- und Abwehrmechanismen eines Organismus für körperfremde (unter Umständen auch körpereigene) Substanzen und Gewebe.«[23]

Die Geschichte der Immunologie ist die Geschichte der systematischen Immunitätsforschung in den Lebenswissenschaften. Immunität bedeutet die Unempfindlichkeit eines Organismus gegenüber eindringenden Substanzen, die in einem nicht immunen Organismus eine schädigende Wirkung entfalten würden. Man unterscheidet drei Arten von Immunität: die natürliche, die erworbene und die präventive. Natürlich immun sind bestimmte Gruppen einer Art gegen bestimmte Krankheiten, beispielsweise beim Menschen die Träger der Sichelzellanämie gegen Malaria. Von einer erworbenen Immunität spricht man, wenn der Organismus eine Krankheit durchgestanden hat und auf diese bestimmte Infektionskrankheit kein zweites Mal mehr anspricht. Beim Menschen passiert das zum Beispiel bei Krankheiten wie Masern oder Röteln. Die präventive Immunität ist die Immunität, die durch Impfung mit abgeschwächten Erregern künstlich hervorgerufen wird.[24]

Das heißt, dass die Immunitätsforschung vor allem mit Infektionskrankheiten verbunden ist. Zur Geschichte der Immunforschung und Immunologie gehören jedoch

[22] Pradeu, wie Anm. 11, 16-19.

[23] Stichwort »Immunologie,« in: *Pschyrembel: Klinisches Wörterbuch*, hg. v. Martina Bach. Berlin: de Gruyter, 2007: 897.

[24] Söderqvist, wie Anm. 20.

neben diesen mittlerweile auch andere biologische Prozesse. Die Immunologie in ihrem neuen disziplinären Selbstverständnis seit den 1950er-Jahren umfasst beispielsweise auch Abstoßungsreaktionen bei Transplantationen, zum Teil Krebs sowie die Autoimmunität.

## Immunität und Impfung

Zeitlich geht diese Phase weiter zurück als die von Thomas Pradeu vorgeschlagene Phase »Immunisierung und wissenschaftliche Impfung«, die er erst im Mittelalter beginnen lässt.[25] Sie umfasst prinzipiell alle Quellen, in denen sich die Wahrnehmung und Beschreibung eines Phänomens widerspiegeln, das wir heute als biologische Immunität bezeichnen würden. Solche Quellen entstanden bereits in der Antike. Dennoch wird die Immunforschung zumeist erst im Zusammenhang mit der Durchführung von Experimenten als eine wissenschaftliche Tätigkeit gewertet, also ab dem Ende des 19. Jahrhunderts. Experimente gab es im Rahmen der Naturforschung zwar schon viel früher, und Wissenschaftshistoriker beginnen gerade erst damit, diese experimentelle Kontinuität und Vielfalt in allen möglichen Bereichen zusammenzutragen, um auf ihrer Grundlage eine mögliche Philosophie des Experiments zu diskutieren.[26] Aber bisher sind keine vor dem 19. Jahrhundert unternommenen Experimente bekannt geworden, die systematische Immunisierungsversuche an Tieren zum Gegenstand gehabt hätten. Die Frage muss sich also auf das Gebiet der Medizin und Ethik verlagern. Das heißt für den Fall der Immunforschung: Ab wann wurden Menschen systematisch präventiv gegen Krankheiten immunisiert? Auf welchen theoretischen Überlegungen fußten diese Impfungen, und inwiefern wurden diese Immunisierungen von den Zeitgenossen als Experimente empfunden?

### Natürliche und erworbene Immunität

Die ersten Quellen, die für die Geschichte der Immunitätsforschung herangezogen wurden, beinhalteten entweder den Terminus ›immun‹ im medizinischen (nicht im juristischen) Sinne oder Beschreibungen von biologischen Phänomenen, die denen ähneln, die heute unter Immunologie subsumiert werden. So nannte Arthur Silverstein in seiner *History of Immunology* beispielsweise das Gedicht »Pharsalia« des römischen Dichters Marcus Annaeus Lucanus (39–65 n. Chr.), in dem ein nordafrikanischer Stamm, der unempfindlich gegen Schlangenbisse ist, mit dem Begriff »immunes« be-

25 Pradeu, wie Anm. 11, 16-19.

26 Friedrich Steinle, »Die Vielfalt experimenteller Erfahrung: Neue Perspektiven«, in: ›*Die Erfahrungen, die wir machen, sprechen gegen die Erfahrungen, die wir haben*‹, hg. v. Michael Hampe, Maria-Sibylla Lotter. Berlin: Duncker & Humblot, 2000, 213-233.

zeichnet wird.[27] Weiterhin sind zahlreiche Berichte über Überlebende der Pest erhalten, die Silverstein ebenfalls als frühe Zeugnisse für die Erkenntnis der Immunität anführte. Der früheste überlieferte stammt von dem griechischen Historiker Thukydides von 430 v. Chr., weitere sind aus dem Mittelalter und der Frühen Neuzeit.[28]

Für Silverstein waren diese frühen Zeugnisse von Beschreibungen bestimmter körperlicher Zustände Beispiele für die Vielfalt an Theorien zur erworbenen Immunität; er stellte sie deshalb in einen ideengeschichtlichen Zusammenhang und zeigte, dass auch alle älteren Konzepte, so sehr sie vom heutigen Verständnis der erworbenen Immunität abweichen, in der Lage waren, die beobachteten Phänomene zu erklären. Als frühestes Erklärungsmodell nannte Silverstein die magisch-religiöse Vorstellung von Krankheiten als Strafen für begangene Sünden. Weitere Erklärungsmodelle waren Austreibungstheorien (»expulsion theories«), eine Distensions-Theorie sowie verschiedene Erschöpfungstheorien (»depletion theories«), die die Ursachen von Krankheiten in den Körpersäften, in mechanischen Vorgängen im Organismus und in einer Art Nährstoffvorrat für die Krankheit im Körper selbst sahen.[29]

## Ursprünge der Impfung

Mit dem ersten Kapitel seiner *History of Immunology* über die vorwissenschaftlichen Theorien zur erworbenen Immunität antwortete Silverstein auf die häufig als eine Art Ursprungslegende der Immunitätsforschung kolportierte Legende von dem britischen Arzt Edward Jenner im späten 18. Jahrhundert. Dieser habe bei einer Patientin mit hohem Fieber den Verdacht auf Pocken geäußert. Die Patientin, eine Milchmagd, habe seine Diagnose jedoch entschieden zurückgewiesen mit dem Argument, sie hätte bereits die Kuhpocken gehabt, könne also nicht mehr an den menschlichen Pocken erkranken. Jenner habe daraufhin beschlossen, diesem offenbar gängigen Volksglauben von der Verwandtschaft der beiden Krankheiten experimentell auf den Grund zu gehen. Er habe einer anderen Milchmagd, die an Kuhpocken erkrankt war, aus einer ihrer Pocken etwas Pustelflüssigkeit entnommen und diese einem gesunden achtjährigen Jungen in den Oberarm geimpft. Nach wenigen Wochen, das heißt nachdem der Junge sich von den Kuhpocken erholt hatte, habe er ihn dann mit dem Erreger der menschlichen Pocken geimpft. Der Junge sei gesund geblieben. 1798 veröffentlichte Jenner seine Versuchsergebnisse und bezeichnete seine Methode in einer Verquickung des verwendeten Impfstoffes und der Impftechnik als »vaccination«, heute die englische Bezeichnung für Impfung.[30] Der prak-

[27] Silverstein, *A History of Immunology* (2009), Kap. 1.
[28] Ebd.
[29] Ebd.
[30] Jan Klein, *Immunology: The science of self-nonself discrimination*. New York: John Wiley, 1982, 21-22. Auch Söderqvist et al. erwähnen die Jenner-Legende: Söderqvist, wie Anm. 20.

tische Erfolg Jenners und das gleichzeitige Fehlen von Hinweisen auf seine Vorstellung von dem Mechanismus der Immunität habe Medizinhistoriker zu verschiedenen Spekulationen über Jenners Mut zum Experiment auch ohne theoretische Grundlage angeregt, so Silverstein. Er argumentierte dagegen, dass es bis ins 18. Jahrhundert eine ganze Reihe von Theorien der erworbenen Immunität gab, auf die Jenner sich auch unausgesprochen gestützt haben könnte.[31]

Schon in den 1720er-Jahren wurde in England die in anderen Ländern, wie in China oder im Osmanischen Reich, bereits seit langem gängige Praxis der Inokulation heftig diskutiert.[32] Die Frage war, ob man sich eine Krankheit – in diesem Fall ging es um die Pocken – lieber mutwillig selbst zufügen sollte, oder ob man warten sollte, bis sie sich auf natürlichem Wege, also durch Ansteckung, einstellte bzw. einfach hoffen, dass man verschont bleibe.[33] Inokulation bezeichnet die Übertragung einer Infektionskrankheit durch Einritzungen in die Haut. Wie die Wissenschaftshistorikerin Andrea Rusnock es in ihrem Buch beschrieben hat, wurden in der Regel zwei Gliedmaßen leicht angeritzt, beispielsweise ein Arm und ein Bein. Von einer erkrankten Person wurde dann Pustelflüssigkeit entnommen und in die eingeritzten Stellen der gesunden Person eingebracht. Sodann verband man die Hautritzungen und wartete einige Tage, bis sich die ersten Krankheitssymptome zeigten.[34] Von den Befürwortern dieser Methode wurde die Ansicht vertreten – und anhand von Statistiken illustriert –, dass die Art der Krankheitsübertragung, also die Inokulation, einen entscheidenden Unterschied im Verlauf der Krankheit bewirke. Das heißt: Durch Inokulation erworbene Pocken verliefen in der Regel milder und führten weniger häufig zum Tode als natürlich erworbene, das heißt durch Ansteckung erworbene Pocken, so die Befürworter der Methode.[35] Laut Arthur Silverstein war diese Methode der natürlichen Infektion mit den Pocken vorzuziehen, weil der Patient durch die Auswahl für ihn günstiger Parameter wie seinem Alter und der Jahreszeit besser auf die Krankheit vorbereitet werden konnte.[36] Es bleibt jedoch unklar, ob diese Erklärung bereits damals herangezogen wurde, denn Andrea Rusnock nennt in ihrem Buch zwei Befürworter der Inokulation, die allein auf der Basis von Sterbestatistiken, das heißt unter Heranziehung von Zahlen, für die Anwendung der Methode argumentierten.[37]

31 Silverstein, wie Anm. 1, 5 sowie Kap. 13 (291-303).

32 Zur Tradition der Impfung in China siehe: John Needham, »China and the origins of immunology«, *Eastern Horizon* 19 (1980): 6-12. Vgl. zu den Debatten in England und Frankreich: Andrea Alice Rusnock, *Vital Accounts: Quantifying health and population in eighteenth-century England and France*. Cambridge: Cambridge University Press, 2002.

33 Siehe dazu: Moulin, wie Anm. 3 und Rusnock, ebd.

34 Ebd., 43-44.

35 Ebd., Kap. 2.

36 Silverstein, wie Anm. 1, 293.

37 Rusnock, wie Anm. 32, Kap. 2.

Die Gegner der Inokulation kritisierten dagegen die ethisch fragwürdige Seite der Praktik, das heißt das Zufügen von Schaden, das gegen den Hippokratischen Eid verstoße, sowie die Grundlagen der Statistik, die als Beweis für die Nützlichkeit der Inokulation angeführt wurde. Bloß die Gesunden und Wohlhabenden seien mittels Inokulation behandelt worden, so ein zeitgenössischer Kritiker. Diese hätten aber bei einer natürlichen Infektion mit den Pocken aufgrund ihrer Lebensumstände und körperlichen Robustheit ohnehin bessere Chancen zu überleben. Die Schwachen und Armen würden jedoch nicht inokuliert, so dass unklar bleibe, ob die Methode tatsächlich so große Vorteile gegenüber einer natürlichen Infektion mit den Pocken biete.[38]

Arthur Silverstein interessierten an diesen Debatten vor allem deren Wirkungen auf einzelne Gelehrte, die daraus ihre jeweils eigenen Theorien der erworbenen Immunität ableiteten. Er wertete die Impfungen in diesem Fall durchaus als medizinische Experimente und verwies auf die »menschlichen Versuchskaninchen«, die nicht nur im 18. Jahrhundert im Rahmen des sogenannten »königlichen Experiments« dazu verwendet wurden.[39] Es handelte sich hierbei um Gefangene, die im Jahr 1721 auf Ersuchen britischer Ärzte und mit der Genehmigung des Königs, Georgs I., mit Pocken inokuliert wurden. Erholten sie sich wieder von der Krankheit, wurde ihnen die Begnadigung zugesagt, was in all diesen Fällen auch geschah.[40] Bereits im 17. Jahrhundert hatte es einen ähnlichen Fall in Frankreich gegeben, bei dem die Chirurgen zuerst an Gefangenen Operationen vorgenommen hatten, um diese dann – mit mehr Übung – auch beim König selbst auszuführen.[41]

Sowohl Silversteins als auch Andrea Rusnocks Untersuchungen haben gezeigt, dass es auch in der Bevölkerung zu einer lebhaften Rezeption dieser Experimente kam. Wie und ob diese Phase der Impfung jedoch mit der nachfolgenden beginnenden Immunitätsforschung im späten 19. Jahrhundert zusammenhängt und ob es hier durchgehende Verbindungen gab, wurde bislang im Rahmen der Immunologiegeschichte noch nicht untersucht. Stattdessen bewegt sich die Impfgeschichte heute eher im Rahmen der Sozialgeschichte und weist relativ wenige Berührungspunkte mit der Immunologiegeschichte auf.[42]

38 Ebd., 45.
39 Silverstein, wie Anm. 1, 292 und 299-300.
40 Ebd., 295-298.
41 Ebd., 300.
42 Vgl. bspw.: Malte Thießen, »Vorsorge als Ordnung des Sozialen: Impfen in der Bundesrepublik und der DDR«, *Zeithistorische Forschungen* 3 (2013); Dora Vargha, »Between East and West: Polio vaccination across the Iron Curtain in Cold War Hungary«, *Bulletin for the History of Medicine* 88/2 (2014), 319-342.

## Immunität als wissenschaftliches Problem (1880–1910)

Die Jahrzehnte zwischen 1880 und 1910 werden in der Wissenschafts- und Medizingeschichte auch als das Zeitalter der Bakteriologie bezeichnet. In der zweiten Hälfte des 19. Jahrhunderts avancierten Mikroorganismen zu den wichtigsten Forschungsobjekten für zentrale Probleme der Medizin, die die Ursache von Krankheiten und den Ablauf des Krankheitsprozesses im Körper betrafen. Die Medizinforscher Louis Pasteur in Frankreich und Robert Koch in Deutschland konnten zu dieser Zeit einen direkten Zusammenhang zwischen verschiedenen Mikroorganismen und bestimmten Infektionskrankheiten nachweisen.[43] Dazu entwickelten sie und ihre Kollegen neue experimentelle Labormethoden, die im Wesentlichen nach dem Prinzip: Erkennen eines Bakteriums, Isolierung und Vermehrung bzw. Kultivierung des Bakteriums sowie Injektion des Bakteriums in ein Versuchstier funktionierten. Erkrankte das Tier nach der künstlichen Infektion mit dem Erreger, schloss sich der Kreis, und die Spezifität der Krankheit, hervorgerufen durch einen bestimmten, unter dem Mikroskop eindeutig identifizierbaren Erreger und erkennbar an charakteristischen Symptomen, galt als nachgewiesen.[44]

Die Immunität des Körpers wurde Ende des 19. Jahrhunderts gleichzeitig im Rahmen unterschiedlicher Disziplinen wie der Pathologie, der Krebsforschung und der Bakteriologie untersucht. Die medizinische Forschung beschränkte sich also durchaus nicht auf die Suche nach Krankheitserregern unter dem Mikroskop, sondern richtete sich vor allem auf die Reaktionen des Körpers auf eingedrungene Substanzen. Immunität war nur eine bestimmte Form der allgemeinen Reaktivität des Organismus. Sie rückte jedoch gerade durch die Konjunktur der Infektionsforschung zu dieser Zeit in den Vordergrund. So war es letzten Endes die gewaltige Sogwirkung der bakteriologischen Methoden, die mit dazu führte, dass lange Zeit nur eine von zwei wichtigen, damals entwickelten Theorien der Immunität wahrgenommen und weiter untersucht wurde: die Theorie der humoralen Immunität.

### Zelluläre und humorale Immunität

Die ersten beiden großen Theorien der Immunität wurden um 1890 von dem russischen Biologen Ilja Metchnikow (1845–1916) und dem deutschen Chemiker und Me-

[43] Ein Klassiker der Bakteriologie-Geschichte, der unter anderen Porträts von Pasteur und Koch enthält, ist das erstmals 1926 erschienene Buch: Paul de Kruif, *Microbe Hunters*. San Diego: Harcourt Brace, 1996.

[44] Zu der Sogwirkung, die diese neuen Methoden in ganz Europa entfalteten, siehe bspw.: Katharina Kreuder-Sonnen, »Wie die Mikroben nach Warschau kamen: Wissenstransfer in der Bakteriologie in den 1880er-Jahren«, *NTM* 20/3 (2012), 157-180 oder auch, aus literarischer Perspektive, Laura Otis, *Membranes: Metaphors of invasion in nineteenth-century literature, science, and politics*. Baltimore: Johns Hopkins University Press, 1999.

dizinforscher Paul Ehrlich (1854–1915) formuliert. Metchnikow war Zoologe und interessierte sich besonders für Fragen der Pathologie und Embryologie.[45] Sein Interesse an der Immunität bzw. an der Immunforschung rührte von vergleichenden Beobachtungen biologischer Phänomene beim Menschen und bei Tieren her. So ging seine Theorie der zellulären Immunität auf die Beobachtung zurück, dass ein in eine Seesternlarve eingedrungener Rosendorn nach kurzer Zeit von einer großen Menge mobiler Zellen umringt wurde. Er verglich diesen Prozess mit dem der Entzündung im Wirbeltierorganismus, bei dem es ebenfalls zu einer Ansammlung mobiler Zellen im Entzündungsherd kommt.[46] In seinem Tagebuch interpretierte Metchnikow seine Beobachtung 1881 als »Abwehr des Organismus gegen Eindringlinge.«[47] Damit formulierte er eine der fürderhin einflussreichsten Metaphern in der Geschichte der Immunologie.[48] Die Zellen, die den Dorn in seinem Experiment umzingelt hatten, identifizierte Metchnikow als eine bestimmte Zellart mit einer bestimmten Funktion und nannte sie Phagozyten. Den Prozess der zellulären Immunität bezeichnete er entsprechend als Phagozytose. Laut seiner Theorie fand die Phagozytose als Prozess der zellulären Abwehr aber nicht nur bei großen bzw. festen eindringenden Stoffen wie dem Rosendorn statt, sondern galt auch für die Erreger von Infektionskrankheiten, also für Mikroorganismen, was Metchnikow und seine Mitarbeiter vor allem mit Anthraxsporen (dem Milzbranderreger) nachweisen konnten.[49] Dennoch hatte die Theorie der zellulären Immunität in den ersten Jahrzehnten nach ihrem Erscheinen mehr Gegner als Befürworter, vor allem in Deutschland, wo die meisten Anhänger der humoralen Immunitätsidee saßen.[50]

Die Idee einer humoralen Immunität bestand schon lange, bevor Paul Ehrlich 1897 eine erklärende Theorie dafür entwickelte. Die Veränderung der Eigenschaften des Blutes nach einer Impfung mit einem bestimmten Krankheitserreger, wegen seiner schädlichen Wirkung auch als Toxin bezeichnet, wurde in der Praxis – wie das Beispiel von Edward Jenner zeigte – mindestens seit dem 18. Jahrhundert ausgenutzt. In Frankreich war Louis Pasteur 1880 der erste, der einen Impfstoff gegen eine Infektionskrankheit im Labor herstellte. Es handelte sich um abgeschwächte Erreger der Geflügelcholera, die als Impfstoff verwendet wurden. Im Deutschen Kaiserreich entwickelte Emil

45 Vgl. dazu: Tauber, *Metchnikoff and the Origins of Immunology* (1991).

46 Silverstein, wie Anm. 1, 29-30.

47 Ed Cohen, *A Body Worth Defending: Immunity, biopolitics, and the apotheosis of the modern body*. Durham: Duke University Press, 2009.

48 Vgl.: Tauber, wie Anm. 45 sowie Alfred I. Tauber (Hrsg.), *Organism and the Origins of Self*, Bd. 129, [Boston Studies in the Philosophy of Science]. Dordrecht: Kluwer, 1991.

49 Silverstein, wie Anm. 1, 34.

50 Ebd., Kap. 2 (25-40). Siehe zu Metchnikow und der Debatte in Deutschland auch: Oxana Kosenko, *Kampf der Zellen: Die Entstehung der Immunologie im Wissenschaftsdreieck Russland - Deutschland - Frankreich*. Aachen: Shaker, 2015.

Behring (1854–1917) im Jahr 1894 das erste industriell herstellbare und klinisch einsetzbare Diphtherieserum. Es beruhte auf der Beobachtung, dass sich in einem Tier, das gegen einen bestimmten, spezifischen Krankheitserreger geimpft worden war, die Eigenschaften des Blutserums veränderten. Das Serum des geimpften Tieres erwarb die Eigenschaft, dasselbe Toxin, das dem Tier zuvor injiziert worden war, zu zersetzen. Dieser Vorgang wird als Lyse bezeichnet. Noch wichtiger als diese Beobachtung war, dass sich die nach dem Kontakt mit dem Toxin neu erworbene Eigenschaft des Blutserums auch passiv auf andere Tiere sogar unterschiedlicher Arten übertragen ließ. Das heißt, dass beispielsweise das Serum eines mit dem Diphtherieerreger sensibilisierten Pferdes auch beim Menschen einen Schutz gegen die Diphtherie hervorrief. Neben der Lyse wurden im Lauf der späten 1890er-Jahre auch noch weitere Eigenschaften des Blutserums nach der Reaktion mit Toxinen beobachtet, nämlich die Agglutination bzw. Hämagglutination, also eine Verklumpung der roten Blutkörperchen, sowie die Präzipitation, das heißt die Ausfällung von dem im Blut enthaltenen Eiweiß. All das waren mit dem bloßen Auge gut sichtbare Reaktionen.

Paul Ehrlich widmete sich in den 1890er-Jahren, ebenfalls serologischen Studien, also den im Blut vor sich gehenden immunologischen Prozessen.[51] 1897 formulierte er seine Theorie der humoralen Immunität. Darin hielt er zuerst drei Hypothesen fest, die auf seinen experimentellen Beobachtungen der humoralen immunologischen Reaktion beruhten. Die Hypothesen besagten, dass diese Antikörper normale, das heißt natürlich vorkommende Zellprodukte seien; sie seien spezifisch für ein bestimmtes Toxin, das heißt, dass sie zu diesem komplementäre Molekularstrukturen aufweisen; und die Interaktion von Toxin und Antitoxin erfolge in Form einer festen chemischen Bindung.[52] Diese Theorie der humoralen Immunität durch Ehrlich wird auch als Seitenketten-Theorie bezeichnet, weil er in einer bildlichen Veranschaulichung seiner Theorie die Antikörper (Antitoxine) als sichtbare Rezeptoren (Seitenketten) auf der Zellmembran darstellte (siehe Abb. 1).[53]

Zu sehen sind auf der Abbildung vier Stadien der Antigen-Antikörper-Reaktion bzw. Antitoxin-Toxin-Reaktion, die Ehrlichs Vorstellung von natürlich vorkommenden Antikörpern illustrieren. Die in den Körper eingedrungenen schwarzen und weißen Antigene im ersten Bild finden die zu ihnen passenden Rezeptoren (Seitenketten) auf der Oberfläche der weißen Blutzellen bzw. Immunzellen. Unterschiedliche Antigene finden jeweils passende Rezeptoren auf derselben Zelle. Das heißt, jede Immun-

[51] Siehe dazu bspw.: Cay-Rüdiger Prüll, »Part of a Scientific Master Plan? Paul Ehrlich and the origins of his receptor concept«, *Medical History* 47/3 (2003), 332-356 oder Axel Hüntelmann, *Paul Ehrlich: Leben, Forschung, Ökonomien, Netzwerke*. Göttingen: Wallstein, 2011.

[52] Silverstein, wie Anm. 1, 104-105.

[53] Vgl. den Nachdruck der Darstellung ebd., 105.

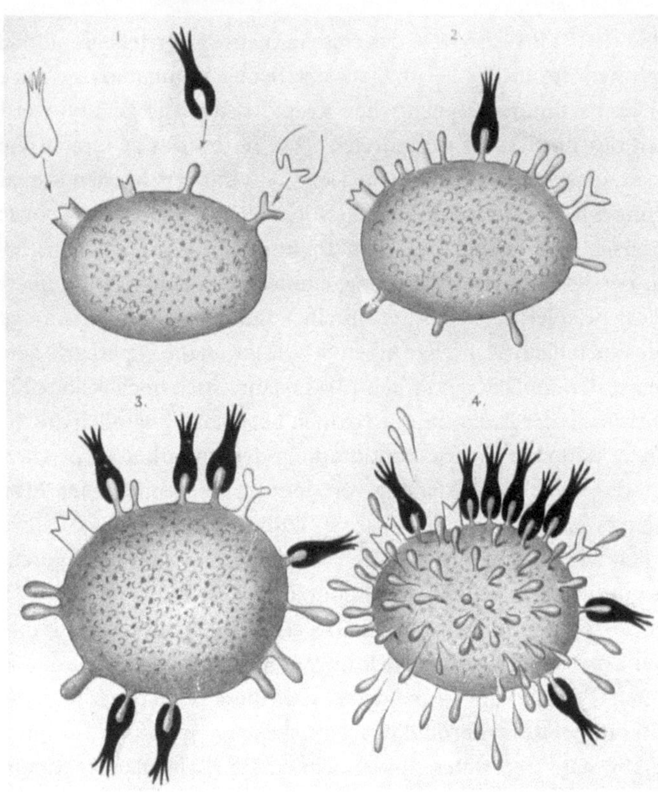

*Abb. 1, aus: Anhang zu: Paul Ehrlich. ›Croonian lecture: On immunity with special reference to cell life‹ in Proceedings of the Royal Society of London 66 (1900): 424-448.*

zelle besitzt natürlicherweise bereits spezifische Rezeptoren für mehrere Antigene. Im zweiten Bild bindet das Antigen fest an den passenden Rezeptor auf der Immunzelle. Bild 3 zeigt, dass jede Immunzelle zur selben Zeit mehrere Antigene derselben Spezifität binden kann. In Bild 4 hat sich die Zahl der spezifischen Rezeptoren für das im Blut vorhandene Antigen stark vermehrt. Gleichzeitig werden freie Rezeptoren (Antikörper) ins Blut abgegeben. Diese Antikörper sind in Form weißer Tropfen dargestellt.

Ehrlichs in dieser Abbildung kondensierte Theorie der humoralen Immunität ist aus zwei Gründen bemerkenswert: Erstens ging er darin von einer im Organismus bereits natürlich vorhandenen Vielfalt verschiedener Antikörper aus, ohne dass es jemals zu einem Kontakt mit Antigen gekommen ist. Zweitens konstatierte er, dass die Antigen-Antikörper-Reaktion mit absoluter Spezifität, in Form einer festen chemischen Bindung, erfolgt. Beide Bestandteile seiner Theorie wurden im Folgenden heftig diskutiert, wie vor allem im übernächsten Abschnitt zur immunologischen Spezifität gezeigt wird.

## Antikörper und Antigene

Dieser Abschnitt bezieht sich eigens auf die humorale Immunität. Antikörper sind lösliche Stoffe, die vom Organismus selbst gebildet werden und sich in dessen Blutserum finden. Der Körper reagiert damit auf eindringende Substanzen, die als Antigene bezeichnet werden. Antigene können nur solche Stoffe sein, die im Organismus die Bildung von Antikörpern auslösen: ohne Antigen kein Antikörper. Beide gehen miteinander eine mehr oder weniger feste Verbindung ein, die im Experiment sichtbar gemacht werden kann. Die ersten Methoden zum Nachweis einer Antigen-Antikörper-Reaktion wurden in den 1880er und 1890er-Jahren entwickelt. Das waren der Agglutinationstest, der Präzipitationstest, die Bakteriolyse und andere. Später benannte der österreichische Medizinforscher Karl Landsteiner (1868–1943) die unterschiedlichen Antikörper im Blut direkt nach der morphologischen Erscheinungsform der Testergebnisse. Er bezeichnete die Antikörper entsprechend als »Lysine« (Antikörper, die eine Zerstörung von Eiweiß bewirken), »Agglutinine« (Antikörper, die zu einer Verklumpung des roten Blutfarbstoffs führen) und »Präzipitine« (Antikörper, die zu einer Ausfällung von Eiweiß führen).[54]

Während Paul Ehrlich das Wort »Antikörper« bzw. »Antitoxin« in den 1890er-Jahren häufig verwendete, tauchte der Terminus »Antigen« in seinen Publikationen erst nach der Jahrhundertwende auf.[55] Das ist nicht verwunderlich, hatte doch der ungarische Mikrobiologe Ladislaus Deutsch, der am Institut Pasteur in Paris arbeitete, erst 1899 mit »substances immunogènes ou antigènes« zum ersten Mal allgemein diejenigen Substanzen bezeichnet, die im Organismus die Produktion von Antikörpern auslösen.[56] Damit war eine erste, funktionale Charakteristik der Antigene gegeben.[57]

Eine Unterscheidung zwischen Antigenen als Oberbegriff und Toxinen als Untergruppe nahm Paul Ehrlich in einer erweiterten Fassung seiner humoralen Immunitäts-Theorie im Jahr 1900 in seinem Vortrag vor der Royal Society in London vor. Er ging davon aus, dass alle Antigene ein gemeinsames strukturelles Merkmal aufweisen, nämlich eine molekulare Gruppe, die sich beim Eindringen in den Organismus an die Zellen im Blut binden könnte. Dieses Strukturmerkmal bezeichnete er kollektiv als »Haptine.«[58] Neben der charakteristischen »haptophoren« Gruppe, die alle Antige-

54 Karl Landsteiner, *Die Spezifizität der serologischen Reaktionen*. Berlin: Springer, 1933, 4.

55 Paul Ehrlich, »Über Antigene und Antikörper«, in: *Handbuch der Technik und Methodik der Immunitätsforschung* (1908), 1-10.

56 Ladislaus Deutsch, »Contribution a l'étude de l'origine des anticorps typhiques», *Annales de l'Institut Pasteur* 13/9 (1899), 689-727. Siehe dazu: Gilberto Corbellini (Hrsg.), *L'evoluzione del pensiero immunologico*. Turin: Bollati Boringhieri, 1990, 13.

57 Der Terminus ›Antigen‹ bzw. ›antigen‹ kann sowohl als Substantiv als auch als Adjektiv verwendet werden.

58 Paul Ehrlich, »Croonian lecture: On immunity with special reference to cell life«, *Proceedings of the Royal Society of London* 66 (1900), 424-448, hier 448.

ne, schädliche wie unschädliche, gleichermaßen aufwiesen, besäßen die Toxine noch eine zweite, eine »toxophore« Gruppe, so Ehrlich. Erst nachdem eine Bindung des Antigens im Organismus an eine Blutzelle erfolgt sei, könne sich die toxische Wirkung schädlicher Antigene entfalten. Ein Beweis dafür sei die Inkubationszeit, also die Zeit zwischen dem Kontakt eines Organismus mit einem Krankheitserreger und dem Ausbruch der Krankheit, das heißt dem Auftreten der ersten Krankheitssymptome.[59]

Die Produktion der Antikörper stellte sich Paul Ehrlich in seinem Seitenketten-Modell so vor, dass durch die Bindung der haptophoren Molekülgruppe des Antigens an die Rezeptoren einer Blutzelle (Seitenketten) regenerative Prozesse in der Zelle ausgelöst würden. Wenn also die Rezeptoren der Zelle mit Antigenmolekülen besetzt seien, werde die Zelle in ihrem Stoffwechsel behindert. Die Seitenketten bzw. Rezeptoren würden deshalb mitsamt den daran befindlichen Antigenen von der Zelloberfläche ans Blut abgegeben, und die Zelle würde daraufhin neue Rezeptoren produzieren, die weitere Antigenmoleküle binden könnten.[60] (Siehe wiederum Abb. 1)

Wesentliche Beiträge zur weiteren Charakterisierung der Antigene leistete in den 1910er bis 1930er-Jahren der Immunforscher Karl Landsteiner. Er deckte unter anderem die Spezifität verschiedener Blutgruppensysteme auf (AB0-System, MNP-System und Rhesusfaktor), wofür er 1930 den Nobelpreis für Medizin erhielt. Von besonderer Bedeutung für die Diskussion der Frage nach der immunologischen Spezifität, auf die ich im folgenden Abschnitt näher eingehen werde, war aber seine Entdeckung, dass auch künstliche, von ihm – der Ehrlichschen Benennung folgend – sogenannte Haptene, also nicht in der Natur vorkommende molekulare Gruppen, im Organismus die Bildung von Antikörpern auslösen können. Damit verkomplizierte sich das Problem, welche biologische Funktion die Bildung von Antikörpern in der Evolution der Arten eigentlich hatte.[61] Anhand der Frage der immunologischen Spezifität demonstrierte besonders Arthur Silverstein, wie die Immunitätsforschung in den Naturwissenschaften an Bedeutung gewann, ganz besonders in der Biologie, und wie sie damit über die engere medizinische Forschung hinausging.[62]

## Immunologische Spezifität

Die Frage der immunologischen Spezifität wurde anfangs bloß auf die humorale Immunität bezogen. Man ging davon aus, dass zelluläre Immunreaktionen, wie die von Ilja Metchnikow beschriebene Umzingelung des eingedrungenen Rosendorns durch mobile Zellen, unspezifisch seien. Für Arthur Silverstein war die Frage der immunolo-

[59] Ebd.
[60] Ehrlich, »Über Antigene und Antikörper«, in: *Handbuch Immunitätsforschung* (1908).
[61] Silverstein, wie Anm. 1, 114-119.
[62] Ebd.

gischen Spezifität die tragende Säule der Immunforschung im Zeitalter der Bakteriologie und darüber hinaus. Ohne Spezifität keine Immunität oder, in Silversteins Worten, »[a]ny precise concept of immunity had necessarily to be based upon the acceptance that infectious diseases are specific and reproducible.«[63] Er legte in seiner Monografie nahe, dass es dieses reduktionistische Krankheitskonzept im 19. und beginnenden 20. Jahrhundert war, das – da die meisten Zeitgenossen es teilten – maßgeblich dazu beitrug, Metchnikows zelluläre Theorie der Immunität nicht weiter zu erforschen.

Aber auch Paul Ehrlichs Seitenketten-Theorie stieß auf Widerstand unter seinen Fachkollegen. Was an Ehrlichs Theorie im ersten Jahrzehnt des 20. Jahrhunderts die meisten Kontroversen auslöste, war seine darin zum Ausdruck gebrachte Vorstellung von einer festen chemischen Verbindung zwischen Antikörper und Toxin. Sowohl der belgische Biologe Jules Bordet (1870–1961), der am Institut Pasteur in Paris arbeitete, als auch der Mediziner und Biologe Max von Gruber (1853–1927) am Hygieneinstitut der Universität Wien kritisierten Ehrlich für diese Interpretation.[64] Aus ihrer Sicht war die Verbindung von Antikörper und Toxin eine viel losere.

Hinter der Kontroverse standen grundlegende biologische Fragen, die die Wissenschaftshistorikerin Pauline Mazumdar in zwei philosophische Denkrichtungen eingeordnet hat, die sie bis ins 18. Jahrhundert zurückverfolgte. Paul Ehrlich gehörte laut Mazumdar zu den »Pluralisten«, die in der Tradition des Botanikers Linnaeus (Carl von Linné, 1707–1778) standen, während sie Jules Bordet und Max von Gruber sowie später auch Grubers Schüler Karl Landsteiner zu den »Unitariern« zählte, die der Vorstellung von einer absoluten Spezifität, wie Ehrlich sie vertrat, die einer Kontinuität bzw. einer »graduellen Abstufung« in der Biologie entgegenhielten.[65] Mazumdars Ansicht nach hielt sich der Antagonismus zwischen diesen Denkschulen über fünf Generationen von Wissenschaftlern und charakterisierte auch die Kontroverse zwischen Ehrlich und Bordet bzw. von Gruber.

Weniger auf die Debatte bzw. den Antagonismus zwischen den beiden Gruppen, sondern eher auf die praktischen Ergebnisse, die sich aus der Verbindung der unterschiedlichen Theorien ergaben, hob der polnische Arzt Ludwik Fleck in seiner wissenssoziologischen Studie ab.[66] Nach seiner Darstellung lag überhaupt kein Problem in der unterschiedlichen Sichtweise Ehrlichs und Bordets zur biologischen Spezifität.[67]

63 Ebd., 27.

64 Vgl. zu dieser Debatte: Eileen Crist, Alfred I. Tauber, »Debating humoral immunity and epistemology: The rivalry of the immunochemists Jules Bordet und Paul Ehrlich«, *Journal of the History of Biology* 30/3 (1997), 321-356 und Silverstein, wie Anm. 1, 107-114 sowie 308-311.

65 Mazumdar, *Species and Specificity* (1995). Vgl. auch: Silverstein, wie Anm. 1, 114-119.

66 Ludwik Fleck, *Entstehung und Entwicklung einer wissenschaftlichen Tatsache*. Frankfurt/M.: Suhrkamp, 1994, Kap. 3.

67 Ebd.

Konkret ging es hier um die Bakteriolyse oder Hämolyse im Blutserum, für deren Realisierung, wie man festgestellt hatte, neben den entsprechenden Antikörpern und Antigenen noch eine weitere Substanz notwendig war. Diese Substanz wurde als ›Komplement‹ bezeichnet. Es handelte sich beim Komplement um eine hitzelabile Substanz im Blut, die frisch sein musste, damit eine Reaktion zustandekam.[68] Paul Ehrlich schloss, laut Fleck, nicht aus, dass es viele verschiedene Sorten von Komplement geben könne, die mit der Anzahl von Antikörpereigenschaften (für Lyse, Agglutination, Präzipitation) korrespondierten. Nach Flecks Darstellung trugen beide Forscher, sowohl Ehrlich mit seiner Hypothese von vielen verschiedenen Arten von Komplement, als auch Bordet mit seiner Meinung, dass es nur eine Art von Komplement gebe, gleichermaßen erfolgreich zu der Entwicklung der sogenannten Komplementbindungsreaktion bei.[69] In Flecks Darstellung stellte sich bei den Versuchen einfach heraus, dass in diesem Fall Bordet Recht behielt und es beim Komplement keine absolute Spezifität in Ehrlichs Verständnis gab.[70] Die 1901 von Jules Bordet und Octave Gengou entwickelte Komplementbindungsreaktion erwies sich, wie Ludwik Fleck betonte, in der medizinischen Praxis im ersten Drittel des 20. Jahrhunderts als äußerst brauchbare Nachweismethode für vorhandene oder nicht vorhandene Antikörper gegen einen bestimmten Erreger. Sie wurde deshalb als Diagnose eingesetzt.[71]

Damit trägt die Debatte zwischen Ehrlich und Bordet bei Ludwik Fleck eine vollkommen andere Bedeutung als ihr in den Immunologiegeschichten von Silverstein und Mazumdar sowie Crist und Tauber beigemessen wurde. An diesem Beispiel zeigt sich deutlich, worauf die Kritik des Medizinhistorikers Steve Sturdy fußte, als er seinen Kolleginnen und Kollegen 2011 in Erinnerung rief, dass Debatten in der Medizingeschichte vollkommen normal seien, sie demgegenüber von Medizin- und Wissenschaftshistorikern jedoch häufig überbewertet würden.[72]

Zurück zum Thema immunologische Spezifität: Ehrlichs Vorstellung von einer absoluten Spezifität in Kombination mit seiner Idee, dass die Seitenketten bzw. Immunzellrezeptoren in ihrer Vielfalt bereits natürlich im Organismus vorhanden seien, stellte die Immunitätsforscher vor ein Problem, das zu dieser Zeit noch nicht lösbar erschien. Besonders Karl Landsteiners Entdeckung künstlicher Haptene, die dennoch als Antigene fungieren, also die Produktion von spezifischen Antikörpern auslösen können, machte das Vorkommen natürlicher Antikörper in den Augen vieler Forscher

68 Ebd.

69 Jules Bordet, Octave Gengou, « Sur l'existence de substances sensibilisatrices dans la pluspart des sérums antimicrobiens », *Annales de l'Institut Pasteur* 5 (1901), 289-302.

70 Fleck, wie Anm. 66.

71 Ebd., Kap. 3.

72 Steve Sturdy, »Looking for trouble: Medical science and clinical practice in the historiography of modern medicine«, *Social History of Medicine* 24/3 (2011), 739-757.

unwahrscheinlich. Ehrlichs Kollegen versuchten aber nichtsdestotrotz, seine Theorie in deren Gesamtheit neu zu interpretieren, das heißt, die Verbindung der Spezifität mit der natürlichen Vielfalt an Rezeptoren bestehen zu lassen. Aus Bordets und von Grubers Sicht reichte eine abgestufte Affinität, um eine Verbindung zwischen Antigen und Antikörper herzustellen. Dadurch bliebe zwar ein natürliches Repertoire an Rezeptoren wahrscheinlich, die absolute Spezifität würde allerdings abgewandelt werden in eine graduelle Affinität. Diese Sicht deckte sich jedoch in vielen Fällen nicht mit den experimentellen Ergebnissen, die tatsächlich eine feste Verbindung der beiden Stoffe demonstrierten. Besonders bei Karl Landsteiners Experimenten mit Blutgruppen falle auf, so Arthur Silverstein, dass er seine Annahme einer graduellen Affinität zwischen Antigen und Antikörper experimentell nur mit dem Präzipitationstest habe beweisen können. Die Agglutinationstests, die er im Zuge seiner Blutgruppenstudien anwandte,[73] hätten dagegen fast durchgehend feste chemische Verbindungen ergeben, die Paul Ehrlichs Idee einer absoluten Spezifität unterstützt hätten.[74]

Diese Erkenntnisse führten in den 1930er und 1940er-Jahren, laut Silverstein, vermehrt zu einer Spaltung von Ehrlichs ursprünglicher Theorie der humoralen Immunität in zwei Teile: den der absoluten Spezifität der Antigen-Antikörper-Bindung und den der natürlichen Antikörper.[75] Die Mehrheit der Forscher sei nunmehr davon ausgegangen, dass es mit der absoluten Spezifität seine Richtigkeit habe, dass die Antikörper dann aber nicht natürlich vorhanden sein könnten, sondern dass sie sich erst nach dem Muster des eindringenden Antigens neu formieren müssten. So wurden schon seit Beginn des 20. Jahrhunderts eine Reihe anfangs noch wenig beachteter, später aber immer einflussreicherer Instruktionstheorien der Antikörperproduktion formuliert.[76] Die bekannteste dieser Theorien, die Instruktionstheorie des amerikanischen Biologen Linus Pauling, wird im Abschnitt *Immunchemie und Serologie* besprochen, da die Konjunktur der Instruktionstheorien in die nächste Phase der Immunologiegeschichte fällt.

## Die Expansion immunologischen Wissens (1910–1955)

Wie eingangs schon bemerkt, gehen die Interpretationen über den Charakter der Immunforschung im Zeitraum zwischen 1910 und 1955 bei den Autorinnen und Autoren der Immunologiegeschichten auseinander. Arthur Silverstein sah in dieser Phase, die er deswegen als die »Dark Ages of Immunochemistry« bezeichnete, ein Übergewicht

[73] Blutgruppenantigene sind Agglutinine.
[74] Silverstein, wie Anm. 1, 114-119.
[75] Ebd.
[76] Vgl. ebd., Kap. 3.

der Chemie gegenüber der Biologie. Zwar habe es viel Laborforschung gegeben, gleichzeitig habe es jedoch an Wissenschaftlern gefehlt, die alles in einer großen Theorie miteinander in Zusammenhang gebracht hätten, so Silverstein.[77]

Ähnlich urteilte Ilana Löwy, die in diesen Jahrzehnten eine Kluft zwischen den experimentellen Forschern und den Ärzten in der Klinik konstatierte. Sie stützte sich vor allem auf den Befund Ludwik Flecks, der in seinem Buch *Entstehung und Entwicklung einer wissenschaftlichen Tatsache* (1935) auch ein Bild vom Stand der bakteriologischen Forschung in den 1930er-Jahren zeichnete. Löwy konstruierte die wissenschaftlichen Ursachen dieser von Fleck wahrgenommenen Krise also auf soziologischem Gebiet zwischen zwei unterschiedlichen Berufsgruppen. Erst mit der Entwicklung der neuen Immunologie ab Mitte der 1950er-Jahre sei nach langer Zeit wieder ein brauchbares Grenzkonzept (›boundary concept‹) entstanden, das es beiden Gruppen – experimentellen Forschern und praktischen Medizinern – ermöglicht habe, Wissen zwischen experimenteller und klinischer Forschung auszutauschen, so Löwy.[78]

Im Gegensatz zu Silverstein und Löwy interpretierte Anne Marie Moulin die gesamte Geschichte der Immunologie als ein Kontinuum. Sie sah um 1910 zwar ebenfalls eine neue Phase anbrechen, wertete diese jedoch nicht als Krise oder Stagnation, sondern verortete sie in einer gleichmäßigen Aufwärtsbewegung der disziplinären Entwicklung der Immunologie (Phase 1: Vorphase, in der die ersten Daten als Fakten konstruiert wurden; Phase 2: Verallgemeinerung immunologischer Phänomene; Phase 3: Integration des vorhandenen Wissens in ein System). Laut Moulin war die ›Immunchemie‹, die sie als charakteristisch für Phase 2 ansah, außerordentlich hilfreich für die Entwicklung des Konzepts der immunologischen Spezifität, weil die chemischen Methoden eine große »analytische Kraft« besessen hätten.[79]

Den Befunden dieser Immunologiegeschichten zufolge ist es also charakteristisch für die Phase zwischen 1910 und 1955, dass es in der Immunforschung einerseits Bestrebungen gab, außerhalb von der Pathologie und Bakteriologie eine eigene medizinische Forschungsrichtung zu etablieren, die Serologie.[80] Gleichzeitig ging eine Emanzipation der Immunforschung aber, laut Löwy und Silverstein, unter Chemikern vor sich, die nichts mit diesen medizinischen Fächern zu tun hatten.[81] Es ist schwer zu

[77] Ebd., 455-458.

[78] Ilana Löwy, »The strength of loose concepts – boundary concepts, federative experimental strategies and disciplinary growth: The case of immunology«, *History of Science* 30/4 (1992): 371-396.

[79] Moulin, »A science ›Dans le siècle‹: Immunology or the science of boundaries«, in: *Science in the Twentieth Century* (1997).

[80] Ilana Löwy, »Testing for a sexually transmissible disease, 1907–1970: The history of the Wassermann reaction«, in: *AIDS and Contemporary History*, hg. v. Virginia Berridge, Philip Strong. Cambridge: Cambridge University Press, 1993, 74-92.

[81] Ilana Löwy, »Boundary concepts«, *History of Science* (1992); Silverstein, wie Anm. 1, 114-119.

entscheiden, ob durch diese getrennte Forschung in unterschiedlichen Fachgebieten, die angeblich wenig Austausch miteinander pflegten, die Entwicklung der Immunologie insgesamt verzögert wurde. Produktiv für die historische Erkenntnis wäre es meines Erachtens, wenn man diese letzte Phase vor dem Durchbruch der Immunologie in der neuen biomedizinischen Forschung ab den 1950er-Jahren weniger als eine Vorgeschichte für unser heutiges Verständnis von ›Biomedizin‹ und stattdessen mehr als deren Kontrastfolie untersuchen würde. Eine solche Untersuchung würde die damalige Forschung als eine eigenständige Geschichte behandeln und versuchen, ihre Charakteristika stärker herauszuarbeiten. Als Charakteristikum dieser eigenständigen Geschichte betrachte ich die Expansion immunologischen Wissens in unterschiedliche Forschungsgebiete.

Deshalb soll es in den folgenden Abschnitten um von Historikern bislang wenig thematisierte Verbindungen zwischen den unterschiedlichen Bereichen gehen, in denen immunologisches Wissen verarbeitet wurde, zuerst um die Allergie- und Autoimmunitätsforschung innerhalb von Immunforschung und Pathologie, dann um die Immunchemie und Serologie und schließlich um die durch die Methode der experimentellen Tumortransplantation miteinander verbundenen Gebiete der Chirurgie, biologischen Krebsforschung/Tumorimmunforschung, Genetik und Serologie/Blutgruppenforschung. Ein Austausch zwischen den Forschern auf diesen Gebieten über immunologische Fragen mag zwar nicht systematisch erfolgt sein, wie Silverstein und Löwy feststellten. Dafür bildete jedoch die Expansion immunologischen Wissens an sich etwas Neues, das eher für die von Anne Marie Moulin befürwortete Kontinuität der immunologischen Forschung spricht als für Silversteins »Dark Ages.«

## (Immun)-Pathologien: Allergie und Autoimmunität

Laut Thomas Söderqvist, Mark Jackson und Craig Stillwell war es die Allergieforschung, die in den Krisenjahren der Immunologie den Kontakt zwischen experimenteller und klinischer Forschung aufrecht erhielt.[82] Die Anfänge der Allergieforschung gehen zurück ins Zeitalter der Bakteriologie. Die weitere und hauptsächliche konzeptuelle Entwicklung dieser Forschung fällt jedoch in die Zeit zwischen 1910 und 1950.

Wie der Wissenschaftshistoriker Ohad Parnes in einem der wenigen bisher über diesen Zeitraum entstandenen Studien gezeigt hat,[83] wurde sie nicht in erster Linie

[82] Söderqvist, wie Anm. 20, 473.

[83] Parnes, Ohad. »›Trouble from within‹: Allergy, autoimmunity, and pathology in the first half of the twentieth century.« *Studies in History and Philosophy of Biological and Biomedical Sciences 34 (2003): 425-454.* Eine weitere Untersuchung der Allergieforschung in diesem Zeitraum ist diese: Michelle Jamieson, »Imagining ›reactivity‹: Allergy within the history of immunology«, *Studies in History and Philosophy of Biological and Biomedical Sciences* 41 (2010), 356-366.

von Immunologen getragen, das heißt von Wissenschaftlern, die sich selbst als solche bezeichnet hätten, sondern von Pathologen. Das neue Konzept der Autoimmunität, das in den 1940er–1950er-Jahren aus der Pathologie hervorging, inkorporierte man erst in den 1950er–1960er-Jahren in die inzwischen erneuerte Immunologie. Gerade die Autoimmunität sei aber nach dem Zweiten Weltkrieg von den Immunologen nach ihrem neuen Konzept der Unterscheidung des Organismus zwischen Eigen und Fremd (Self-Nonself-Discrimination, kurz SNS) umdefiniert worden als »fehlgeleitete Immunität«, so Parnes. Das Auftreten autoimmuner Prozesse bzw. Krankheiten galt nunmehr als Angriff des Organismus bzw. dessen immunologischer Abwehr gegen Eigenes. Parnes vertritt aber die These, dass Allergie- und Autoimmunitätsforschung eine gemeinsame (Pathologie)-Geschichte und damit auch gemeinsame konzeptuelle Hintergründe haben. Die Unterscheidung zwischen ›harmlosen‹ Allergien und einem gravierenden immunologischen Fehlverhalten bei Autoimmunkrankheiten sei erst im Nachhinein von Immunologiehistorikern konstruiert worden, nicht zuletzt auf der Grundlage medizinischer Klassifikationen wie der zuerst 1963 von Robert Coombs und Philip Gell publizierten über die fünf Typen immunologischer Reaktionen.[84] Diese strenge Abgrenzung sei aber heute nicht mehr haltbar, findet Parnes.[85] Dem ist für die Immunologiegeschichte umso mehr zuzustimmen, als hier mittlerweile auch das Konzept der immunologischen Unterscheidung zwischen Eigen und Fremd ins Wanken gekommen ist.[86] Ich werde deshalb, den neuen Erkenntnissen von Parnes folgend, in diesem Abschnitt die Allergie- und Autoimmunitätsforschung des Zeitraumes zwischen 1910 und 1955 gemeinsam skizzieren.

Schon im Zuge seiner Entwicklung eines Impfstoffes gegen Diphtherie hatte Emil Behring 1893 eine Überempfindlichkeit bei einigen Versuchstieren beobachtet, die so heftig ausfallen konnte, dass sie in einigen Fällen sogar zum Tod der Tiere führte. Zu Beginn des 20. Jahrhunderts machten mehrere Forscher die gleiche Beobachtung, darunter Theobald Smith, Charles Richet, Paul Portier, Maurice Arthus, um nur einige zu nennen, denn, wie Parnes hervorhob, war die Suche nach individuellen Reaktionen im Fin de Siècle unter Intellektuellen verschiedener Fachgebiete geradezu in Mode.[87] Richet und Portier bezeichneten das Phänomen als »Anaphylaxie« und schufen damit eine Wortbildung, die sich an der ›Prophylaxe‹ orientierte. Ein Kollege von Paul Ehrlich nannte es das »Theobald Smith'sche Phänomen«. Nach Maurice Arthus‹ Beschrei-

84 Robert R. A. Coombs, Philip G. H. Gell, »Classification of allergic reactions responsible for clinical hypersensitivity and disease«, in: *Clinical Aspects of Immunology*, hg. v. Robert R. A. Coombs, Philip G. H. Gell, Peter J. Lachmann. Oxford: Blackwell, 1975, 761-781.

85 Parnes, wie Anm. 83.

86 Pradeu, wie Anm. 11; Bartlomiej Swiatczak, »Immune Balance: The development of the idea and its applications«, *Journal of the History of Biology* 47 (2014), 411-442.

87 Parnes, wie Anm. 83.

bung erhielt es den Namen »Arthus-Reaktion«.[88] Wie verschieden die Namen auch waren, immer ging es um die Reaktion bereits geimpfter Tiere oder Menschen auf eine zweite Injektion desselben Impfstoffs. Immer trat diese Reaktion, wo sie auftrat, sofort auf, und immer verlief sie auffällig heftig.

Die Begründer der Allergieforschung in einem immunologischen Zusammenhang sind der österreichische Kinderarzt Clemens von Pirquet (1874–1929) und sein ungarischer Kollege Béla Schick (1877–1967). Sie waren zu Beginn des 20. Jahrhunderts bei einigen ihrer Patienten ebenfalls auf heftige Reaktionen auf Emil Behrings neues Diphtherieserum aufmerksam geworden, Symptome, die sie als »Serumkrankheit« bezeichneten.[89] Ausgehend von dieser Beobachtung untersuchten sie den Verlauf von Impfreaktionen auf weitere Impfstoffe. Sie kamen zu dem Schluss, dass neben der erwarteten Reaktion bei einigen Menschen noch eine andere, eine »veränderte Reaktivität« auftrete, für die sie, der griechischen Wortbedeutung entsprechend, den Namen »Allergie« erfanden.[90] Ihre aus diesen klinischen Beobachtungen abgeleitete Theorie der Allergie stellten Pirquet und Schick den experimentellen Theorien der Immunität, die auf der Basis von Tierversuchen formuliert worden waren, gegenüber und wiesen auf den methodischen Unterschied zwischen den beiden Theorien und damit auf die Bedeutung der klinischen Beobachtung für die Immunitätsforschung hin. Pirquet führte die »veränderte Reaktivität« auf den Vorgang der Impfung selbst zurück. Diese verändere die Reaktionsfähigkeit des Organismus »zeitlich, qualitativ und quantitativ.«[91] Dass einige Menschen nach der Erstimpfung bei einer zweiten und bei allen weiteren Impfungen mit demselben Erreger schneller Symptome aufwiesen als bei der ersten Impfung, hänge mit der Veränderung des Erregers durch die gegen diesen gebildeten Antikörper zusammen.[92] Das heißt: Nicht der Erreger produziert die Krankheit, sondern der Organismus selbst und zwar durch die Antikörper, die ihrerseits den Erreger stimulieren. Damit wandten sie sich auch gegen ein streng reduktionistisches Verständnis von Krankheit, das sich im ›Zeitalter der Bakteriologie‹ nicht zuletzt im Rahmen der experimentellen Medizinforschung herausgebildet hatte.

Das Zeichen der Reaktivität ist die Entzündung. Laut Ohad Parnes ist Entzündung auch das Stichwort im Zusammenhang mit der frühen Konzeptualisierung autoimmuner Krankheiten, die als chronische Entzündungen aufgefasst wurden. Als Beispiel führte er in seinem Aufsatz das Rheuma an. Diese Konzeptualisierung sei aber erst möglich geworden, nachdem Entzündung und Allergie, bei denen schon zu Beginn des

88 Silverstein, wie Anm. 1, 179.
89 Clemens von Pirquet, *Allergie*. Berlin: Springer, 1910.
90 Ebd., 6.
91 Ebd.
92 Ebd., 8.

20. Jahrhunderts viele gemeinsame Symptome beobachtet wurden, auch in einer Theorie miteinander verbunden wurden. Das bewerkstelligte in den 1930er und 1940er-Jahren der deutsche Pathologe Robert Rössle (1876–1956), der ein ganzes System neuer Termini schuf, um Krankheiten nach dem Grad ihrer Reaktivität zu beschreiben. Dabei ersetzte der von Rössle gebildete neue Terminus »Pathergie« die Entzündung, und »Hypergie« bezeichnete jede Art der Überreaktion, also nicht nur Allergie und Anaphylaxie, sondern auch solche Überreaktionen, die nicht von eindringender Materie, sondern von innen hervorgerufen wurden.[93] Rössle führte die Allergie damit absichtlich aus dem engen Zusammenhang mit der Immunitätsforschung heraus, in den sie Clemens von Pirquet gestellt hatte, und bettete sie in einen größeren Kontext ein, den der Pathologie. In diesem Kontext, unter Verweis auf Rössles Konzept der »Hypergie«, entstanden in den 1910er–1940er-Jahren vor allem in den USA auch die Experimentalmodelle für die rheumatische Arthritis, die die Grundlage für die Definition von Autoimmunkrankheiten, speziell der Multiplen Sklerose, bildeten.[94]

Auch in der Krebsforschung versuchte man später immer wieder, eine Autoimmunität des Körpers nachzuweisen, beispielsweise für die Diagnose von Krebserkrankungen. Auf diese Versuche, die in meiner Fallstudie vor allem in der 1960 nach Robert Rössle benannten Geschwulstklinik des Instituts für Krebsforschung in Berlin-Buch stattfanden, werde ich im dritten Kapitel dieser Arbeit eingehen.

### Immunchemie und Serologie

Die Termini Immunchemie und Serologie sowie ihre Beziehung zueinander und zur Immunologie sind erklärungsbedürftig. Beide Bezeichnungen werden in Abrissen über die Geschichte der Immunologie vorwiegend für den Zeitraum der Immunforschung zwischen 1910 und 1940 oder, wie bei Arthur Silverstein, sogar zwischen 1910 und 1960, verwendet. So nannte der Immunologe David Talmage den Abschnitt zwischen Paul Ehrlichs Veröffentlichung seiner Seitenketten-Hypothese und die Forschung, die auf Karl Landsteiners Entdeckung künstlicher Haptene, die als Antigene wirkten, folgte, »the period of serology (1910–1940)«. In diesen dreißig Jahren sei Ehrlichs Theorie von den Medizinforschern nicht weiter untersucht worden, so Talmage.[95]

Den Begriff »Immunchemie«, den der schwedische Physikochemiker Svante Arrhenius (1859–1927) mit seinem so betitelten Buch bereits im Jahr 1904 prägte,[96] ver-

93 Parnes, wie Anm. 83, 438.

94 Ebd., 439-443.

95 David Talmage, »The acceptance and rejection of immunological concepts«, *Annual Review of Immunology* (1986): 2.

96 Svante Arrhenius, *Immunchemie: Anwendung der physikalischen Chemie auf die Lehre von den physiologischen Antikörpern*, übers. v. Alexis Finkelstein. Leipzig: Akademische Verlagsgesellschaft, 1907.

wendete Arthur Silverstein als Stichwort, um das in seinen Augen Charakteristische dieser Phase zusammenzufassen.[97] Es habe darin bestanden, dass nicht nur die experimentellen Methoden, die in dieser Zeit zur Erklärung der Natur der Antikörper sowie der Spezifität der Antigen-Antikörper-Reaktion verwendet wurden, sondern auch die Forschungsfragen chemischer Natur gewesen seien. Eine der zentralen Fragen der organischen Chemie betraf beispielsweise den Zusammenhang zwischen Zersetzung und Koagulation bzw. Gerinnung von Proteinen. Unter den ersten für die molekulare Immunforschung wichtigen Ergebnissen dazu war die Beobachtung von Hsien Wu, einem chinesischen Forscher, der 1929 die Veränderung der immunologischen Spezifität als eine Begleiterscheinung des Proteinzerfallsprozesses identifizierte.[98] Silverstein konstatierte für die Immunforschung dieser Zeit ein verändertes Forschungsinteresse. Interessant seien für die Forscher somit nicht mehr in erster Linie die zelluläre Herkunft oder Entwicklung der Antikörper gewesen, sondern ihre Molekulareigenschaften.[99] Das heißt konkret: Antikörper und Antigene wurden nun vermessen, gewogen, Strukturanalysen unterworfen und klassifiziert. Ende der 1920er/Anfang der 1930er-Jahre hätten neue Techniken wie die Ultrazentrifugation oder die Elektrophorese der immunchemischen Forschung einen zusätzlichen Aufschwung verliehen.[100]

Was die Serologie betrifft, so definierte Ilana Löwy den Begriff genauer als David Talmage, nämlich als eine Teildisziplin der klinischen Bakteriologie, innerhalb derer versucht wurde, serologische Tests für die Klinik zu entwickeln, insbesondere in der Serodiagnostik.[101] Löwy bezog sich damit wieder vor allem auf die Arbeit des polnischen Arztes Ludwik Fleck, der selbst in der klinischen Bakteriologie und Serologie gearbeitet hatte. In seinem Buch *Entstehung und Entwicklung einer wissenschaftlichen Tatsache* hatte Fleck die Hoffnung geäußert, dass das bis dahin geltende Konzept der Immunität als rein chemischer Prozess einem neuen, stärker auf den biologischen Symbiosegedanken begründeten Konzept Platz machen würde.[102] Die Serologie wäre demnach eine Brücke zwischen der Immunchemie und der Medizin gewesen. Für Thomas

97 Möglicherweise folgte Silverstein damit Frank Burnets Urteil von 1960, dass die neue Ära in der Immunologie die »klassische Immunchemie« in sich aufnehme und ersetze: Frank Macfarlane Burnet, »The immunological recognition of the self: Nobel speech 1960«, in: *Nobel Lectures: Physiology or Medicine 1942–1962*. Amsterdam: Elsevier, 1964, 689-701.

98 Siehe dazu: Anthony R. Rees, *The Antibody Molecule: From antitoxins to therapeutic antibodies*. Oxford: Oxford University Press, 2015, 47-48.

99 Silverstein, wie Anm. 1, Kap. 7.

100 Vgl. Söderqvist, wie Anm. 20. Mit Hilfe der Elektrophorese konnte in den 1930er-Jahren geklärt werden, dass Antikörper Globuline sind. Vgl.: Elvin A. Kabat, Arne Tiselius, »An electrophoretic study of immune sera and purified antibody preparations«, *Journal of Experimental Medicine* 69/1 (1939), 119-131.

101 Löwy, wie Anm. 80, 80.

102 Fleck, wie Anm. 66, 83.

Söderqvist, Craig Stillwell und Mark Jackson bildete in dieser Phase der Immunologiegeschichte dagegen eher die Allergieforschung Clemens von Pirquets diese Brücke.[103]

Folgt man Ilana Löwy, dann muss man in dieser historischen Phase der Immunologiegeschichte unterscheiden zwischen der Serologie als dem – auf einen bestimmten Abschnitt in der Geschichte beschränkten – Versuch, immunologisches Wissen in der Medizin anzuwenden, und der Immunchemie als einer reinen Laborwissenschaft. Serologie und Immunchemie waren folglich verschiedene Bereiche der Immunforschung, die von unterschiedlichen Wissenschaftlern bearbeitet wurden. Es gab jedoch Verbindungen zwischen den beiden Bereichen.

Eine der zentralen Figuren dieser Phase der Immunologiegeschichte war der Wiener Medizinforscher Karl Landsteiner (1868–1943). Er war nicht nur eine zentrale, sondern auch eine integrative Figur, die Immunchemie und Serologie miteinander in Verbindung brachte.[104] Deshalb halte ich Arthur Silversteins Titulierung von Karl Landsteiner als »vollkommenen Immunchemiker« (compleat immunochemist) für irreführend.[105] Zwar betonte auch Silverstein dessen Vielseitigkeit und Verdienste auf dem Gebiet der Serologie.[106] Landsteiner selbst habe seine 1900 erfolgte Entdeckung der menschlichen Blutgruppen, für die ihm 1930 der Nobelpreis für Medizin verliehen wurde, jedoch für die falsche Ehrung gehalten. Diese Aussage, die er gegenüber seinem Kollegen Merril Chase gemacht haben soll,[107] verwendete Silverstein als Argument, Landsteiners serologische Arbeiten in den Hintergrund zu stellen und dafür seine immunchemische Arbeit, speziell die Erforschung synthetischer Antigene bzw. Haptene hervorzuheben, wofür er auch den Titel »compleat immunochemist« für gerechtfertigt hielt.[108]

Als Immunchemiker erforschte Landsteiner vor allem die Kreuzreaktionen zwischen Antigenen und Antikörpern, das heißt die Menge an Kombinationsmöglichkeiten, von der er den Affinitätsgrad zwischen den Molekülen ableitete. Dabei begann er bereits mit der Vermessung der spezifischen Bindungsstellen, die er auf den Antikörpermolekülen vermutete, also der Stellen, an denen das Antigen bzw. Hapten, also die spezifische Bindungsstelle des Antigens, andockt. Im Hintergrund stand die Frage, wie

103 Söderqvist, wie Anm. 20, 473.

104 Vgl. dazu die Darstellung von: Paul Speiser, Ferdinand G. Smekal, *Karl Landsteiner – Entdecker der Blutgruppen und Pionier der Immunologie: Biographie eines Nobelpreisträgers aus der Wiener Medizinischen Schule*. Wien: Hollinek, 1975.

105 Silverstein, wie Anm. 1, 114.

106 Ebd., 114-115.

107 Ebd., 115. Paul Speiser gab an, dass Karl Landsteiner sich ähnlich gegenüber seinem Assistenten Philip Levine geäußert habe: Speiser, Smekal, wie Anm. 104, 81.

108 Silverstein, wie Anm. 1, 114.

viele verschiedene Haptene sich an der Bindungsstelle anlagern können.[109] Landsteiner war nach dem Ersten Weltkrieg aus der von der Wirtschaftskrise der Zwischenkriegszeit besonders hart getroffenen ersten österreichischen Republik in die USA ausgewandert und arbeitete von 1922 bis zu seinem Tod 1943 am Rockefeller Institut in New York.[110] Dort entstand Anfang der 1930er-Jahre auch seine einzige Monografie, *Die Spezifizität der serologischen Reaktionen*.[111] Für seinen Biografen Paul Speiser war das ein Zeichen dafür, dass Landsteiner auf seine immunchemischen Arbeiten einen besonders großen Wert legte.[112]

Für Karl Landsteiner als integrative Forscherfigur zwischen Immunchemie und Serologie sprechen seine serologischen Studien, darunter seine Modifikation der Wassermann-Reaktion.[113] Ludwik Fleck sah die Entwicklung der Wassermann-Reaktion als exemplarisch für das gesamte Feld der Serologie, eine Ansicht, mit der sich einige wenige Wissenschaftshistoriker seitdem mehr oder weniger kritisch auseinandergesetzt haben.[114] Wenn die Wassermann-Reaktion auch nicht das gesamte Gebiet der Serologie einnahm, wie van den Belt und Gremmen argumentierten,[115] so war sie zweifellos charakteristisch für die Serologie, und Landsteiners Beschäftigung mit ihr ist daher als Beitrag zur Serologie zu werten. Neben der Syphilisdiagnostik beschäftigte sich Landsteiner auch mit der Verbesserung serologischer Methoden wie der Elektrophoresetechnik oder der Antikörper-Bindungs-Reaktion sowie mit der Erforschung verschiedener Krankheiten, darunter auch der Poliomyelitis, Allergien sowie Tumorerkrankungen.[116]

Besonders bekannt wurde Landsteiner für seine Blutgruppenforschung, für die ihm 1930 der Nobelpreis für Medizin verliehen wurde.[117] Landsteiner forschte auch

109 Ebd., 134. Am ausführlichsten wurde die Forschung der Immunchemiker bisher von Pauline Mazumdar rekonstruiert. Anhand Landsteiners chemischer Ausbildung zwischen 1891 und 1896 sowie Ehrlichs chemischer Sicht schilderte sie die unterschiedlichen Ansichten verschiedener Denkschulen zu organisch chemischen Prozessen. Siehe Mazumdar, wie Anm. 65, bes. Teil 3.

110 Vgl. Speiser, Smekal, wie Anm. 104.

111 Landsteiner, *Die Spezifizität der serologischen Reaktionen* (1933).

112 Speiser, Smekal, wie Anm. 104, 123.

113 Karl Landsteiner, Rudolf Müller, Otto Pötzl, »Zur Frage der Komplementbindungsreaktion bei Syphilis«, *Wiener Klinische Wochenschrift* 20/50 (1907), 1565-1567.

114 Vgl. Löwy, wie Anm. 80 sowie, für eine kritischere Einschätzung, Henk van den Belt, Bart Gremmen, »Specificity in the era of Koch and Ehrlich: A generalized interpretation of Ludwik Fleck's serological thought style«, *Studies in History and Philosophy of Biological and Biomedical Sciences* 21/3 (1990), 463-479, hier 465.

115 Ebd.

116 Speiser, Smekal, wie Anm. 104 , bes. Teil II (93-128). Leider werden Landsteiners Arbeiten zu Krebs hier nur angedeutet und nicht näher erläutert.

117 Vgl. die Festrede zur Nobelpreisverleihung an Karl Landsteiner, gehalten von G. Hedrén. Karl Landsteiner, »On individual differences in human blood: Nobel lecture 1930«, in: *Nobel Lectures Physiology or Medicine 1922–1941*. Amsterdam: Elsevier, 1965, 228-248, hier 229-233.

danach weiter an der Typisierung verschiedener menschlicher Blutgruppenfaktoren. 1940 entdeckten er und seine Kollegen den Rhesus-Faktor.[118] Zwischen seiner ersten Entdeckung der Blutgruppen A, B und C 1900 und der Aufnahme dieser Erkenntnisse durch andere Wissenschaftler verging jedoch über eine Dekade.[119] Erst nach dem Ersten Weltkrieg bauten verschiedene Forschungsbereiche darauf auf. Hauptsächlich waren das die von Hanna und Ludwik Hirszfeld 1919 angestoßene Seroanthropologie, die forensische Blutgruppenforschung und die Transfusionsmedizin, mit deren Entwicklung in Deutschland zwischen 1910 und 1933 sich Myriam Spörri in ihrer Dissertation beschäftigt hat.[120] Angesichts dieser Breite an immunologischen Forschungsthemen ist Paul Speiser zuzustimmen, wenn er Karl Landsteiner sinngemäß als einen Universalgelehrten auf dem Gebiet der Immunologie bezeichnete.[121]

Damit sind die Unklarheiten hinsichtlich der genauen Definitionen von Immunchemie und Serologie natürlich noch nicht aus dem Weg geräumt, was in diesem Überblick auch nicht geleistet werden kann. Eine weitere Unklarheit besteht hinsichtlich der Beziehung zwischen Serologie und Immunologie. Anne Marie Moulin zufolge waren die Immunchemie und die Serologie lediglich zwei Fragmente der Immunologie, die weder allein noch gemeinsam die gesamte Immunologie ausgemacht hätten.[122] Besonders interessant an Gilberto Corbellinis Einleitung zu dem Sammelband *L'evoluzione del pensiero immunologico* von 1990 ist, dass er Immunologie als eine natürliche wissenschaftliche Entwicklung, die Serologie dagegen als ein Konstrukt versteht, wie man aus seinen Kapitelüberschriften »La nascita dell'immunologia« (Die Geburt der Immunologie) und »La costruzione della sierologia« (Die Konstruktion der Serologie) schließen kann.[123] Das Organische gewinnt die Immunologie bei Corbellini dadurch, dass ihre Geschichte bei ihm ins 18. Jahrhundert zurückreicht, zu den Impfungen von Edward Jenner. Corbellini unterteilte die Geschichte der Immunologie demnach in eine Phase der Beobachtung und eine der Konstruktion. In die Phase der Beobachtung fielen bei ihm neben Jenner noch Theodor Schwann (1810–1882), der Urheber der Zelltheorie, Louis Pasteur und Ilja Metchnikow.[124] In die Phase der Konstruktion gehörten für Corbellini die Wissenschaftler, die die wichtigsten serologischen Metho-

118 Speiser, Smekal, wie Anm. 104, 115-120.

119 Myriam Spörri, *Reines und gemischtes Blut: Zur Kulturgeschichte der Blutgruppenforschung 1900–1933*. Bielefeld: transcript, 2013, 43.

120 Ebd., 9.

121 Speiser, Smekal, wie Anm. 104: »Es gibt kaum eine immunologische Wissensrichtung, die nicht durch Landsteiners Erkenntnisse bereichert oder überhaupt erst geschaffen worden wäre.« (110)

122 Anne Marie Moulin, »Immunology old and new: The beginning and the end«, in: *Immunology 1930–1980*, hg. v. Pauline M. H. Mazumdar. Toronto: Wall & Thompson, 1989, 291-298.

123 Corbellini, wie Anm. 56, 14 und 18.

124 Ebd., 14-18.

den entwickelten, wie George H. F. Nuttall (1862–1937), Hans Büchner (1850–1902), Emil Behring, Shibasaburo Kitasato (1852–1931), Richard Pfeiffer (1858–1928), Jules Bordet, Max von Gruber, Rudolph Kraus (1868–1932), Karl Landsteiner, Robert Koch, Clemens von Pirquet und Bela Schick.[125] In Corbellinis Wortgebrauch war Immunologie also ein Oberbegriff für bestimmte biologische Phänomene der humoralen und zellulären Immunität, während Serologie die methodischen Grundlagen für deren Erforschung umfasste, ohne für einen bestimmten Zeitraum spezifisch zu sein.

An dieser Stelle lohnt sich ein Hinweis darauf, dass sich das Adjektiv serologisch nicht notwendigerweise auf die hier beschriebene Serologie der Zeit zwischen 1910 und 1940/1960 bezieht. Serologische Methoden wie die Komplementbindungsreaktion[126] und weitere, auf die Beobachtungen der Bakteriolyse (durch Pfeiffer), der Präzipitation und Agglutination bakterieller und nicht bakterieller Substanzen beruhende Tests wurden von den obengenannten Forschern entwickelt und fortan sowohl in der Klinik als auch in der experimentellen Forschung verwendet.[127] Während also die Serologie sich nicht oder nur kurzzeitig als eigenständige Disziplin etablieren konnte, hat das Adjektiv serologisch bis heute überlebt. Es bezeichnet die Antigen-Antikörper-Reaktionen im Blutserum bzw. Nachweismethoden dafür.

Wenn die Serologie eine Konstruktion darstellte, die das natürlich vorkommende Phänomen der Immunität methodisch sichtbar und erklärbar machen wollte, so muss man fairerweise auch die Immunchemie als eine Konstruktion bezeichnen. Das gilt insbesondere für deren Beiträge zur immunologischen Theorie: die in den 1930er und 1940er-Jahren formulierten sogenannten Instruktionstheorien der Antikörperproduktion. Wie bereits erwähnt, war die weitere Erforschung von Paul Ehrlichs Theorie einer natürlichen Selektion bereits vorhandener Antikörper im Blutserum zu dieser Zeit weitgehend zum Erliegen gekommen. Die neuen Instruktionstheorien der Antikörperproduktion standen nun in einem engen Zusammenhang mit der Erforschung chemischer Bindungen in anorganischen Strukturen, beispielsweise bei der Röntgenstrukturanalyse. Die chemische Charakterisierung wurde aber auch auf organische Moleküle angewendet und diente unter anderem dazu, die Art der Bindung zwischen Antigen und Antikörper zu erklären. Der Prager Serologe Ferdinand Breinl und der Biochemiker Felix Haurowitz (1896–1987) schlugen 1930 eine erste Instruktionstheorie der Antikörperformation vor.[128] Die wahrscheinlich bekannteste Instruktionsthe-

[125] Ebd., 18-20.

[126] Bordet, »Sur l'existence de substances sensibilisatrices dans la pluspart des sérums antimicrobiens«, *Annales de l'Institut Pasteur* (1901).

[127] Vgl. Söderqvist, wie Anm. 20, 470.

[128] Ebd., 472 oder auch: Pauline M. H. Mazumdar, »The Template Theorie of Antibody Formation and the Chemical Synthesis of the twenties«, in: *Immunology 1930–1980*, hg. v. Pauline M. H. Mazumdar. Toronto: Wall & Thompson, 1989, 13-32.

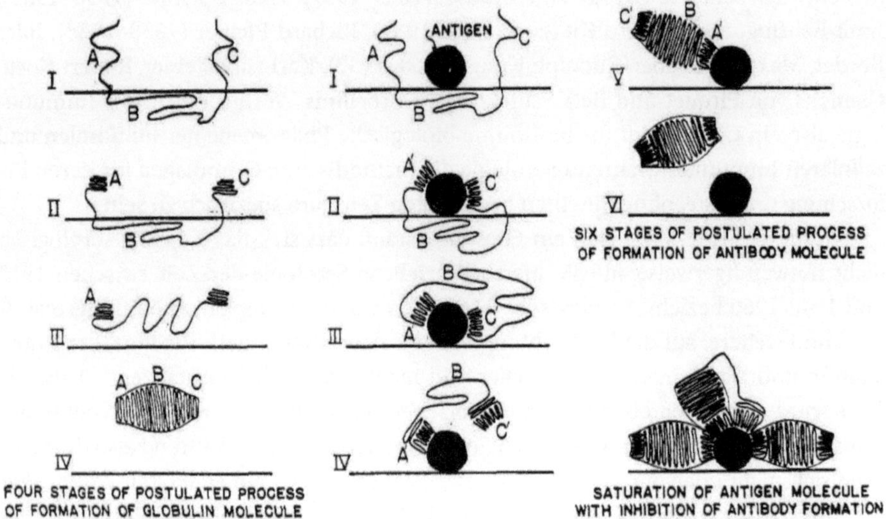


*Abb. 2, aus: Linus Pauling. ›A theory of the structure and process of formation of antibodies‹ in Journal of the American Chemical Society 62/10 (1940): 2643-2657.*

orie stammt jedoch von dem amerikanischen Chemiker Linus Pauling (1901–1994). Nach Paulings Theorie unterschieden sich Antikörper-Moleküle nur insofern vom normalen Serumglobulin im Blut, als sie an den Enden ihrer Molekularstränge jeweils eine unterschiedliche Reihenfolge von Aminosäuren aufwiesen, die eine Menge unterschiedlicher Konfigurationen derselben Stabilität ermöglichte. Unter dem Einfluss des Antigens formten sich die Antikörper-Molekülstränge dann so, dass jedes ihrer Enden ein zum Antigen komplementäres, »aktives Ende« bildete, so Pauling. Schließlich sei das Antikörpermolekül somit in der Lage, frei im Blut zu zirkulieren und an zwei Seiten an ein Antigen zu binden, wie Abbildung 2 veranschaulicht.[129]

Erst innerhalb der neuen Immunologie ab Mitte der 1950er-Jahre erhielt die alte Hoffnung, das vorher innerhalb der Immunchemie und Serologie generierte Wissen wieder kombinieren und zu einer Synthese bringen zu können, neue Nahrung. Im Jahr 1967, als sich die wissenschaftliche Gemeinschaft der Immunchemiker und die inzwischen wieder nachgewachsene Gruppe der Immunbiologen auf dem Kongress zum Thema Antigene im nordamerikanischen Cold Spring Harbor traf, brachte der

[129] Linus Pauling, »A theory of the structure and process of formation of antibodies«, *Journal of the American Chemical Society* 62/10 (1940), 2643-2657.

dänische Immunologe Niels Kaj Jerne (1911–1994) die Situation des Fachgebietes auf den Punkt. Er bezeichnete die Immunbiologen als »Cis-Immunologen« und die Immunchemiker als »Trans-Immunologen« und legte den Unterschied ihres Forschungsinteresses direkt am Forschungsobjekt, nämlich innerhalb der Zelle fest. Die Grenze zwischen beiden Gruppen sei charakterisiert durch das unterschiedliche Forschungsinteresse der ›Cis‹- und ›Trans‹-Immunologen, so Jerne. Die eine Gruppe interessiere, was vor, die andere hingegen, was nach der Immunreaktion passiert.[130]

## Immunologisches Wissen im Grenzgebiet zwischen biologischer Krebsforschung, Blutgruppenforschung und Genetik

Das Aufgreifen erster immunologischer Fragen in der biologischen Krebsforschung ist noch nicht identisch mit der Tumorimmunologie. Letztere entstand erst in den späten 1950er-Jahren. Unter der hier vorgestellten Tumorimmunforschung verstehe ich dagegen einen Teilbereich der experimentellen biologischen Krebsforschung im ersten Drittel des 20. Jahrhunderts, der sich beispielsweise mit der Frage nach dem Unterschied zwischen Tumorgewebe und normalem Gewebe beschäftigte. Auch die Möglichkeiten der immunologischen Sensibilisierung eines Organismus gegen Krebs wurden damals bereits ausgelotet.[131]

Die Frage, die Arthur Silverstein in seiner *History of Immunology* und Leslie Brent als Autor der *History of Transplantation Immunology*, beschäftigten, richtete sich auf die unmittelbare Vorgeschichte der neuen Immunologie, die sich in den 1950er und 1960er-Jahren als die »Wissenschaft von der Unterscheidung des Organismus zwischen Eigen und Fremd« etablierte.[132] Brent und Silverstein betrachteten die Tumorimmunforschung der 1910er bis 1940er-Jahre als besonders wichtig für die Entwicklung der Transplantationsimmunologie und damit der neuen Immunologie.[133] Ihrer Lesart zufolge wurden die später für die Transplantationsimmunologie relevanten Fragen in den Jahrzehnten zuvor unabhängig voneinander von Chirurgen, experimentellen Krebsforschern und klassischen Genetikern erforscht. Die Gemeinsamkeit habe nur darin bestanden, dass alle drei Gruppen für ihre Forschungen die Methode der Tumortransplantation im Tierversuch verwendeten. Da die Chirurgen, experimentellen Krebsforscher und Genetiker aber ihre je eigene Agenda verfolgt hätten, sei es vor den 1940er-Jahren nie zu einem Austausch über Immunitätsfragen zwischen ihnen gekommen, so Silverstein.[134]

[130] Niels K. Jerne, »Summary: Waiting for the end«, *Cold Spring Harbor Symposia on Quantitative Biology: Antibodies* 32 (1967), 591-603.

[131] Leslie B. Brent, *A History of Transplantation Immunology*. San Diego: Academic Press, 1997, 68.

[132] Siehe zu dieser Definition der neuen Immunologie: Klein, *Immunology: The science of self-nonself discrimination* (1982).

[133] Brent, wie Anm. 131, 68. Silverstein, wie Anm. 1.

[134] Ebd., 232-233.

Der Fokus der Untersuchungen von Ilana Löwy zur Tumorimmunforschung lag im Gegensatz zu Silverstein und Brent nicht auf dem Gebiet der Grundlagenforschung, sondern bei der Klinik.[135] Sie lieferte damit einen ersten alternativen Ansatz zu den bis dahin aus einem recht uniformen Blickwinkel betrachteten Geschichten der experimentellen Immunologie. Ihre Hypothese war, dass sich die Immuntherapien für menschlichen Krebs und die experimentelle Tumorimmunologie noch bis in die 1960er-Jahre hinein unabhängig voneinander entwickelt hätten. Ab Mitte der 1960er-Jahre seien beide Zweige aber auf der ganzen Welt nach und nach institutionell verbunden worden. Zuerst habe sich lediglich die Tumorimmunologie erfolgreich an bestimmte Bereiche der modernen Biologie, namentlich die Zellbiologie und die Molekularbiologie, anbinden können. Deren als Kommunikationsmittel so erfolgreiche Modelle hätten sich aber nicht für die Entwicklung von Immuntherapien beim Menschen geeignet. Ab den 1980er-Jahren habe es dann ein erfolgreiches Comeback der Immuntherapien in die Krebsklinik gegeben.[136]

Ähnlich interpretierten auch der Wissenschaftshistoriker Peter Keating und der Wissenssoziologe Alberto Cambrosio in ihrer Monografie *Biomedical Platforms* den Zusammenhang zwischen der experimentellen Tumorimmunforschung seit den 1930er-Jahren und dem später erfolgreichen Aufbau einer neuen Technik zur Klassifizierung von Leukämiezellen beim Menschen, dem sogenannten Immunophenotyping.[137] Keating und Cambrosio sahen den Ursprung der Tumorimmunologie in der Tumorimmunforschung, speziell bei den experimentellen Arbeiten des britischen Pathologen und Genetikers Peter Gorer. Im Labor des US-amerikanischen Immunologen Lloyd Old und seines britischen Kollegen Edward Boyse seien die ursprünglichen Annahmen der älteren Tumorimmunforschung hinsichtlich tumorspezifischer Antigene in den 1960er-Jahren jedoch grundlegend neu interpretiert worden.[138]

### Hypothesen zu Unterschieden zwischen Tumor- und Normalgewebe

Die Anfänge der experimentellen biologischen Krebsforschung gehen auf die Zelltheorie des deutschen Pathologen Rudolf Virchow (1821–1902) zurück. In seiner *Cellularpathologie* von 1858 konstatierte Virchow, dass alle Krankheiten auf der Funktionsstörung von Körperzellen beruhen.[139] Das bedeutet, dass auch Krebs nunmehr als ein

[135] Löwy, wie Anm. 4.

[136] Dies., »Experimental systems and clinical practices: Tumor immunology and cancer immunotherapy, 1895–1980«, *Journal of the History of Biology* 27/3 (1994), 403-435.

[137] Peter Keating, Alberto Cambrosio, *Biomedical Platforms: Realigning the normal and the pathological in late-twentieth-century medicine*. Cambridge: MIT Press, 2003, Kap. 4.

[138] Ebd.

[139] In einer zwei Jahre früher erschienenen Zusammenfassung seiner Cellularpathologie-These schrieb Virchow, »[...] dass die Zelle der einfachste Ausdruck des Lebens sei [und] dass sie mit

biologisches Problem angesehen wurde, zusätzlich zu seiner mindestens seit der Antike bekannten medizinischen Dimension.[140] Seit Beginn des 20. Jahrhunderts wurden in der experimentellen biologischen Krebsforschung auch Transplantationen malignen Gewebes von einem Tierorganismus auf einen anderen eingesetzt. Dabei beschäftigte die Forscher die Frage, welche Faktoren für die Annahme oder Abstoßung des fremden Gewebes im Empfängerorganismus verantwortlich seien. Die Methode der Tumortransplantation war demnach aufs engste mit der Immunforschung verbunden. Da man in diesem Zweig der Immunforschung mit Tumorverpflanzungen, also mit bösartigem Gewebe arbeitete, bestand anfangs die Vermutung, dass der Empfänger- bzw. Wirtsorganismus zwischen bösartigem und gutartigem Gewebe unterscheide und nur letzteres akzeptiere.[141] Gegen diese Hypothese sprach, dass das bei den Transplantationsexperimenten mit Tumorgewebe zur Kontrolle verwendete normale Gewebe häufig ebenfalls abgestoßen wurde.[142] Die transplantablen Tumore, mit denen bis zur Mitte des 20. Jahrhunderts in der experimentellen Tumorforschung gearbeitet wurde, unterschieden sich aber durch ihre Virulenz von normalem Gewebe, so dass sie häufig auch dort angingen, wo normales Kontrollgewebe abgestoßen wurde, deshalb erschien die Hypothese weiterhin berechtigt.[143]

Eine weitere frühe Hypothese in der Transplantationsforschung war, dass Tiere derselben Art jeweils Gewebe voneinander annehmen würden. Sie wurde 1910 von dem französischen Physiologen Alexis Carrel (1873–1944) widerlegt, indem er die ersten Nierentransplantationen an Tieren durchführte. Entnahm er einem Tier die Niere und setzte diese später wieder an derselben Stelle ein, wurde sie fast in jedem Fall wieder angenommen. Verpflanzte er aber Nieren zwischen zwei Tieren einer Art, kam es zu Abstoßungsreaktionen.[144] Dass Carrel technisch überhaupt so früh schon in der Lage

anderen Worten sowohl Lebensheerd, als Krankheitsheerd ist.« Rudolf Virchow, *Gesammelte Abhandlungen zur wissenschaftlichen Medicin*. Frankfurt/M.: Meidinger, 1856, 50.

140 Vgl. Michael B. Shimkin, *Contrary to Nature: Being an illustrated commentary on some persons and events of historical importance in the development of knowledge concerning cancer*, hg. v. U.S. Department of Health; Education and Welfare, Washington D.C.: U.S. Government Printing Office, 1977.

141 Löwy, wie Anm. 2, 93.

142 Silverstein, wie Anm. 1, 235.

143 Endgültig konnte sie erst widerlegt werden, als man den Grund für die Überwindung der, im modernen Vokabular ›genetischen‹ Barrieren durch transplantable Tumore erkannte, und das war eben deren Virulenz, die durch Selektion während ihrer Züchtung und Transplantation auf bestimmte Versuchstierstämme entstanden war. Diese Virulenz war also eigentlich ein experimentelles Artefakt. Bis man das erkannte, konnten, laut Tumorforscher George Klein, bis Ende der 1950er-Jahre Transplantations- und Tumorimmunologie nicht klar voneinander abgegrenzt werden. Siehe George Klein, Eva Klein, »How one thing has led to another«, *Annual Review of Immunology* 7 (1989), 1-33, hier 16-17.

144 Löwy, wie Anm. 4, 94.

war, ganze Organe zu verpflanzen, lag an der von ihm und seinem US- amerikanischen Kollegen Charles Claude Guthrie (1880–1963) entwickelten chirurgischen Gefäßnahttechnik, die ihre Bedeutung für die Transplantationschirurgie auch später behielt.[145]

Laut Anne Marie Moulin verloren Tumore nach dem Zweiten Weltkrieg ihre »privilegierte Stellung,«[146] da sich herausgestellt hatte, dass die Regeln der Transplantation gleichermaßen für Krebsgewebe und normales Gewebe galten.[147] Die Hypothesen über experimentell erfassbare Unterschiede zwischen Tumor- und Normalgewebe erforderten also klarer definierte Experimentalmodelle, um die Ursache der bis dahin beobachteten unterschiedlichen Reaktionen unterschiedlicher Organismen auf Tumortransplantate zu ergründen.

### Anfänge der Transplantationsimmunologie innerhalb der Tumorforschung?

Da sich Leslie Brent und Arthur Silverstein hauptsächlich im Zusammenhang mit der späteren Transplantationsimmunologie für die Tumorimmunforschung und die dazu eingesetzten Transplantationen interessierten, trieb sie auch die Frage um, wann die Forscher die Reaktion des Empfängerorganismus auf ein Transplantat zuerst als immunologische Reaktion interpretierten. Die ersten Hinweise auf eine immunologische Reaktion bei Transplantationen stammten, Leslie Brents *History of Transplantation Immunology* zufolge, von Paul Ehrlich sowie von dessen Kollegen Hugo Apolant und etwas später von dem US-amerikanischen Krebsforscher James Bumgardner Murphy (1884–1950) am Rockefeller Institut in New York,[148] der seine diesbezüglichen Arbeiten zwischen 1913 und 1925 im *Journal of Experimental Medicine* veröffentlichte. Murphy habe erkannt, dass die Invasion von Lymphozyten rund um das Transplantat einen immunologischen Prozess begleitete, so Brent. Damit habe er schon früh eine Beziehung zwischen den Lymphozyten und einer möglichen Immunität gegen Krebs hergestellt.[149] Auch Ilana Löwy würdigte Murphys frühen Beitrag zur Transplantationsimmunologie, stellte aber fest, dass er von seinen Zeitgenossen nicht in seiner Bedeutung erkannt wurde und dass auch seine Ergebnisse nicht weiter erforscht wurden, so dass seine Arbeit für die nächsten Jahre in Vergessenheit geriet.[150]

[145] David Hamilton, »A History of Transplantation«, in: *Tissue Transplantation*, hg. v. Peter J. Morris. Edinburgh: Churchill Livingstone, 1982, 1-13, hier 6.

[146] Da diese Zeitangabe inhaltlich nicht zu dem folgenden Inhalt passt, nehme ich an, es handelt sich hier um einen Druckfehler; eigentlich war der Erste Weltkrieg gemeint. Moulin, wie Anm. 3, 204.

[147] Ebd.

[148] Siehe zu Murphy: Clarence C. Little, »James Bumgardner Murphy 1884–1950: A biographical memoir«, Washington D. C.: National Academy of Sciences, 1960, 181-203.

[149] Brent, wie Anm. 131, 66-68.

[150] Löwy, wie Anm. 4, 92.

Waren sich Brent und Löwy über die Verdienste Murphys für die Immunologie einig, so gingen die Ansichten Arthur Silversteins und Leslie Brents über die diesbezügliche Rolle des deutschen Chirurgen Georg Schöne, ein Assistent von Paul Ehrlich, für die Transplantationsimmunologie auseinander. Laut Silverstein steckte schon hinter der Verwendung des Begriffs Transplantationsimmunität durch Georg Schöne im Jahr 1912 dessen Einsicht in die Ursache für die Regeln der Transplantation, die Schöne im selben Jahr erstmals in einer umfassenden Rezension aus der vorhandenen Literatur zusammenfasste.[151] Brent war dagegen der Ansicht, dass Schönes Beitrag nicht so außerordentlich gewesen sei wie er von Silverstein interpretiert wurde.[152] Deswegen handelte Brent Schönes Artikel in seiner *History of Transplantation Immunology* im Abschnitt über die Chirurgen ab.[153] Die Chirurgen hätten zwar zur selben Zeit wie die Tumorbiologen mit Transplantationen gearbeitet, sich mit diesen aber kaum ausgetauscht, so Brent.[154] Nach seiner Ansicht sei deswegen die Verwendung des Begriffs Transplantationsimmunologie bei Schöne noch nicht als konzeptuell neuwertige Erkenntnis zu bewerten.[155] Demgegenüber stellte Silverstein Georg Schöne bereits als Tumorforscher dar, wodurch Schönes Beitrag für die Immunologiegeschichte stärker herausgehoben wurde.[156]

Mit seiner Frage, warum die Regeln der Transplantation im Laufe von vierzig Jahren zweimal ›neu entdeckt‹ worden seien – nämlich zuerst 1912 von Georg Schöne und 1947 von George Snell – implizierte Arthur Silverstein eine Diskontinuität innerhalb der Immunforschung zwischen den 1910er und 1940er-Jahren.[157] Meines Erachtens wäre es dagegen sinnvoller, von einem eng fachspezifisch begrenzten Denken wegzukommen und die Forschungsgebiete Krebsforschung, Transplantationsforschung und Genetik in dieser Zeit als ineinander übergreifende Gebiete zu sehen. Letzten Endes handelte es sich um offene Entwicklungsprozesse medizinischen und biologischen Wissens mit starken Querverbindungen zwischen den einzelnen Forschungsfeldern, die sich zu dieser Zeit nach und nach zu neuen Disziplinen mit mehr oder weniger festen Grenzen entwickelten. Querverbindungen innerhalb der Immunforschung konnten durch einzelne Personen hergestellt werden, wie im Fall von James B. Murphy, oder durch einflussreiche Gruppen wie die Chirurgen, oder anhand bestimmter The-

151 Silverstein, wie Anm. 1, 234.
152 Brent, wie Anm. 131, 61-63.
153 Ebd., 56-63. Brents Vorgeschichte der Transplantationsimmunologie («The Early Years«) setzt sich zusammen aus den Abschnitten »Intrepid surgeons before their time«, »The early tumor biologists« und »The contribution of the geneticists«.
154 Ebd., 57.
155 Ebd., 60.
156 Silverstein, wie Anm. 1, 234-235.
157 Ebd., 232.

menschwerpunkte wie innerhalb der ›Mausgenetik‹. Die Verlagerung der naturwissenschaftlichen Forschung in die USA, die sich in der ersten Hälfte des 20. Jahrhunderts vollzog, mag zwar hin und wieder zu einer Doppelung in Europa bereits vorliegender Forschungsergebnisse geführt haben, wie im Fall der Transplantationsgesetze von Georg Schöne in Deutschland und von George Snell in den USA. Sie bedeutete jedoch keine grundsätzliche Diskontinuität der Forschung, da sich diese ohnehin nicht linear entwickelte.

Im folgenden Abschnitt sollen die Querverbindungen zwischen den Bereichen Immunforschung/Serologie, Blutgruppenforschung, experimentelle biologische Krebsforschung/Tumorimmunforschung und Genetik in den 1930er/1940er-Jahren erörtert werden.

### Antigene als Verbindung zwischen Serologie, biologischer Krebsforschung und klassischer Genetik

Der Komplexität der bei den Transplantationsversuchen beobachteten Phänomene war man im ersten Jahrzehnt des 20. Jahrhunderts noch nicht Herr geworden. Insbesondere zwei amerikanische Genetiker, Clarence Cook Little (1888–1971) und Ernest Edward Tyzzer (1875–1965), machten sich darum nach dem Ersten Weltkrieg daran, die Anzahl der Einflussfaktoren zu minimieren, um die Ergebnisse der Experimente besser interpretieren zu können.[158] Bereits Anfang des 20. Jahrhunderts hatten Tyzzer und sein Kollege Leo Loeb (1869–1959) entdeckt, dass sich eine bestimmte Tumorart innerhalb eines Mausstammes, nämlich der japanischen Tanzmaus, unbegrenzt transplantieren ließ, dass er jedoch auf anderen Mausstämmen nicht anwuchs, sondern abgestoßen wurde.[159] Tyzzer und seine Kollegen untersuchten das Phänomen weiter mit den Methoden der klassischen Genetik, das heißt nach den Mendelschen Vererbungsregeln, über mehrere Generationen von Mäusen, und kamen zu dem Schluss, dass hier keine einfache Mendelsche Vererbung eines Merkmals durch ein korrespondierendes Gen vorliege. Daraus schlussfolgerte Little, dass vermutlich mehrere Gene für die Annahme des Transplantats verantwortlich sind.[160] Aus den Versuchen mit der japanischen Tanzmaus entwickelten sich einerseits weitere genetische Studien an Mäusen und andererseits eine gezielte Zucht unterschiedlicher Mausstämme, die sich in bestimmten, klar definierten Merkmalen voneinander unterscheiden.[161] 1929 baute Clarence C. Little die Jackson Memorial Laboratories in Bar Harbor, im US-Bundesstaat Maine auf. Von dort

158 Moulin, wie Anm. 3, 204.
159 Löwy, wie Anm. 4, 97 und Brent, wie Anm. 131, 68.
160 Ebd., 68-69.
161 Siehe dazu: Karen Rader, *Making Mice: Standardizing animals for American biomedical research, 1900–1955*. Princeton: Princeton University Press, 2004.

wurden bereits in den 1930er-Jahren genetisch homologe Inzuchtmäuse für die Forschung in alle Welt exportiert.[162]

Der britische Genetiker John Burden Sanderson (bekannter als J. B. S.) Haldane (1892–1964) brachte von seiner Reise in die USA 1933 ebenfalls einige Inzuchtmäuse aus den Jackson Memorial Laboratories mit nach England. Haldane hatte Anfang der 1930er-Jahre gemutmaßt, dass die Abstoßung von Tumorgewebe mit den im Jahr 1900 von Karl Landsteiner entdeckten Blutgruppenantigenen zusammenhängen könnte.[163] Diese waren damals die einzig bekannten und mit serologischen Methoden feststellbaren nach den Mendelschen Regeln vererbten Charakteristika beim Menschen. Das heißt erstens, dass die antigenen Eigenschaften des Blutes als Merkmale aufgefasst wurden, die auf bestimmte Gene zurückgeführt werden konnten. Zweitens heißt es, dass man die genetischen Grundlagen bestimmter Antigene mit serologischen Methoden untersuchen konnte, dass man also ein für die genetische Forschung einsetzbares Mittel zur Verfügung hatte. Die Mäuse von den Jackson Laboratories und die Hypothese, dass die Abstoßung von Tumortransplantaten ebenso wie die Agglutination unterschiedlicher Blutgruppen in der Blutgruppenforschung von einem Antigen und damit von einem oder mehreren Genen abhängig sei, überließ Haldane, zurückgekehrt nach England, seinem Studenten Peter Alfred Gorer (1907–1961) zur experimentellen Nachprüfung.[164]

Peter Gorer ging in seinen Versuchen so vor wie Karl Landsteiner um die Jahrhundertwende, als er begonnen hatte, mit serologischen Methoden menschliche Blutgruppen zu untersuchen.[165] Das heißt, dass Gorer das Blut von Mäusen unterschiedlicher Stämme mit dem Blutserum von Kaninchen mischte, die zuvor mit dem entsprechenden Mäuseblut immunisiert worden waren. Es gelang ihm auf diese Weise, drei voneinander verschiedene Antigene auf Mauserythrozyten zu identifizieren, die er als Antigen I, II und III bezeichnete.[166] Die Verbindung zur Krebsforschung stellte Gorer erst danach her, indem er nun dazu überging, Tumore von einem Mausstamm auf einen anderen zu verpflanzen und deren Anwachsen zu dokumentieren. Die zuvor in denselben Mausstämmen identifizierten Blutgruppenantigene stellten für Gorer eine direkte Verbindung zwischen der Suszeptibilität der Mäuse für Tumore dar. Damit der Tumor anwachse, seien mindestens drei verschiedene dominante Gene vonnöten, stellte

[162] Ebd.

[163] Jan Klein, »Seeds of time: Fifty years ago Peter A. Gorer discovered the H-2 complex«, *Immunogenetics* 24/6 (1986), 331-338.

[164] Ebd., 332-333.

[165] Vgl. dazu: Landsteiner, »On individual differences in human blood: Nobel lecture 1930«, in: *Nobel Lectures Physiology or Medicine 1922–1941*. Amsterdam: Elsevier, 1965, 228-248.

[166] Peter A. Gorer, »The detection of antigenic differences in mouse erythrocytes by the employment of immune sera«, *British Journal of Experimental Pathology* 17/1 (1936), 42-50.

Gorer fest. Eines dieser Gene sei gleichzeitig verantwortlich für das vorher entdeckte »Antigen II.«[167] Das Antigen II war also die Verbindung zwischen einer bestimmten Blutgruppenidentität und gleichzeitig einer Empfänglichkeit für Tumore bei der Maus. Damit hatte Gorer bei Mäusen experimentell bestätigt, was sein Professor J. B. S. Haldane vermutet hatte: Es bestand offenbar ein Zusammenhang zwischen den Blutgruppen und der Empfänglichkeit für Krebserkrankungen bzw. zwischen Blutgruppen und der Abstoßung oder Annahme von Tumortransplantaten. Zentrale Merkmale waren in beiden Fällen die Antigene.

Zehn Jahre später fand Gorers US-amerikanischer Kollege, der Genetiker George Davis Snell (1903–1996) weitere Antigene, die die Überpflanzbarkeit von Tumorgewebe zwischen unterschiedlichen Mausstämmen kontrollierten. Er bezeichnete sie als ›Histokompatibilitätsantigene‹.[168] Im Laufe der weiteren molekularbiologischen Forschung wurden die von Gorer und Snell entdeckten Antigene auf einen gemeinsamen Genkomplex zurückgeführt. Dieser wird heute als ›H-2‹ bezeichnet.[169]

Ich möchte an dieser Stelle nochmals die Verbindungen zwischen Peter Gorers und George Snells Antigenforschung und der Blutgruppenforschung Karl Landsteiners um die Wende vom 19. zum 20. Jahrhundert verdeutlichen. Landsteiner war derjenige, der die Menschen zuerst in verschiedene Blutgruppen und damit auch in bestimmte genetisch klar definierte Populationsgruppen unterteilt hatte. Er nannte die von ihm gefundenen Blutgruppen anfangs noch A, B und C.[170] Später wurden sie von den Bakteriologen Emil von Dungern (1867–1961) und Ludwik Hirszfeld (1884–1954) in die heute bekannten Gruppen A, B, AB und 0 eingeteilt.[171] Auf dem Gebiet der direkt sichtbaren Merkmale war Karl Landsteiner und den späteren Blutgruppenforschern mit der Blutgruppentypisierung etwas gelungen, das später breite Auswirkungen auf alle möglichen Bereiche der Biologie, Medizin und sogar der Anthropologie hatte: die Verbindung genetischer Merkmale mit einer biologischen Gruppenidentität beim Menschen.[172]

Die Blutgruppentypisierung war aus Landsteiners Vorüberlegung erwachsen, dass sich die Spezifität artspezifischer Proteine möglicherweise innerhalb der Individuen

[167] Ders., »The genetic and antigenic basis of tumour transplantation«, *The Journal of Pathology and Bacteriology* 44/3 (1937), 691-697.

[168] George D. Snell, »Methods for the study of histocompatibility genes«, *Journal of Genetics* 49/2 (1948), 87-107.

[169] Brent, wie Anm. 131, 69. Das heißt, nach heutigem Verständnis, dass der Genkomplex H-2 bei der Maus die Antigene produziert, die die Abstoßung oder Annahme fremden Gewebes kontrollieren. Beim Menschen werden die analogen Antigene heute als Human Leukocyte Antigen (HLA), der Genkomplex in Säugetieren, der für die Codierung des jeweiligen Histokompatibilitätsantigens verantwortlich ist, jedoch als ›Main Histocompatibility Complex‹ (MHC) bezeichnet.

[170] Spörri, *Reines und gemischtes Blut* (2013), 42.

[171] Ebd., 64.

[172] Ebd.

einer Art widerspiegeln könne. In seiner Rede anlässlich der Entgegennahme des Nobelpreises für Physiologie oder Medizin 1930 erklärte er:

> The problem raised by the discovery of biochemical specificity peculiar to a species – the subject of the investigations which we are about to discuss – was to establish whether the differentiation extends beyond the species and whether the individuals within a species show similar though smaller differences.[173]

Karl Landsteiner betonte zu Beginn seiner Nobelpreisrede besonders, dass nicht die »normalen chemischen Methoden«, die er als Biochemiker bzw. Immunchemiker wohl normalerweise verwendete, sondern der Einsatz serologischer Substanzen zu der großen Entdeckung geführt habe.[174] Die Entdeckung und – angesichts seiner Vorüberlegung – Überraschung für Landsteiner bestand darin, dass die Mischung unterschiedlicher menschlicher Blutsera entweder gar keine serologischen Reaktionen hervorrief oder sehr starke und eindeutige, nämlich die Agglutination der roten Blutkörperchen.[175]

Wie schon erwähnt, war Peter Gorer ähnlich wie Landsteiner vorgegangen, als er in den 1930er-Jahren mögliche Unterschiede zwischen den Blutsera verschiedener Mäusestämme untersucht hatte. Er konnte deswegen verschiedene Individuen eines Stammes als genetisch homogen betrachten, weil es sich um über mehrere Generationen in Bruder x Schwester-Kreuzung gezüchtete Inzuchtmäuse handelte.[176] Auch George Snell wandte, wie vor ihm Peter Gorer, serologische Methoden an, um die Reaktivität des Organismus, genauer gesagt die Suszeptibilität, das heißt die genetische Empfänglichkeit eines Tieres oder eines bestimmten Mausstammes für Tumore zu bestimmen. Snell berief sich dabei explizit auf Landsteiners Arbeiten zur Blutgruppentypisierung:

> If there are certain antigens confined to the red blood cells, it is reasonable to suppose that other tissues must possess antigens characteristic of them alone. The existence of tissue-specific antigens is, in fact, a well recognized immunological phenomenon [...], though the relation of these antigens to genes has usually not been determined except in the case of the blood groups.[177]

Man kann also sagen, dass der Terminus ›Antigen‹ in den 1930er- und 1940er-Jahren vor allem durch die erweiterte Blutgruppenforschung und die hierdurch eindeutige Zuordnungsmöglichkeit eines Menschen zu einer bestimmten Blutgruppe die Verbindung zwischen Immunologie und Genetik greifbar machte. Daneben bot auch die experimentelle Krebsforschung die Möglichkeit einer Erforschung von Antigenen für bestimmte Eigenschaften, hier allerdings im Tiermodell und nicht beim Menschen.

173 Landsteiner, wie Anm. 165, 234.
174 Ebd.
175 Ebd.
176 Gorer, wie Anm. 166.
177 Snell, »Methods for the study of histocompatibility genes«, *Journal of Genetics* (1948), 91.

Das heißt, dass die Immunforschung in ihrer damaligen Phase der Serologie ein wichtiges Instrumentarium zum Verständnis und zur weiteren Erforschung der Vererbung bei Säugetieren bereitstellte.[178] Angewandt auf die experimentelle Krebsforschung bzw. Tumorimmunforschung hieß das jedoch auch, dass sich eine Zeitlang die Vorstellung von der Existenz tumorspezifischer Antigene manifestierte.

Abschließend soll deshalb ein Ausblick auf die weitere Antigenforschung im Rahmen der Krebsforschung/Tumorimmunforschung gegeben werden. Die Wissenschaftshistoriker Peter Keating und Alberto Cambrosio verfolgten die anfangs im Rahmen der biologischen Krebsforschung durchgeführten Arbeiten Peter Gorers weiter bei dessen Schüler Edward Boyse (1923–2007). Boyse nahm, als er 1962 in die USA ging, einige der Nachkommen der damals von J. B. S. Haldane nach England importierten Mäuse wieder mit über den Ozean nach New York. Am dortigen Sloan-Kettering-Institute arbeitete er mit dem US-amerikanischen Immunologen Lloyd Old (1933–2011) zusammen weiter an Tumorantigenen.[179] Ihre Vorüberlegung, dass es sich bei den gefundenen Tumorantigenen um ausschließlich für Tumorzellen spezifische Antigene handele, mussten Boyse und Old jedoch revidieren, nachdem sich herausgestellt hatte, dass das von ihnen identifizierte Antigen TL (thymus leukemia antigen) auch auf normalen Thymuszellen vorkam. Nach und nach entwickelte sich Olds und Boyses Forschung in den 1960er-Jahren dann zu einer Untersuchung der Unterschiede der Verteilung der Antigene auf der Zellmembran. Nicht das einzelne Antigen war also spezifisch für die Tumorzelle, sondern die Art der Antigenstruktur auf der Zelloberfläche.[180] Damit war schließlich, so Keating und Cambrosio, auch die Frage nach der Spezifität, von der sowohl Landsteiner als auch Gorer und Snell noch ausgegangen waren, für die Interpretation der einzelnen Antigene auf Tumorzellen irrelevant geworden.[181]

## Die Immunologie in der biomedizinischen Forschung (seit 1955)

Mit der Geschichte der Immunologie bzw. Immun*biologie* nach dem Zweiten Weltkrieg sind im öffentlichen Bewusstsein vor allem zwei Namen verbunden – die der Medizinnobelpreisträger von 1960, des englischen Zoologen Peter Brian Medawar (1915–1987) und des australischen Virologen Frank Macfarlane Burnet (1899–1985). Während Burnet, gemeinsam mit dem dänischen Immunologen Niels Jerne (1911–

178 Siehe dazu auch: Jenny Bangham, »Writing, printing, speaking: Rhesus blood-group genetics and nomenclatures in the mid-twentieth century«, *British Journal for the History of Science* 47/2 (2014), 335-361.

179 Keating, *Biomedical Platforms* (2003), 98-101.

180 Ebd., 98-101.

181 Ebd., 99.

1994), als der Theoretiker der Immunologie gilt, begründete Peter Medawar das neue Feld der Transplantationsimmunologie stärker empirisch, also auf der Grundlage seiner eigenen experimentellen Arbeiten. Die neue Immunologie gründete sich also sowohl auf ein umfassendes Konzept zur Erklärung immunologischer Prozesse als auch auf neue Experimentaltechniken. In diesem Abschnitt sollen zunächst die für diese Phase bedeutendsten Konzepte, das der immunologischen Unterscheidung des Organismus zwischen Eigen und Fremd und die Theorie von der klonalen Selektion der Antikörper vorgestellt werden. Es folgt je ein Abschnitt über die beiden sich zu dieser Zeit neu formierenden Teildisziplinen der Immunologie, die auch als Zwillingsdisziplinen bezeichnet wurden: die Transplantations- und die Tumorimmunologie.[182]

### Das Konzept der immunologischen Unterscheidung zwischen Eigen und Fremd (SNS) und die klonale Selektionstheorie der Antikörperproduktion (CST)

Die Idee von der immunologischen Unterscheidung zwischen Eigen und Fremd geht zurück bis ins Zeitalter der Bakteriologie, unter anderem zu Ilja Metchnikows Metapher von der immunologischen Abwehr des Organismus gegen von außen eindringende Materie. Es war jedoch Frank Macfarlane Burnet, der im Zuge seiner Forschung zum Mechanismus der Antikörperproduktion in erster Linie durch die Formulierung der klonalen Selektionstheorie (CST) eine Theorie daraus machte. Aber auch Burnets Nachdenken über Eigen und Fremd (Self-Nonself, kurz SNS) entwickelte sich erst langsam von einer »ökologischen« zu der »genetischen« Sichtweise, die der heutigen Konnotation seiner Theorie entspricht.[183] Dabei habe Burnet in der ersten, der »ökologischen« Phase, die Thomas Pradeu von 1937 bis 1945 datierte, die Unterscheidung zwischen Eigen und Fremd noch nicht zu einem wissenschaftlichen Problem erhoben, sondern sie bloß aus der vorhandenen Literatur als Tatsache übernommen. Genauer gesagt sei Burnet, laut Pradeu, in seiner »ökologischen Phase« wie selbstverständlich davon ausgegangen, dass nur das Fremde immunogen sei, das heißt Immunreaktionen auslösen könne, das Eigene diese Eigenschaften jedoch nicht aufweise. Zu einem wissenschaftlichen Problem sei die SNS bei Burnet erst avanciert, nachdem die Entdeckung der immunologischen Toleranz, also die auffällige Abwesenheit immunologischer Reaktionen auf körperfremde Stoffe, von Peter Medawar und anderen im Rahmen der Immunologie diskutiert worden sei.[184] Wo Frank Burnet also vorher gefragt hatte, warum ein Organismus nicht gegen sich selbst reagiere bzw. sich nicht selbst attackiere, modifizierte er seine Frage nach 1945 entsprechend den neuen experimen-

[182] Gustav J. V. Nossal, »The case history of Mr. T. I.: Terminal patient or still curable?« *Immunology Today* 1/1 (1980), 5-9.
[183] Pradeu, wie Anm. 11, 58.
[184] Ebd., Kap. 2.

tellen Daten aus der Transplantationsforschung. Seine neue, stärker entwicklungsbiologisch orientierte Frage lautete: Wie *lernt* ein Körper, sich selbst nicht anzugreifen?[185]

Arthur Silverstein stellte fest, dass Frank Burnets klonale Selektionstheorie (CST) seit ihrem Erscheinen 1959 und besonders in Bezug auf die Bedeutung der ebenfalls um diese Zeit entdeckten immunologischen Toleranz mit dem Konzept der immunologischen Unterscheidung zwischen Eigen und Fremd (SNS) gleichgesetzt wurde, sogar von Burnet selbst.[186] Laut Thomas Pradeu hängen die beiden Theorien insofern voneinander ab, als mit der Anerkennung von Burnets CST um 1967 auch seine SNS-Theorie von der wissenschaftlichen Gemeinschaft der Immunologen zu einer Tatsache erhoben worden sei.[187] Um Frank Macfarlane Burnets Konzept von der SNS zu verstehen bzw. um der immunologischen Unterscheidung zwischen Eigen und Fremd als einer wissenschaftlichen Theorie auf den Grund gehen zu können, muss man sich also mit seiner Version der Selektionstheorie, der CST auseinandersetzen.

Paul Ehrlichs Vorstellung von einer Fülle natürlich im Organismus vorkommender Antikörper wurde bereits diskutiert. Auch von den Instruktionstheorien der Antikörperproduktion war schon die Rede. Die Frage nach den biologischen Ursachen der Antikörperproduktion war damit aber noch nicht zufriedenstellend beantwortet. 1955 war es dann zuerst Niels Jerne, der mit seiner »Natürlichen Selektionstheorie der Antikörperbildung« implizit wieder auf Ehrlichs Theorie zurückkam und damit erneut eine Verbindung zu Darwins Evolutionstheorie bzw. der darin enthaltenen Natürlichen Selektionstheorie herstellte – ohne, dass er Ehrlich oder Darwin explizit erwähnte.[188] Die klonale Selektionstheorie der Antikörperbildung (CST), die Frank Burnet wenige Jahre später formulierte, wurde von Jernes Publikation sowie von den Selektionstheorien der Immunologen David Talmage (1919–2014) und Joshua Lederberg (1925–2008) wesentlich mit beeinflusst bzw. später ausgeweitet und hinsichtlich einiger Fragen spe-

185 Ebd., 62. Hervorhebung der Verfn..

186 Der Begriff ›Self‹ (Selbst, Eigen) tauchte bei Burnet zuerst im Titel seiner Rede anlässlich der Verleihung des Nobelpreises 1960 auf: Frank Macfarlane Burnet, ›The immunological recognition of the self: Nobel speech 1960‹, in: *Nobel Lectures: Physiology or Medicine* (1964).

187 Pradeu, wie Anm. 11, 73. Dass die SNS nicht länger eine Theorie, sondern eine Tatsache sei, ist ein durch Pradeu an dieser Stelle wiedergegebenes Zitat des Immunologen und Immunologiehistorikers Jan Klein.

188 Niels K. Jerne, »The Natural-Selection Theory of Antibody Formation«, *Proceedings of the National Academy of Sciences of the United States of America* 41/11 (1955), 849-857. Vgl. dazu auch: Thomas Söderqvist, *Science as Autobiography* (2003) und ders., »Darwinian overtones: Niels K. Jerne and the origin of the selection theory of antibody formation«, *Journal of the History of Biology* 27/3 (1994), 481-529 sowie Niels Jernes retrospektive Darstellung seiner Eingebung bei einem nächtlichen Spaziergang durch Kopenhagen: Niels K. Jerne, »The Natural Selection Theory of Antibody Formation: Ten years later«, in: *Phage and the Origins of Molecular Biology*, hg. v. John Cairns, Gunther S. Stent, James D. Watson. Plainview: Cold Spring Harbour Laboratory Press, 1966, 301-312.

zifiziert.[189] Burnet ging in seiner CST über eine bloße Erklärung des Mechanismus der Antikörperproduktion weit hinaus, indem er darin auch grundsätzliche Fragen der immunologischen Unterscheidung zwischen Eigen und Fremd verhandelte. Im Zentrum dieser Frage standen die Autoimmunität einerseits und die immunologische Toleranz andererseits. Das heißt, dass Burnets Hypothese über die Antikörperproduktion erst dann eine ausgereifte Theorie sein konnte, wenn es ihm gelang, auch die Phänomene zu erklären, die scheinbar nicht ins immunologische Konzept passten: dass der Körper in bestimmten Fällen auch Eigenes immunologisch erkennen und angreifen kann und, umgekehrt, dass der Körper unter Umständen Fremdes nicht als solches erkennt und angreift. Burnets CST zufolge war nicht die einzelne Zelle, sondern ein Zellklon für die Produktion der spezifischen Antikörper verantwortlich. Den Stimulus für die Bildung des Klons und für die Differenzierung eines Teils desselben in Plasmazellen, die Antikörper produzierten, während der undifferenzierte Teil des Klons als Gedächtniszellen fungierte, gab die Reaktion des Antigenmoleküls mit dem natürlich vorkommenden Antikörperrezeptor auf dem Lymphozyten – analog zu Ehrlichs ›Seitenketten‹.

Die CST umfasste ursprünglich vier Hypothesen, die im Laufe der Zeit und der kritischen Rezeption durch die wissenschaftliche Gemeinschaft nachgebessert wurden. Die ursprünglichen Hypothesen lauteten: 1. Das gesamte immunologische Repertoire entwickelt sich spontan im Wirtsorganismus; 2. Jeder Antikörper ist ein spezifisches Zellprodukt, das sich auf der Zelloberfläche (Membran) befindet; 3. Das Antigen reagiert mit allen Zellen, die solche spezifischen Rezeptoren tragen und regt die Aktivierung dieser Zellen zur Teilung und Differenzierung an; 4. Einige dieser Zellen und ihre Tochterzellen werden zu Plasmazellen. Diese Plasmazellen bilden dann entweder Klone antikörperproduzierender Zellen oder sie werden zu undifferenzierten Gedächtniszellen.[190] Das Problem der Autoimmunität, also der Bildung von Antikörpern gegen körpereigene Substanzen, griff Burnet in seiner Theorie ebenfalls auf. Autoimmunität komme nur dann vor, wenn durch somatische Mutation ein »verbotener Klon« entstehe, meinte Burnet. Auf klassisch genetischem Wege, also durch die Keimbahn, könnten autoimmune Klone zwar vorkommen, aber nicht überleben, da sie in einer frühen Phase der Individualentwicklung eliminiert würden. Diese Vernichtung autoimmuner Klone geschehe, laut Burnet, durch die Entwicklung der immunologischen Toleranz.[191] Das heißt, dass nach Burnets Theorie die biologische Funktion der immunologischen Toleranz darin bestand, dass Autoimmunität, also die Reaktion des Organismus gegen ›Eigen‹ nicht vorkommen könne.

189 Frank Macfarlane Burnet, *The Clonal Selection Theory of Acquired Immunity*. Nashville: Vanderbilt University Press, 1959.
190 Silverstein, wie Anm. 1, 88.
191 Ebd., 61.

Die CST wurde vielfach kritisiert, und seit den 1990er-Jahren wurden ihr auch verschiedene alternative Theorien entgegengehalten. Ich will an dieser Stelle nur auf einen der Hauptkritikpunkte eingehen: Burnets Verständnis von Autoimmunität. Der israelische Immunologe Irun R. Cohen kritisierte an der CST vor allem, dass es darin keine »physiologische Autoimmunität« gebe, das heißt eine Unterscheidung zwischen Autoimmunität einerseits und Autoimmunkrankheiten andererseits. Für Burnet sei jede Autoimmunität pathologisch und Ausdruck eines Fehlers gewesen, so Cohen.[192] Der Kern von Cohens »kognitivem Paradigma« bzw. seines »immunologischen Homunkulus« ist seine These von der Existenz einer Autoimmunität ohne Krankheit, also einer »physiologischen Autoimmunität.« Darunter versteht Cohen eine Autoimmunität, die notwendig ist, um normale Lebensfunktionen aufrecht zu erhalten.[193]

Thomas Pradeu wies darauf hin, dass Niels Jerne im Zuge seiner Überlegungen zum Immunsystem bereits in den 1970er-Jahren das Vorhandensein einer »normalen Autoimmunität« vorgeschlagen hatte.[194] Pradeu selbst richtete seine Kritik ebenfalls auf diesen Punkt in Burnets CST. Er ging, wie Cohen, von der Existenz einer normalen Autoimmunität aus und schlug zur Lösung des Problems vor, zwischen Autoreaktivität (Immunreaktionen gegen endogene Rezeptoren) und einer auf die gesamte Immunaktivität bezogenen Autoimmunität zu unterscheiden. Eine Autoimmunität setze eine Autoreaktivität voraus; das Umgekehrte sei nicht der Fall, so Pradeu. Das heißt, Autoreaktivität müsse nicht unbedingt Autoimmunität sein. Autoimmunkrankheiten wiederum setzten sowohl Autoreaktivität als auch Autoimmunität voraus.[195] Damit gelang es Thomas Pradeu, Burnets Problem mit der Autoimmunität zu spezifizieren und unterschiedliche Phänomene voneinander zu entkoppeln.

### Transplantationsimmunologie und die Erweiterung der medizinischen Phantasie

Als Fanal für diese bisweilen als immunologische Revolution bezeichnete Entwicklung der Immunologie in der Nachkriegszeit gilt die Transplantationsforschung Peter Medawars und seiner Kollegen, insbesondere Leslie Baruch Brent (*1925) und Rupert Everett Billingham (1921–2002), die bis dahin nie dagewesene Experimentalergebnisse erzielten. Sie konnten demonstrieren, dass fremdes Gewebe nicht immer vom Wirtsorganismus abgestoßen wird. Als sie neugeborenen Mäusen und Hühnern eines Stammes Hautzellen eines anderen Stammes injizierten, erlangten die Tiere im Er-

192 Irun R. Cohen, *Tending Adam's Garden: Evolving the cognitive immune self*, London: Academic Press, 2000, 198-200.

193 Ebd.: 203 und Irun R. Cohen, »The cognitive paradigm and the immunological homunculus«, *Immunology Today* 13/12 (1992): 490-494.

194 Pradeu, wie Anm. 11, 86.

195 Ebd., 87-88.

wachsenenalter eine sogenannte immunologische Toleranz für Hauttransplantate des anderen Mäuse- bzw. Hühnerstammes, das heißt: Sie stießen diese Hauttransplantate nicht mehr ab.[196] Vorher war das nur bei genetisch identischen Tieren gelungen, also bei Inzuchtstämmen, die in Bruder x Schwester-Kreuzung gezüchtet werden, oder bei eineiigen Zwillingen. Mit dieser Möglichkeit tauchten viele neue Forschungsfragen und Hypothesen auf, darunter besonders die von der biologischen Lernfähigkeit des Organismus, die auch die Autoimmunität betraf. Diese wurde nun im Rahmen der Immunologie als Angriff des Organismus gegen sich selbst, das heißt gegen körpereigenes Gewebe, interpretiert und definiert.[197]

Diese beiden Pole, die Überwindung aktiver genetischer Barrieren im erwachsenen Tier, die sich in der immunologischen Toleranz zeigten und das ›Fehlverhalten‹ des Körpers im Fall der Autoimmunität, das heißt die beiden Abweichungen von ›der Regel‹ der bis dahin bekannten Infektionsimmunität markierten den Horizont der neuen Immunologie und wurden in unmittelbare Beziehung zueinander gesetzt. In seiner klonalen Selektionstheorie der Antikörperproduktion verstand Frank Burnet, wie eben gezeigt, die Toleranz als den Vorgang, bei dem gegen körpereigene Antigene gerichtete Zellklone vernichtet oder ausgeschaltet werden, so dass der Körper sich nicht selbst angreift.[198] Vor allem mit den Studien zur immunologischen Toleranz wuchsen in der wissenschaftlichen Gemeinschaft der Immunologen auch die Hoffnungen auf die Möglichkeit immunregulatorischer Eingriffe, wenn man erst den Mechanismus der Immunreaktionen entschlüsselt haben würde. In seiner Rede zur Nobelpreisverleihung 1960 betonte Burnet die Möglichkeiten, die die neue Immunologie gerade für die Medizin eröffne.[199] Die klinische Transplantationsforschung und später auch die Transplantationsimmunologie wirkten stärker als andere Bereiche der Immunologie phantasieanregend auf die Gesellschaft. Ich würde diese kulturelle Dimension insgesamt als eine Erweiterung der medizinischen Phantasie beschreiben, die im Folgenden näher erläutert werden soll.

Peter Medawar führte in seiner Autobiografie *Memoir of a Thinking Radish* von 1986 sein wissenschaftliches Interesse an der Immunologie auf ein Erlebnis während des Zweiten Weltkriegs zurück.[200] Der 1915 in Brasilien geborene Medawar zog im

196 Brent, wie Anm. 131, 9.

197 Parnes, »›Trouble from within‹«, *Studies in History and Philosophy of Biological and Biomedical Sciences* (2003).

198 Burnet, wie Anm. 189, bes. 58, 60. Auch Leslie Brent bezeichnete die immunologische Toleranz als den einen entscheidenden Schutz gegen Autoimmunkrankheiten. Brent, wie Anm. 131, 9.

199 Burnet, wie Anm. 186.

200 Peter B. Medawar, *Memoir of a Thinking Radish*. Oxford: Oxford University Press, 1986. Auf die Problematik der von den Akteuren (insbesondere Burnet und Jerne) selbst kolportierten Erzählungen des Fortschritts in der Immunologie, der besonders augenfällig wird in der These vom

Alter von drei Jahren mit seiner Familie nach England und erwarb dort seine Ausbildung. Während des Zweiten Weltkriegs war er als Student der Zoologie gerade in der klinischen Forschung tätig. Angesichts eines abgestürzten Piloten mit starken Verbrennungen, die nur durch Hauttransplantationen zu heilen waren, habe ihn die Frage zu beschäftigen begonnen, wie der Körper zwischen Eigen und Fremd unterscheidet. Medawar kannte bereits damals Burnets frühe Publikationen.[201] An der Herausbildung einer erweiterten medizinischen Phantasie, die aus Medawars Erzählung spricht, waren die beiden Weltkriege mit ihren zahllosen Opfern und Verletzten sicher nicht ganz unschuldig. Vor allem das durch die beiden Weltkriege veränderte Körperverständnis spielte vermutlich eine wichtige Rolle bei der Erweiterung der Akzeptanz für Organtransplantationen beim Menschen.[202]

Die Vorstellung von Organtransplantationen beim Menschen lösten verstärkt seit der ersten Hälfte des 20. Jahrhunderts Phantasien unterschiedlichster Art aus, nicht nur bei den Betroffenen selbst. Beispielsweise handelt die Satire *Hundeherz* des russischen Schriftstellers Michail Bulgakow von einem Menschen, der sich nach der Transplantation eines Hundeherzens zu einem gewissenlosen Schurken entwickelt.[203] Aber auch die dreißig Jahre zuvor von dem britischen Premierminister Winston Churchill kolportierte Legende von einer Begebenheit aus dem Mahdi-Aufstand 1898 in Nordafrika ist in diesem Zusammenhang bereits aussagekräftig. Churchill berichtete in seinen Memoiren von seiner unfreiwilligen Hautspende für einen bei diesem Kampf verwun-

›Ende der Geschichte‹, gingen drei Wissenschaftshistoriker in ihrem Artikel kritisch ein: Warwick Anderson, Myles Jackson, Barbara Gutmann Rosenkrantz, »Toward an unnatural history of immunology«, *Journal of the History of Biology* 27 (1994), 575-594. Zum ›Ende der Geschichte‹ in der Immunologie siehe auch das Vorwort von Ray Owen in: Brent, wie Anm. 131.

201 Medawar, *Memoir*, ebd., 77.

202 Auf die Metaphorik der Immunologie und das dadurch entstehende und darin zum Ausdruck kommende Körperbild sind vor allem Donna Haraway und Francisco Varela eingegangen: Donna Haraway, »Die Biopolitik moderner Körper: Konstitutionen des Selbst im Diskurs des Immunsystems«, in: *Anatomien medizinischen Wissens: Medizin - Macht - Moleküle*, hg. v. Cornelius Borck. Frankfurt/M.: Fischer, 1996, 307-359 und Francisco J. Varela, »Der Körper denkt: Das Immunsystem und der Prozeß der Körper-Individuierung«, in: *Paradoxien, Dissonanzen, Zusammenbrüche: Situationen offener Epistemologie*, hg. v. Hans Ulrich Gumbrecht, K. Ludwig Pfeiffer. Frankfurt/M.: Suhrkamp, 1991, 727-743. Letztere nahmen jedoch nicht explizit Bezug auf den historischen Kontext. Einen weiteren kulturhistorischen Ansatz verfolgte: Martin, *Flexible Bodies* (1994). Eine interessante Verbindung von Filmanalyse und nachkriegsdeutscher (Medizin-)Geschichte in der Bundesrepublik findet sich in: Hans Schmid, »Des Führers Arzt trifft des Satans nackte Sklavin: Subversive Arztfilme der 1950er« (2012), siehe: http://www.heise.de/tp/artikel/36/36115/1.html

203 Bulgakows Novelle entstand im Jahr 1925. Zur Situation der Biomedizin und derem kulturellen Kontext in Russland und der Sowjetunion zwischen 1914 und 1923: Nikolai Krementsov, »Off with your heads: Isolated organs in early Soviet science and fiction«, *Studies in History and Philosophy of Biological and Biomedical Sciences* 40 (2009), 87-100. Zu weiterer Veranschaulichung siehe auch den Film: *Experiments in the Revival of Organisms*. D. I. Yashin. Moskau, 1940, frei zugänglich in den Prelinger Archives unter: http://www.archive.org/details/Experime1940

deten Kriegskameraden. Angeblich sei seine Hautspende bei diesem problemlos angewachsen:

> Molyneux had been rescued from certain slaughter by the heroism of one of his troopers. He was now proceeding to England in charge of a hospital nurse. I decided to keep him company. While we where talking, the doctor came in to dress his wound. It was a horrible gash, and the doctor was anxious that it be skinned over as soon as possible. He said something in a low tone to the nurse, who bared her arm. They retired in a corner, where he began to cut a piece of skin off her to transfer to Molyneux's wound. The poor nurse blanched, and the doctor turned upon me. He was a great raw-boned Irishman. ›Oi'll have take it off you,‹ he said. There was no escape, and as I rolled up my sleeve he added genially, ›Ye've heeard of a man being flayed aloive? Well this is what it feels loike.‹ He then proceeded to cut a piece of skin and some flesh about the size of a shilling from the inside of my forearm. My sensations as he sawed the razor slowly to and fro fully justified his description of the ordeal. However, I managed to hold out until he had cut a beautiful piece of skin with a thin layer of flesh attached to it. This precious fragment was then grafted on to my friend's wound. It remains there to this day and did him lasting good in many ways. I for my part keep the scar as a souvenir.[204]

John M. Converse und Philipp R. Casson, die diese Episode 1968 in ihrem Fachbuch über Transplantationen beim Menschen wiedergaben, ordneten Churchills von jedem Mediziner auf den ersten Blick als gänzlich unwahrscheinlich entlarvte Mär aber in einen anderen Kontext ein. Ihrer Ansicht nach sprach sie dafür, dass Transplantationen von jeher einen alten Traum der Menschheit dargestellt hätten. Sie glaubten also, dass der Traum von der Organtransplantation mit der Phantasie der Menschen sozusagen als eine anthropologische Konstante untrennbar verbunden sei.[205] Auch Michael A. Bos war noch 1991 der Ansicht, der Traum von Transplantationen sei so alt wie die Menschheit selbst, also habe sich an der diesbezüglichen medizinischen Phantasie in Jahrhunderten nichts geändert.[206] Demgegenüber äußerte der Medizinhistoriker Thomas Schlich die begründete und überzeugende Gegenthese, dass die Organtransplantation alles andere als ein alter Traum der Menschheit sei, sondern vielmehr eine »Erfindung« des späten 19. Jahrhunderts.[207] Zwischen 1880 und 1914 habe sich die

[204] Wiedergegeben bei: John Marquis Converse, Phillip R. Casson, »The historical background of transplantation«, in: *Human Transplantation*, hg. v. Felix T. Rapaport, Jean Dausset. New York: Grune & Stratton, 1968, 3-10, hier 4.

[205] Ebd., 3

[206] Michael A. Bos, *The Diffusion of Heart and Liver Transplantation Across Europe* [A Study of Diffusion of Medical Technology in Europe]. London: Barbara Stocking, 1991, 3-4.

[207] Thomas Schlich, *Die Erfindung der Organtransplantation: Erfolg und Scheitern des chirurgischen Organersatzes (1880–1930)*. Frankfurt/M.: Campus Verlag, 1998, 7-8.

Organtransplantation als neues Therapiekonzept rasch entwickelt und als solches, also als Vorstellung einer idealen Therapie, auch die ersten Fehlschläge in den Versuchen zu ihrer praktischen Umsetzung überdauert, so Thomas Schlich.[208] Erst nach 1945 sei es dann zur erfolgreichen Überführung des Therapiekonzeptes in die medizinische Praxis gekommen, jedoch unter anderen Vorzeichen als denen, unter denen das Konzept seinerzeit entstanden war. Erfolgreich wurden menschliche Organtransplantationen demnach erst innerhalb eines neuen Typus‹ von Medizin, dem der »Technomedizin«.[209]

Die Phantasie der Menschen beschäftigte aber auch diese neue Form der medizinischen Organtransplantation. Sie wurde nun in den neuen Kontext der Nachkriegsjahre platziert. So geht es in dem deutschen Spielfilm *Arzt ohne Gewissen* von Falk Harnack aus dem Jahr 1959 um die Entscheidung eines berühmten deutschen Chirurgen, das Herz einer in seinen Augen minderwertigen jungen Frau (einer Prostituierten) und damit deren Leben zu opfern, um das Leben einer bekannten herzkranken Sängerin zu retten. Der Chirurg im Film ist offensichtlich noch vollkommen von der nationalsozialistischen Ideologie durchdrungen und wendet deren Logik auch auf die medizinische Praxis an – im Namen von Wissenschaft und Fortschritt. In letzter Sekunde wenden sich jedoch die beiden jungen Assistenten des berühmten Chirurgen gegen ihn und retten die junge Frau, also die potentielle Organspenderin. Durch diesen Plot wurde der Film gleichzeitig zu einer offenkundigen Kritik an der deutschen Nachkriegsgesellschaft, in der die fragwürdigen Vorstellungen der Nationalsozialisten von wertvollem und wertlosem Leben einfach weiter praktiziert werden konnten.[210] Harnacks Film nahm aber auch eine Diskussion vorweg, die ein Jahrzehnt später, nach der ersten gelungenen Herztransplantation 1967 in Südafrika zwischen einem menschlichen (schwarzen) Spender und einem menschlichen (weißen) Empfänger, weltweit geführt wurde. In der Presse wurde aus diesem Anlass nicht allein über die Grenzen von Leben und Tod, sondern auch über die von Klasse, Rasse und Gender diskutiert.[211]

Aber die Transplantationsforschung regte nicht nur die Phantasie von Journalisten und Kulturschaffenden an. Speziell die Transplantationsimmunologie hatte auch Einfluss auf die weitere Ausdifferenzierung der immunologischen Forschung, namentlich auf die Entwicklung der Tumorimmunologie. Der österreichisch-australische Immunologe Gustav Nossal (*1931) beschrieb die Forschungsgebiete Transplantations- und Tumorimmunologie Ende der 1970er-Jahre als Zwillingsdisziplinen und setzte sich

208 Ebd.

209 Ebd., 332.

210 *Arzt ohne Gewissen*. Falk Harnack. Deutschland, 1959. Siehe dazu: Schmid, wie Anm. 202.

211 Sibylle Obrecht, »Das abstoßende Selbst: Die Konstruktion von ›Differenz‹ im Kontext der ersten Herztransplantationen«, in: *Körperpolitik – Biopolitik*, [*Berliner Blätter: Ethnographische und ethnologische Beiträge*]. Münster: 2003, 52-61, hier 54-55.

kritisch mit ihrer Entwicklung seit den 1950er-Jahren auseinander.[212] Es bestand also eine besondere Verbindung zwischen der Transplantations- und der Tumorimmunologie. Über die Transplantationsversuche von Chirurgen, Genetikern und Krebsforschern wurde bereits im Kapitel 2.4.3. berichtet. Im folgenden Abschnitt geht es um die neu entstehende Sub-Disziplin der Immunologie, die Tumorimmunologie.

### Die Anfänge der Tumorimmunologie und die Theorie der immunologischen Überwachung

In den bisher zitierten Immunologiegeschichten von Silverstein oder Brent wurde die Entwicklung der Tumorimmunologie nicht eigens erwähnt. Genau genommen, liegen zur Geschichte der Tumorimmunologie bisher nur die Monografie von Ilana Löwy von 1996 und die Studie zu *Biomedical Platforms* von Peter Keating und Alberto Cambrosio vor. Löwy stellte die Zeit vor 1960 vor allem aus der Perspektive der Krebstherapien dar und ließ dafür die experimentelle Tumorimmunologie außen vor.[213] Keating und Cambrosio handelten die Anfangsphase der Tumorimmunologie, also die Suche nach spezifischen Tumorantigenen, relativ kurz ab, um dann zu dem neuen Forschungsgebiet ab der Mitte der 1960er-Jahre, der Verteilung von Antigenstrukturen auf der Zellmembran, überzugehen.[214] Es gibt also besonders auf diesem Gebiet der Immunologiegeschichte noch einen großen Forschungsbedarf, um die unterschiedlichen Einflüsse auf die Herausbildung einer eigenen Teildisziplin Tumorimmunologie besser nachvollziehen zu können. Die nun folgende Darstellung der Entstehung der Tumorimmunologie beruht, in Ermangelung an Forschungsliteratur, auf den Schilderungen der Akteure, vor allem des Krebsforschers George Klein und der Immunologen David Weiss und Eugene Day, der bereits Anfang und Mitte der 1960er-Jahre zwei umfangreiche Übersichten über die tumorimmunologischen Arbeiten seit den 1930er/1940er-Jahren vorlegte.[215]

Noch während auf dem Gebiet der experimentellen Krebsforschung vielfach Unklarheit über die Ursachen für die Annahme oder Abstoßung von Tumortransplantaten herrschte, habe sich in den 1950er-Jahren eine kleine Gemeinschaft von Wissenschaftlern zusammengefunden, die erkannte, welcher Voraussetzungen es bedurfte, um eine Tumorimmunologie zu entwickeln, schrieb George Klein (*1925), einer der Tumorimmunologen der ersten Stunde, in einem autobiografischen Sammelbandbeitrag.[216] Seiner Darstellung zufolge galt es, die normale Histokompatibilitätsbarriere des

212 Gustav J. V. Nossal, »The case history of Mr. T. I. Terminal patient or still curable?«, *Immunology Today* 1/1 (1980): 5-9. Ausführlicher gehe ich in Kap. 5 auf Nossals Vergleich ein.

213 Löwy, wie Anm. 4.

214 Keating, wie Anm. 179, Kap. 4.

215 Eugene D. Day, »Biochemistry of cancer«, *Annual Review of Biochemistry* 31 (1962), 549-568; Ders., *The Immunochemistry of Cancer*. Springfield: Thomas, 1965.

216 George Klein, Eva Klein, »Tumor immunology«, in: *Immunology: The making of a modern science*,

Organismus, also die genetisch determinierte Transplantationsimmunität, nicht mit einer spezifischen Abstoßung des Körpers von bösartigem Gewebe, also mit Tumoren, zu verwechseln. Denn dass die Transplantationsgesetze gleichermaßen für normales Gewebe und Tumorgewebe galten, war eigentlich Ende der 1950er-Jahre bekannt, so Klein.[217] Die Frage, die sich vor allem Krebsforscher damals stellten, war, ob es darüberhinaus Möglichkeiten gab, um Tumore mit Hilfe von immunologischen Methoden von Normalgewebe zu unterscheiden? Das hatten sich, wie im Abschnitt zur Tumorimmunforschung gezeigt wurde, Krebsforscher zwar schon seit dem Beginn des 20. Jahrhunderts gefragt. Neue Hoffnungen wurden aber nun unter anderem durch Peter Gorers Fund des ›Antigen II‹ und George Snells ›Histokompatibilitätsantigen‹ geweckt, das spezifisch für die Annahme oder Abstoßung von Tumorgewebe zu sein schien. Jedenfalls beschrieb George Klein in seinem Sammelbandbeitrag Peter Gorers und George Snells Arbeiten als wegweisend für die Tumorimmunologie.[218]

Für den Immunologen David Weiss war dagegen der letzte Abend bei einer Freiburger Konferenz über unspezifische Immunität im Sommer 1959 ausschlaggebend für seine Hinwendung zur tumorimmunologischen Forschung. Dort sei die Frage diskutiert worden, zu welchem biologischen Zweck sich in der Evolution bei Wirbeltieren ein so ausgefeilter »Immunapparat« herausgebildet habe.[219] Eine der vorgebrachten Theorien sei gewesen, dass die immunologische Reaktionsfähigkeit gerade dem Schutz vor Krebserkrankungen dienen könne.[220] Die ersten Wissenschaftler, denen in den 1940er und 1950er-Jahren eine aktive Immunisierung gegen Tumore im Experiment gelang, waren 1943 Ludwik Gross,[221] 1953 Edward Foley,[222] 1957 Richmond Prehn, zusammen mit Joan Main,[223] und 1960 George Klein.[224] David Weiss zufolge wurden diese Experimente aber noch nicht als Durchbruch zu einer eigenen Disziplin Tumorimmunologie

hg. v. Richard B. Gallagher et al. London: Academic Press, 1995, 203-221.

217 Ebd.

218 Ebd., 204.

219 David W. Weiss, »Tumor immunology: Personal peregrinations and perspective«, in: *The Immunologic Revolution*, hg. v. Andor Szentiványi, Herman Friedman. Boca Raton: CRC Press, 1994, 335-360, hier 340. Von einem ›Immunsystem‹ war damals noch nicht die Rede. Weiss verwendete hier die Worte »the vertebrate lymphoid system and immunological apparatus.«

220 Ebd., 339-340.

221 Ludwik Gross, »Intradermal immunization of C3H mice against a sarcoma that originated in an animal of the same line«, *Cancer Research* 3/5 (1943), 326-333.

222 Edward J. Foley, »Antigenic properties of methylcholanthrene-induced tumors in mice of the strain of origin«, *Cancer Research* 13/12 (1953), 835-837.

223 Richmond T. Prehn, Joan M. Main, »Immunity to methylcholanthrene-induced sarcomas«, *Journal of the National Cancer Institute* 18/6 (1957), 769-778.

224 George Klein, Hans Olof Sjögren, Eva Klein, Karl Erik Hellström, »Demonstration of resistance against methylcholanthrene-induced sarcomas in the primary autochthonous host«, *Cancer Research* 20/11 (1960), 1561-1572.

verstanden. Der Kollege von der Universität Berkeley in Californien, dem Weiss nach dem Besuch der Freiburger Konferenz 1959 zuerst vorgeschlagen habe, Immunisierungsversuche gegen Krebs bei Mäusen durchzuführen, sei sehr skeptisch gewesen, obwohl ihm die Ergebnisse von Foley, Prehn und Main bereits bekannt waren.[225]

Weniger skeptisch zeigte sich offenbar der Immunologe Eugene Day im US-Bundesstaat North Carolina, der schon 1962 eine Sammelbesprechung tumorimmunologischer Forschung auf beiden Seiten des Eisernen Vorhangs aus der Perspektive der Biochemie zusammenfasste.[226] In seinem drei Jahre später veröffentlichten Buch *The Immunochemistry of Cancer* ging Day wiederum ausführlich auf die damaligen tumorimmunologischen Forschungszentren in Deutschland, Polen, der Sowjetunion, den USA, in Großbritannien, Schweden, Israel und Frankreich ein.[227] Er bezeichnete das an all den verschiedenen Orten zusammengetragene Wissen zur Immunchemie von Tumoren als ein »kollektives Experiment« mit einer »internationalen Reichweite.«[228] Interessant ist, dass Day das damals aktuelle tumorimmunologische Wissen unter »Immunchemie« zusammenfasste und nicht unter ›Immunologie‹. Das wirft die Frage nach den Einflüssen der unterschiedlichen Bereiche der Immunforschung auf die zu dieser Zeit entstehende Tumorimmunologie auf. In der folgenden Untersuchung der Anfänge der tumorimmunologischen Forschung in der DDR wird sich zeigen, dass in zwei benachbarten Laboratorien ganz unterschiedliche Ansätze verfolgt wurden – ein stärker immunbiologischer und ein immunchemischer Ansatz.

Die Herausbildung der Tumorimmunologie als eigene Disziplin wurde flankiert von unterschiedlichen Theorien der immunologischen Prozesse, die im tumortragenden Organismus ablaufen könnten. Hier soll abschließend nur eine davon, die Hypothese von der immunologischen Überwachung (»immune surveillance«) von Frank M. Burnet vorgestellt werden, weil sie sich nicht auf den Zugewinn oder Verlust von Antigenen in Tumorzellen beschränkte, sondern versuchte, einen Zusammenhang zwischen dem Krankheitsgeschehen und den dabei ablaufenden immunologischen Prozessen herzustellen.

1909 hatte Paul Ehrlich bereits die Vermutung formuliert, dass »aberrierende Keime« der potentielle Ursprung für maligne entartete Zellen, also Tumorzellen sein könnten. Das tatsächliche Auftreten von Tumoren stehe aber in keinem Verhältnis zu der Häufigkeit von »aberrierenden Keimen«, so Ehrlich. Der Grund dafür sei, dass die Tumore bereits vor dem Entstehen von Tumorzellen vom Organismus immunologisch

225 Weiss, wie Anm. 219, 340.
226 Day, »Biochemistry of cancer«, *Annual Review of Biochemistry* (1962).
227 Ebd.
228 Ebd., 120 bzw. 124.

erkannt und vernichtet würden, so seine Annahme.[229] Paul Ehrlich ging damit von einem kontinuierlichen immunologischen Schutz des Organismus gegen bösartig transformierte Zellen aus, konnte den Mechanismus der entsprechenden Immunreaktionen aber noch nicht genauer erklären. Burnets Theorie der immunologischen Überwachung, die er in den späten 1950er-Jahren nach und nach weiterentwickelte, besagte im Wesentlichen, dass es bei langlebigen Wirbeltieren und damit auch beim Menschen im Laufe ihres Lebens zwangsläufig zu der einen oder anderen somatischen Genmutation kommen müsse, von denen einige den Keim für eine maligne Zellentartung bildeten. Burnet setzte voraus, dass Wirbeltiere und Vögel deshalb unbedingt über ein Immunsystem verfügen müssten, dessen Hauptfunktion die Überwachung sei.[230] Wenn beide Vorüberlegungen zuträfen, dann würde das Überwachungs-, also das Immunsystem zweifellos auch dafür sorgen, dass körpereigene, jedoch maligne entartete und dadurch relativ körperfremd gewordene Zellen vom Immunsystem eliminiert werden würden, so Burnets Annahme.[231] Mögliche klinische Indizien für seine Theorie seien 1. wenn Krebs häufiger im Neugeborenenstadium und im späten Lebensalter vorkomme, also in Lebensabschnitten, in denen das Immunsystem noch nicht vollständig ausgebildet oder nicht mehr so funktionstüchtig sei; 2. wenn Krebs häufiger im Schlepptau von Immunschwächekrankheiten auftrete; 3. wenn Krebs häufiger im Zusammenhang mit der Verabreichung von Immunsuppressiva oder einer Bestrahlung auftrete; 4. wenn histologische Untersuchungen einer willkürlichen Auswahl an Individuen ohne Krebsdiagnose zeigten, dass eine größere Zahl an malignen Entartungen vorliege als sie der Krebsstatistik entspreche; 5. wenn immunologische Unterstützungstherapien nach der chirurgischen Entfernung eines Tumors gute Resultate brächten; und schließlich 6. wenn die Heilungschancen für Tumore mit einer größeren Ansammlung von Lymphozyten besser wären als für Tumore, bei denen eine geringere Zahl von Immunzellen am Ort des Tumors anzutreffen wäre.[232]

[229] Paul Ehrlich, »Über den jetzigen Stand der Karzinomforschung«, *Beiträge zur experimentellen Pathologie und Chemotherapie* (1909), 117-164, hier 162-163.

[230] Frank Macfarlane Burnet, »Immunological surveillance: an evolutionary approach«, in: *Immunity and Tolerance in Oncogenesis: Proceedings of the IV. Perugia Quadrennial International Conference of Cancer*, hg. v. Lucio Severi, Robert J. Huebner, Frank M. Burnet. Perugia: Division of Cancer Research, 1970, XLV-LXI.

[231] Im Laufe der Evolution könnte sich diese Art der Abwehr, laut Burnet, analog zu im Wasser lebenden Vorformen der Wirbeltiere herausgebildet haben, von denen einige in der Lage sind, eng verwandte Formen zu attackieren, sofern diese von Parasiten befallen werden. »Such a situation is closely analogous to that of a focus of neoplastic cells acting as a virtual parasite in the animal in which it has arisen.« Ebd.: LVIII.

[232] Ebd.

Burnets These ließ sich nicht ohne weiteres experimentell nachprüfen, wie er selbst einräumte.[233] Sie schlug mit ihren Überlegungen möglicher klinischer Indizien jedoch eine notwendige Brücke zwischen klinischer und experimenteller Forschung. Dennoch war sie in ihrer Bedeutung für die Tumorimmunologie nicht mit seiner Clonal Selection Theory (CST) und der davon abgeleiteten immunologischen Unterscheidung zwischen Eigen und Fremd für die Immunologie insgesamt vergleichbar. Wichtiger für die Tumorimmunologie waren die neuen experimentellen Methoden, die Unterscheidungen zwischen Tumor- und Normalgewebe ermöglichten. Diese ließen sich jedoch nicht von Burnets ›immune surveillance‹-Theorie ableiten, so dass diese bloß ein ferner Anhaltspunkt sein konnte, in der tumorimmunologischen Praxis aber so gut wie keine Rolle spielte.

[233] Ebd.: XLVII.

# Anfänge der immunologischen Forschung in der SBZ/DDR (1948–1965)

In der Nachkriegszeit erlebten die biologische und die medizinische Forschung einen Aufschwung, der nicht zuletzt von den experimentellen Erkenntnissen der neuen Immunologie befeuert wurde. Aus der serologischen und immunchemischen Forschung der Zwischenkriegszeit sowie aus anderen Bereichen der Medizinforschung entwickelte sich ab den 1940er-Jahren die neue Immunologie, die nunmehr als Wissenschaft von der Unterscheidung des Organismus zwischen Eigen und Fremd konzipiert wurde.[1] Was später bisweilen als eine ›immunologische Revolution‹ bezeichnet wurde, war eine Bewegung, die von vielen Forschern weltweit getragen wurde und die alles andere als planmäßig verlief. Entsprechend der fachlichen Spezialisierung und dem Forschungsinteresse der Wissenschaftler gab es verschiedene Wege, auf denen man sich der Immunologie nähern konnte. Drei davon werden in diesem Kapitel rekonstruiert.

Die ersten Direktoren des Instituts für Krebsforschung in Berlin-Buch, Arnold Graffi und Hans Gummel, führten immunologische Methoden und Forschungsfragen zuerst in die Krebsforschung der DDR ein. Es begleitete sie bald darauf eine jüngere Wissenschaftlergeneration, von der sich namentlich Günter Pasternak und Bodo Teichmann in Berlin-Buch der Tumorimmunologie zuwandten. Während die Forschungsgruppe an der Klinik hier als eine Einheit untersucht wird, werden Graffis frühe Beschäftigung mit immunologischen Fragen und die Versuche, für die später sein Kollege Günter Pasternak die experimentellen Grundlagen schuf, getrennt dargestellt, weil Pasternak tiefer in die Immunologie einstieg als sein Chef Graffi. Ab 1964 erhielt Pasternak auch eine eigene Abteilung Tumorimmunologie, an der er anfangs allerdings als einziger Wissenschaftler tätig war.

Ab Mitte der 1960er-Jahre bildete sich eine wissenschaftliche Gemeinschaft der Immunologen in der DDR heraus, deren Dynamik vor allem Gegenstand des fünften Kapitels sein wird, deren institutionelle Basis aber im folgenden Abschnitt bereits umrissen werden sollen.

1 Siehe den Titel eines relativ frühen Überblickswerks zur neuen Immunologie: Jan Klein, *Immunology: The science of self-nonself discrimination.* New York: John Wiley, 1982. Klein bezog sich damit auf ein Konzept, das vor allem Burnet seit den 1940er-Jahren immer weiter verfeinert hatte, bis es erstmals 1960 im Titel seiner Dankesrede für den Nobelpreis auftauchte: Burnet, »The immunological recognition of the self: Nobel speech 1960«, in: *Nobel Lectures: Physiology or Medicine 1942–1962.* Amsterdam: Elsevier, 1964, 689-701.

## Institutioneller Hintergrund

### Wissenschaftsorganisation an der Akademie in den 1950er-Jahren

Die Anfänge der immunologischen Forschung in der SBZ/DDR fallen in eine bewegte Zeit nicht nur der Immunologiegeschichte, sondern auch der deutsch-deutschen Geschichte. Der Zeitrahmen für dieses Kapitel orientiert sich zwar an der wissenschaftlichen Entwicklung – die ersten Quellen für Graffis Beschäftigung mit der Immunologie stammen von 1948; eine Abteilung für Tumorimmunologie gab es seit 1964 in Berlin-Buch –, er wird aber ebenso stark bestimmt von den Wegmarken der politischen und sozialen Geschichte der im Oktober 1949 gegründeten DDR, die sich in der Geschichte der Institutionen niederschlagen, an denen immunologisch geforscht wurde. Deswegen folgt nun ein kurzer Überblick über das erste Jahrzehnt der Deutschen Akademie der Wissenschaften zu Berlin.

Um eine wissenschaftliche Grundlagenforschung im Ostteil Deutschlands weiterhin zu gewährleisten, ordnete die Sowjetische Militäradministration (SMAD) 1947 einen Neubeginn der biologisch-medizinischen Forschung am Standort Berlin-Buch an, die sich fortan besonders der Krebsforschung widmen sollte. Die ehemals Preußische Akademie der Wissenschaften fungierte nach ihrer Neugründung 1946 unter dem Namen Deutsche Akademie der Wissenschaften zu Berlin (DAW) als Dachorganisation der Berlin-Bucher Krebsforschung.[2] Als Akademie nach sowjetischem Vorbild erhielt sie erstmals eine eigenständige Forschungsbasis, das heißt Forschungsinstitute, und unterschied sich damit grundlegend von dem Modell der alten Preußischen Akademie der Wissenschaften, die eine »kleine, elitäre, staatlich privilegierte und dotierte Gelehrtengesellschaft« mit einigen wenigen, dafür aber langjährigen, geisteswissenschaftlichen Editionsprojekten gewesen war.[3]

Allein schon durch diese Aufwertung der Akademie zu einem zentralen Ort für die Grundlagenforschung wurde die Wissenschaftsorganisation zu einem Politikum. Besonders umstritten war in den 1940er/1950er-Jahren die Organisationsstruktur der sich rasant entwickelnden Naturwissenschaften. Anfang der 1950er-Jahre beantragte die Akademieleitung, dass die Akademie direkt dem DDR-Ministerrat unterstellt werden sollte, was im Juli 1951 auch geschah.[4] Damit versprach man sich von Seiten der

2 Vgl.: Heinz Bielka, *Geschichte der biomedizinischen Institute Berlin-Buch*, 2. Aufl. Berlin: Springer, 2002.

3 Ralph Jessen, »Akademie, Universitäten und Wissenschaft als Beruf: Institutionelle Differenzierung und Konflikt im Wissenschaftssystem der DDR 1949–1968«, in: *Die Berliner Akademien der Wissenschaften im geteilten Deutschland 1945–1990*, hg. v. Jürgen Kocka, Peter Nötzoldt, Peter Th. Walther. Berlin: Akademieverlag, 2002, 95-113, hier 96.

4 Peter Nötzoldt, »Die Deutsche Akademie der Wissenschaften zu Berlin in Gesellschaft und Politik: Gelehrtengesellschaft und Großorganisation außeruniversitärer Forschung 1946–1972«, in: ebd, 39-80.

Akademie eine größere Machtfülle. De facto kam es aber, laut dem Historiker Peter Nötzoldt, schon ab 1952, nach Stalins Beschluss, »der Festigung der DDR den Vorrang vor anderen deutschlandpolitischen Konzeptionen [einzuräumen]«, zu einer festen Einbindung der Akademie in die SED-Politik.[5] Diese feste Einbindung habe sich beispielsweise daran gezeigt, dass schon 1954 »der Einfluß der SED auf die Akademie so groß [war], daß die neue Satzung dem Plenum erst zur Beschlußfassung vorgelegt wurde, nachdem Kurt Hager den siebenten (!) Entwurf gebilligt hatte.«[6]

Ganz so linear, wie Nötzoldt und auch andere ehemalige Akademiewissenschaftler die Politisierung der Akademie darstellten,[7] verlief die Entwicklung jedoch nicht; gerade, wenn man die einzelnen wissenschaftlichen Arbeitsplätze an der Akademie mit denen an anderen Forschungseinrichtungen der DDR, beispielsweise den Hochschulen, vergleicht. Der Druck, in die SED einzutreten, war an der DAW bzw. Akademie der Wissenschaften der DDR (AdW), wie sie ab 1972 hieß, lange nicht durchgehend vorhanden, wie beispielsweise aus den autobiografischen Skizzen der Berlin-Bucher Wissenschaftlerinnen und Wissenschaftler hervorgeht.[8] Das heißt, selbst wenn die Akademieleitung dem SED Zentralkomitee rechenschaftspflichtig war, lassen sich daraus noch keine Rückschlüsse auf die Basis der Forschung ziehen.

Eines der größten organisatorischen Probleme bestand, laut Nötzoldt, darin, dass die Akademiestrukturen, namentlich die Gelehrtengesellschaft, die Mitte der 1950er-Jahre aus etwa einhundert älteren, auf Lebenszeit gewählten Herren bestand,[9] der Dynamik vor allem der naturwissenschaftlichen und technischen Forschung nicht mehr gewachsen war. 1956 schlugen deshalb die Mitglieder der Klassen für Mathematik, Physik und Technik die Herauslösung ihres Forschungspotentials aus der Akademie vor. Ihnen schwebte eine mit der Kaiser-Wilhelm-Gesellschaft der Zwischenkriegszeit oder mit der bundesdeutschen Max-Planck-Gesellschaft vergleichbare Struktur vor. Die naturwissenschaftlich-technischen Institute der Akademie sollten sich nach ihrer Vorstellung lieber mit anderen Instituten der übergeordneten Ministerien vereinigen statt unter dem Dach

5 Ebd., 50.

6 Ebd., 54. Kurt Hager (1912-1998) war Mitglied des Zentralkomitees der SED und 1954 Leiter der vorübergehend gebildeten Abteilung Wissenschaft und Propaganda im ZK. Ab 1957 wurden die Bereiche Wissenschaft und Parteipropaganda wieder getrennt. Insgesamt stand Hager der Abteilung Wissenschaften als verantwortlicher Sekretär von 1957 bis 1989 vor. Deren Leiter war seit 1955 Hannes Hörnig (1920-2001). Vgl. die Informationen des Bundesarchivs: Sylvia Gräfe, »Abteilung Wissenschaften im ZK der SED« (2008) http://startext.net-build.de:8080/barch/MidosaSEARCH/dy30awis/index.htm.

7 Eine ähnliche Darstellung findet sich auch bei Bielka, wie Anm. 2.

8 Luise Pasternak (Hrsg.), *Wissenschaftlerinnen in der biomedizinischen Forschung*. Frankfurt/M.: Peter Lang, 2002; Dies. (Hrsg.), *Wissenschaftler in der biomedizinischen Forschung: Berlin-Buch 1930–2004*. Frankfurt/M.: Peter Lang, 2004.

9 Nötzoldt, wie Anm. 4, 58.

der Akademie zu verbleiben.[10] Die Geisteswissenschaftler der Akademie fürchteten aber angesichts solcher Pläne, allein in einer »Restakademie« zu bleiben, die durch die Abwanderung der Naturwissenschaftler stark an Bedeutung einbüßen würde.[11] Auch die Mitglieder der Gelehrtengesellschaft waren nicht einverstanden. Die 1957 gegründete ›Forschungsgemeinschaft der naturwissenschaftlichen, technischen und medizinischen Institute der Deutschen Akademie der Wissenschaften zu Berlin‹ (kurz: Forschungsgemeinschaft) als neue Dachorganisation der naturwissenschaftlichen Forschungsinstitute in der DDR verblieb deswegen unter der Obhut der Akademie.

Die Historikerin Agnes Tandler sah in der Gründung der Forschungsgemeinschaft an der Akademie Ende der 1950er-Jahre hauptsächlich ein Zugeständnis an die Forderungen der sogenannten ›Westemigranten‹ (Emigranten aus dem Dritten Reich, die in die USA oder andere westliche Staaten ausgewandert waren und die später, zum Teil aus politischer Überzeugung, in den Ostteil Deutschlands zurückkehrten) oder der ›Sowjetheimkehrer‹, also deutscher Wissenschaftler, die nach dem Ende des Zweiten Weltkrieges in die Sowjetunion gebracht worden oder freiwillig dorthin gegangen waren und die Anfang bis Mitte der 1950er-Jahre nach Deutschland zurückgekehrt waren.[12] Die DDR war sehr interessiert daran, diese Leute bei sich anzusiedeln, auch, wenn es keine Kommunisten waren. Denn es handelte sich in der Regel um namhafte Wissenschaftler. Ihnen wurden sehr gute Konditionen für die Fortsetzung ihrer Forschungsarbeit in der DDR angeboten.[13] Beispielsweise gehörten der Physiker und Erfinder Manfred von Ardenne (1907–1997) und der Chirurg Moritz Mebel (*1923), der später die ersten Nierentransplantationen in der DDR am Berliner Klinikum im Friedrichshain durchführte, zu der Gruppe der Sowjetheimkehrer. Der Biochemiker Samuel Mitja Rapoport (1912–2004) und der Herz-Kreislaufforscher Albert Wollenberger (1912–2000) zählten zur Gruppe der ›Westemigranten‹.[14] Es waren auch Sow-

10 Ebd., 58.

11 Ebd., 59.

12 Zur Frage der Freiwilligkeit siehe bspw.: Hubert Laitko, »Strategen, Organisatoren, Kritiker, Dissidenten – Verhaltensmuster prominenter Naturwissenschaftler der DDR in den 50er und 60er Jahren des 20. Jahrhunderts«, *Max-Planck-Institut für Wissenschaftsgeschichte, Preprint* 367 (2009) und Dieter Hoffmann, »Fritz Lange, Klaus Fuchs, and the remigration of scientists to East Germany«, *Physics in Perspective* 11 (2009), 405-425 sowie Matthias Uhl, *Stalins V-2: Der Technologietransfer der deutschen Fernlenkwaffentechnik in die UdSSR und der Aufbau der sowjetischen Raketenindustrie 1945 bis 1959*. Bonn: Bernard & Graefe, 2001.

13 Agnes Charlotte Tandler, *Geplante Zukunft: Wissenschaftler und Wissenschaftspolitik in der DDR 1955–1971*. Freiberg: TU Bergakademie, 2000.

14 Siehe zur Besonderheit dieser Gruppe sowie ihren Privilegien in der frühen DDR: ebd., 58-71; Hoffmann, wie Anm. 12; Sabine Schleiermacher, »Rückkehr der Emigranten: ihr Einfluss auf die Gestaltung des Gesundheitswesens in der SBZ/DDR«, in: *Medizin, Naturwissenschaft und Technik in der SBZ und DDR*, hg. v. Sabine Schleiermacher, Norman Pohl. Husum: Matthiesen, 2009, 79-94 sowie einen kurzen Abriss über Albert Wollenberger bei: Carsten Timmermann, »Americans

jetheimkehrer, vor allem Physiker, die gleich nach ihrer Rückkehr Karriere in der Wissenschaftsorganisation der DDR machten und damit anfangs großen Einfluss auf die Forschung nahmen. Sie argumentierten häufig mit ihren Erfahrungen in der Sowjetunion, um ihre Autorität in wissenschaftsorganisatorischen Fragen zu unterstreichen.[15]

Im Jahr 1957 wurde, kurz nach der Forschungsgemeinschaft auch der Forschungsrat der DDR gegründet. Dieser sollte unter dem Vorsitz und nach dem Willen des erst 1956 aus der Sowjetunion heimgekehrten Chemikers Peter Adolf Thießen (1899–1990)[16] die oberste Koordinierungsstelle für die wissenschaftliche Forschung der DDR sein, dessen Beschlüssen auch die Forschungsgemeinschaft der Akademie letztlich folgen sollte. Um das zu erreichen, schloss sich der Forschungsrat unter Thießens Leitung mit dem Direktorium der Staatlichen Plankommission zusammen. Gemeinsam wollten sie die Oberhand über die Forschung auch an der Akademie gewinnen.[17] Eine andere Taktik Thießens ging jedoch nicht auf. Als seinen ersten Stellvertreter im Forschungsrat hatte er gleich zu Beginn 1957 Hans Frühauf (1904–1991) bestimmen lassen, der damals gleichzeitig der Vorsitzende der Forschungsgemeinschaft war. Dadurch wollte Thießen den Einfluss des Forschungsrates über die Forschungsgemeinschaft geltend machen.[18] Die über Hans Frühauf hinausgehenden zahlreichen Personalunionen in der Forschungsgemeinschaft und im Forschungsrat führten jedoch, laut Peter Nötzoldt, zusätzlich zu Spannungen bzw. Interessenskonflikten, da die Mitglieder, die gleichzeitig in der Forschungsgemeinschaft saßen, im Forschungsrat eher versuchten, ihre Interessen für die Forschungsgemeinschaft durchzusetzen als umgekehrt.[19] Diese neue Strukturierung der Forschung in der DDR Ende der 1950er-Jahre führte also nicht zu einer Lösung der Rangeleien um Organisation, Kontrolle und Ressourcen der naturwissenschaftlichen Grundlagenforschung an der DAW.

1962 wurde der Rat für Planung und Koordinierung der medizinischen Forschung beim Ministerium für Gesundheitswesen der DDR gegründet (kurz: Rat für Planung).

and Pavlovians: The Central Institute for Cardiovascular Research at the East German Academy of Sciences and its precursor institutions as a case study of biomedical research in a country of the Soviet Bloc (c. 1950–80)«, in *Medicine, the Market and the Mass Media*, hg. v. Virginia Berridge, Kelly Loughlin. London: Routledge, 2005, 244-265 sowie die Autobiografie von Ingeborg Rapoport, der Ehefrau von Samuel Mitja Rapoport: Ingeborg Rapoport, *Meine ersten drei Leben: Autobiographie*. Berlin: NORA, 2002.

15 Vgl. Tandler, wie Anm. 13.

16 Zu Thießens Aktivitäten während des Nationalsozialismus siehe: Florian Schmaltz, »Peter Adolf Thießen und Richard Kuhn und die Chemiewaffenproduktion im NS-Regime«, in: *Gemeinschaftsforschung, Bevollmächtigte und der Wissenstransfer: Die Rolle der Kaiser-Wilhelm-Gesellschaft im System kriegsrelevanter Forschung des Nationalsozialismus*, hg. v. Helmut Maier, Birgit Kolboske. Göttingen: Wallstein, 2007, 305-351.

17 Tandler, wie Anm. 13, 94-95.

18 Ebd., 90.

19 Nötzoldt, wie Anm. 4, 60. Siehe dazu auch: Tandler, wie Anm. 13.

Er war ähnlich organisiert wie der Forschungsrat, indem im Rat für Planung sogenannte Problemkommissionen die Expertenrunden darstellten, die damit die gleiche Funktion hatten wie die Zentralen Arbeitskreise (ZAK) beim Forschungsrat. Für die Koordinierung der medizinischen Forschung, die am Forschungsstandort Berlin-Buch ja eng mit der naturwissenschaftlichen Forschung verzahnt war, war also seit 1962 der Rat für Planung zuständig.

Diese drei Gremien, die Forschungsgemeinschaft, der Forschungsrat und der Rat für Planung waren bis zur Akademiereform Ende der 1960er-Jahre die zentralen Beratungs- und Planungsorte der biologisch-medizinischen Forschung an den Forschungsinstituten der Akademie.

## Sonderstellung der Robert-Rössle-Klinik

Eine gewisse Sonderstellung innerhalb des Berlin-Bucher Instituts für Medizin und Biologie (IMB), das unter seinem Dach die einzelnen biologisch-medizinischen Abteilungen vereinigte, nahm die Geschwulstklinik ein, die 1960 umbenannt wurde in Robert-Rössle-Klinik. Sie war 1948 gemeinsam mit dem IMB in Berlin-Buch ins Leben gerufen worden und – nach dem Willen der SMAD – auf eine enge Zusammenarbeit mit der experimentellen Krebsforschung ausgerichtet. An der Klinik selbst wurde nicht in erster Linie experimentell geforscht, sondern hier stand die Patientenversorgung im Mittelpunkt. Dennoch forschten einige Mediziner auch an der Robert-Rössle-Klinik nebenbei, wie das Beispiel der tumorimmunologischen Forschungsgruppe an der Klinik oder die kleine Arbeitsgruppe von Ulrich Schneeweiß zeigen, die im vierten Teil dieses Kapitels sowie im Kapitel 4 vorgestellt werden.

Die Strategie des Klinikdirektors Hans Gummel zielte in den Diskussionen um die Ausrichtung der naturwissenschaftlichen Grundlagenforschung in Berlin-Buch in den 1950er und 1960er-Jahren darauf ab, der medizinischen Forschung innerhalb der Forschungsgemeinschaft einen besonderen Platz einzuräumen. In diesem Zusammenhang thematisierte er im Jahresbericht der Robert-Rössle-Klinik von 1961, dass der eigene Haushalt, den die Akademie auf ihren Wunsch im Juli 1951 erhalten hatte, sich nur auf die inländische Währung, aber nicht auf Valuta bezog.[20] Tatsächlich wurde das gerade

20 BArch DF 4/52360: *MWT: Jahresberichte zu Forschungsaufträgen der Akademie-Institute 1952–1963*, Jahresbericht der Robert-Rössle-Klinik Berlin-Buch (1961): »In einigen wesentlichen Punkten konnte im vergangenen Jahr die vorgesehenen Forschungsaufgaben nicht in der geplanten methodischen Form bearbeitet werden, da entscheidende Geräte nicht zur Verfügung gestellt wurden, obwohl deren Vorhandensein als unbedingte Voraussetzung für die Arbeiten vom Vorstand der Forschungsgemeinschaft anerkannt und der Import daher von diesem Gremium beschlossen worden war. Das beruht nach unserer Ansicht vor allem darauf, daß die Deutsche Akademie der Wissenschaften zwar als selbständige Organisation keinem Ministerium angehört, sondern direkt dem Ministerrat untersteht, jedoch nicht über einen eigenen Anteil am Valuta-Aufkommen

im Hinblick auf medizinische Geräte problematisch, bei denen die DDR Zeit ihres Bestehens hauptsächlich auf den Import aus dem ›nicht sozialistischen Wirtschaftsgebiet‹ (NSW) angewiesen blieb. Hier konnte sich die Robert-Rössle-Klinik jedoch auch an das Ministerium für Gesundheitswesen der DDR wenden, während sie ansonsten der Akademie unterstellt war.

An der Akademie rief Hans Gummels Haltung in den 1960er-Jahren Kritiker auf den Plan, allen voran den Biochemiker Samuel Mitja Rapoport, der im Forschungsrat seit 1966 die Gruppe Biologie leitete.[21] Im Hintergrund standen die Streitigkeiten um die Priorität innerhalb der Akademieinstitute bei der Entscheidung, welche Themen vorrangig erforscht werden sollten. Als der Ruf nach praxisrelevanter Wissenschaft ab Mitte der 1960er-Jahre immer lauter wurde und die Wissenschaft nach den Regeln der Planwirtschaft reformiert werden sollte, geriet die Robert-Rössle-Klinik in Berlin-Buch wieder in den Fokus. Der Klinikdirektor konnte immer mit gesundheitspolitischen Argumenten die Forschungsthemen unterstützen, die ihm persönlich am Herzen lagen. Strategisch ließ sich hier die sogenannte angewandte Forschung gegen eine vermeintlich praxisfernere Grundlagenforschung ausspielen. Dabei war man neuen praktischen Lösungen für das Krebsproblem in der klinischen Forschung natürlich ebenso nah oder fern wie an den übrigen Forschungsinstituten der DAW in Berlin-Buch.

Dass die Berlin-Bucher Ärzte und Wissenschaftler am Institut für Krebsforschung in ihrem Klinik- und Forschungsalltag nicht so harmonisch, einmütig und wissenschaftlich erfolgreich verbunden waren, wie sich die Planer eines DDR-Krebsforschungszentrums mit einer engen Nachbarschaft zwischen Klinik und Forschungslabor das vermutlich gedacht hatten, zeigt besonders die im dritten und vierten Abschnitt folgende Analyse der tumorimmunologischen Forschung am Institut für Krebsforschung.

## Akademieforschung und Hochschulforschung

Die wissenschaftliche Gemeinschaft der Immunologen in der DDR, die sich in den 1960er-Jahren langsam herausbildete, bestand sowohl aus Wissenschaftlern der Akademie der Wissenschaften als auch aus solchen, die an Universitäten, Medizinischen Akademien und Forschungsinstituten anderer Akademien, wie der für Landwirtschaftswissenschaften, arbeiteten. Weil sich die Akademiewissenschaftler häufig dem Vorwurf ausgesetzt sahen, sie seien besonders privilegiert, soll hier kurz auf die Situation an den Hochschulen der DDR eingegangen werden.

verfügt und somit hinsichtlich der Einfuhrgenehmigung auf dem medizinischen Sektor vom Ministerium für Gesundheitswesen abhängig ist. Aus verschiedenen Gründen ist jedes Ministerium bestrebt, zunächst seine eigenen Institutionen optimal zu versorgen.«

21 Tandler, wie Anm. 13, 255.

Vergleicht man die Situation der Akademie bis Ende der 1950er-Jahre mit derjenigen der wissenschaftlichen Forschung an den Hochschulen der DDR, tritt weniger die zwangsweise Anpassung an die SED-Politik, die Nötzoldt in seinem Aufsatz besonders betonte, als vielmehr eine vergleichsweise Freiheit von dieser zutage, besonders in den Naturwissenschaften. In Berlin-Buch entschieden bis zur Ende der 1960er-Jahre eingeleiteten Akademiereform und auch noch darüber hinaus hauptsächlich die Akademiemitglieder selbst über die unmittelbaren wissenschaftlichen Belange des Instituts für Medizin und Biologie (IMB) bzw. des Berlin-Bucher Forschungszentrums.[22] Der Historiker Ralph Jessen wertete es außerdem als »eine sehr spezielle Form politischer Privilegierung,« dass es an der Akademie bis Ende der 1950er-Jahre – zusätzlich zu der materiellen Besserstellung – einen wesentlich geringeren politischen Anpassungsdruck gab als an den Hochschulen der DDR, was sich an der Zahl der SED-Mitglieder unter den Mitarbeiterinnen und Mitarbeitern der Forschungsinstitute sowie der Akademiemitglieder ablesen lässt.[23] An den Hochschulen mussten die Wissenschaftler ihre Zeit nicht allein zwischen Forschung und Lehre aufteilen, sondern durch die Lehre waren sie in der DDR zusätzlich an die Vorgaben gebunden, die von der Deutschen Zentralverwaltung für Volksbildung bzw. dem 1950 gegründeten Ministerium für Volksbildung kamen. Sie spürten den staatlichen Druck also wesentlich früher als die Wissenschaftler an der DAW, die sich erst ab Anfang der 1970er-Jahre darüber zu beklagen begannen, als ihnen für kurze Zeit ein ehemaliger höherer Offizier der Nationalen Volksarmee (NVA) als Beauftragter für die Bildung eines geplanten, aber so nicht realisierten »Zentralinstituts für Biologie und Medizin« vorgesetzt wurde.[24]

Ob sie die Lehre als Belastung oder eher als Bereicherung empfanden, war aber sicher auch abhängig von der Persönlichkeit der einzelnen Wissenschaftler. So beklagte sich zwar der Mikrobiologe Ulrich Schneeweiß, der erst 1963 dauerhaft von der Humboldt-Universität Berlin in die Krebsforschung an der Robert-Rössle-Klinik in Berlin-Buch wechselte, über die spürbare Politisierung der Universität seit dem Berliner Mauerbau. Nachdem er sich der Krebsforschung zugewendet hatte, vermisste er jedoch das Unterrichten und den Umgang mit den Studierenden.[25] Der Immunologe Herwart Ambrosius an der Universität Leipzig erinnerte sich gern an die Aufbaujahre in Leipzig nach dem Ende des Zweiten Weltkriegs, während derer er schon neben sei-

[22] Bielka, wie Anm. 2.

[23] Jessen, wie Anm. 3, 100. Vgl. auch: Erhard Geißler, *Drosophila oder die Versuchung: Ein Genetiker der DDR gegen Krebs und Biowaffen.* Berlin: Berliner Wissenschaftsverlag, 2010, 31, der über das Misstrauen seiner Berlin-Bucher Kolleginnen und Kollegen gegenüber ihm als einem der damals wenigen SED-Mitglieder berichtete.

[24] Bielka, wie Anm. 2, 89-90. Zu dieser Episode siehe auch Kap. 4 dieser Arbeit.

[25] Ulrich Schneeweiß, »Ulrich Schneeweiß«, in: Luise Pasternak, *Wissenschaftler Berlin-Buch* (2004) wie Anm. 8, 196-200, hier 197.

nem Studium der Biologie selbst unterrichtete. Die Vorgaben im Lehrplan während der Phase des Lyssenkoismus in der DDR in den frühen 1950er-Jahren führten bei Ambrosius nicht zu einer Abkehr von der Universität, sondern inspirierten ihn zu seinem nächsten Forschungsthema, das er im Rahmen seiner Habilitation bearbeitete, Transplantationsversuchen bei niederen Wirbeltieren.[26] Auch dem Pharmakologen Werner Scheler, dem späteren Akademiepräsidenten, fiel nach eigenen Angaben die Wahl nicht leicht, an der Universität Greifswald zu bleiben, wo er seit 1959 am Pharmakologischen Institut arbeitete, oder als Direktor des neu zu gründenden Forschungszentrums für Molekularbiologie und Medizin (FZMM) 1971 an die Akademie nach Berlin-Buch zurückzukehren. »Greifswald reizte mich. Buch reizte mich«, erinnerte sich Scheler.[27] Er entschied sich jedoch für den Posten an der Akademie.

Wer in der DDR die Chance erhielt, an der Akademie zu forschen, lehnte diese sicher nicht ab. Es gab jedoch auch viele Wissenschaftler, die an den Hochschulen forschten und sich deswegen nicht unbedingt benachteiligt fühlten. Trotz der Unterschiede war also der Aufbau einer wissenschaftlichen Gemeinschaft von Immunologen unterschiedlicher institutioneller Anbindung in der DDR im Prinzip gewährleistet.

## Immunologische Methoden der Krebsvirusforschung in Berlin-Buch

### Biografisches zu Arnold Graffi (1910–2006)

Arnold Graffi stammte aus einer deutschen Familie in Bistritz (rumänisch: Bistrița, Siebenbürgen), wo er am 19. Juni 1910 geboren wurde. Er zog aber bereits 1928 nach Deutschland, wo er seine gesamte akademische Ausbildung erhielt. Graffi studierte in Marburg, Tübingen, Leipzig und Berlin Medizin und entschied sich nach seiner Promotion im Fach Gynäkologie 1940 an der Berliner Charité für eine Laufbahn in der experimentellen Medizinforschung, die die Gebiete Pathologie, Histologie und Gewebekultur, Biochemie, Hormonforschung und Zellphysiologie mit einschloss.[28] Seine

[26] Persönliche Mitteilung Herwart Ambrosius, 14.3.2013.

[27] Werner Scheler, »Werner Scheler«, in: Luise Pasternak, *Wissenschaftler Berlin-Buch* (2004), wie Anm. 8, 97-102, hier 101.

[28] Biografische Angaben über Arnold Graffi in: Klaus Munk, *Virologie in Deutschland: Die Entwicklung eines Fachgebietes.* Basel: Karger, 1995, 125; Günter Pasternak, »Arnold Graffi«, in: Luise Pasternak, *Wissenschaftler in Berlin Buch* (2004), wie Anm. 8, 74-77; Hans Bergel, »Arnold Graffi: Zum Tod des Krebsforschers Arnold Graffi«, *Siebenbürgische Zeitung* (19.2.2006); Ned Stafford, »Obituary: Arnold Graffi«, *The Lancet* 367 (2006), 980; Volker Wunderlich, Heinz Bielka, »Arnold Graffi (1910–2006): A pioneer of experimental cancer research«, *Journal of Cancer Research and Clinical Oncology* 132 (2006), 483-485 und Volker Wunderlich (Hrsg.), *Arnold Graffi: Aquarelle und Pastelle eines Krebsforschers.* Berlin: MDC, 2009. Siehe außerdem den deutschen Wikipedia-Eintrag, Stichwort »Arnold Graffi« unter: http://de.wikipedia.org/wiki/Arnold_Graffi (Versi-

wissenschaftliche Ausbildung konnte er während des Zweiten Weltkriegs offenbar ohne Unterbrechungen fortsetzen: Nach Aufenthalten in Prag und Budapest lebte er ab 1943 wieder in Berlin, wo er bei der Schering AG als wissenschaftlicher Mitarbeiter im Labor tätig war. Am neu gegründeten Institut für Medizin und Biologie in Berlin-Buch wurde Arnold Graffi im Juni 1948 mit dem Aufbau und der Leitung der Abteilung für biologische Krebsforschung betraut.[29] Diesen Posten erhielt er möglicherweise wegen seiner frühen experimentellen Arbeiten (1937–1940) unter Ferdinand Sauerbruch, in denen er die Verteilung des starken chemischen Kanzerogens Benzpyren in Mäusezellen untersucht hatte.[30] Eine praktische Rolle bei seiner Ernennung könnte aber auch der Umstand gespielt haben, dass er sich bei Kriegsende unweit von Berlin befand, am Hygieneinstitut im brandenburgischen Perleberg.[31] Die Arbeit dort könnte er über seinen ehemaligen Schulfreund aus Bistritz, Felix Scharsach, erhalten haben, mit dem er vor Kriegsausbruch gemeinsam an der Berliner Charité bei Sauerbruch gearbeitet hatte.[32]

Bei Kriegsende besaß Graffi einen ungarischen Pass, nachdem seine Heimatregion Siebenbürgen zwischen 1920 und 1944 mehrmals die Staatszugehörigkeit gewechselt hatte.[33] Nachdem sein Pass abgelaufen war, lebte Graffi jahrelang als Staatenloser in der DDR.[34] Nach Angaben seines ehemaligen Mitarbeiters Erhard Geißler war das sowie Graffis mangelndes parteipolitisches Engagement auch der Grund, weshalb er in den 1950er-Jahren bei einer ersten Überprüfung aller Parteigenossen aus der SED-Mitgliederliste gestrichen wurde und fortan parteilos blieb.[35] Diese Parteilosigkeit dürfte

on vom 10.4.2014 17:28 von John Red). Graffis Dissertation *Die Mazeration des lebenden Kindes* wurde im Februar 1940 in Berlin verteidigt und erschien im selben Jahr in Frankfurt/Main bei Klimm.

29 ABBAW Buch/A 62: *Medizinische Institute und Einrichtungen 1945–1991: Rat der Direktoren*, Institut für Krebsforschung (1948–69).

30 Wunderlich, Bielka, wie Anm. 28, 484.

31 Wunderlich, *Graffi Aquarelle*. In Graffis Lebensdaten sind für die Jahre 1947-1948 vermerkt: »Aufbauarbeiten an Instituten in Perleberg und Potsdam«. Siehe auch Munks Angaben in: *Virologie in Deutschland* (1995), 125, dem zufolge Graffi »1947 [...] eine bakteriologisch-immunologische Tätigkeit an der Zentralstelle für Hygiene in Perleberg und Potsdam-Neufahrland aus[übte].«

32 Scharsach war – weniger glücklich als Graffi – während des Krieges als Arzt an der Front. Er arbeitete unter Graffi Abteilungsleitung eine Zeitlang in Berlin-Buch, bevor er die DDR 1955 oder 1956 verließ und sich Anfang der 1960er-Jahre in Nordrhein-Westfalen als Arzt selbstständig machte. Siehe dazu die *Siebenbürgische Zeitung*, Folge 9 vom 15.6.1979, 8.

33 Bis Ende des Ersten Weltkriegs gehörte Siebenbürgen zum Habsburger Reich bzw. zum Königreich Ungarn. Mit dem Friedensschluss von Trianon wurde es 1920 Rumänien zugesprochen. Ein Teil des nördlichen Siebenbürgens, inklusive der Stadt Bistritz, wurde 1940 durch den Zweiten Wiener Schiedsspruch an Ungarn zurückgegeben, gehört jedoch seit 1944 wieder zu Rumänien.

34 Persönliche Mitteilung Ingeborg Graffi, 25.3.2013.

35 Geißler, *Drosophila*, wie Anm. 23, 31. In die SED eingetreten sei Arnold Graffi aus Überzeugung, da er Sozialist gewesen sei. Persönliche Mitteilung Erhard Geißler, 19.3.2014. Unklar und widersprüchlich bleibt in diesem Zusammenhang die Motivation, aus der sich Graffi 1944 in Berlin freiwillig dem Volkssturm angeschlossen habe (persönliche Mitteilung Ingeborg Graffi, 25.3.2013).

seiner weiteren wissenschaftlichen Arbeit in gewisser Weise zuträglich gewesen sein, denn so musste er nicht an Sitzungen und SED-Parteilehrgängen teilnehmen und konnte seine Arbeitszeit uneingeschränkt der Forschung und seine Freizeit der Malerei und Komposition widmen.[36]

In den wenigen biografischen Texten über Graffi wird seine Weitsicht als Krebsforscher betont, vor allem, dass er schon vor den gesicherten experimentellen Erkenntnissen über die genetischen Grundlagen von Krebs in diese Richtung gedacht habe.[37] Allerdings fehlen bisher detailliertere wissenschaftshistorische Abhandlungen über seine Forschung, ganz zu schweigen von komplexeren Studien zu Graffis Krebsforschung im Kontext der Forschungsinstitution, also der Akademie der Wissenschaften bzw. der DDR. Der politische Kontext wird überhaupt nur in einem Nachruf erwähnt, in dem Graffis wissenschaftliche Entfaltungsmöglichkeiten quasi als eine autonome Zone innerhalb der »total politisierten [...] DDR« dargestellt werden. Dass Graffi von den »allmächtigen SED-Funktionären ungestört, ja unangetastet« arbeiten durfte, führte der Autor des Nachrufes auf Graffis »uneingeschränkte[s] Ansehen« sowie auf seine »warmherzige, souveräne Menschlichkeit« zurück.[38]

Ich halte es für notwendig, über diese persönlichen Aspekte hinaus genauer auf die wissenschaftlichen Inhalte von Graffis Forschung einzugehen, allein schon, um sein »uneingeschränkte[s] Ansehen« in Fachkreisen besser nachvollziehen zu können. Schließlich wirkte sich das Ansehen eines einzelnen Wissenschaftlers der DDR auch auf das Ansehen des Staates selbst in Wissenschaftsfragen aus, was einem kleinen Staat wie der DDR nicht gleichgültig sein konnte. Deshalb folgt nun eine stärker in den wissenschaftlichen Kontext eingebettete Auseinandersetzung mit Arnold Graffis wissenschaftlicher Persönlichkeit. In den folgenden Abschnitten wird ein Bereich der Krebsforschung vorgestellt, der laut Volker Wunderlich und Heinz Bielka, zwei Mitarbeiter Arnold Graffis, nicht zu dessen eigentlichem Interessengebiet gehörte, auf dem er aber gleichwohl eine exzellente Forschung angestoßen habe: die Immunologie.

## Theorien der Krebsentstehung: Plasmatische Mutationstheorie und Virustheorie

Spätestens seit dem Ende seines Medizinstudiums in den ausgehenden 1930er-Jahren beschäftigte sich Arnold Graffi mit der Suche nach dem Prinzip der Kanzerogenese. Er formulierte damals bereits erste Hypothesen zur Krebsentstehung, in deren Mit-

36 Einige seiner Aquarelle sind gedruckt in: Wunderlich, wie Anm.31.

37 Eher allgemein formuliert bei: Bergel, »Arnold Graffi«, *Siebenbürgische Zeitung* (19.2.2006); bezogen auf die in den Mitochondrien vermutete DNA, die später tatsächlich nachgewiesen wurde, sowie auf Graffis Überlegungen zu den Möglichkeiten einer Gentherapie bei Krebs siehe: Wunderlich, 2006 wie Anm. 28, sowie bezogen auf die Gentherapie siehe: Stafford, wie Anm. 28, 980.

38 Bergel, ebd.

telpunkt die Atmungsorgane der Zelle, die Mitochondrien, standen.[39] Auf diese Hypothesen kam Graffi später immer wieder zurück und versuchte, sie mit den neuen Erkenntnissen in der Krebsforschung in Einklang zu bringen. So kreiste seine eigene Krebstheorie um eine plasmatische Mutationstheorie, die eng mit der Virustheorie der Krebsentstehung verbunden war. Letztere blieb auch deswegen Graffis zentraler Bezugspunkt, weil es ihm und seinen Mitarbeitern ab Mitte der 1950er-Jahre gelang, in ihrem Labor als erste bestimmte Tumorviren nachzuweisen, insbesondere 1954 das Virus der myeloischen Leukämie der Maus, das später als ›Graffi-Virus‹ bezeichnet wurde. Außerdem entdeckten und isolierten sie 1967 ein Papova-Virus beim Hamster.[40]

Bei seinen Überlegungen zum Ursprung der Kanzerogenese waren die Zellen der doppelte Ausgangspunkt von Graffis Forschung, nämlich die normalen und die bösartig umgeformten Zellen. Denn Graffi ging einerseits davon aus, dass Krebs durch eine ungehemmte Teilungsfähigkeit von Zellen charakterisiert wird, die durch einen äußeren »kanzerogenen Reiz« ausgelöst werde, und andererseits vermutete er in den Zellen selbst den Grund für die unterschiedliche Wirkung kanzerogener Reize auf verschiedene Gewebesorten im Organismus sowie auf unterschiedliche Stämme oder Arten von Versuchstieren. Das bedeutet, dass der äußere Reiz nur der Auslöser für einen Prozess der Vererbung sein konnte, der sich dann auf zellulärer Ebene innerhalb eines Organismus abspielte, der also die Zellentwicklung eines Individuums betraf. Aus den Versuchen mit krebserregenden Substanzen, die Graffi 1948–1949, in seinem ersten Jahr als Abteilungsleiter in Berlin-Buch, durchführte, leitete er folgende Schlussfolgerung ab:

> Die kanzerogenen Reize unterscheiden sich also von den nichtkanzerogenen durch eine ganz bestimmte quantitative Abstufung ihrer Schädigungswirkung. Sie sind weder völlig harmlos noch so stark giftig, dass alle Zellen von ihnen abgetötet werden. Ein Reiz kann nur dann krebserregend sein, wenn er auf eine bestimmte Zellart diese abgestufte, zonale Schädigungswirkung ausübt. Sowohl ein zu starker als auch ein zu schwacher Reiz ist nicht kanzerogen. Dass es beim Prozess der malignen Zellentartung auf die genannte quantitativ genau abgestufte Schädigungswirkung ankommt, also auf die Reaktionsweise der Zelle und weniger auf die absolute Qua-

39 Erste experimentelle Arbeiten auf diesem Gebiet führte Graffi bereits in den 1930er-Jahren in der Berliner Charité bei dem Chirurgen Ferdinand Sauerbruch aus: Wunderlich, 2006, wie Anm. 28. Vgl. dazu auch: Arnold Graffi, »Zelluläre Speicherung cancerogener Kohlenwasserstoffe«, *Zeitschrift für Krebsforschung* 49/5 (1939), 477-495; ders., »Intracelluläre Benzpyrenspeicherung in lebenden Normal- und Tumorzellen«, *Zeitschrift für Krebsforschung* 50/2 (1940), 196-219 sowie ders., »Einige Betrachtungen zur Ätiologie der Geschwülste speziell zur Natur des wirksamen Agens der zellfrei übertragbaren Hühnertumoren«, *Zeitschrift für Krebsforschung* 50/6 (1940), 501-551.

40 Die genaue Herkunft eines in den 1970er-Jahren isolierten Virus aus menschlichem Tumorgewebe konnte nicht geklärt werden. Vgl.: Wunderlich, 2006, ebd sowie: Günter Pasternak, »Arnold Graffi«, in: *Wissenschaftler in Berlin-Buch* (2004), wie Anm. 8.

lität des Reizes geht aus Benzpyrentropfungsversuchen an der Rattenhaut hervor. An dieser bewirkt der für viele Tierarten so intensive kanzerogene Stoff Benzpyren keine Schädigungswirkung, gleichzeitig wirkt das Benzpyren auf die Rattenhaut auch nicht kanzerogen. Die besondere zur Krebsbildung führende Reaktionsweise ist also dem gleichen Reiz gegenüber bei verschiedenen Zell- und Tierarten sehr unterschiedlich und vermutlich auch vom Genotypus abhängig.[41]

1951 fasste er die Erkenntnisse der experimentellen Krebsforschung der vorhergehenden Jahre in einem Artikel für die monatlich erscheinende Zeitschrift *Urania* zusammen, die sich an einen weiteren Leserkreis richtete und nicht bloß für ein Fachpublikum bestimmt war. Hier erklärte Graffi, was er unter »krebserregenden Reizen« verstand. Es handele sich dabei um die Eigenschaft bestimmter Substanzen, im Gewebe erstens »latente Tumoranlagen« zu erzeugen und zweitens eine »realisierende Wirkungsweise« auszuüben, also das, was er vorher als »Schädigungswirkung« bezeichnet hatte. Nach den Ausführungen über die kanzerogenen Reize stellte er die entscheidende Frage, »in welcher Weise alle diese Reize trotz ihrer Unterschiedlichkeit zum gleichen Resultat führen, nämlich zur Umwandlung normaler Zellen in bösartige.«[42] Diese Frage diente ihm als Übergang zu seiner Version einer plasmatischen Mutationstheorie der Krebsentstehung – im Gegensatz zu der von dem Krebsforscher Karl Heinrich Bauer (1890–1978) propagierten somatischen Mutationstheorie der Krebsentstehung, bei der die genetische Veränderung im Zellkern abläuft.[43] Dass sich aber das Erbmaterial im Zellkern durch kanzerogene Reize verändere, hielt Graffi im Wesentlichen für widerlegt. Stattdessen habe man größere Mengen der kanzerogenen Stoffe in den Mitochondrien und Mikrosomen, also im Zellplasma entdeckt, so Graffi. Aus diesem Grund hielt er einen Zusammenhang der Mitochondrien mit der Krebsentstehung für sehr wahrscheinlich und zwar auf zweierlei Weise. Einerseits könne der Stoffwechsel der Zelle durch die kanzerogenen Substanzen gestört werden und über die Mitochondrien zu vermehrtem Zellwachstum führen. Andererseits fand Graffi eine Verbindung seiner plasmatischen Mutationstheorie mit der Virustheorie der Krebsentstehung besonders attraktiv.[44]

41 ABBAW Buch/A 62 (1948–69): Tätigkeitsbericht über das Kalenderjahr 1948 der biologischen Abteilung für Geschwulstforschung des Instituts für Medizin und Biologie (Arnold Graffi, 1.3.1949). Kursivierung der Verfn.

42 Arnold Graffi, »Einige Ergebnisse der experimentellen Krebsforschung«, *Urania: Monatsschrift über Natur und Gesellschaft* 14/4 (1951), 150-160, hier 156.

43 Arnold Graffi, Heinz Bielka, *Probleme der experimentellen Krebsforschung*. Leipzig: Geest & Portig, 1959, 489-515. An anderer Stelle gab Graffi an, die plasmatische Mutationstheorie bereits 1939-1940 gemeinsam mit Felix Scharsach, seinem Kollegen an der Berliner Charité, aufgestellt zu haben. Vgl. Arnold Graffi, »Experimentelle Untersuchungen zur Ätiologie der Leukämien«, *Zeitschrift für die gesamte innere Medizin und ihre Grenzgebiete* 13/23 (1958), 961-971, hier 961.

44 Ebd., 961.

Die Virustheorie der Krebsentstehung ging davon aus, dass für die Kanzerogenese ein spezifisches Agens ausschlaggebend sei, beispielsweise ein Virus. 1911 war es zuerst dem amerikanischen Pathologen Francis Peyton Rous (1879–1970) gelungen, einen Tumor, genauer gesagt ein Sarkom, durch zellfreie Filtrate von einem Huhn auf ein anderes zu übertragen. Die Schlussfolgerung, dass es ein Virus war, das den Tumor übertragen hatte, lag aufgrund der Symptome nahe, obgleich Viren damals noch nicht visualisiert werden konnten.[45] In seinem Artikel von 1951 stellte Graffi nun die auf einem – mittlerweile durch das Elektronenmikroskop möglich gewordenen – morphologischen Vergleich zwischen dem Rous-Sarkom-Virus und bestimmten Zellplasmabestandteilen aufbauende These auf, dass die von Rous experimentell nachgewiesenen tumorerzeugenden Viren möglicherweise aus körpereigenem Material bestehen würden, genauer gesagt aus Mitochondrien- und Mikrosomenpartikeln. Tumorviren wären demnach keine exogenen, also von außen eindringenden, sondern endogene, das heißt körpereigene Viren.[46] Damit hatte Graffi eine Brücke geschlagen von äußeren kanzerogenen Reizen zur Vererbung der von ihnen hervorgerufenen Mutationen auf die nächste Zellgeneration. Gleichzeitig war die Virustheorie geeignet, um die oben zitierte Frage Arnold Graffis zu beantworten, wie ganz unterschiedliche Reize zum gleichen Resultat, nämlich Krebs, führen können.

1954 gelang es Graffi und seinen Mitarbeitern, das ›Agens‹ aus der myeloischen Leukämie der Maus nachzuweisen, dem sie schon so lange auf der Spur gewesen waren, nämlich das »Virus der myeloischen Leukämie der Maus,« das ab Mitte der 1960er-Jahre als ›Graffi-Virus‹ bezeichnet wurde.[47] Damit besaß Graffis Labor schon ab Mitte der 1950er-Jahre eine eigene, unabhängige experimentelle Grundlage für weitere Versuche und gleichzeitig eine Bestätigung der seit Ende der 1940er-Jahre laufenden Bemühungen, Leukämien durch zellfreie Filtrate von einem Tier auf ein anderes zu übertragen. Die Isolierung des Virus trug sicher nicht unwesentlich dazu bei, dass Graffi seine plasmatische Mutationstheorie ein paar Jahre später, 1958, schon völlig an die Virustheorie gebunden hatte. Er zog nun zwei Hypothesen der Krebsentstehung in Betracht, die den Viren einen gleichermaßen prominenten Platz einräumten. In der ersten These nahm er an, dass die Zelle eine »abnorme Nukleinsäure« aufnehme, etwa durch kanzerogene Noxen oder durch Viren. In der zweiten These ging er von einer

45 George Klein, *The Atheist and the Holy City: Encounters and reflections*, übers. v. Theodore und Ingrid Friedmann. Cambridge: MIT, 1990, Kap. 11. Zu den serologischen Methoden der Charakterisierung von Grippeviren siehe auch: Michael Bresalier, »Neutralizing Flu: ›Immunological devices‹ and the making of a virus disease«, in: *Crafting Immunity: Working histories of clinical immunology*, hg. v. Kenton Kroker, Jennifer Keelan, Pauline M. H. Mazumdar. Aldershot: Ashgate, 2008, 107-144.

46 Graffi, »Einige Ergebnisse«, *Urania: Monatsschrift über Natur und Gesellschaft* (1951): 158.

47 Wunderlich, Bielka, 2006, wie Anm. 28.

»relativ unspezifische[n], zonal abgestufte[n] allgemeine[n] Strukturschädigung der Zelle« aus, die ebenfalls durch Kanzerogene oder Viren hervorgerufen werde. Über letztere These schlug Graffi die Brücke zu der bekannten Krebstheorie des Berliner Biochemikers und Krebsforschers Otto Warburg (1883–1970),[48] mit dem er während des Krieges für einige Monate in Berlin-Dahlem zusammengearbeitet hatte.[49] Eine zonale Strukturschädigung der Zellplasmabestandteile könnte der Grund für die von Warburg vermutete Atmungsschädigung der Zelle sein, so Graffis Erklärung.[50]

Schließlich stellte Arnold Graffi, gemeinsam mit seinem Mitarbeiter Heinz Bielka (*1929), im Jahr 1959 die *Probleme der experimentellen Krebsforschung* in einer umfassenden Monografie dar.[51] Darin diskutieren sie die vorhandenen Theorien der Kanzerogenese bereits vom Standpunkt der Virustheorie aus. So wurde etwa die immunologische Theorie der Kanzerogenese des britischen Pathologen H. N. Green mit dem Argument entkräftet, dass die maligne Umwandlung von Zellen in Wirklichkeit viel schneller ablaufe als in Greens Hypothese von einem zweistufigen Umformungsprozess beschrieben.[52] Gehe man aber von einem Virus aus, dann sei die unmittelbare maligne Umformung der Zellen ohne lange Latenzzeit plausibel. Das Fazit Graffis und Bielkas lautete:

> Man gelangt zu der Vorstellung, daß die onkogenen Viren das maligne Prinzip an sich darstellen, im Gegensatz zu den anderen cancerogenen Noxen, die dieses Prinzip in den Zellen erst im Laufe eines längeren Zeitraumes erzeugen oder zur Wirkung gelangen lassen.[53]

Diese Formulierung von onkogenen Viren als dem »malignen Prinzip an sich« kommt einem Bekenntnis Arnold Graffis zur Virustheorie der Krebsentstehung gleich. Und in der Tat war seine Forschung in den folgenden Jahren auch von Fragen des Mechanismus der Krebsinduktion durch Viren geprägt. Der Beginn seines immunologischen Interesses steht ebenfalls in diesem Zusammenhang.

Nach diesem kurzen Überblick über die Entwicklung von Graffis Virustheorie der Krebsentstehung in den Jahren 1939–1959 soll es im folgenden Abschnitt konkreter um die Herausbildung seiner Vorstellung von Antigenen beim Prozess der Krebsentstehung gehen. Die Anwendung serologischer und immunologischer Techniken, die

48 Siehe dazu bspw.: Robert E. Kohler, »The background to Otto Warburg's conception of the Atmungsferment«, *Journal of the History of Biology* 6/2 (1973), 171-192.

49 Munk, wie Anm. 28, 125. Den genauen Zeitpunkt dieser Zusammenarbeit gab Munk nicht an, es sei irgendwann zwischen 1943 und 1945 gewesen, als Graffi wissenschaftlicher Mitarbeiter bei der Schering AG in Berlin war. Siehe auch: Petra Werner, *Otto Warburg: Von der Zellphysiologie zur Krebsforschung*. Berlin: Verlag Neues Leben, 1988, 175-176.

50 Graffi, »Experimentelle Untersuchungen«, wie Anm. 43, 968-970.

51 Graffi, *Probleme der experimentellen Krebsforschung* (1959).

52 Ebd., 500.

53 Ebd., 505.

er in seinem Labor 1948 oder 1949 zusätzlich zu den bereits verwendeten biochemischen, chemischen und histologischen Methoden einführte, steht damit in unmittelbarem Zusammenhang. Dadurch sind Rückschlüsse von seinen Arbeitsmethoden in der Krebsforschung insgesamt auf sein immunologisches Konzept möglich.

## Serologische Techniken und immunologische Charakterisierung von Viren

Graffis Vermutung, dass sich Tumore auch bei Säugetieren zellfrei, also analog zu Infektionskrankheiten, über bestimmte Erreger oder ›Faktoren‹ übertragen ließen, konnte er anfangs noch nicht bestätigen. Die ersten negativen Ergebnisse bei dem Ende der 1940er-Jahre gestarteten Versuch, das Ehrlich-Aszites-Karzinom der Maus und das Walker-Karzinom der Ratte von Tier zu Tier durch zellfreie Filtrate zu übertragen, machten Graffi und seinen Mitarbeitern klar, dass sie ihre experimentellen Methoden noch deutlich verfeinern mussten.[54] In den wenigen Fällen, in denen die Tumore auf dem anderen Tier angingen, vermutete Graffi deswegen anfangs nicht das gesuchte ›Agens‹ als Ursache, sondern er glaubte, dass doch einzelne Zellen durch den Filter geschlüpft sein könnten, dass also eher eine gelungene Transplantation als eine gelungene Virusinfektion vorlag. In dem im Tätigkeitsbericht für 1948 beschriebenen Versuch schätzte er aufgrund der mikroskopischen Kontrolle, dass maximal 10 Zellen durch den Filter gegangen sein könnten. Das hätte geheißen, dass schon ganz wenige Tumorzellen ausgereicht hätten, um auch auf dem Wirtstier einen Tumor wachsen zu lassen. Eine erfolgreiche Transplantation nur so weniger Zellen war aber aus den bis dahin durchgeführten und in der Literatur beschriebenen Transplantationsstudien nicht bekannt. Es mussten demnach bestimmte Begleitumstände von Bedeutung für die erfolgreiche Tumortransplantation gewesen sein. Und hier brachte Graffi erstmals, wenn auch indirekt, die Immunologie ins Spiel:

> Da positive Transplantationen bei den verwandten Tumoren im allgemeinen nur mit einer grösseren Zahl von Zellen (mindestens 3-4000) gelingen, in unseren zentrifugierten Extrakten jedoch auf Grund der mikroskopischen Kontrolle maximal 10 Zellen pro Impfstoff enthalten sein können, muss angenommen werden, daß die lokale Tuschespeicherung in Verbindung mit dem Embryonalbrei das Angehen selbst sehr weniger Zellen ermöglicht. Daraus wird geschlossen, dass eine Blockierung des lokalen Mesenchyms wahrscheinlich ein wesentlich fördernder Faktor auch bei der spontanen und kanzerogenen Reize bewirkten (!) Krebsentstehung ist. Ohne Tusche und Embryonalbrei ist mit dem gleichen sehr zellarmen Extrakten nie gelungen (!).[55]

[54] Peyton Rous hatte mit Hühnern, also Vögeln experimentiert. Es war also unklar, ob seine Versuchsergebnisse als spezies- oder gattungsspezifisch anzusehen waren oder ob sie auch für andere Tierklassen Gültigkeit besaßen.

[55] ABBAW Buch/A 62 (1948–69): Tätigkeitsbericht über das Kalenderjahr 1948 der biologischen

Graffis Schlussfolgerung deutet darauf hin, dass er einen Zusammenhang zwischen der immunologischen Abwehr des Organismus und dessen Empfänglichkeit für kanzerogene Reize sah. Mit der Blockierung des lokalen Mesenchyms (Bindegewebes), von der er in dem Zitat spricht, ist die Herabsetzung der lokalen Gewebsabwehr durch Tuschinjektion gemeint, die Graffi zuvor beschrieben hatte. Das heißt, dass in das Bindegewebe der Versuchsmäuse zuerst Tusche eingespritzt wurde, offenbar, um Immunreaktionen vom folgenden Tumorfiltrat ab- und auf die eingedrungenen Tuschepartikel zu lenken. Vermutlich wurden diese Maßnahmen als eine Art Immunsuppression bei Experimenten mit genetisch nicht identischen Versuchstieren schon länger angewendet, um die zu erwartenden normalen Abstoßungsreaktionen zu blockieren.[56] Zwar hatten die Genetiker an den 1929 von Clarence C. Little gegründeten Jackson Memorial Laboratories in den USA schon in den 1930er-Jahren genetisch identische Mäuse gezüchtet, mit denen die Transplantationsbarriere wegfiel und Überpflanzungen von Gewebe ohne Abstoßungsreaktionen vorgenommen werden konnten.[57] Deren Notwendigkeit für methodisch saubere Experimente gerade auf dem Gebiet der Immunologie wurde in Fachkreisen jedoch nur allmählich erkannt.[58] Schließlich musste sich dazu auch die immunologische Forschung erst so weit vereinheitlichen, dass alle auf diesem Gebiet arbeitenden Wissenschaftler einen Bedarf an Inzuchtmäusen entwickelten. In Berlin-Buch schaffte erst Graffis Mitarbeiter Günter Pasternak ab 1959 Inzuchtmäuse an, die er dann vor Ort weiter züchtete.[59] Bis zum Ende der 1950er-Jahre arbeitete Graffi noch mit genetisch heterologen Versuchstieren.[60]

Abteilung für Geschwulstforschung des Institutes für Medizin und Biologie (Arnold Graffi, 1.3.1949).

56 So wurde Tusche auch von Graffis ehemaligem Kollegen zur Blockade des retikulo-endothelialen Systems (RES) eingesetzt: Felix Scharsach, »Zur ätiologischen Problematik der Leukämien speziell auf Grund neuerer Ergebnisse der experimentellen Forschung«, *Münchner Medizinische Wochenschrift* 98/15 (1956), 535-538. Scharsach beschrieb seine Methodik folgendermaßen: »Die geimpften Mäuse waren teils vorbestrahlt [...], teils wurde versucht, bei ihnen das RES durch Tusche oder kolloidale Kupferlösung [...] zu blockieren.« Auch der Leipziger Immunologe Herwart Ambrosius schilderte (allerdings 20 Jahre später) ein Experiment, in dem sich die immunologische Abwehr durch Tuscheeinspritzung und anschließende, in Abständen erfolgende Blutabnahme sichtbar machen lässt: Herwart Ambrosius, *Vom Kampf in unseren Körpern* [Wir und die Natur]. Leipzig: Urania, 1969.

57 Siehe dazu Karen Rader, *Making Mice: Standardizing animals for American biomedical research, 1900–1955* Princeton: Princeton University Press, 2004.

58 George Klein, Eva Klein, »Tumor immunology«, in: *Immunology: The making of a modern science*, hg. v. Richard B. Gallagher et al. London: Academic Press, 1995, 203-221, bes. 204-205.

59 Günter Pasternak, Günter Gryschek, »Eine Methode zur Haltung und Führung von Mäuseinzuchtlinien und ihre Ergebnisse«, *Zeitschrift für Versuchstierkunde* 1/6 (1962), 184-194.

60 Das geht aus einer Bemerkung in einer Publikation von 1958 hervor, in der sich Graffi ausdrücklich bei Frau Prof. Hertwig für den Mäuse-Albinostamm ›Agnes Bluhm‹ sowie bei Herrn Prof. Domagk und Herrn Dr. Hackmann für einen schwarzgelben und einen hellbraunen Inzuchtmäusestamm bedankte. Graffi, »Experimentelle Untersuchungen«, wie Anm. 43, 964.

1948 oder 1949 nahm Graffi serologische Techniken zunächst als zusätzliche Methoden neben biochemischen und chemischen in das Repertoire seiner Abteilung auf, um eine »eventuelle Spezifität der Krebszelle« zu erfassen, die, wie er in seinem Bericht in Klammern hinzusetzte, eine Bedeutung für die Diagnostik haben könnte.[61] Die Serologie unterscheidet sich nach ihrer modernen Lexikondefinition von der Immunologie darin, dass sie nur den humoralen Teil derselben untersucht, also die Antigen-Antikörper-Komplexe im Blutserum.[62] Gleichzeitig markiert Graffis Wortwahl eine Art Wasserscheide zwischen diversen in unterschiedliche Fachgebiete eingebetteten Immunforschungen und der ›neuen Immunologie‹, das heißt der Immunologie, wie sie ab circa 1955 als wissenschaftliche Disziplin erschien. Es lässt sich daran ablesen, dass Graffi bald dazu überging, nur noch das Adjektiv ›immunologisch‹ zu verwenden und nicht mehr ›serologisch‹.

Mit dem Einsatz der serologischen Techniken begann die Antigenforschung in Berlin-Buch, die in den Jahren 1952–1955 mit »serologische[n] Untersuchungen in Antigenen aus normalen und malignen Zellen« fortgesetzt wurde, wobei Graffi und seine Mitarbeiter an den »Antigeneigenschaften« normaler und maligner Zellen und deren Bestandteilen interessiert waren.[63] Sie suchten also nach strukturellen Unterschieden zwischen normalen Zellen und Tumorzellen. Dazu stellten sie 1952 beispielsweise ein Antimitochondrienserum her, das sie in vivo auf seine Wirkung auf das Lebergewebe der Ratte untersuchten.[64] Hier scheinen zwei Fragestellungen parallel verfolgt worden zu sein: Einerseits ging es offenbar um den immunologisch feststellbaren Unterschied zwischen Tumorgewebe und Normalgewebe, also um unterschiedliche Antigene in beiden Gewebesorten, die für die jeweilige Gewebesorte als spezifisch gelten konnten. Andererseits deutet die Herstellung eines Antimitochondrienserums darauf hin, dass

61 ABBAW Buch/A 62 (1948–69): Bericht der Abteilung für biologische Krebsforschung über die Zeit vom 1. Juni 1948 bis 31. Oktober 1949 (Arnold Graffi).

62 Gerhard Bundschuh, Burkhard Schneeweiß, Hans Bräuer (Hrsg.), *Biotest: Lexikon der Immunologie*. München: Medical Service, 1988, 741. Unter dem Stichwort »Serologie« findet sich hier folgende Definition: »Lehre von den Eigenschaften des Serums und anderer Körperflüssigkeiten, die durch AAR [Antigen-Antikörper-Reaktionen] bestimmbar sind.« In den späten 1940er und 1950er-Jahren wurden»Serologie« und »serologisch«zunehmend durch die Begriffe »Immunologie« und »immunologisch« ersetzt.

63 ABBAW Buch/A 1: *Medizinische Institute und Einrichtungen 1945–1991: Rat der Direktoren*, Jahresbericht des Instituts für Medizin und Biologie (1952): Plan-Nr. 020101/F 2-02 (Arnold Graffi, 6.1.1953). Die Suche nach Unterschieden zwischen normalen und Tumorzellen wurde auch 1954 fortgesetzt: ABBAW Buch/A 3: *Medizinische Institute und Einrichtungen 1945–1991: Rat der Direktoren*, Jahresbericht des Instituts für Medizin und Biologie (1954): Thema F 4-75 Antigenstruktur der tierischen Zelle.

64 ABBAW Buch/A 1 (1952): Plan-Nr. 020101/F 2-02 (Arnold Graffi, 6.1.1953). Die Suche nach Unterschieden zwischen normalen und Tumorzellen wurde auch 1954 fortgesetzt: ABBAW Buch/A 3 (1954): Thema F 4-75 Antigenstruktur der tierischen Zelle.

bereits Untersuchungen im Gange waren, die der Lokalisation von Antigenen innerhalb der Zellen, also beispielsweise in den Mitochondrien, dienten. Dazu wurden die Zellen mit der Ultrazentrifuge in ihre einzelnen Fraktionen aufgespalten, die dann als Antigene eingesetzt werden konnten, um in Versuchstieren (beispielsweise Kaninchen) die Produktion mehr oder weniger spezifischer Antikörper dagegen anzuregen. Diese Arbeiten standen höchstwahrscheinlich im Zusammenhang mit Arnold Graffis Hypothese von den Mitochondrien- oder Mikrosomenpartikeln, die seiner Ansicht nach zu endogenen Viren werden konnten. Die Untersuchung der nachgewiesenen Krebsviren bei der Maus in Graffis Labor und seine Hinwendung zur immunologischen Charakterisierung bestimmter Zell- und Zellplasmafraktionen würde somit in direktem Zusammenhang mit seiner Tumorvirustheorie stehen.

Bei der Charakterisierung des Agens der myeloischen Leukämie der Maus, die Graffis Arbeitsgruppe 1954 bewerkstelligte, halfen ihm und seinen Mitarbeitern also unter anderem immunologische Techniken.[65] Es ist interessant, dass Graffi in seiner sorgfältigen und vorsichtigen Wortwohl auch vier Jahre nach dieser Entdeckung noch nicht durchgehend von einem Virus sprach, sondern stellenweise lediglich von einem »virusartige[n] Agens.«[66] Unklar bleibt aus diesen Publikationen, ob das Virus unter dem Mikroskop sichtbar wurde oder nicht. Graffi äußerte lediglich die Vermutung, dass es zwar sehr klein, aber wahrscheinlich korpuskulärer Natur sei, worauf die Kombination aus Ultrazentrifugation und der Wirksamkeit des Virus, das heißt der Induktion von Leukämien, hindeuten würden.[67] Auch die immunologischen Methoden wurden im Sinne eines Nachweises von »immunologischen Eigenschaften« zur weiteren Charakterisierung des Agens verwendet. Graffi und seine Mitarbeiter hatten einerseits Kaninchensera gegen den »leukämogenen Faktor« und andererseits gegen normales Mäusegewebe hergestellt. Das Kaninchenserum gegen das zellfreie Leukämiefiltrat konnte den besagten Faktor, also das Virus, inaktivieren, während das Kaninchenserum gegen das normale Mäusegewebe keine Wirkung zeigte. Daraus schlussfolgerten Graffi und seine Mitarbeiter, dass der leukämogene Faktor »eine eindeutige spezifische Antigenwirkung« aufweise.[68] Das konnte entweder heißen, dass das Virus ein spezifisches Antigen aufwies oder dass es selbst in seiner Gesamtheit wie ein Antigen wirkte.

65 Die Vokabeln Serologie und serologisch tauchten in der Publikation von 1958 nicht mehr auf. Dafür fasste Graffi hier die »immunologischen Ergebnisse« der Versuche zusammen. Vgl. Graffi, »Experimentelle Untersuchungen«, wie Anm. 43, 965.

66 Ebd.: 961. Siehe auch: Arnold Graffi, Fritz Fey, Fritz Hoffmann, »Weitere Untersuchungen zur immunologischen Charakterisierung des Agens der myeloischen Leukämie der Maus«, in: *Die Naturwissenschaften* 45/19 (1958), 471.

67 Graffi, »Experimentelle Untersuchungen«, wie Anm. 43, 964.

68 Ebd., 965.

Die Frage, die sich an diese immunologische Charakterisierung des Virus anschließen musste und auch allmählich anschloss, lautete, wie sich dieses spezifische Antigen des Virus – oder das antigene Virus – in der Tumorzelle verhielt. Blieb es nachweisbar? War es identisch mit einem – noch spekulativen – spezifischen Tumorantigen, das Tumorzellen von Normalzellen unterscheidbar machen würden? Und wo befand sich dieses spezifische Tumorantigen, wenn es eines gab?

## Von der Methode zum Forschungsprojekt

In den 1940er-Jahren und Anfang der 1950er-Jahre verwendete Graffi das Wort Antigen noch eher sparsam. Lieber sprach er von einer »Antigenwirkung« (wie oben zitiert) oder von »Antigeneigenschaften« – beides Begriffe, die eher einen prozessualen Charakter haben. Im Jahresbericht von 1957 gab er dem Wort einen rein funktionalen Sinn, um die Impfsubstanz zu bezeichnen, gegen die er ein Antiserum zu erzeugen wünschte. Welche der »Antigenkomponenten« dann die Antikörperproduktion anregt und wie, war zu diesem Zeitpunkt noch ungeklärt. Möglich war sowohl eine Formation der Antikörper nach dem Matrizen-Modell bzw. verschiedenen Induktionstheorien als auch eine natürliche Selektion aus einer im Organismus bereits vorhandenen Vielfalt an Antikörpern unterschiedlicher Spezifität, wie sie erst kurz zuvor, 1955, von dem dänischen Immunologen Niels Jerne vorgeschlagen worden war.[69]

Die Definition endogener Viren, die Arnold Graffi und Heinz Bielka 1959 in ihrer Monografie formulierten, weist merkwürdige Analogien mit den Induktionstheorien der Antikörperformation auf. Die endogenen Viren würden, so die Autoren, »aus kleinsten Cytoplasmaorganellen oder deren Untereinheiten« entstehen, »wobei diesen Elementen die Bedeutung *genetischer Strukturen mit Matrizenfunktion und autokatalytischer Reduplikationsfähigkeit* zuerkannt werden muss.«[70] Letzteres könnte auch als eine Definition von Antigenen gelesen werden, nur, dass sich die Reduplikationsfähigkeit eher auf die Antikörper beziehen würde.

Wie oben schon angedeutet, musste nach der erfolgreichen immunologischen Charakterisierung des Virus der myeloischen Leukämie der Maus als nächstes geklärt werden, in welcher Beziehung das virale Antigen oder das Virus *als* Antigen zur Tumorzelle stand. Dazu passen die Versuche Graffis und seiner Mitarbeiter aus den Jahren 1956–1957 und 1959–1960, in denen sie mit Nukleoproteidfraktionen aus verschiedenen Zellbestandteilen von Ehrlich-Aszites-Tumorzellen experimentierten. Damals beschäftigten sich viele Forscher mit der Frage, wo in der Zelle Antigene zu finden seien. Ich halte es für möglich, dass die Auswahl der untersuchten Zellfraktionen, in

69 Vgl.: Arthur M. Silverstein, Kap. 3.
70 Graffi, *Probleme der experimentellen Krebsforschung* (1959), 511. Hervorhebung der Verfn.

diesem Fall der Zellkern, bei Graffi damals im Zusammenhang mit seinen Überlegungen zum Reduplikationsprozess des Virus in der Zelle stand. Wenn er endogene Viren als »genetische Strukturen mit Matrizenfunktion« betrachtete, dann könnte er meines Erachtens erwogen haben, dass sie ihre »autokatalytische[n] Reduplikationsfähigkeit[en]« direkt im Zellkern entwickelten. Näher lagen in Graffis Augen aber wohl die Mitochondrien als Orte der Reduplikation, denn darauf bezog sich ja seine Virustheorie. Die Mitochondrien wurden jedoch Ende der 1950er-Jahre in Graffis Labor gerade weniger intensiv erforscht.

Möglicherweise ist die Hinwendung zu weiteren Versuchen mit Zellkernfraktionen auch einfach darauf zurückzuführen, dass in Graffis Labor der Versuch geglückt war, in Kaninchen Antisera gegen die Proteide aus dem Zellkern herzustellen. Daraus schlussfolgerte Graffi, dass Nukleoproteide potentiell starke antigene Eigenschaften besitzen. Er mutmaßte sogar, »daß die Nukleoproteide des Ehrlich-Tumors Antigenbestandteile enthalten, die im normalen Mäuseembryonalgewebe nicht vorhanden sind.«[71] Meinte er damit spezifische Tumorantigene? Dass es Graffi genau darum ging, zeigt der Plan des Jahresberichts von 1957, der einen weiteren Versuch enthält, um ein spezifisches Tumorantigen nachzuweisen bzw., in Graffis Worten, eine »spezifische Antigenkomponente:«

> Es wurde versucht, gegen die in der Abteilung durch zellfreie Filtrate beim AB-Mäuse-Inzuchtstamm erzeugte transplantable Leukose SOV 16 homologe Antikörper beim gleichen Stamm hervorzurufen. Durch einen derartigen Versuch würde in eindeutigster Weise der Beweis einer spezifischen Antigenkomponente im Tumorgewebe zu erbringen sein.[72]

An dieser Stelle lohnt sich ein Exkurs über die Art der zitierten Quelle. Pläne waren in den Jahresberichten des Instituts für Medizin und Biologie erst seit 1953 enthalten. Ein Jahr zuvor hatten Jahresberichte die Tätigkeitsberichte abgelöst. Ab 1963 wurden die Jahresberichte dann vollständig von Perspektivplänen ersetzt. Für die wissenschaftlichen Leiter der einzelnen Abteilungen ergab sich daraus, dass sie nun nicht mehr nur über abgeschlossene oder laufende Forschungen berichten, sondern den Blick auf die Zukunft richten sollten, um konkrete Pläne und Prognosen über mögliche Forschungsergebnisse zu entwerfen. Arnold Graffi leitete in seinem Plan von 1957 mögliche neue Erkenntnisse aus den bereits durchgeführten Versuchen ab. Jedoch ist im Zitat oben eine gewisse Kühnheit der Formulierung im Planungsteil des Jahresberichts

71 ABBAW Buch/A 6: *Medizinische Institute und Einrichtungen 1945–1991: Rat der Direktoren*, Jahresbericht des Instituts für Medizin und Biologie (1957): »Thema: Serologische Untersuchungen mit Antigenen aus normalen und malignen Zellen im Hinblick auf die Erzeugung von Immunseren.«

72 Ebd.

zu bemerken, die sich von Graffis sonst eher vorsichtiger Wortwahl unterscheidet. Er verwendete den Superlativ von ›eindeutig‹, sprach von einem »Beweis« und mehr oder weniger unverblümt von spezifischen Tumorantigenen. Zur Erklärung dieser sprachlichen Auffälligkeit kommen zwei Möglichkeiten in Betracht: Erstens könnte Graffi die Textsorte ›Plan‹ als eine Aufforderung oder sogar als eine Chance verstanden haben, um seine experimentellen Ergebnisse stärker zu verallgemeinern und dem Möglichkeitsdenken den Vortritt vor dem Wirklichkeitsdenken zu lassen. Eine solche Lust am Spiel würde jedoch meiner Einschätzung nach nicht zu Graffis sonstiger Haltung passen. Dazu scheint er – nach den Erinnerungen seiner ehemaligen Mitarbeiterinnen und Mitarbeiter an ihn – zu ernsthaft gewesen zu sein. Zweitens könnte aber echte Euphorie aus Graffis Formulierung sprechen. Er könnte geglaubt haben, wirklich einer großen Entdeckung auf der Spur zu sein, eben tumorspezifischen Antigenen. Letztere Erklärung passt meines Erachtens nicht nur besser zu Graffis Stil, sondern sie ist auch treffender dazu geeignet, die Aufnahme einer immunologischen Versuchsserie in sein Forschungsprogramm plausibel zu machen. Bis dahin hatte Graffi die serologischen/immunologischen Methoden lediglich eingesetzt, um das Problem der Kanzerogenese aus verschiedenen Perspektiven betrachten zu können. Um eine dieser Methoden aus diesem Status der Gleichberechtigung mit den anderen Methoden herauszuheben und aus ihr eigene Forschungsfragen zu generieren, musste ein konkreter Grund, das heißt ein in seinen Augen besonders vielversprechendes Forschungsergebnis vorliegen. Dass Graffi sehr energisch agieren konnte, wenn ihm eine neue Experimentieranordnung einfiel, mit der er glaubte, die Forschungsfragen besser beantworten zu können, belegen die Erinnerungen mehrerer ehemaliger Mitarbeiter an ihn. Erhard Geißler und Volker Wunderlich berichteten einhellig, dass Graffi häufig im Labor aufgetaucht sei und alle Mitarbeiterinnen und Mitarbeiter angewiesen habe, ihre Versuche abzubrechen, um etwas Neues zu machen.[73] Deswegen halte ich es für nicht unwahrscheinlich, dass Graffi ein ihm möglich oder erreichbar erscheinendes Versuchsergebnis zum Anlass genommen haben könnte, um die immunologischen Methoden zu einer gezielteren Erforschung der Frage nach den Besonderheiten der Tumorzelle im Vergleich zur Normalzelle einzusetzen.

Bei der Plandiskussion Ende August 1966 am Institut für Krebsforschung legten die anwesenden Wissenschaftler drei Hauptthemen fest, die bis 1970 erforscht werden sollten. Diese Themen waren: »Virus und Krebs«, »Differenzen zwischen Tumor- und Normalzelle« und »Tumor-Wirts-Beziehungen.«[74] Die ersten beiden Themen wurden

73 Geißler, *Drosophila*, wie Anm. 23 und persönliche Mitteilung Volker Wunderlich, 21.5.2014.

74 ABBAW Buch/A 59: *Medizinische Institute und Einrichtungen 1945–1991: Rat der Direktoren*, Rechenschaftsberichte von allen Instituten (1966): Protokoll der Plandiskussion 1967 am 29.8.1966 am IfK.

in Graffis Arbeitsbereich erforscht, das dritte an der Robert-Rössle-Klinik. Die klare, knappe Bezeichnung dieser Forschungsthemen hatte sich aber erst allmählich in der Zeit zwischen 1948 und 1962/63 herausgebildet. Wie das immunologische Forschungsprojekt, das sich mit den »Differenzen zwischen Tumor- und Normalzelle« beschäftigte, genau aussah, ist Gegenstand des nächsten Abschnitts.

## Der Aufbau einer Tumorimmunologie im kleinen Staat

Um die folgende Argumentation auf den kleinen Staat zu beziehen, wird die DDR einerseits nach ihrer relativen Größe – im Vergleich zur Einwohnerzahl und territorialen Fläche der Bundesrepublik Deutschland – als klein definiert. 1960 hatten die Bundesrepublik und West-Berlin zusammen knapp 57 Millionen Einwohner, die DDR mit Ost-Berlin dagegen circa 17 Millionen.[75] Flächenmäßig war die Bundesrepublik etwas mehr als doppelt so groß wie die DDR. Diese Zahlen sagen für sich genommen noch nichts aus in Bezug auf die Wissenschaft in einem kleinen oder größeren Staat. Deshalb erfolgt diese Definition andererseits nach der individuell und kollektiv wahrgenommenen Staatsgröße, das heißt derjenigen, die die Bevölkerung der DDR selbst, gemessen an ihrer persönlichen Bewegungsfähigkeit, wahrnahm. Die DDR-Bevölkerung kann hier natürlich nicht als homogene Masse betrachtet werden. Konkret geht es um die Wahrnehmung der relativ privilegierten Wissenschaftler an der Deutschen Akademie der Wissenschaften zu Berlin.

Die Frage, die sich explizit oder implizit durch die folgenden drei Kapitel ziehen wird, lautet, ob es sich bei der DDR in Bezug auf die tumorimmunologische Grundlagenforschung, um einen für die Gewährleistung der wissenschaftlichen Objektivität ›gefährlich kleinen‹ Staat handelte. Das heißt, ob die DDR zu irgendeinem Zeitpunkt Gefahr lief, objektive Wissenschaftsstandards zu unterlaufen, wie sich der Wissenssoziologe Joseph Ben-David das Risiko kleiner Staaten in den 1960er-Jahren vorstellte.[76] Oder war die relativ geringe Größe der DDR als Forschungsstandort für die tumorimmunologische Forschung in dieser Anfangsphase sogar von Vorteil?

An dieser Stelle gilt es auch zu trennen zwischen der Größe eines Staates und der Größe der wissenschaftlichen Gemeinschaft in einem bestimmten Fachgebiet. Ben-Davids Idee vom kleinen Staat wurde bisher in der historischen Wissenschaftsforschung

[75] Vgl. die Bevölkerungszahlen des Statistischen Bundesamtes unter: https://www.destatis.de/DE/ZahlenFakten/GesellschaftStaat/Bevoelkerung/Bevoelkerungsstand/Tabellen_/lrbev03.html;jsessionid=380816B8F7571A95E792156DA715D115.cae4 (aufgerufen am 17.12.2014).

[76] Joseph Ben-David, »Scientific endeavor in Israel and the United States«, *American Behavioral Scientist* 6/4 (1962): 12-16.

nicht sehr intensiv diskutiert.[77] Deshalb sind viele grundlegende Fragen, die sein Konzept aufwirft, bislang offen geblieben. Eine dieser Fragen betrifft die Unterscheidungsmöglichkeiten zwischen dem Einfluss, den die Größe eines Staates auf die Wissenschaft hat, und dem Einfluss, den die Größe der wissenschaftlichen Gemeinschaft des betreffenden Fachgebietes auf dessen Entwicklung nimmt. Sind diese Einflüsse vergleichbar? Sind sie voneinander zu unterscheiden? Sind sie wechselseitig abhängig oder unabhängig? Mein Vorschlag für diese Untersuchung lautet, dass bestimmte Zeitabschnitte innerhalb der DDR-Wissenschaftsgeschichte auf diese Frage hin untersucht und miteinander verglichen werden könnten, um dann festzustellen, wie groß jeweils der Einfluss staatlicher Instanzen auf die Wissenschaft und umgekehrt der Einfluss der Wissenschaftler in der staatlichen Forschungsplanung war.

An den chronologischen Etappen der Kapitel 3, 4 und 5 soll festgestellt werden, inwieweit die DDR neben ihrer politischen Isoliertheit auch wissenschaftlich bereits isoliert war, bis zu welchem Grad also die Bewegungsfähigkeit der DDR-Wissenschaftler im internationalen Vergleich eingeschränkt war. Anhand der Karriere von Günter Pasternak werden in den folgenden Abschnitten einige Merkmale herausgearbeitet, mittels derer die relative Kleinheit der DDR als wissenschaftlicher Standort erkennbar wird. Es wird argumentiert, dass die überschaubare Größe der internationalen Gemeinschaft der Tumorimmunologen in den 1950er und 1960er-Jahren für die Tumorimmunologen in der DDR eher Vor- als Nachteile hatte. Erst mit dem Anwachsen der wissenschaftlichen Disziplin in den 1970er-Jahren wurde die geringe Größe der DDR in Verbindung mit ihrem isolierten Stand und mit dem zunehmenden Mangel an für die Forschung notwendigen Ressourcen innerhalb der internationalen Staatengemeinschaft zu einem Problem für die tumorimmunologische Grundlagenforschung in Ostdeutschland.

### Chancen und Beschränkungen des kleinen Staates

1957, als sich Arnold Graffi schon mit dem Gedanken an ein immunologisches Forschungsprojekt trug, kam einer seiner ehemaligen Praktikanten zurück nach Berlin-Buch. Günter Pasternak (*1932) hatte 1951 ein Praktikum am IMB in Berlin-Buch bei Arnold Graffi absolviert. Ein Jahr später war er zum Studium der Humanmedizin an der Humboldt-Universität zu Berlin im Nachrückverfahren immatrikuliert worden.[78] Er beendete dieses 1957 und wollte nun eine Doktorarbeit anfertigen. Da sein

77 Explizit hat sich bisher meines Wissens nur ein dänischer Wissenssoziologe auf ihn bezogen: Thomas Schøtt, »Scientific productivity and international integration of small countries: Mathematics in Denmark and Israel«, *Minerva* 25/1-2 (1987), 3-20.

78 Obwohl sein Vater Fabrikarbeiter war, Pasternak also eine Arbeiterherkunft nachweisen konnte und darüberhinaus ein sehr gutes Abitur abgelegt hatte, hatte er Schwierigkeiten, einen Studien-

Professor der Biochemie, Samuel Mitja Rapoport, sein Gesuch ablehnte, wandte sich Pasternak wiederum an Arnold Graffi, der ihn bereitwillig in seiner Abteilung aufnahm und ihm vorschlug, für seine Doktorarbeit immunologische Prozesse bei Krebs zu untersuchen.[79] Als Günter Pasternak seine Dissertation 1957 in Angriff nahm, konnte er sich, wie er rückblickend schrieb, auf die

> Literaturkenntnis und Erfahrung der Mitarbeiter des Bereiches Experimentelle Krebsforschung des ZI für Krebsforschung (ZIK) in Berlin-Buch und insbesondere [auf] das umfangreiche naturwissenschaftlich-medizinische Wissen sowie das sichere Gefühl für wissenschaftliche Trends bei [s]einem verehrten Lehrer Professor Graffi [verlassen].[80]

Dennoch sei es ein Zufall gewesen, dass er, Pasternak, auf den Artikel des US-amerikanischen Krebsforschers Edward J. Foley gestoßen sei.[81] Die Publikation wurde ihm demnach nicht von Graffi oder einem der älteren Kollegen empfohlen. Vermutlich war sie Arnold Graffi also noch nicht bekannt, als er im Jahresbericht 1957 seinen Plan beschrieb, ein »spezifisches Tumorantigen« nachzuweisen.[82] Edward Foley demonstrierte in seinem Artikel von 1953 die Möglichkeit, Inzuchtmäuse und -ratten gegen eine bestimmte Tumorart zu immunisieren. Dazu verwendete er keine aktive Immunisierung durch Injektion von devitalisierten Tumorzellen, sondern die Ligation, also das Abbinden des Tumors. Nach diesem Verfahren seien weitere Tumore derselben Art nicht mehr auf dem Versuchstier angewachsen, berichtete Foley in der Zeitschrift *Cancer Research*.[83] Allerdings gelang diese Art der Immunisierung nicht mit allen Tumorarten, sondern nur mit chemisch induzierten Transplantationstumoren, die bereits mehrere Transplantationspassagen hinter sich hatten. Spontan entstandene Tumore (z. B. Mammatumore) wurden dagegen nach der wiederholten Transplantation auf dieselben Tiere nicht abgestoßen. Foley schloss deshalb nicht aus, dass seine Versuchsergebnisse auf eine während der Passagen aufgetretene Mutation des Transplantationstumors oder

platz zu erhalten, sowohl in seinem Wunschfach Chemie als auch in den alternativen Studienfächern Biologie und Humanmedizin. Günter Pasternak, »Günter Pasternak«, in: Luise Pasternak (Hrsg.), *Wissenschaftler Berlin-Buch* (2004), wie Anm. 8, 103-107.

79 Die Dissertation *Untersuchungen über Antigen-Eigenschaften des Ehrlich-Karzinoms der Maus* wurde 1959 an der Humboldt-Universität Berlin verteidigt.

80 Günter Pasternak, *Immunsystem und Krebserkrankung* [Sitzungsberichte der Akademie der Wissenschaften der DDR]. Berlin: Akademieverlag, 1979, 4. Die Bezeichnung der institutionellen Strukturen in diesem Artikel ist nicht korrekt. 1957 gab es weder einen Bereich experimentelle Krebsforschung noch war das ZIK schon gegründet. Das geschah erst 1972.

81 Gemeint ist: Edward J. Foley, »Antigenic properties of methylcholanthrene-induced tumors in mice of the strain of origin«, *Cancer Research* 13/12 (1953): 835-837.

82 ABBAW Buch/A 6 (1957): »Thema: Serologische Untersuchungen mit Antigenen aus normalen und malignen Zellen im Hinblick auf die Erzeugung von Immunseren.«

83 Foley, wie Anm. 81.

auf immunogenetische Differenzen innerhalb des Inzuchtmäusestammes zurückgehen könnten.[84]

Die Arbeit von Foley folgte zehn Jahre, nachdem Ludwik Gross 1943 einen ähnlichen Versuch durchgeführt hatte und zu denselben Ergebnissen gekommen war. Bis 1957 waren die Aufsätze von Gross und Foley die einzigen, in denen der Nachweis spezifischer Tumorantigene gelungen war. Aber im Jahr 1957 löste ein weiterer Aufsatz von Richmond Prehn und Joan Main vom amerikanischen National Cancer Institute, die ebenfalls experimentell bestätigen konnten, dass spezifische Tumorantigene existierten, eine weltweite Forschungswelle zu diesem Problem aus.[85] Es wurde nun in vielen Laboren nach spezifischen Tumorantigenen gesucht. Neben der Möglichkeit, dass es solche Antigene vielleicht doch nicht geben könnte, war zu diesem Zeitpunkt auch ein universales Tumorantigen in allen Tumorarten denkbar, wenn auch nicht sehr wahrscheinlich.[86]

In mehreren Publikationen hat Günter Pasternak die Bedeutung betont, die sein sorgfältiges Studium der vorhandenen Forschungsliteratur für seine Spezialisierung zum Immunologen gehabt habe.[87] Vergleicht man diese autobiografischen Aussagen Pasternaks mit denen von Immunologen der gleichen Generation im Westen, also außerhalb der Einflusssphäre der Sowjetunion, so fällt auf, dass die westlichen Kollegen in ähnlich konzipierten autobiografischen Publikationen weniger die damals rezipierte Forschungsliteratur hervorhoben. Stattdessen bezeichneten sie die Arbeit ihrer Laborkollegen oder die Begegnung mit bekannten Koryphäen auf ihrem Forschungsgebiet als wichtige Inspirationsquellen für ihre Arbeit und damit als Grundlagen ihrer wissenschaftlichen Karriere.[88] Außerdem ist das Motiv des (Wissenschafts-)Standortwechsels in diesen westlichen Biografien stark ausgeprägt. Dieses Motiv fehlt in den ostdeutschen Biografien in der Regel, oder es beschränkt sich nur auf inländische Forschungsinstitutionen.[89] So gelangte der vermutlich zwischen 1928 und 1930 geborene US-Amerika-

84 Ebd.

85 Ludwik Gross, »Intradermal immunization of C3H mice against a sarcoma that originated in an animal of the same line«, *Cancer Research* 3/5 (1943): 326-333; Foley, wie Anm. 81; Richmond T. Prehn, Joan M. Main, »Immunity to methylcholanthrene-induced sarcomas«, *Journal of the National Cancer Institute* 18/6 (1957): 769-778.

86 Vgl. dazu Pavel Koldovsky, »Question of universality of tumour antigen in isologous and homologous relationships«, *Folia Biologica* 7/3 (1961), 162-169. Dieser schloss aus seinen Versuchen auf ein gemeinsames Antigen bei Spontantumoren und chemisch induzierten Tumoren.

87 Pasternak, *Wissenschaftler Berlin-Buch* (2004), wie Anm. 8.

88 Bspw. bei Charles A. Janeway, »A trip through my life with an immunological theme«, *Annual Review of Immunology* 20 (2002), 1-28; Jacques F. A. P. Miller, »Discovering the origins of immunological competence«, *Annual Review of Immunology* 17 (1999), 1-17 oder David W. Weiss, »Tumor immunology: Personal peregrinations and perspective«, in: *The Immunologic Revolution*, hg. v. Andor Szentiványi, Herman Friedman, Boca Raton: CRC Press, 1994, 335-360.

89 Vgl. dazu die beiden Sammelbände mit Wissenschaftlerbiografien: Pasternak (Hrsg.), *Wissen-*

ner David W. Weiss nach seinem Studienabschluss an der Rutgers University zunächst ans New Yorker Rockefeller Institut, von dort nach England und nach seiner Rückkehr in die USA an die Universität Berkeley in Californien. Sein Interesse an der Tumorimmunologie führte Weiss auf eine 1959 besuchte Konferenz in Westdeutschland zurück, auf der er sich an einer interessanten Diskussion zur biologischen Funktion des Immunsystems bei Wirbeltieren beteiligt habe.[90] Der 1931 in Nizza geborene Jacques F. A. P. Miller studierte nach einer stationsreichen Kindheit in Australien, wo er sich schon früh mit dem gleichaltrigen Immunologen Gustav Nossal befreundete, und ging für seinen Ph.D nach England, wo seine Forschungsarbeit über die Thymusfunktion bei virusinduzierter Leukämie von Alexander Haddow und R. J. C. Harris betreut wurde.[91] Charles Janeway, 1943 in Boston geboren, studierte in den USA und in England, jeweils bei renommierten Wissenschaftlern.[92] Janeway bemerkte in seinem autobiografischen Artikel jedoch auch einen bedeutenden, offenbar grundlegenden Unterschied zwischen der Selbstdarstellung amerikanischer und europäischer, in diesem Fall schwedischer, Wissenschaftler, der bei einem Vergleich von Wissenschaftlerbiografien aus unterschiedlichen Ländern ebenfalls berücksichtigt werden sollte. Befragte Janeway seine schwedischen Kolleginnen und Kollegen in Uppsala, wo er im Herbst 1975 als Postdoc bei Hans Wigzell arbeitete, nach der Motivation für ihre Forschungsarbeit, hörte er immer denselben Satz: Man müsse schließlich arbeiten, um Geld zu verdienen. Janeway war überzeugt, »[i]f you asked an American the same question, you would get a completely different type of answer, full of commitment to a cause or a career that was meaningful to them.«[93]

Abgesehen von diesem kulturellen Unterschied der grundsätzlichen Einstellung zur Arbeit,[94] der so oder ähnlich sicher auch zwischen der DDR und den USA bestand, fehlten in der Frühphase der Immunologie in der DDR ganz einfach die Möglichkeiten einerseits des Kennenlernens bereits bekannter Fachleute auf dem Forschungsgebiet und andererseits der freien Wahl des Studienplatzes. Weder gab es in der DDR Ende der 1950er/Anfang der 1960er-Jahre bereits Experten auf dem Gebiet der Immunologie – speziell in der Tumor- und Transplantationsimmunologie – noch war

*schaftlerinnen* (2002), wie Anm. 8 und Luise Pasternak (Hrsg.), *Wissenschaftler Berlin-Buch* (2004), wie Anm. 8 , wie Anm. 74.

90 Weiss, wie Anm. 88.

91 Jacques F. A. P. Miller, wie Anm. 88, 1-17.

92 Janeway, »A trip through my life with an immunological theme«, *Annual Review of Immunology* (2002).

93 Ebd.: 9.

94 Mit dem besonderen Verhältnis der Ostdeutschen zur Arbeit hat sich Alf Lüdtke beschäftigt, bspw. in: ders., »›Helden der Arbeit‹ – Mühen beim Arbeiten: Zur mißmutigen Loyalität von Industriearbeitern in der DDR«, in: *Sozialgeschichte der DDR*, hg. v. Hartmut Kaelble, Jürgen Kocka, Hartmut Zwahr. Stuttgart: Klett-Cotta, 1994, 188-213.

ein Standortwechsel innerhalb der DDR empfehlenswert, wenn es ein Wissenschaftler einmal an die Akademie der Wissenschaften geschafft hatte, die mit Abstand die besten Forschungsbedingungen bot.[95] Ein wissenschaftlicher Austausch mit anderen Ostblockstaaten im Sinne längerer Forschungsaufenthalte war ebenfalls nicht verbreitet. Üblich waren dagegen kürzere Reisen von DDR-Delegationen in die UdSSR zu wissenschaftlichen Konferenzen oder zu gemeinsamen Forschungsarbeiten. So reiste Günter Pasternak in den 1960er und 1970er-Jahren öfter zu der Primatenstation des Instituts für Experimentelle Pathologie und Therapie im abchasischen Suchumi, um dort gemeinsam mit den sowjetischen Kollegen immunologische Versuche mit Affen vorzunehmen.[96] Während Pasternak im Interview mit mir ausführlich über seine Reisen in die USA berichtete, erwähnte er seine Aufenthalte in der UdSSR jedoch nur auf Nachfrage. Eine ähnliche Priorisierung der West- gegenüber den Ostkontakten findet sich auch in Ego-Dokumenten anderer DDR-Wissenschaftler, beispielsweise in der Autobiografie des Genetikers Erhard Geißler oder im Interview mit dem Dresdner Tumorimmunologen Martin Müller.[97] Es muss allerdings auch dazugesagt werden, dass sich diese Kontakte zu Wissenschaftlern aus der Bundesrepublik und anderen Staaten des Westblocks häufig schon früh anbahnten und diese westlichen Kollegen damals schon andere Mittel der Forschung zur Verfügung hatten als die Kollegen im Ostblock, so dass klar wird, warum diese Kontakte nach Westen für die DDR-Wissenschaftler so wichtig waren. Sowohl die Berufung auf das autodidaktische Literaturstudium bei Günter Pasternak als auch dessen relativ einseitige Fixierung nach Westen würde ich demnach als ein Spezifikum von Naturwissenschaftlern in der DDR bzw. im Ostblock betrachten.

Aber die persönliche Anbindung an Fachkollegen war auch für einen DDR-Wissenschaftler nicht vollkommen entbehrlich. In diesem Sinne halfen Günter Pasternak am Anfang der Zufall und der Bekanntheitsgrad seines Chefs. Arnold Graffi gehörte zu der Generation von Wissenschaftlern, die bei der Gründung der DDR bereits etabliert war und einen gewissen internationalen Bekanntheitsgrad erreicht hatte. Diesen konnte er auch ungeachtet der deutschen Teilung weiterhin pflegen – zum Nutzen seiner jüngeren Mitarbeiter. Wahrscheinlich im Frühjahr 1961 erhielt Arnold Graffi Besuch vom dem ungarisch-schwedischen Krebsforscher George Klein vom Stockholmer Karolinska-Institut. Klein sei, wie er sich erinnerte, auf dem Weg zu einem Kongress in Warschau gewesen und habe Graffi kennenlernen wollen, der als Krebsforscher über

95 Vgl. die Lage an den Hochschulen der DDR, zusammengefasst bei: Jessen, wie Anm. 3.

96 Zur Einrichtung der Affenstation in Suchumi in den 1920er-Jahren vgl. Nikolai Krementsov, »Hormones and the bolsheviks: From organotherapy to experimental endocrinology, 1918–1929«, *Isis* 99/3 (2008), 486-518. Zu Pasternaks Reisen: Persönliche Mitteilung Günter Pasternak 17.10.2012.

97 Geißler, *Drosophila*, wie Anm. 23. Persönliche Mitteilung Martin Müller 26.3.2013.

die DDR hinaus bekannt war. Deshalb habe er einen Zwischenstopp in Ost-Berlin eingelegt.[98] Weil sich auch George Klein hauptsächlich mit der Immunologie bei Krebs befasste, schlug Graffi seinem Mitarbeiter Günter Pasternak vor, den Gast aus Schweden durchs Institut zu führen. Aus diesem Kennenlernen resultierte eine Einladung George Kleins an Pasternak zu einem einjährigen Forschungsaufenthalt in Stockholm.[99] Ein so langer Auslandsaufenthalt sei ihm jedoch nicht genehmigt worden, so Günter Pasternak. Und durch den Berliner Mauerbau im August 1961 habe die Reise dann für längere Zeit aufgeschoben werden müssen.[100] Im Frühjahr 1963 durfte Pasternak jedoch tatsächlich nach Stockholm reisen, allerdings wurde der Forschungsaufenthalt von DDR-Seite auf drei Monate verkürzt.[101]

Pasternak hatte also schon früh den Kontakt zu einem der wichtigsten Experten auf dem Gebiet der Tumorimmunologie knüpfen können und nutzte die Aussicht auf einen Forschungsaufenthalt in Stockholm und die ungewiss lange Zeit bis zum Beginn desselben dazu, um in Berlin-Buch die Grundlagen für immunologische Forschungsarbeiten zu schaffen. Zunächst war er eingebunden in das immunologische Projekt seines Chefs Arnold Graffi. Ein Entwurf für den übergeordneten DDR-Volkswirtschaftsplan »Forschung und Technik« vom Frühjahr 1960 zeigt, dass es in der biologischen Krebsforschung einige Ambitionen im Hinblick auf die Immunologie gab. In diesem Planentwurf wurden fünf verschiedene Untersuchungsmethoden von Tumorgewebe genannt, darunter drei immunologische, nämlich die bereits bekannten »[s]erologische[n] Untersuchungen mit Antigenen aus normalen und malignen Zellen im Hinblick auf die Erzeugung von Immunseren,« weiterhin immunchemische Differenzierungen verschiedener Zellbestandteile (»Zellkern, Mitochondrien, Mikrosomen, Grundplasma«) sowie die »Analyse der Immunitätsvorgänge, die mit natürlicher oder künstlicher Resistenz gegen Tumorverimpfung verbunden sind.« Außerdem war hier bereits von einer »Verwendung von fluorescinmarkierten Anti-Körpern« die Rede, »zur Ermittlung der topographischen Verteilung der Antigene,« die am Institut für Krebsforschung aber erst ab Mitte der 1960er-Jahre zum Einsatz kam.[102]

98 Persönliche Mitteilung George Klein, 10.12.2013.

99 Persönliche Mitteilung Günter Pasternak, 17.10.2012. Der erste schriftliche Beleg dafür stammt allerdings erst vom 2.1.1963: Privatbesitz Günter Pasternak: *Institut für Krebsforschung, Korrespondenz*, Briefe an Günter Pasternak (1963–68).

100 Persönliche Mitteilung Günter Pasternak, 17.10.2012.

101 Persönliche Mitteilung Günter Pasternak. Im Jahresbericht von 1963 wird dieser Studienaufenthalt erwähnt. Pasternak habe sich vom 27. Mai–24. August 1963 bei Prof. Klein am Karolinska-Institut in Schweden aufgehalten. BArch DF 4/50055: *MWT: Jahresberichte zu Forschungsaufträgen der Akademie-Institute 1952–1963*, Jahresbericht des Instituts für experimentelle Krebsforschung Berlin-Buch (1963).

102 ABBAW Buch/A 34: *Medizinische Institute und Einrichtungen 1945–1991: Rat der Direktoren*, Forschungsthemen Plan Forschung und Technik (1961): »IMB, Abt. f. biolog. Krebsforschung (Graffi,

Diese Markierungstechnik war 1958 schon im Bereich Biochemie des IMB eingesetzt worden, im Labor von Rosa Coutelle und Ferdinand Schmidt, die sich im Rahmen der biochemischen Forschung ebenfalls mit der Möglichkeit einer Unterscheidung zwischen normalem Gewebe und Tumorgewebe an Rattenlebern beschäftigt hatten.[103] Die Idee für den Plan könnte von den Arbeiten der Kollegen aus der Biochemie abgeleitet worden sein. Es ist sogar wahrscheinlich, dass die Pläne zur immunologischen Forschung nicht allein von Arnold Graffi und Günter Pasternak ausgingen, sondern dass die Immunologie am IMB bereits einen vielversprechenden Klang besaß. In dieser Stimmung des Aufbaus einer neuen wissenschaftlichen Disziplin begannen Günter Pasternak und sein Kollege Günter Gryschek Ende der 1950er-Jahre damit, genetisch identische Mäuse für die immunologischen Versuche zu züchten.

## Züchtung eines immunologischen Experimentalmodells

Aus seinem intensiven Literaturstudium erschloss sich Günter Pasternak auch die Bedeutung »definierte[r] Versuchsmodelle« von genetisch identischen Versuchsmäusen, also Inzuchtstämmen.[104] Er kam zu der Erkenntnis, dass er sich, um immunologisch forschen zu können, erst einmal eine geeignete experimentelle Grundlage schaffen müsse. Deshalb wandte er sich Anfang 1959 zunächst an die Kollegen vom Institut Pasteur in Paris, die ihm einige Exemplare von Mäusen der Stämme XVII und AKR schickten, insgesamt 26 Tiere.[105] Drei weitere Mausstämme, A, CBA und C57BL, erhielt Günter Pasternak vom Institut für Vererbungslehre in Berlin-Dahlem.[106] Im Mai 1960 konnte er sich die insgesamt etwa 200 Tiere noch selbst mit dem Auto aus West-Berlin abholen.[107]

Die verschiedenen Stämme von Mäusen unterscheiden sich in ihren genetischen Merkmalen und werden anhand dieser Merkmale für bestimmte Experimente ausge-

Hoffmann, Fey, Horn, Pasternak) vom 2.5.1960.«

103 ABBAW Buch/B 1930: *Medizinische Institute und Einrichtungen 1945–1991: Institut für Medizin und Biologie*, Direktorium (1959–64): Unterlagen zur Sitzung des Wiss. Rates des IMB am 17.2.1961, darin: Kurzbericht des Arbeitsbereichs Biochemie 1958. Siehe auch: Ferdinand Schmidt, Rosa Coutelle, Ulrich Schneeweiß, »Versuche zur immunologischen Charakterisierung von Desoxy- und Ribonukleinsäuren aus normaler Rattenleber, hepatozellulärem Lebercarcinom und dem Jensen-Sarkom der Ratte mit der Komplementbindungsreaktion«, *Archiv für Geschwulstforschung* 14/1 (1958), 68-75 und diess., »Weitere Versuche zur Immunologie von Desoxyribonukleinsäuren und Desoxyribonukleoproteiden aus hepatozellulärem Leberkarzinom und normaler Rattenleber«, *Zeitschrift für die gesamte innere Medizin und ihre Grenzgebiete* 14/7 (1959): 343-347.

104 Pasternak, »Günter Pasternak«, *Wissenschaftler Berlin-Buch* (2004), wie Anm. 8.

105 Ders., »Mäuseinzuchtlinien«, *Zeitschrift für Versuchstierkunde* (1962), 185-186.

106 Ebd.: 185.

107 Er erinnerte sich noch an den Ost-Berliner Zöllner an der Sektorengrenze, der angesichts der wimmelnden Mäuse im Käfig davon Abstand nahm, die Tiere nachzuzählen. Persönliche Mitteilung Günter Pasternak, 2.1.2013. Siehe auch: ebd.: 186.

wählt. Beispielsweise zeigen Mäuse der Stämme C57BL und XVII eine hohe natürliche Resistenz gegen Tumore, während transplantiertes Tumorgewebe in anderen Mäusestämmen, wie dem Stamm CBA, leichter anwächst.[108] Der Stamm AKR zeichnet sich wiederum durch eine besonders hohe Rate an spontanen Leukämien aus. Allerdings waren diese genetischen Eigenschaften Anfang der 1960er-Jahre, als die Mäusezucht in Berlin-Buch begonnen wurde, offenbar noch keine ›black boxes‹, also kein Wissen, auf das man sich einfach blind verlassen hätte. Vielmehr bestanden die ersten Versuche der 1962 veröffentlichten immunologischen Versuchsserie von Arnold Graffi, Karl-Heinz Horn und Günter Pasternak darin, die Mausstämme auf ihre Charakteristika hin zu untersuchen, wie im nächsten Abschnitt gezeigt wird.

Gemeinsam mit seinem Kollegen Günter Gryschek kreuzte Günter Pasternak die Mäuse aus Paris und Berlin-Dahlem im Laufe der Jahre 1959–1961 in Berlin-Buch in Bruder x Schwester-Kreuzung weiter. Dazu wurden zu einem Böckchen jeweils drei bis vier Weibchen in einen Glasbehälter gesetzt und die trächtigen Weibchen später entnommen. Die Jungtiere wurden nach dem Geschlecht getrennt. Nach 8–10 Wochen begannen Pasternak und Gryschek damit, diese für die nächste Tochtergeneration »anzupaaren.«[109] Im Dezember 1961 hatten sie bereits vier bis neun Generationen eigener Inzuchtmäuse aus den vorhandenen fünf Stämmen gezüchtet.[110] Rechnet man die Generationsfolgen dazu, die die Mäuse bereits in ihren Herkunftsinstitutionen in Paris und Berlin-Dahlem durchlaufen hatten, dann besaß das Institut für experimentelle Krebsforschung in Berlin-Buch nunmehr die 46. Tochter- oder Filialgeneration des Stammes XVII, die 26. Tochtergeneration des Stammes AKR, die 20. des Stammes CBA und jeweils die 18. der Stämme A und C57BL.[111]

Um die Tiere auseinanderzuhalten und für Versuche schnell die gewünschten Tiere zu finden, verwendeten Pasternak und Gryschek Markierungen in den Ohren der Mäuse, die sie mit Hilfe einer kleinen Lochzange vornahmen. Es gab für jedes Ohr jeweils drei lokale Möglichkeiten der ›Zeichnung‹, das heißt der Ohren-Markierung, nämlich oben, in der Mitte und unten. Desweiteren konnten die Ohren gelocht oder ein- bis zweimal gekerbt werden. Die Markierungen konnten außerdem bloß an einem

[108] Zu den Eigenschaften des Stammes C57BL siehe: Miller, »Discovering the origins of immunological competence«, *Annual Review of Immunology* (1999), 4.

[109] Pasternak, »Mäuseinzuchtlinien«, wie Anm. 105, 186.

[110] Ebd. Vgl. auch die von Günter Pasternak genannten vier Etappen der experimentellen tumorimmunologischen Forschung in Buch bis 1962: »1. Übernahme von Inzuchtmäusen und Massenzüchtung nach wissenschaftlichen Kriterien, 2. Erzeugung von Tumoren auf Individuen derartiger Linien sowie ihre Transplantation, 3. Reproduktion der Ergebnisse von Gross, Foley, Prehn, 4. Leistung von Originalbeiträgen zur Verallgemeinerung und Erweiterung der Erkenntnisse.« in: Pasternak, *Immunsystem und Krebserkrankung* (1979), 5.

[111] Ders., wie Anm. 105, 185.

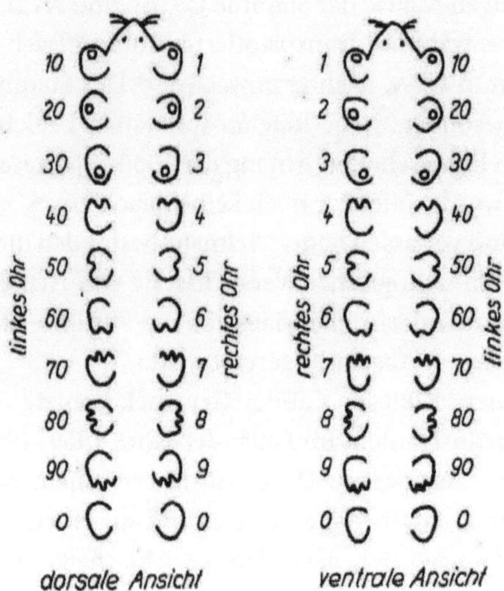


*Abb. 3, aus: Pasternak, Günter, Günter Gryschek. ›Eine Methode zur Haltung und Führung von Mäuseinzuchtlinien und ihre Ergebnisse‹ in Zeitschrift für Versuchstierkunde 1/6 (1962): 184-194.*

Ohr oder an beiden vorgenommen werden, so dass insgesamt eine ansehnliche Summe verschiedener Markierungen zusammenkam (siehe Abb. 3).[112] Für wichtig wurde auch die Protokollführung erachtet, bei der für jedes Mausepärchen »die Generation, Geburtsdatum, Muttertier, die Würfe des Weibchens sowie besondere Bemerkungen« aufgeführt werden sollten. Außerdem erhielt jedes Tier bei seiner Geburt eine laufende Nummer, über die die dazugehörigen Informationen über den Stamm, die Generation etc. ebenfalls abrufbar waren und die die Art der ›Zeichnung‹ festlegte.[113]

Wahrscheinlich übernahmen Pasternak und Gryschek die Methoden der Mäusezucht, -haltung und -markierung aus der Fachliteratur.[114] Bekannt waren ihnen beispielsweise die *Mouse News Letters*, in denen sich Mäusezüchter, vermutlich überwiegend aus dem englischsprachigen Raum, über ihre Methoden austauschten.[115] Im internationalen Vergleich befanden sich die DDR-Immunologen damals noch beina-

112 Ebd.: 187.

113 Ebd.

114 Darauf deutet hin, dass sie das »kleine Instrument« zum Lochen der Mauseohren offenbar aus den USA erhalten hatten, wie in einer Fußnote ihres Artikels angegeben wird. Ebd.: 186.

115 ABBAW Buch/A 62 (1948–69): Schreiben von Günter Pasternak an den Sekretär der Forschungsgemeinschaft, Hans Wittbrodt vom 12.12.1961.

he auf gleicher Höhe mit ihren Kollegen in Westeuropa. Beispielsweise berichtete der Tumorforscher George Klein in einer autobiografischen Skizze, dass er die ersten 200 Mäuse, die er dann am Karolinska-Institut in Stockholm weiterzüchtete, 1950 persönlich mit dem Flugzeug aus New York mitgebracht habe.[116] Auch Wissenschaftler in anderen westlichen Staaten hätten erst in den 1950er-Jahren damit begonnen, standardmäßig Inzuchtstämme für ihre experimentellen Versuche aufzubauen, erinnerte sich Klein.[117] Als Pasternak die Mäuse aus Paris und West-Berlin erhielt, war man in der dortigen Züchtung bei der 14. bis 37. Filialgeneration angelangt.[118] Geht man nach Pasternaks Beschreibung der Berlin-Bucher Mäusezucht davon aus, dass in einem Jahr ungefähr sechs neue Generationen von Mäusen gezüchtet werden konnten, dann wäre das Pariser Institut Pasteur den Ost-Berliner Krebsforschern im Fall des Mausstammes XVII ungefähr sechs Jahre voraus gewesen; und das Institut für Vererbungslehre in Berlin-Dahlem hätte mit den Stämmen A, CBA und C57BL einen Vorsprung von gut zwei Jahren vor den Kollegen in Berlin-Buch gehabt. Angesichts der erst Ende der 1950er/Anfang der 1960er-Jahre anlaufenden Forschung im Bereich Tumorimmunologie lagen die DDR-Wissenschaftler damit noch nicht sehr weit zurück. Die Tatsache, dass Günter Pasternak die ersten Mäuse für seine Zucht ohne Probleme von den Pariser und West-Berliner Kollegen erhalten hatte, zeigt ebenfalls, dass die Wissenschaftler aus der DDR sich noch nicht isoliert und von der Spitze der Forschung abgeschnitten zu fühlen brauchten. Zwar musste sich Pasternak damals an ausländische Institutionen wenden, weil es offenbar in der DDR noch niemanden gab, von dem er Inzuchtmäuse der gewünschten Stämme hätte erhalten können, diese Art der Kooperation kann jedoch als für einen kleinen Staat ganz normal betrachtet werden. Er scheint damit auch nicht auf größere Schwierigkeiten seitens der Akademieleitung gestoßen zu sein.

Die Inzuchtmäuse waren vor allem für die immunologischen Versuche wichtig, da diese wegen des Nachweises spezifischer Reaktionen besonders hohe Ansprüche an genetisch reines Versuchsmaterial stellten.[119] Der Stolz Günter Pasternaks und Günter Gryscheks auf die selbst weitergezüchteten Mäusestämme und ihre Überzeugung von deren Bedeutung für die experimentelle immunologische Forschung ist wichtig, um die Bedeutung der 1962 veröffentlichten Versuchsserie richtig einzuordnen. Es handelte sich zu diesem Zeitpunkt nicht bloß um ein routinemäßiges Nachexperi-

[116] Er transportierte die kostbaren Versuchstiere, zum Unmut der Mitreisenden, nicht im Fracht-, sondern im Passagierraum des Flugzeugs. George Klein, Eva Klein, »How one thing has led to another«, *Annual Review of Immunology* 7 (1989), 1-33, hier 12-15.

[117] Klein, »Tumor immunology«, in: *Immunology* (1995).

[118] Pasternak, wie Anm. 105, 185.

[119] Das betonten Günter Pasternak und Günter Gryschek in ihrem Beitrag: Ebd.

mentieren von in der Literatur beschriebenen Versuchen, sondern um die Zukunft der immunologischen Krebsforschung in Berlin-Buch. Besonders für Günter Pasternak ging es letzten Endes darum, ob er sich auf die immunologische Krebsforschung würde spezialisieren können oder nicht. Darüber hinaus mag es den Ehrgeiz gegeben haben, die Kollegen von der benachbarten Robert-Rössle-Klinik, die damals ebenfalls zu immunologischen Fragen forschten, von der Überlegenheit der eigenen experimentellen Methoden zu überzeugen. Dass es hier Meinungsverschiedenheiten gab, zeigt ein kurz zuvor veröffentlichter Artikel des Oberarztes Gunter Wittig, der in das immunologische Forschungsprojekt bei Hans Gummel an der Robert-Rössle-Klinik eingebunden war:

> Wenn auch im Tierversuch eine aktive und passive Immunisierung gegen einen heterologen, homologen oder isologen Transplantationstumor gelingt und künstlich ein Toleranzstadium herbeigeführt werden kann, durch Vorbehandlung des zukünftigen Empfangswirtes im Embryonalstadium mit Gewebsantigenen des zukünftigen Gewebsspenders, so sind diese Erfolge nur sehr bedingt auf den Menschen übertragbar, denn sie beruhen auf einer antigenetischen Differenz zwischen Transplantationstumor und Wirtsorganismus. Obwohl die experimentelle Forschung in den letzten Jahren mit hochgradig reinen Inzuchttieren und scheinbar mutationsfreien Tumorstämmen gearbeitet hat, könnten doch unerkannte genetische Differenzen zwischen Tumor und Wirt fortbestehen, auf die die scheinbaren Erfolge der Immuntherapie zurückzuführen sind.[120]

Diese Skepsis des Klinikkollegen am Mausmodell konnte in der biologischen Krebsforschung geradezu als ein Aufruf dazu verstanden werden, im eigenen Labor zu demonstrieren, dass die Versuche von Gross, Foley, Prehn und Main wiederholbar waren und somit eine ernst zu nehmende wissenschaftliche Grundlage besaßen.

## Die immunologische Versuchsserie von 1962

Die selbstgezüchteten Inzuchtmäuse bildeten die Grundlage für eine systematische Versuchsserie, die Pasternak 1961/1962 gemeinsam mit Arnold Graffi und einem weiteren Kollegen, Karl-Heinz Horn durchführte und deren Ergebnisse 1962 in der von Graffi mit herausgegebenen Zeitschrift *Acta biologica et medica germanica* publiziert wurden.[121] Günter Pasternak unterstrich später in seiner autobiografischen Skizze die Bedeutung dieser Versuche, in denen er und seine Kollegen, »unabhängig von 2 ausländischen Gruppen, die erste Veröffentlichung über die antigenen Eigenschaften viru-

[120] Gunter Wittig, »Die Wege der Krebsbehandlung mit besonderer Rücksicht auf den Abwehrmechanismus des Organismus«, *Das Deutsche Gesundheitswesen* 16/13 (1961), 557-563, hier 560-561.

[121] Die Zeitschrift erschien 1958–1982.

sinduzierter Leukämien« vorgelegt hätten.[122] Die Versuche von 1962 seien somit, laut Pasternak, der Ausgangspunkt für die weiteren immunologischen Forschungen ihres Labors gewesen, die ab 1964 – mit der Erstbeschreibung einiger Phänomene – auch »international mit großem Interesse aufgenommen« worden seien.[123]

Für diese Versuchsserie bedienten sich die Autoren der Mausstämme CBA, C57BL und XVII. In diesem Abschnitt soll der Ablauf von vier der fünf Versuche beschrieben werden,[124] um an diesem Beispiel zu zeigen, auf was es den drei Wissenschaftlern damals ankam, wie sie arbeiteten und von welchen Beobachtungen sie ihre Schlussfolgerungen ableiteten. Vor allem aus dem ersten Versuch der Serie wird deutlich, dass die genetischen Eigenschaften der Mausstämme noch nicht als wissenschaftliche Tatsache behandelt, sondern dass sie in den Versuchen erst einmal experimentell verifiziert wurden. Weiterhin soll an der Serie gezeigt werden, dass sich die anfängliche Offenheit der Forschungsfragen und Kombinationsmöglichkeiten im Laufe der Versuche immer mehr auf die Erklärungsmodelle ›Virus‹ und ›Antigen‹ zuspitzte und dass dabei andere Aspekte wie die genetische Disposition der Mäuse weniger wichtig für die Schlussfolgerung wurden.

Im ersten Versuch der 1962 publizierten Serie wurden zwei der neu erworbenen genetisch identischen Mausstämme auf die Ausbildung einer Isoimmunität gegen durch die Substanz Methylcholanthren chemisch induzierte Tumore untersucht, die sogenannten MC-Tumore.[125] Tumore, die auf Mäusen des Stammes XVII gebildet worden waren, wurden in Form von devitalisierten Tumorzellen Mäusen des gleichen Stammes injiziert; Tumore, die auf Mäusen des Stammes CBA gebildet worden waren, wurden in gleicher Weise Mäusen des desselben Stammes injiziert. Nach der Immunisierung transplantierte man den Tieren lebende Tumorzellen der jeweiligen Art und beobachtete, ob sich ein malignes Wachstum ergab oder ob die Maus wirklich resistent war (= kein Tumorwachstum). Kreuzreaktivität wurde in diesem Versuch nicht erprobt. Man war mehr an der unterschiedlichen Reaktivität der beiden Mäusestämme interessiert. Und in der Tat erwies sich der Stamm CBA als weniger tumorresistent als der Stamm XVII. In den CBA-Mäusen wuchsen die Tumore trotz der vorherigen Immunisierung zu einem großen Teil an. In weiteren Versuchen sollte nun geklärt werden, ob

[122] Luise Pasternak, »Günter Pasternak«, *Wissenschaftler Berlin-Buch* (2004), wie Anm. 8, 105.

[123] Ebd., 104-105.

[124] Im fünften Versuch ging es eher um eine technische Verbesserung der Impfmethode bei den Mäusen und weniger um immunologische Theorien, deshalb wird dieser Versuch hier nicht besprochen.

[125] Isoimmunität bedeutet die Immunität gegen Gewebe eines anderen Individuums desselben Stammes. Das heißt, dass bei Inzuchtstämmen eine genetische Übereinstimmung vorliegt. Günter Pasternak, Karl-Heinz Horn, Arnold Graffi, »Die Induktion von Isoimmunität gegen Methylcholanthrentumoren der Maus«, *Acta biologica et medica germanica* 9/3 (1962): 302-305.

der Grund hierfür mehr in der genetischen Prägung des CBA-Stammes oder in einer unterschiedlich starken Antigenität der verwendeten Tumore lag, also der Induktionsstärke möglicher Abwehrreaktionen gegen diesen Tumor.[126]

Im zweiten Versuch der Serie ging es jedoch überraschenderweise nicht mehr um die Fragen nach der genetischen Disposition der CBA-Mäuse, und auch nicht um einen Vergleich der Antigenität verschiedener Tumore. Vielmehr testeten Graffi, Horn und Pasternak im zweiten Versuch der Serie die resistenten Mäuse des Stammes XVII aus dem ersten Versuch, ob sie auch gegen einen anderen MC-Tumor Resistenz zeigten. Es wurde diesen Mäusen also ein zwar ebenfalls auf Mäusen des Stammes XVII entstandener MC-Tumor injiziert, dieser Tumor war jedoch nicht identisch mit dem, gegen den sie vorher geimpft worden waren. Folglich war das Ziel dieses Experiments die Beobachtung und Auswertung der Reaktion der geimpften Maus auf den zweiten MC-Tumor. Bis hierher hätten sich noch Schlussfolgerungen zur Antigenität und genetischen Charakteristika der Mäuse anschließen können. Die Autoren zielten mit ihrer Schlussfolgerung jedoch in eine andere Richtung. Sie schlossen ihren Beitrag nämlich mit der Feststellung, »dass die Existenz eines universellen Tumorantigens sowie eines spezifischen Antigens der MC-Tumore als fraglich erscheint.«[127] Demnach war es ihnen mehr um die Frage gegangen, ob alle MC-Tumore dasselbe Antigen besitzen oder ob individuelle Antigene vorliegen. Unwichtig war dabei offenbar, wie starke Reaktionen die Antigene in unterschiedlichen Organismen auslösten.

Auch der folgende dritte Versuch, in dem es um die Kreuzimmunität zwischen MC-Tumoren des XVII-Stammes auf CBA-Mäusen und von MC-Tumoren des CBA-Stammes auf XVII-Mäusen sowie von heterologen Tumoren der Ratte auf beiden Mausstämmen ging, fiel negativ aus. Mäuse des Stammes CBA, die mit devitalisierten Zellen eines MC-Tumors, der auf dem Stamm XVII entstanden war, geimpft wurden, waren nicht resistent gegen einen MC-Tumor des Stammes CBA. Analog waren die Ergebnisse für die Mäuse des Stammes XVII mit Tumoren des Stammes XVII und für Mäuse beider Stämme für Tumore heterologen Ursprungs. Wieder schlussfolgerten die Autoren daraus, dass die Existenz eines allgemeinen Tumorantigens fraglich ist.[128]

Allerdings eröffnete derselbe Versuch eine über das ursprüngliche Versuchsziel hinausgehende interessante Beobachtung: Wurden zur Immunisierung statt der MC-Tumore heterologe Tumorzellen der Ratte oder homologe unspezifische Trans-

[126] Ebd.

[127] Günter Pasternak, Karl-Heinz Horn, Arnold Graffi, »Immunologische Crossversuche mit Methylcholanthrentumoren eines Mäuseinzuchtstammes«, *Acta biologica et medica germanica* 9/3 (1962), 306-308.

[128] Karl-Heinz Horn, Günter Pasternak, Arnold Graffi, »Versuche zur Induktion von Immunität gegen Methylcholanthrentumoren durch Vorbehandlung der Mäuse mit homologen und heterologen Tumortransplantaten«, *Acta biologica et medica germanica* 9/3 (1962), 309-313.

plantationstumorzellen der Maus verwendet, so wuchsen die anschließend injizierten MC-Tumorzellen, anstatt Kreuzreaktionen zu zeigen, besonders gut an und sogar schneller als in den anderen Versuchen.[129] Hier schlossen die Autoren wieder den Kreis zur Krebsvirusforschung, also zu Graffis Spezialgebiet, indem sie die Hypothese des amerikanischen Krebsforschers Vernon Riley (1914–1982) vom New Yorker Sloan-Kettering Institute unterstützen, dass diese Reaktion auf ein in diesen Tumoren vorhandenes »Begleitvirus« zurückzuführen sei.[130] Die Versuchsanordnung zielte aber nicht von vornherein auf Rileys Hypothese ab, sondern sie nahm Bezug auf Versuche, die 1959 am schwedischen Karolinska-Institut von László Révész durchgeführt worden waren und die belegten, dass MC-Tumore spezifische Antigene besitzen.[131] Um die Spezifität dieser Antigene nachzuweisen, hatte Révész Kontrollgruppen von Mäusen jeweils auch mit bestrahltem Normalgewebe sowie mit bestrahltem Gewebe verschiedener Tumorarten sensibilisiert. Dabei war auch ihm das Wachstumsphänomen schon untergekommen, das er in einer früheren Arbeit problematisierte, aber noch nicht erklären konnte.[132] Auch in der Robert-Rössle-Klinik in Berlin-Buch wurde diese Arbeit von Révész im Zusammenhang mit immunologischen Überlegungen zur Tumor-Wirt-Beziehung rezipiert.[133] Vernon Riley scheint jedoch einer der ersten gewesen zu sein, der eine Erklärung für dieses Phänomen parat hatte, und Arnold Graffi und seine Kollegen griffen diese Erklärung wiederum sehr schnell auf und stützten sie mit ihren eigenen experimentellen Beobachtungen. So verengte sich das Erklärungsschema der Autoren auf zwei Objekte: Viren und Antigene. Die genetische Disposition der Versuchsmäuse wurde in den weiteren Versuchen der Serie dagegen nicht mehr mit in die Schlussfolgerungen einbezogen. Auch von der spezifischen Antigenität der Tumorart, die noch im ersten Versuch als Erklärung mit herangezogen worden war, war nun nicht mehr die Rede.

Dem Virusproblem widmete sich auch der vierte Beitrag der Serie. Hier sollte untersucht werden, ob gegen alle Arten von Tumoren eine aktive Immunisierung möglich war. Nachdem sich diese Versuche bei einigen chemisch induzierten Tumoren als positiv erwiesen hatten, wiederholten Graffi, Pasternak und Horn die Versuche mit viru-

[129] Als homologe Tumore wurden das Ehrlich-Karzinom der Maus, das Sarkom 37 und das Sarkom 1 der Maus und als heterologe Tumore das Jensen-Sarkom der Ratte und ein menschliches Retothel-Sarkom verwendet. Alle diese Tumore enthielten, so die Autoren, »ganz sicher [ein] Leukämievirus.« Ebd., 313.

[130] Ebd., siehe auch Vernon Riley, »Virus-tumor synergism«, *Science* 134/3480 (1961), 666-668.

[131] László Révész, »Detection of antigenic differences in isologous host-tumor systems by pretreatment with heavily irradiated tumor cells«, *Cancer Research* 20/4 (1960), 443-451.

[132] Ders., »Effect of lethally damaged tumor cells upon the development of admixed viable cells«, *Journal of the National Cancer Institute* 20/6 (1958), 1157-1186.

[133] Wittig, »Die Wege der Krebsbehandlung«, *Das Deutsche Gesundheitswesen* (1961), 561.

sinduzierten Leukosen der Maus. An den Stämmen C57BL und CBA wurden Immunisierungsversuche mit zwei Leukosearten unternommen, einer auf dem Stamm C57BL transplantablen Chloroleukose und einer Paramyeloblastenleukose des Stammes CBA. Die Versuche mit der Leukose auf Stamm C57BL verliefen schwach positiv, die Versuche mit der Leukose des Stammes CBA gaben dagegen neue Rätsel auf, da sie nicht nur keine Immunresistenz induzierten, sondern im Gegenteil das Tumorwachstum noch verstärkten. Das heißt, immunisierte CBA-Mäuse, die anschließend mit Zellen der Leukose konfrontiert wurden, gegen die sie vorher geimpft worden waren, waren besonders empfänglich für die Leukose. Als Lösung für dieses Problem verwiesen die Autoren wiederum auf die Hypothese von Vernon Riley, nach der vorhandene Tumorviren das Tumorwachstum unterstützten. »Weiterhin wäre die Möglichkeit zu erwähnen, daß durch bestimmte Antigene der leukämischen Zellen eine Unterdrückung der Immunreaktion (Resistenz) im Sinne einer Immunparalyse verursacht wird.«[134] Zu dieser Hypothese wurde keine Literatur angegeben, so dass unklar bleibt, wie sich die Autoren diese Analogie zur immunologischen Toleranz (oder eben Immunparalyse) vorstellten bzw. wie ausgefeilt ihre Hypothese schon war. Auch die positiv verlaufene Immunisierung der C57BL-Mäuse gegen die andere Leukose in diesem Experiment schuf keine klaren Verhältnisse, sondern gab weitere Fragen auf: »Welche Antigene, ob virale oder zelluläre, bei der Reaktion eine Rolle spielen und ob überhaupt zu beiden Befunden Parallelen erhoben werden können (in einem Falle ›RNS-Virus‹ im anderen ›DNS-Virus‹), ist noch völlig ungeklärt,« schrieben die Autoren.[135]

## Antigentypisierung innerhalb der immunologischen Krebsvirusforschung

Die Versuche zeigten, dass nicht bloß die Mäusestämme, sondern auch die Tumorarten unterschiedliche immunologische Eigenschaften aufwiesen. Weiterhin war den Autoren der Versuchsserie wichtig, welche Rolle Viren im immunologischen Prozess bei Tumortransplantationen spielten. In dieser Richtung ging vor allem Günter Pasternaks Forschung auch in den Jahren 1963 und 1964 weiter. Nachdem sich herausgestellt hatte, dass sich die Versuchsergebnisse von Gross, Foley, Prehn und Main im Berlin-Bucher Labor reproduzieren ließen, dass also einerseits die hier gezüchteten Versuchstiere wirklich genetisch identisch waren und andererseits die MC-Tumore tatsächlich individualspezifische Antigene aufwiesen, also keine Kreuzreaktionen zwischen auf unterschiedlichen Stämmen entstandenen MC-Tumoren auftraten, machten sich Günter Pasternak und Arnold Graffi an die Untersuchung der Antigene verschiedener virusin-

[134] Günter Pasternak, Karl-Heinz Horn, Arnold Graffi, »Untersuchungen zur Frage der Isoimmunität gegen virusinduzierte Leukosen der Maus«, *Acta biologica et medica germanica* 9/3 (1962), 314-317, hier 316.

[135] Ebd.

duzierter Leukämien der Maus. Zur Verfügung standen ihnen dabei die myeloischen Leukämien der Maus und das dazugehörige Virus, lymphatische Leukämien der Maus und der Ratte, die vom Gross-Virus (benannt nach Ludwik Gross) erzeugt wurden, sowie spontane Leukämien, die ebenfalls von dem einen oder anderen Virus erzeugt wurden, aber noch keine Transplantationspassagen hinter sich hatten.

Das Untersuchungsspektrum fächerte sich in diesen beiden Jahren merklich auf. Es ging nun darum, ob Kreuzreaktionen zwischen den beiden Virusarten (Graffi-Virus und Gross-Virus) festzustellen waren. Die vorläufige Antwort lautete: ja, aber schwache. Eine weitere Frage war dann, ob auch bei den Tumorzellen der myeloischen und der lymphatischen Leukämie Kreuzreaktionen zu verzeichnen waren. Die Antwort lautete: nein, keine. Nachdem sich die Untersuchungen bisher weitgehend auf dieselbe Spezies, nämlich Mäuse bezogen hatten, wurden nun auch Ratten mit einbezogen, und es stellte sich heraus: Wenn Mäuse mit lymphatischen Leukosezellen der Ratte vorbehandelt wurden, zeigten sie eine immerhin geringe Resistenz gegen anschließend injizierte Zellen der myeloischen Leukämie der Maus. Aus all dem zogen Arnold Graffi, Günter Pasternak und Karl-Heinz Horn 1963 folgenden Schluss:

> Die Befunde sind insofern von Bedeutung, als die Viren der myeloischen und der lymphatischen Mäuseleukose zumindest partiell gemeinsame Antigenkomponenten (wahrscheinlich Proteine) enthalten. Beide Viren induzieren aber bei der Maus vorwiegend voneinander differente Leukosetypen mit differenten zellulären Antigenen. Hierbei wäre zu erwägen, ob bei maligner Transformation unterschiedlicher Zelltypen durch das gleiche Virus oder ähnliche Viren zwangsläufig die Bildung differenter Antigene hervorgerufen wird, die also in Abhängigkeit vom Zelltyp determiniert werden oder ob sich beide Leukoseviren darin unterscheiden, daß sie unabhängig vom Typ der Wirtszelle die Bildung jeweils differenter Leukoseantigene hervorrufen. In diesem Falle müßten sich beide Leukoseviren zumindest partiell in ihren RNS-Komponenten unterscheiden. Eine weitere Bestätigung der Cross-Reaktivität zwischen der getesteten lymphatischen Rattenleukose und den myeloischen Mäuseleukosen würde bedeuten, daß 1. das gleiche Virus Leukosen differenten Zelltyps induzieren kann und 2. die entstandenen spezifischen Antigene unabhängig von der Spezies weitgehend identisch sind.[136]

Die Suche nach der Art der Spezifität der Antigene erstreckte sich also auf zelltyp-spezifische (bzw. tumorspezifische) und virusspezifische Antigene. Die Spezies-Spezifität von Tumorantigenen schien nach den Versuchsergebnissen eher zu vernachlässigen zu sein, zumindest was die ohnehin eng verwandten Arten Maus und Ratte betraf.

[136] Günter Pasternak, Karl-Heinz Horn, Arnold Graffi, »Weitere Untersuchungen über Antigendifferenzen zwischen Geweben virusinduzierter myeloischer und lymphatischer Leukosen der Maus«, *Acta biologica et medica germanica* 11/2 (1963), 293-297, hier 296-297.

Diese 1963 artikulierte Schlussfolgerung der drei Autoren wurde zur Grundlage für Günter Pasternaks eigenen Forschungsschwerpunkt, der sich wohl damals bereits herauskristallisierte, den er aber erst ab Mitte der 1960er-Jahre bis ungefähr 1969 oder 1970 verfolgte. Es ging ihm dabei um die experimentelle Unterscheidung zwischen den Antigenen, die speziell in virusinduzierten Tumoren auftraten. Dafür verwendete Pasternak die Begriffe »virales Antigen,« um Antigene des Virus selbst zu bezeichnen und »neues zelluläres Antigen« für Antigene, die in durch Virus maligne transformierten Zellen auftreten, aber nicht zum Virus gehören.[137] Ende 1964 reichte Günter Pasternak neue Versuchsergebnisse zu diesem Thema zur Publikation ein. Er konnte nun mit einiger Sicherheit behaupten, dass das Graffi-Virus und das Gross-Virus »wahrscheinlich differenten Antigensystemen« angehörten.[138] Weitere Kreuzreaktionen zwischen Gross-Virus-induzierten Leukämien und Graffi-Virus-induzierten Leukämien waren in seinen Versuchen nicht aufgetreten. Parallel zu den Spezifitätsstudien bei virusinduzierten Leukämien beschäftigte sich Günter Pasternak in den ersten beiden Jahren nach der Gründung des Instituts für Krebsforschung 1964–1966, teils allein, teils zusammen mit Graffi und Horn, vor allem mit der Testung weiterer Tumorarten, vor allem mit anderen chemisch induzierten Tumoren,[139] UV-induzierten[140] sowie anderweitig physikalisch induzierten Tumoren,[141] im Hinblick auf ihre antigenen Eigenschaften.

Ab 1966 oder 1967 kam neue Fahrt in die Antigenstudien an virusinduzierten Leukämien, nachdem Günter Pasternak die Idee entwickelt oder aus der Fachliteratur aufgenommen hatte, dass man die viralen Antigene und die zellulären Antigene der Tumorzelle unabhängig voneinander betrachten und untersuchen müsse.[142] Daraus

137 Günter Pasternak, »Antigens induced by the mouse leukemia viruses«, *Advances in Cancer Research* 12 (1969), 1-99.

138 Günter Pasternak, Brigitte Hölzer, »Der Nachweis von immunologischen Differenzen zwischen Graffi- und Gross-Virus-induzierten Leukämien der Maus in vivo und in vitro«, *Neoplasma* 12/4 (1965), 339-355, hier 353.

139 Günter Pasternak, Arnold Graffi, Fritz Hoffmann, Karl-Heinz Horn, »Resistance against carcinomas of the skin induced by dimethylbenzanthracene (DMBA) in mice of the strain XVII/Bln«, *Nature* 203/4942 (1964), 307-308.

140 Günter Pasternak, Arnold Graffi, Karl-Heinz Horn, »Der Nachweis individualspezifischer Antigenität bei UV-induzierten Sarkomen der Maus«, *Acta biologica et medica germanica* 13/2 (1964), 276-279 und Arnold Graffi, Günter Pasternak, Karl-Heinz Horn, »Die Erzeugung von Resistenz gegen isologe Transplantate UV-induzierter Sarkome der Maus«, *Acta biologica et medica germanica* 12/6 (1964), 726-728.

141 Karl-Heinz Horn, Günter Pasternak, Arnold Graffi, »Versuche zur Erzeugung tumorspezifischer Resistenz gegen isolog transplantable Sarkome, die durch Implantation von Kunststoffen erzeugt wurden«, *Acta biologica et medica germanica* 15/1-2 (1965), 154-163.

142 Diese neue Idee publizierte Pasternak in seinem zweiten Text in *Nature,* der gleichzeitig der erste nur unter seinem Namen war. 1964 war bereits ein Aufsatz mit Pasternak als Koautor erschienen. Günter Pasternak, »Differentiation between viral and new cellular antigens in Graffi leukemia of mice«, *Nature* 214/5059 (1967), 1364-1365.

ergab sich eine Forschungslinie, die bis etwa 1970 weitergeführt wurde und die in sogenannten Antigenkonversionsversuchen kulminierte. Dabei versuchten Pasternak und seine Mitarbeiter, spezifische Antigene, die im Umfeld einer Virusart, beispielsweise des Graffi-Virus, aufgetreten waren, durch eine Superinfektion des Gewebes mit einer anderen Virusart, beispielsweise Gross-Virus, zu ›konvertieren‹.[143] Unter Konversion ist nicht die Umwandlung einer Antigenart in eine andere zu verstehen, sondern eigentlich wollte die Arbeitsgruppe bei ihren ›Antigenkonversionsversuchen‹ feststellen, ob das Auftauchen von Virus in einer Zelle in jedem Fall auch mit dem Auftreten des dazu passenden viralen Antigens einerseits und eines virusinduzierten ›neuen zellulären Antigens‹ andererseits einherging.[144] Im Fall einer vollständigen Antigenkonversion wären, so die Annahme Pasternaks und seiner Arbeitsgruppe, in einer mit Gross-Virus superinfizierten Graffi-Virus-infizierten Tumorzelle vier verschiedene Spezifitäten von Antigen zu erwarten gewesen: typenspezifisches virales Antigen vom Graffi-Virus, typenspezifisches virales Antigen vom Gross-Virus sowie zwei Arten von ›neuem zellulären Antigen‹ – einmal vom Graffi- und einmal vom Gross-Virus induziert.[145] Angeblich gelang Pasternak und seiner Gruppe 1969 oder 1970 in einem einzigen Fall eine solche vollständige Konversion, jedoch kam das betreffende Versuchstier bzw. der betreffende Tumor abhanden.[146] Burkhard Micheel, der an diesen Versuchen beteiligt war, meinte im Rückblick lakonisch, dass dieser Verlust wohl schlichtweg einem Mangel an Gefrierschränken im Labor zuzuschreiben gewesen sei.[147]

Die zuletzt geschilderten Antigen-Konversionsversuche von Mitte bis Ende der 1960er-Jahre fallen bereits aus dem zeitlichen Rahmen dieses Kapitels heraus. Sie wurden hier dennoch mit beschrieben, weil sie aus den Antigenstudien hervorgingen, die in Graffis Labor Ende der 1940er-Jahren ihren Ausgang nahmen. Gleichzeitig markier-

143 Günter Pasternak, Luise Pasternak, Burkhard Micheel, »Antigens induced by the Graffi leukemia virus«, in: *Immunity and Tolerance in Oncogenesis: Proceedings of the IV. Perugia Quadrennial International Conference of Cancer*, hg. v. Lucio Severi, Robert J. Huebner, Frank M. Burnet (Perugia: Division of Cancer Research, 1970), 221-233; Diess., »Antigenic conversion by leukemia viruses«, in: *RNA Viruses and Host Genome in Oncogenesis: Proceedings of a conference held in Amsterdam, May 12-15, 1971*, hg. v. P. Emmelot, P. Bentvelzen. Amsterdam: Elsevier, 1972, 155-169 und Günter Pasternak, »Antigenic changes in cells infected by RNA tumor viruses«, in: *Virus-Cell Interactions and Viral Antimetabolites: 7. FEBS Symposium Varna (Bulgaria), September 1971*, hg. v. D. Shugar, [*Federation of European Biochemical Societies, 7th meeting*]. London: Academic Press, 1972, 15-26.

144 Zum ›neuen zellulären Antigen‹ vgl. insb.: Pasternak, »Antigens induced by the mouse leukemia viruses«, *Advances in Cancer Research* (1969).

145 Pasternak, »Antigenic conversion by leukemia viruses«, in: *RNA Viruses and Host Genome in Oncogenesis* (1972), 161.

146 »Unfortunately our completely converted Gross leukemia was lost and we were not able as yet to select another tumor to be analyzed for the Graffi-specific new cellular antigen.« Ebd., 162.

147 Persönliche Mitteilung Burkhard Micheel, 5.6.2013.

ten sie einen Wendepunkt in der tumorimmunologischen Grundlagenforschung der DDR. Sie standen am Übergang zur nächsten Phase, der Institutionalisierung der Tumorimmunologie in Berlin-Buch. Im Prozess der Institutionalisierung der Immunologie an der DAW bzw. dann Akademie der Wissenschaften der DDR (AdW) entschied sich auch die Frage, welcher Experimentalstil künftig weiter verfolgt werden sollte – der der Tumorimmunologen aus Graffis Abteilung oder der der klinischen Immunologen aus der Robert-Rössle-Klinik. Dieser wird im folgenden Abschnitt vorgestellt.

## Praktische Versuche zur immunologischen Tumordiagnostik und -therapie an der Berlin-Bucher Geschwulst-/Robert-Rössle-Klinik

### Immunologie als Maßstab der ›biologischen Wertigkeit‹ des Tumors

Die Berlin-Bucher Geschwulstklinik wurde 1948 als ›Bereich Klinik‹ des Instituts für Medizin und Biologie (IMB) gegründet. Sie befand sich in unmittelbarer Nachbarschaft des ehemaligen Kaiser-Wilhelm-Instituts für Hirnforschung, in das nach dem Krieg das IMB mit seinen Forschungsabteilungen einzog. Anfangs verfügte die Geschwulstklinik über 55 Betten und ein kleines Labor, »während die rein wissenschaftlichen Arbeiten in den einzelnen Abteilungen des Instituts getätigt wurden.«[148] Geleitet wurde die Klinik zu Beginn von dem Radiologen Heinrich Cramer (1890–1960) und ab 1954 bis zu seinem Tod von dem Chirurgen Hans Gummel (1908–1973).

Hans Gummel wurde in Berlin-Spandau geboren und studierte in Rostock, Innsbruck und Berlin Medizin. Er schloss sein Studium 1935 mit einer Doktorarbeit im Fach Pathologie ab. Während des Zweiten Weltkriegs und kurz davor (1937–1945) arbeitete er an der Chirurgischen Klinik der Universität Breslau, die zu dieser Zeit von dem Krebsforscher Karl-Heinrich Bauer geleitet wurde. Hier spezialisierte er sich auf die Onkologie und war neben seiner klinischen Tätigkeit auch in der experimentellen Forschung tätig.[149] Die ersten Nachkriegsjahre verbrachte er in Dresden, wo er parallel in der Krebsforschung und am Aufbau einer Penicillinproduktion tätig war. 1949 bewarb sich Gummel nach Berlin-Buch an die Geschwulstklinik.[150] Gummel baute die Klinik in Berlin-Buch in seiner Direktorenzeit weiter aus. Die Zahl der Betten stieg auf 200. 1960 erhielt sie den Namen Robert-Rössle-Klinik, nach dem Berliner Pathologen, bei dem Gummel

148 ABBAW Buch/A 62 (1948–69): Vierseitiger Bericht über das IMB (o. T., o. A., o. D., vermutlich um 1949/50).

149 Heinz Bielka, »Hans Gummel«, *Wissenschaftler Berlin-Buch* (2004), wie Anm. 8, 78-82.

150 Peter M. Schlag, »Hans Gummel anlässlich seines 30. Todesjahres«, *Der Chirurg* 75 (2004), 300-301.

1934–1937 in Berlin noch selbst als Oberarzt gearbeitet hatte.[151] Anders als Arnold Graffi war und blieb Gummel Mitglied der SED und engagierte sich stärker als sein Direktorenkollege in der Forschungsplanung der Akademieinstitute. So setzte er sich auch dafür ein, dass 1963/1964 die Klinik und der experimentelle Bereich zum Institut für Krebsforschung fusionierten.[152] Seit Anfang der 1960er-Jahre machte sich Gummel auf den Direktorensitzungen auch für eine organisierte immunologische Forschung stark.[153]

Der Radiologe Cramer und der Chirurg Gummel repräsentierten mit ihrer fachlichen Spezialisierung auch die beiden wichtigsten Therapieformen in der Berlin-Bucher Onkologie in den 1940er/1950er-Jahren: die Strahlentherapie und die Chirurgie. Zusätzlich dazu gab es bereits Ende der 1950er-Jahre auch eine Chemotherapie an der Geschwulstklinik. Das Problem sowohl bei der Strahlen- als auch bei der Chemotherapie bestand aber in der Ungewissheit über die richtige Dosis.[154] Beim chirurgischen Eingriff stellte sich für Gummel und seine Kollegen dagegen weniger die Frage, bei welchen Patienten eine radikale Operation durchgeführt werden sollte und bei welchen sie voraussichtlich mehr schaden als nutzen würde. Radikale Tumoroperationen waren an der Geschwulstklinik in den 1950er und 1960er-Jahren die vorrangige Therapie. In Bezug auf die Strahlen- und Chemotherapie wurde das Fehlen exakter Methoden, um die individuelle Wirkung der Therapie beim jeweiligen Patienten genau abzuschätzen, jedoch vermisst. Hans Gummel dachte in diesem Zusammenhang schon frühzeitig über die Immunologie und deren Einsatzmöglichkeiten auf dem Gebiet der Krebsbehandlung nach. Am Rande des von Gummel und Arnold Graffi gemeinsam organisierten ersten Berliner Krebs-Symposiums im Dezember 1959 kamen auch Fragen der Immunologie zur Sprache.[155] Hans Gummel erwähnte in seinem auf der Fachtagung gehaltenen Vortrag »Über die biologische Wertigkeit maligner Tumoren aus der Sicht der Klinik« unter anderem den Einsatz von Diffusionskammern zur systematischen Beobachtung des Tumorzellwachstums in vivo, also im lebenden Organismus, und zwar beim Menschen. »Wir erhoffen uns davon eine biologische Aussage über den Wirkungsgrad der Abwehrreaktion und über eine bessere Beurteilung der Wirksamkeit unserer Strahlen- und Chemotherapie«, so seine Erläuterung.[156] In ers-

151 Ebd., siehe auch den deutschen Wikipediaeintrag, Stichwort »Hans Gummel« unter: http://de.wikipedia.org/wiki/Hans_Gummel (Version vom 15.4.2014 19:49 von Cholo Aleman)

152 Ebd.

153 ABBAW Buch/B 1930 (1959–64).

154 Hans Gummel, »Über die biologische Wertigkeit maligner Tumoren aus der Sicht der Klinik«, in *Berliner Symposion über Fragen der Carcinogenese vom 11. bis 16. Dezember 1959*, hg. v. Arnold Graffi, Hans Gummel, Helmut Kraatz. Berlin: Akademie-Verlag, 1960, 148-153, hier 151.

155 Ebd.

156 Gummel, »Über die biologische Wertigkeit maligner Tumoren aus der Sicht der Klinik«, in: *Berliner Carcinogenese-Symposion* (1960).

ter Linie dachte Gummel jedoch über die Möglichkeiten einer genaueren Erfassung der Heilungschancen in seinem eigenen Fachgebiet, der Chirurgie nach. Er zählte eine Reihe klinischer Beobachtungen auf, an denen sich die Chance einer Heilung vor allem nach einem chirurgischen Eingriff schon jetzt messen lasse.[157] Gleichzeitig plädierte er für eine Ausweitung der diesbezüglichen Forschung. Gummels Symposiumsvortrag im Dezember 1959 kann also als eine Art Programm der immunologischen Forschung an der Berlin-Bucher Geschwulstklinik gelten.

Wie sich Gummel den immunologischen Prozess bei Krebs vorstellte, lässt sich ebenfalls aus seinem Symposiumsvortrag von 1959 herleiten. Den Ausdruck »biologische Wertigkeit des [...] Tumors« verwendete er darin als komplementäres Gegenstück zum »Abwehrmechanismus« des Patienten.[158] Das heißt, dass es in seinen Augen die Beschaffenheit des Tumors und diejenige der immunologischen Reaktivität des Patienten waren, die gemeinsam den individuellen Krankheitsverlauf ausmachten. Dazu zitierte Gummel Experimente der US-amerikanischen Krebsforscher Harry S. N. Greene und Helene Wallace Toolan vom Anfang der 1950er-Jahre, die mit Hilfe von Heterotransplantationen bei Kaninchen und Hamstern versucht hatten, »etwas über den Autonomiegrad oder auch, wie es Rössle ausdrückt, über die ›Stufe der Malignität‹ auszusagen.«[159] Es war nicht von ungefähr, dass Gummel einen neuen Begriff wählte, um nicht nur den Abwehrmechanismus des Patienten oder die »Stufe der Malignität« des Tumors, sondern die von der Reaktivität des Patienten abhängende und gleichzeitig auf diese zurückwirkende Beschaffenheit des Tumors, eben seine »biologische Wertigkeit« zu beschreiben. Der neue Begriff signalisiert, dass Gummel diese von Patient zu Patient unterschiedliche »Wertigkeit« an seiner Klinik als ein Forschungsthema behandeln wollte, mit dem konkreten Ziel einer Verbesserung der bereits eingesetzten Therapien. Von seinen Kollegen an der Klinik wurde die Wortwahl ebenfalls als programmatisch wahrgenommen, jedoch kritisierte der Oberarzt Gunter Wittig sie als verfrüht, da es bislang keine Methoden gebe, um daran zu forschen: »Auch wenn wir den Begriff ›Malignitätsgrad‹ durch den neuen Ausdruck ›biologische Wertigkeit‹ ersetzen, so fehlt uns bisher jedes Maß, um diese Wechselbeziehungen zwischen Wirtsorganismus und Geschwulst zu bestimmen,« fand Wittig.[160] Das Problem bestand also darin, dass allein die Verwendung des neuen Begriffs noch keine methodische Handhabe bot, um die individuelle Abwehr eines Patienten gegen seinen Tumor und gleichzeitig dessen Virulenz zu messen. Deshalb sollten wissenschaftliche Forschungen durchgeführt werden. An

157 Ebd., 151-153.

158 »Für den Kliniker war es immer ein Bedürfnis, etwas über die biologische Wertigkeit des zu behandelnden Tumors bzw. den Abwehrmechanismus des Patienten aussagen zu können.« Ebd.

159 Ebd., 151.

160 Wittig, »Die Wege der Krebsbehandlung«, *Das Deutsche Gesundheitswesen* (1961): 562.

der Klinik war zu diesem Zweck wohl schon Ende der 1950er-Jahre ein »immunbiologische[s] Laboratorium« eingerichtet worden,[161] in dem bis Mitte der 1960er-Jahre zeitgleich mindestens zwei oder drei Wissenschaftler arbeiteten: Gunter Wittig, Bodo Teichmann und eventuell auch Ulrich Schneeweiß.[162] Die Rekonstruktion dieser frühen immunologischen Forschung an der Robert-Rössle-Klinik erweist sich als relativ schwierig, da über die Publikationen hinaus nur wenig andere schriftliche Quellen zu finden bzw. mündliche zu generieren waren.[163] Ich werde mich in diesem Abschnitt deshalb auf eine Diskussion der verwendeten experimentellen Methoden an der Klinik konzentrieren, die sich anhand der publizierten Artikel recht gut nachvollziehen lassen.

### Versuche in heterologen Systemen

Anders als Arnold Graffi und Günter Pasternak in der biologischen Krebsforschung experimentierten die Ärzte in der Klinik Ende der 1950er/Anfang der 1960er-Jahre mit genetisch nicht identischen, also heterologen Ratten. Gunter Wittig, der 1959/1960 Versuche mit Ratten durchführte, gab zwar einerseits zu, dass sie keine idealen Versuchsbedingungen gewährleisteten.[164] Andererseits gehören aber auch Menschen – eineiige Zwillinge ausgenommen – dem heterozygoten System an, sind also genetisch nicht einheitlich. Ob die Tumorimmunität »durch humorale oder zelluläre Faktoren bedingt« sei, wisse man nicht, so Wittig 1959. Gesichert erscheine bislang nur eins, nämlich »daß die Tumorimmunität eine Systemreaktion darstellt.«[165] Dabei sei allerdings unklar, welche Faktoren (humorale oder zelluläre) in welchem System (heterolog oder homolog) jeweils eine Rolle spielten:

> Im heterologen System scheinen humorale Faktoren eine Rolle zu spielen; ob bei homologen Systemen demgegenüber ein qualitativer und quantitativer Unterschied

[161] BArch DF 4/52360 (1961): Punkt 1.13: Betriebliche Forschungs- und Entwicklungsarbeiten.

[162] Biografische Informationen zu den in diesem Abschnitt genannten Klinikern sind relativ spärlich. Über Hans Gummel liegen nur die oben zitierten Kurzbiografien bzw. Nachrufe vor. Gunter Wittig (ca. 2006 verstorben) konnte für die vorliegende Arbeit nicht mehr interviewt werden. Er war ungefähr seit 1952 an der Geschwulstklinik tätig. Zu Bodo Teichmann (*1932) gibt es einen deutschen Wikipediaeintrag, Stichwort »Bodo Teichmann« unter: http://de.wikipedia.org/wiki/Bodo_Teichmann (Version vom 7.9.2014 15:03 von Mehlauge). Teichmann lehnte meine Interviewanfrage ab, da er sich zur immunologischen Forschung an der Klinik nicht äußern möchte.

[163] Ulrich Schneeweiß zeigte sich anfangs bereit für ein Interview, entschied sich dann aber aus gesundheitlichen Gründen dagegen. Er gewährte mir aber durch seine ehemalige Mitarbeiterin Eva-Maria Fabricius freundlicherweise Einblick in einige Unterlagen aus seinem Privatbesitz zu seinem wissenschaftlichen Werdegang: Privatbesitz Ulrich Schneeweiß, Unterlagen für die Aufnahme in die Leopoldina: Lebenlauf; Wissenschaftliche Stationen, Investitionen, Motivationen (1986).

[164] Gunter Wittig, »Die Beeinflussung des Geschwulstwachstums durch spezifische Gewebsantigene«, *Acta biologica et medica germanica* 3/1 (1959), 56-64, hier 63.

[165] Ebd.: 63.

besteht, ist z. Z. noch nicht geklärt. Experimente mit markierten Zellen sprechen im in vitro-Versuch für die humorale Natur dieses Faktors, im in vivo-Versuch dagegen nicht.[166]

Wittig zweifelte demnach grundsätzlich an der Aussagekraft von Experimenten, die im homologen System genetisch identischer Versuchstiere gewonnen wurden sowie an ihrer Übertragbarkeit auf den Menschen.[167] Deshalb kann man wohl davon ausgehen, dass die methodischen Unterschiede zwischen biologischer und klinischer Krebsforschung innerhalb des IMB in der Wahl der Versuchstiere nicht auf einen Materialmangel zurückzuführen sind, sondern dass sie auf eine bewusste Entscheidung der Kliniker zurückgehen. In einem Überblicksartikel für die Zeitschrift *Das deutsche Gesundheitswesen* 1960 formulierte Gunter Wittig sein Forschungsprogramm als einen »Versuch [...], an Hand bereits vorliegender Untersuchungsbefunde den Nachweis zu erbringen, daß die im Verlauf von Transplantationsstudien aufgedeckten immunologischen Phänomene auch für den krebskranken Menschen mehr oder weniger Gültigkeit besitzen.«[168] In den Versuchen, die Wittig ein Jahr zuvor an Ratten durchgeführt hatte, wollte er herausfinden, welchen Einfluss die Transplantation von Tumorgewebe in ein bereits tumortragendes Tier hatte, das vorher operiert worden war. Dabei injizierte er den zuvor durch eine Radikaloperation von ihren Tumoren befreiten Ratten avirulentes Tumormaterial derselben Tumorart, die zuvor entfernt worden war. Sein Ziel war, eine Veränderung der Abwehr zu messen, das heißt, die immunologische Reaktion auf die Injektion der – wie Wittig annahm – spezifische Tumorantigene enthaltenden Tumorzellen auf das Wirtstier. Die Faktoren, die er messen konnte, waren die Rezidiv- und Metastasenhäufigkeit, die Wachstumsintensität der Tumore (nach Gewicht) und die Überlebenszeit der Tiere. Seine Ergebnisse waren jedoch alles andere als eindeutig. Allenfalls schien die Beimpfung mit avirulenten Tumorzellen die Abwehr der Tiere noch herab- und die Rezidivhäufigkeit, also die Wiederkehr des Tumors nach der Operation, heraufzusetzen.[169] Damit kam Gunter Wittig in der Klinik zu grundlegend anderen Ergebnissen als drei Jahre später Arnold Graffi und Günter Pasternak mit ihren Immunisierungsversuchen bei Inzuchtmäusen, mit denen sie die Ergebnisse von Edward Foley und Richmond Prehn und Joan Main sowie Ludwik Gross bestätigten.

Eine weitere Spielart der Arbeit mit heterologen Systemen war das Forschungsprojekt, das Bodo Teichmann im Rahmen seiner Habilitation an der Klinik durchführte

166 Ebd.: 62.

167 Das zeigte auch das oben bereits wiedergegebene Zitat aus: Wittig, »Die Wege der Krebsbehandlung«, wie Anm. 160, 560-561.

168 Gunter Wittig, »Immunologie maligner Tumoren aus der Sicht der Klinik«, *Das Deutsche Gesundheitswesen* 15/15 & 17 (1960), 763-771 & 879-885, hier 763.

169 Wittig, wie Anm. 164.

und das auch Hans Gummel in seinem Symposiumsvortrag 1959 erwähnte: die Transplantationsexperimente mit Diffusionskammern.[170] Der promovierte Chemiker Teichmann arbeitete seit 1960 an der Geschwulstklinik in Berlin-Buch.[171] Zuvor hatte er in Leipzig auch einige Semester Medizin studiert.[172] In seiner Forschungsarbeit experimentierte er, vermutlich auf Vorschlag von Hans Gummel, mit der 1954 von Glenn Algire, James Weaver und Richmond Prehn vorgestellten Diffusionskammer-Technik.[173] Dabei wird Gewebe nicht direkt auf ein anderes Tier verpflanzt, sondern diesem in einer Metall- oder Kunststoffkammer implantiert, so dass das transplantierte Gewebe keinen direkten Kontakt mit dem umgebenden Wirtsgewebe hat, aber dennoch mit Nährstoffen versorgt wird. Algire und seine Kollegen hatten die Ergebnisse ihres Versuchs – das Überleben des Gewebes in der Diffusionskammer – als Bestätigung für den von der britischen Arbeitsgruppe um Peter Medawar vorgeschlagenen vorrangig zellulären Charakter der immunologischen Abwehr bei Transplantationen interpretiert. Dafür sprach auch, dass es Medawars Arbeitsgruppe 1954 gelungen war, Transplantationsimmunität passiv durch sensibilisierte Immunzellen zu übertragen und nicht mittels Serum.[174]

An der Robert-Rössle-Klinik verfolgte man aber eine andere Forschungsfrage. Teichmann und seine Kollegen wollten keinen Beitrag zur Klärung der immunologischen Prozesse bei Krebs leisten, sondern sie interessierten sich mehr für eine systematische Beobachtung des Tumorzellwachstums direkt beim Patienten.[175] Die Transplantation in der Diffusionskammer als eine Form der Gewebezüchtung sollte die ›biologische Wertigkeit‹ des transplantierten Tumorgewebes im Wirt, das heißt dem Patienten, messbar machen. Deshalb gingen Teichmann und seine Kollegen mit den Diffusionskammerexperimenten methodisch auch weiter als zuvor Gunter Wittig mit seinen Rattenversuchen. Nachdem sie es geschafft hatten, allgemein verträgliche Diffusionskammern aus Metall zu bauen – denn Kunststoffkammern hatten sich im Tierexperiment als unverträglich erwiesen –,[176] beschränkten sie sich nicht mehr bloß

170 Gummel, wie Anm. 156, 153.

171 Da Gummel die Diffusionskammerexperimente bereits im Dezember 1959 erwähnte, waren die Versuche vermutlich schon vor Teichmanns Erscheinen an der Klinik angelaufen.

172 Vgl.: http://de.wikipedia.org/wiki/Bodo_Teichmann (7.9.2014 15:03)

173 Glenn H. Algire, James M. Weaver, Richmond T. Prehn, »Growth of cells In vivo In diffusion chambers: I. Survival of homografts in immunized mice«, *Journal of the National Cancer Institute* 15/3 (1954), 493-507 und Diess., »The growth of cells In vivo In diffusion chambers: II. The role of cells in the destruction of homografts in mice«, *Journal of the National Cancer Institute* 15/6 (1955), 1737-1767.

174 Vgl. dazu: Silverstein, wie Anm. 69, 243.

175 Gummel, wie Anm. 156, 153.

176 Bodo Teichmann, Gunter Wittig, »Über die Verwendung von Metallkammern für Implantationsversuche«, *Acta biologica et medica germanica* 10/3-4 (1963), 429-431. Siehe auch: ABBAW

auf Ratten. Die Metallkammern testeten sie auch bei 25 inoperablen Krebspatienten ihrer Klinik.[177] Ob diese Gewebezucht in vivo, beim Menschen, im Hinblick auf das Gesamtprojekt zur Messung der ›biologischen Wertigkeit‹ letztlich zufriedenstellende Ergebnisse brachte, bleibt unklar. Auch über den gesundheitlichen Zustand der 25 Versuchspersonen ist in der Publikation nichts weiter zu erfahren. Es ist aber anzunehmen, dass die Metallkammerexperimente auch aus ethischen Gesichtspunkten nicht fortgesetzt wurden, um das Leiden der inoperablen Patienten nicht weiter zu vergrößern. Bodo Teichmann veröffentlichte noch 1964 und 1965 eine Reihe von Artikeln zu Diffusionskammern, die jedoch nach diesem einmaligen Test an Menschen bloß noch im Tierversuch eingesetzt wurden.[178] Nach seiner Habilitationsschrift 1965 verschwand dieses Thema völlig von Teichmanns Publikationsliste, wie bald darauf auch immunologische Themen insgesamt.[179] Sein Engagement für die immunologische Forschung in Berlin-Buch war aber noch nicht beendet. Ende der 1960er-Jahre wurde Teichmann beim Aufbau einer Tumorimmunologie innerhalb der im Rahmen der Akademiereform aufgebauten neuen Strukturen aktiv, die im folgenden vierten Kapitel eingehender beleuchtet werden.

## Serologische Verfahren zur Tumordiagnose

Die Kliniker verfolgten nicht nur in der Wahl ihrer Experimentalmodelle, sondern auch in ihrer Rezeption der Forschungsliteratur eine andere Strategie als ihre Kollegen in der biologischen Krebsforschung bei Arnold Graffi. Sie wählten bevorzugt solche Verfahren zum Nachexperimentieren, bei denen die Autoren eine besonders hohe Trefferquote angegeben hatten. Da diese Strategie jedoch nicht ubiquitär für alle verfügbaren serologischen Tests eingesetzt wurde, sondern nur für solche, mit denen sich eine anaphylaktische Reaktion nachweisen lässt, gehe ich davon aus, dass man sich in der Frage, welche immunologischen Faktoren vermutlich mehr Einfluss auf das Tumorwachstum hätten – humorale oder zelluläre –, schon weitgehend festgelegt hatte. Gunter Wittig schrieb 1960, dass die serologischen Tests das Vorhandensein von Auto-

Buch/B 1930 (1959–64): Kurzbericht der Robert-Rössle-Klinik 1960.

177 Teichmann, Wittig, ebd.

178 Bodo Teichmann, »Untersuchungen über das Verhalten von Tumorgewebe in Diffusionskammern gegenüber eindringenden Wirtszellen bei tumorresistenten Ratten«, *Experientia* 20/6 (1964), 327-328; ders., »Tumorgewebe kombiniert mit Leber-, Milz-, Lymphknoten- oder Thymusgewebe tumorresistenter Ratten in Diffusionskammern«, *Zeitschrift für Naturforschung* 19b (1964), 861 und fünf weitere Artikel Teichmanns in derselben Nummer derZeitschrift sowie ders., »Über die Beeinflussung der immunologischen Wirkung von Milz- und Lymphknotengewebe mit Chemotherapeutica vorbehandelter Ratten auf Tumorzellen in Diffusionskammern«, *Die Naturwissenschaften* 52/3 (1965); 65.

179 Ders., *Die Diffusionskammer-Technik und ihre Anwendung bei Untersuchungen von Problemen der Tumorforschung*. Berlin: Humboldt-Universität, 1965.

antikörpern nur als ein mögliches »Begleitphänomen« des Tumorwachstums erfassen, nicht aber die Frage klären sollten, ob primär humorale oder zelluläre Faktoren für die immunologischen Reaktionen bei Krebs verantwortlich wären.[180] Untersucht wurden aber de facto humorale Immunprozesse bei Krebs, für die serologische Tests verwendet wurden.

In den Publikationen aus der Klinik zwischen 1959 und 1964 wurde besonders eingehend die Analogie der Tumor- bzw. Transplantationsimmunität zu »einer Sensibilisierung mit verzögerter Reaktion« diskutiert.[181] 1955 schlug der US-amerikanische Medizinforscher Jack G. Makari den Schultz-Dale-Test, der eigentlich eine anaphylaktische Reaktion nachweist, zur Nutzung für die Krebsdiagnose vor.[182] Der Test war von dem deutschen Arzt Werner Schultz (1878–1947) und dem britischen Biochemiker Henry Hallet Dale (1875–1968) unabhängig voneinander in der ersten Hälfte des 20. Jahrhunderts entwickelt worden und beruht auf einer spezifischen Reaktion von zellgebundenen Antikörpern mit Antigen. Damals ging man davon aus, dass allergische bzw. anaphylaktische Reaktionen darauf zurückzuführen seien, dass die reagierenden Antikörper nicht frei, sondern zellgebunden wären. Deshalb werde bei einem Zweitkontakt mit Antigen eine weitaus heftigere Gewebereaktion ausgelöst als es bei freien Antikörpern im Serum der Fall wäre.[183] Gunter Wittig sprach in diesem Zusammenhang davon, dass »der Warmblüterorganismus über ein zweites, zellgebundenes Immunsystem [verfügt], das eine Sensibilisierung herbeiführt, ohne daß freie Antikörper im Serum auftreten (z. B. die Tuberkulinallergie).«[184] In der Schultz-Dale-Reaktion wird weiblichen Meerschweinchen menschliches Tumorgewebe injiziert. Nach erfolgter Sensibilisierung entnimmt man den abgetöteten Tieren den Uterus, der dann in einem zweiten Schritt mit dem Serum von Krebskranken in Berührung gebracht wird, woraufhin – im Fall einer positiven Reaktion – die Muskeln des Uterus kontrahieren. Daraus schloss Makari, dass in diesem Serum spezifische, für die Reaktion verantwortliche Tumorantigene enthalten seien. Er ging nach Versuchen mit Sera von über 700 Patienten zweier US-amerikanischer Krankenhäuser davon aus, dass alle Karzinome ein gemeinsames Antigen enthielten, unabhängig von ihrer Lokalisation oder ihrer Art.[185] An der Berlin-Bucher Geschwulstklinik konnte die von Makari erzielte hohe

[180] Wittig, Immunologie maligner Tumoren, wie Anm. 168, 769.

[181] Ebd.: 879. Wittig verwendete die Begriffe »Tumorimmunität (= Resistenz)« und »Transplantationsimmunität« synonym als die »Summe der Vorgänge, die zur Abstoßung eines Tumortransplantates führen.«

[182] Jack G. Makari, »Use of Schultz-Dale test for detection of specific antigen in sera of patients with carcinoma«, *British Medical Journal* 2/4951 (1955), 1291-1295.

[183] Silverstein, wie Anm. 69, 325-328.

[184] Wittig, wie Anm. 160, 566.

[185] Makari, wie Anm. 182. Zitiert bei: Wittig, »Immunologie maligner Tumoren«, wie Anm. 168, 766-767.

Trefferquote an positiven Befunden nicht erreicht werden. Im Jahreskurzbericht der gerade umbenannten Robert-Rössle Klinik 1960 wurde knapp vermerkt: »Auf dem Gebiete immunologischer Vorgänge wurde der diagnostische Wert der Makari-Reaktion in einer größeren Versuchsreihe geprüft. Der Test erwies sich als nicht spezifisch.«[186]

Hatte man sich bei den Versuchen in heterologen Systemen noch weitgehend an die 1947 von George Snell formulierten allgemeinen Transplantationsgesetze gehalten und weniger über die Spezifität einer Tumorimmunität nachgedacht, kamen im Zusammenhang mit den serologischen Versuchen an der Robert-Rössle-Klinik nun auch solche Überlegungen zur Sprache. Das heißt, dass nicht mehr nur die Histokompatibilitätsantigene für die Transplantationsexperimente in der Krebsforschung interessant waren, sondern zunehmend auch spezifische Tumorantigene, also Antigene, die in Normalgewebe nicht vorkommen. Dabei wird verständlich, was George Klein meinte, als er die verworrene Situation in der Tumorimmunologie Ende der 1950er-Jahre beschrieb, in der nur wenige »cognoscenti,« wie Klein sie nannte, zwischen einer Verletzung der normalen Gewebsbarriere durch Tumorgewebe und einer spezifischen Immunisierung gegen Tumorgewebe hätten unterscheiden können.[187] In der Robert-Rössle-Klinik sorgte aber nicht die Unterscheidung der *zellulären* Abwehrprozesse für Verwirrung. Da man ohnehin nur mit heterologen Systemen arbeitete, hatte man in der Klinik gar nicht den Ehrgeiz, den Unterschied zwischen Tumor- und Transplantationsimmunität zu klären. Indessen erwies sich aber auch die Vorstellung vom Mechanismus der Antikörperbildung, also die *humorale* Immunität im Zusammenhang mit Tumorerkrankungen als problematisch. Man wusste zwar, dass die Abstoßung von heterologen Transplantaten ein zellulärer Immunprozess war. Aber welche immunologischen Prozesse liefen in einem Organismus mit einem körpereigenen Tumor ab? Hier konnte eine, vielleicht weniger deutlich erkennbare, humorale Immunität in der Tumor-Wirt-Beziehung nicht ausgeschlossen werden.

Trotz dem zum Teil abweichenden immunologischen Verhalten gegenüber Tumorzellen im Vergleich zu Bakterien, Viren etc. in der Infektionsimmunität ging man in der Robert-Rössle-Klinik davon aus, dass die Tumorimmunität im Prinzip genauso

186 ABBAW Buch/B 1930 (1959–64).

187 Klein, »Tumor immunology«, in: *Immunology* (1995): »I watched him [Peter Gorer] chairing the tumour immunology session of the 1958 Cancer Congress in London with much puzzlement. Sitting at the old-fashioned magisterial table in the suffocating heat of a poorly ventilated room in the City Hall of London, with a glass of water and a small heap of headache pills in front of him, Peter called one 10-minute speaker after the other and listened to their misguided claims of having detected specific tumour immunity, not being aware of the fact that they were reporting the violation of major histocompatibility barriers by tumour allografts in the first place. Peter never uttered any comment or criticism. He occasionally swallowed a pill and reminded the speakers of their allotted time. After the last talk he exclaimed: ›Open the windows. We need some fresh air‹.« (205)

wie die Infektionsimmunität funktioniere.[188] Allerdings seien die Begriffe, die man für beide Immunitätsarten verwende, in der Tumorimmunität nur bedingt gültig und daher als »Relativitätsbegriffe« zu verstehen.[189] Sowohl Hans Gummel als auch Gunter Wittig und Bodo Teichmann nahmen an, dass die Informationen, die dieses immunologische Verhalten induzierten, von den Tumorzellen selbst ausgingen, genauer gesagt von den spezifischen Antigenen der Tumorzellen. Sie rezipierten die Ende der 1950er/Anfang der 1960er-Jahre viel diskutierten Immuntheorien des britischen Arztes H. N. Green und des russischen Krebsforschers Lev A. Zilber, die besagten, dass diese spezifischen Tumorantigene von den Antigenen normaler Zellen abwichen und dass sich dieser Antigenwandel während der Kanzerogenese vollziehe.[190] Green ging in seiner Immuntheorie davon aus, dass der Tumorzelle bei ihrer malignen Umformung Antigene abhanden kommen, dass die Kanzerogenese von der normalen zur Tumorzelle also mit einem Antigenverlust einhergehe.[191] Dagegen argumentierte der russische Krebsforscher Lev A. Zilber (1894-1966) in seiner ›virusgenetischen Theorie‹ für einen Zugewinn an Antigenen in der Tumorzelle.[192] Wenn die Tumorzellen gegenüber Normalzellen Antigene einbüßten, dann war für Bodo Teichmann und Gunter Wittig sogar eine »vom Tumor selbst ausgehende, gegen die Normalzellen des Wirtsorganismus gerichtete Antikörperbildung« vorstellbar (!).[193] Wenn die Tumorzellen dagegen Antigene hinzugewönnen, dann müssten diese körperfremd wirken und im Organismus eine immunologische Reaktion auslösen, so Teichmanns und Wittigs Vermutung. Beide Vorgänge müssten schließlich, nach erfolgter Antikörperbildung, so ablaufen »wie

188 Wittig, wie Anm. 180, 763 und Bodo Teichmann, Gunter Wittig, »Versuch zum Nachweis krebsspezifischer Antigene mit einem Anaphylaxietest (nach Makari)«, *Das Deutsche Gesundheitswesen* 17/21 (1962), 843-845, hier 843.

189 Gunter Wittig, Bodo Teichmann, »Die Grundlagen spezifischer und unspezifischer Krebsabwehrreaktionen und die Folgerungen für Klinik und Forschung«, *Archiv für Geschwulstforschung* 21/1 (1963), 25-49, hier 30. Wittig berief sich dabei auf Otto Westphal vom Max-Planck-Institut für Immunologie in Freiburg im Breisgau und auf Friedrich Scheiffarth.

190 Vgl. Gummel, wie Anm. 156 und Wittig, wie Anm. 168, 766.

191 H. N. Green, »The immunologic theory of cancer: Some implications in human pathology«, *Journal of Chronic Diseases* 8/1 (1958), 123-135.

192 Lev A. Zilber, »Studies on tumor antigens«, *Journal of the National Cancer Institute* 18/3 (1957), 341-358 und ders., »Immunologische Aspekte der Kanzerogenese«, in: *Berliner Symposion über Fragen der Carcinogenese,* wie Anm. 154 , 133-141 (Russisch mit kurzer deutscher Zusammenfassung), zitiert bei: Wittig, »Grundlagen von Krebsabwehrreaktionen«, *Archiv für Geschwulstforschung* (1963), 31.

193 Bodo Teichmann, Gunter Wittig, »Autoantikörper beim krebskranken Menschen«, *Das Deutsche Gesundheitswesen* 18 (1963), 707-709, hier 707. Welche Zellen dann die Antikörper produzieren sollten, erläuterten die Autoren nicht. Dass es die Plasmazellen oder B-Zellen sind, die Antikörper produzieren, war zu dieser Zeit eigentlich schon bekannt; deshalb erscheint die These, dass die Tumorzellen Antikörper gegen Normalzellen bilden könnten, hier etwas merkwürdig.

er bei jeder bakteriellen Infektion zu verzeichnen ist.«[194] Es gab nur ein Problem: Freie Autoantikörper gegen körpereigene Tumorzellen hatten sich bei Krebserkrankungen bis dahin nicht eindeutig nachweisen lassen. Das liege aber, so die Autoren, wenigstens zum Teil an den »beschränkten experimentellen Möglichkeiten.«[195]

Parallel zu den Versuchen mit der Schultz-Dale-Reaktion fanden deshalb an der Robert-Rössle-Klinik Versuche zum Nachweis von freien Antikörpern, also von Autoantikörpern gegen Tumorzellen statt. Trotzdem hielt es Gunter Wittig – wohl im Rahmen des immunologischen Gesamtprojektes an der Klinik – für erforderlich, die Testung der bereits bekannten serologischen Verfahren im Hinblick auf die Tumordiagnose eigens zu begründen. Wittig schrieb, dass man aus dem Vorhandensein von Autoantikörpern nicht auf eine unmittelbare »pathogenetische Bedeutung für das Krankheitsgeschehen« schließen könne, sondern, dass die Autoantikörper »nur als serologische Begleitphänomene aufgefaßt werden« müssten.[196] In diesem Sinne wandte man in der Geschwulstklinik beispielsweise einen Test zum Nachweis einer passiven Übertragung einer lokalen Anaphylaxie an, die sogenannte Arthus-Reaktion, die erstmals von Maurice Arthus beschrieben worden war.[197] Dabei wird Krebspatienten ein Extrakt aus ihrem Normalgewebe sowie ein aus ihrem eigenen Tumor hergestellter Extrakt unter die Haut gespritzt. Die Quaddeln, die die Einstichstelle des Tumorextrakts umgeben, fallen wesentlich größer aus als die um die Normalgewebsextrakte herum, woraus auf das Vorhandensein freier Antikörper gegen den eigenen Tumor, also Autoantikörper, geschlossen wird.[198] Wittig betonte, dass diese Verfahren bloß diagnostischen Wert hätten, da der Zusammenhang zwischen Krebs und Autosensibilisierung alles andere als geklärt sei.

Die meisten Versuche, in der Literatur als erfolgreich für die Krebsdiagnostik dargestellte serologische Methoden nachzutesten, schlugen an der Berlin-Bucher Geschwulstklinik fehl. Dazu gehörte auch ein von Graham und Graham beschriebener Test, bei dem mittels der Komplementbindungsreaktion bei Krebspatienten freie Autoantikörper gegen Krebszellen nachgewiesen worden waren.[199] Außerdem war es die Agar-Bindungsreaktion, ein einfacher Serumtest auf Agar-Agar-Platten, der von Csaba und Törő zu demselben Zweck eingesetzt worden war.[200] Diese beiden Verfahren, mit denen

194 Teichmann, »Anaphylaxietest«, *Das Deutsche Gesundheitswesen* (1962), 843.

195 Teichmann, Wittig, wie Anm. 193, 707.

196 Wittig, wie Anm. 168, 769.

197 Ebd. Im Jahresbericht von 1955 wurden Versuche »der Anaphylaxie in vivo und vitro« genannt (Plan-Nr. 1956: F 6-44): ABBAW Buch/A 4: *Medizinische Institute und Einrichtungen 1945–1991: Rat der Direktoren*, Jahresbericht des Instituts für Medizin und Biologie (1955). Zur Geschichte des Arthus-Phänomens siehe Silverstein, *A History of Immunology* (2009), 177.

198 Wittig, wie Anm. 168, 769.

199 John B Graham, Ruth M. Graham, »Antibodies elicited by cancer in patients«, *Cancer* 8/2 (1955): 409-416. Besprochen in: Wittig, wie Anm. 160, 561.

200 G. Csaba, I. Törö, »Ein neues Verfahren zur Krebsdiagnose«, *Zeitschrift für Krebsforschung* 62/5

man schon negative oder allzu unspezifische Ergebnisse erhalten hatte, testete man drei Jahre später erneut. Wegen der angenommenen Ähnlichkeiten zwischen »zellfixierten Antikörpern in der Tumorimmunologie« (Hypothese) und immunzellfixierten Anti-Tuberkulin-Antikörpern bei Tuberkulose (ebenfalls Hypothese) wurden neuerlich verschiedene serologische Methoden ausprobiert, um die einen oder die anderen Antikörper nachzuweisen, jedoch wiederum ohne diagnostisch verwertbare Ergebnisse.[201] Die Arbeit mit zwei Unbekannten (die beiden Sorten zellfixierter Antikörper) und die Ambition, diese beiden Unbekannten mittels serologischer Tests voneinander zu unterscheiden, war offenbar nicht dazu geeignet, klar auswertbare Ergebnisse zu erhalten. Aus der Wiederaufnahme der serologischen Versuche ist jedoch ersichtlich, dass die immunologische Forschung an der Robert-Rössle-Klinik 1964 wieder in Bewegung geriet, was Gegenstand des nächsten Abschnitts ist.

## Immunchemische Experimente

Das immunologische Forschungsprojekt zur Messung der ›biologischen Wertigkeit‹ kam nicht zum Abschluss. Im November 1964 erfolgte die Fusion der Robert-Rössle-Klinik mit dem Institut für experimentelle Krebsforschung zum Institut für Krebsforschung.[202] An welcher klinischen Abteilung die immunologische Forschung eigentlich angesiedelt war, ist aus der Struktur der Klinik, die in der neuen ›Ordnung des Instituts für Krebsforschung‹ aufgeführt wurde, nicht zu erkennen.[203] In der Struktur des Bereichs biologische Krebsforschung tauchte dagegen neuerdings eine ›Abteilung Tumorimmunologie‹ auf. Diese bestand aber anfangs bloß aus Günter Pasternak.[204] Es ist deshalb zu vermuten, dass hinter dieser ›Abteilung Tumorimmunologie‹, die ausgerechnet im Zuge der Fusion 1964 geschaffen wurde, eine bestimmte Absicht steckte. Hans Gummel hatte bereits auf der Sitzung des Direktoriums der Institute für Medizin und Biologie am 3. Mai 1963 um »theoretische Unterstützung« bei der Erforschung der »Tumor-Wirtsbeziehungen und Wachstumssteuerung« gebeten. Das Protokoll dieser Sitzung verzeichnet weiterhin seinen Vorschlag, »ein gemeinsames Arbeitsprogramm

(1958): 481-494. Besprochen in: Wittig, ebd, 561.

201 Bodo Teichmann, Gunter Wittig, Roland Vogt, Dieter Ziebarth, »Über den Nachweis tumorspezifischer Antikörper beim Menschen«, *Das Deutsche Gesundheitswesen* 19/51 (1964), 2357-2362.

202 ABBAW U2/56: *Urkunden und Diplomverleihungen*, Ordnung des Instituts für Krebsforschung der FG der DAW zu Berlin (1964).

203 Aufgeführt werden folgende Abteilungen der Klinik: a) die Chirurgische Abteilung; b) die Röntgen-Abteilung; c) die Interne Abteilung; d) die Gynäkologische Abteilung; e) die Anästhesie-Abteilung; f) die Abteilung Poliklinik, Nachsorge, Statistik, Dokumentation; g) die Abteilung Klinische Strahlenbiologie; h) die Pathologisch-anatomische Abteilung sowie i) die Verwaltung und die Wirtschafts-Abteilung der Klinik. Ebd.

204 Die technischen Kräfte gehörten zum übergeordneten Arbeitsbereich von Arnold Graffi, von dem Pasternak sie ausleihen musste.

beider Einrichtungen« (also der Abteilung für biologische Krebsforschung und der Klinik) zu diskutieren. »Ferner [sei] eine Übersicht über immunologische Arbeiten zu schaffen,« so Gummel.[205] Geplant war vermutlich eine Zusammenarbeit Pasternaks mit den in der immunologischen Forschungsarbeit tätigen Ärzten an der Klinik, vor allem mit Bodo Teichmann. Es kam jedoch nie zu einer gemeinsamen Publikation. Zu unterschiedlich waren offenbar die Forschungsinteressen in Graffis und Gummels immunologischer Krebsforschung.

In der Robert-Rössle-Klinik scheint man 1964 noch einmal verstärkte Anstrengungen unternommen zu haben, um immunologische Methoden für den klinischen Einsatz nutzbar zu machen. Dabei ist eine Wendung in immunchemischer Richtung, das heißt zur Anwendung von Verfahren zur Gewinnung und Charakterisierung von Antigenen zu erkennen, die möglicherweise auf den Einfluss des gelernten Chemikers Bodo Teichmann zurückging. Aufschluss über dieses neue Versuchsprogramm gibt ein Reisebericht von Bodo Teichmann, der von Anfang 1965 datiert. Teichmann wurde – anderthalb Jahre, nachdem Günter Pasternak am Karolinska-Institut in Schweden gewesen war – ein dreiwöchiger Forschungsaufenthalt in Westdeutschland genehmigt. Im Winter 1964 besuchte er das Max-Planck-Institut für Immunbiologie in Freiburg im Breisgau, wozu ihn der dortige Direktor, Otto Westphal, bei einem Besuch in Berlin-Buch 1963 eingeladen hatte.[206] Aus Teichmanns Reisebericht geht zumindest andeutungsweise hervor, welche Forschungsarbeiten damals an der Berlin-Bucher Klinik liefen:

> Unsere eigenen Arbeiten über tumorspezifische Antigene bringen es mit sich, daß wir ähnliche Methoden zur Gewinnung von Polysacchariden bzw. Lipopolysacchariden und Kohlenhydrat-Eiweiß-Komplexen anwenden müssen, wie sie von Prof. Westphal und seiner Schule zur Isolierung von Bakterieninhaltsstoffen erarbeitet wurden und angewandt werden. Neben verbesserten und nicht publizierten Extraktionsmethoden von Kohlenhydraten aus biologischem Material (die nach meiner Rückkehr sofort mit Erfolg bei menschlichen Lebermetastasen angewendet wurden und wesentlich höhere Ausbeuten als bisher ergaben), interessierte vor allem die Darstellung antigen wirksamer Produkte aus den extrahierbaren Kohlenhydraten.[207]

Zu den weiteren Plänen der Robert-Rössle-Klinik in Bezug auf die Antigenforschung schrieb Teichmann: »Bei uns sollen die aus Tumorgewebe isolierten Produkte mit den entsprechenden Substanzen aus Normalgewebe verglichen und ebenfalls in antigen

205 ABBAW Buch/B 1930 (1959–64): Protokoll Nr. 5/63 über die Sitzung des Direktoriums der IMB am 3.5.1963.

206 BArch SAPMO/DY 30/IV A 2/9.04/362: *Abt. Wissenschaften beim ZK der SED 1955–61: AdW*, Tätigkeit des medizinisch-biologischen Forschungszentrums der AdW in Berlin-Buch (1962–67): Bericht über Reise nach Freiburg/Br. vom 23.11.–16.12.1964 (Bodo Teichmann, 1.2.1965).

207 Ebd.

wirksame Verbindungen übergeführt (!) werden.«[208] Konkret erlernte Bodo Teichmann in Freiburg die Flavozonmethode zur »schonenden Vernetzung von niedermolekularen Polysacchariden zu hochmolekularen, antigenwirksamen Komplexen unter Erhaltung der determinanten Gruppen.« Diese Methode solle später »zur Herstellung synthetischer Antigene und deren Kupplung an definiertes Eiweiß (z.B. Serumalbumin) auch in Bezug auf später vorgesehene tumordiagnostische und tumortherapeutische Maßnahmen« eingesetzt werden, so Teichmann weiter über die Pläne der immunologischen Forschungsgruppe an der Robert-Rössle-Klinik.[209] Publikationen der Ergebnisse dieser Versuche gibt es nicht. Die immunchemischen Versuche kamen jedoch in dem Rechenschaftsbericht der Robert-Rössle-Klinik für das Jahr 1966 noch einmal zur Sprache:

> Es wurden Versuche zur Präparation gereinigter »monospezifischer« Antikörper gegen Portiocarcinom-Homogenate aufgenommen. Zunächst wurde die Methode der Bindung löslicher Antigene/Haptene an unlösliche Zellulose-Derivate eingesetzt. Die Beschreibung des umgekehrten Weges, also die Gewinnung gereinigter Antigene/Haptene steht in Entwicklung. Diese Arbeiten über Tumorpolysaccharide werden erst an ganz wenigen Instituten in der Welt ausgeführt und haben international den Stand der Erkundungsarbeit noch nicht überschritten.[210]

Als einige Jahre später, 1969 im Zuge der Akademiereform, im Präsidium der DAW über die Gründung einer ›problemgebundenen Klasse Immunbiologie‹ nachgedacht wurde, erhielt Bodo Teichmann die Aufgabe, ein Konzept dafür zu entwerfen.[211] Die Bemühungen Hans Gummels, die immunologische Forschung seiner Mitarbeiter mit der der Immunologen der biologischen Krebsforschung zu vereinigen, scheiterten aber letzten Endes. Den Zuschnitt der institutionalisierten Immunologie am neuen Forschungszentrum in Berlin-Buch bestimmte in den 1970er-Jahren Günter Pasternak und nicht Bodo Teichmann. Auch eine Zusammenarbeit zwischen den beiden, die noch 1969 nicht ganz vom Tisch war bzw. im Zuge der Akademiereform erneut diskutiert wurde, kam nicht zustande.

208 Ebd.

209 Ebd.

210 ABBAW Buch/A 59 (1966): Rechenschaftsbericht für den Bereich Robert-Rössle-Klinik des Instituts für Krebsforschung der DAdW zu Berlin für das Jahr 1966.

211 ABBAW/1007: *Akademieleitung 1969–1991*, Schriftverkehr Akademieleitung (1969–71): Entwurf der Konzeption für die Bildung einer problemgebundenen Klasse: »Biologische Probleme der Humanmedizin (Theoretische Grundlagen der Immunbiologie)« vom 21.4.1969.

# ›Erfahrungsraum‹ und ›Erwartungshorizont‹: Zur Institutionalisierung der immunologischen Grundlagenforschung in der DDR

Was ist unter der Institutionalisierung von Wissen zu verstehen und wie lässt sich dieser Prozess erfassen? Institutionen, an denen wissenschaftlich geforscht wird, wurden in der Forschungsliteratur bisher als Schnittstellen von Wissen und Gesellschaft,[212] von wissensinternen und -externen Faktoren sowie von Kommunikation und Interaktion beschrieben.[213] Wissen verdichtet sich im Prozess der Institutionalisierung, es wird geordnet, also in ein System nach bestimmten Regeln gebracht oder nach neuen Konzepten umgeordnet und schließlich zu wissenschaftlichen Disziplinen geformt. In den Augen des US-amerikanischen Wissenschaftshistorikers Timothy Lenoir ist der Institutionalisierungsprozess mit der Formierung der Disziplinen aber noch keineswegs abgeschlossen, denn die Disziplinen wirkten nun wieder auf die Gesellschaft zurück. Für Lenoir sind wissenschaftliche Forschungsinstitutionen deshalb »Produktionsstätten sozialer und kultureller Identitäten,« die in ständiger Wechselwirkung mit anderen kulturellen Rahmenbedingungen stehen.[214] Das macht Institutionalisierung für Lenoir zu einem kontinuierlichen Prozess ohne klar erkennbare Grenzen. Im hier untersuchten Fall gehe ich jedoch von relativ klar definierten Anfängen und Enden der Institutionalisierung von Wissenschaften aus, die mehr oder weniger mit der Gründung und der Auflösung der DDR zusammenfallen. Von einer Institutionalisierung von Wissenschaften in der DDR spreche ich, wenn das betreffende Wissensgebiet Gegenstand der Planung wurde.

Pläne kann man als nach zwei Seiten geöffnete historische Forschungsobjekte verstehen: sie blicken in Richtung Zukunft, gründen sich aber auf Gegenwart und Ver-

212 Ludwik Fleck, *Entstehung und Entwicklung einer wissenschaftlichen Tatsache*. Frankfurt/M.: Suhrkamp, 1994; Timothy Lenoir, *Instituting Science: The cultural production of scientific disciplines*. Stanford: Stanford University Press, 1997.

213 Martin Gierl, *Geschichte und Organisation: Institutionalisierung als Kommunikationsprozess am Beispiel der Wissenschaftsakademien um 1900*. Göttingen: Vandenhoek & Ruprecht, 2004.

214 Lenoir, *Instituting Science* (1997), 3-4.

gangenheit. Sie sind insofern zentrale historische Quellen, denn wie der Historiker Reinhart Koselleck es beschrieben hat, ergibt sich das ureigene Spannungsfeld der Geschichtsschreibung eben aus der Schnittmenge von ›Erfahrungsraum‹ und ›Erwartungshorizont‹, die er in seiner Arbeit als Analysekategorien verwendet hat. Er nannte sie an einer Stelle »Erkenntniskategorien, die die Möglichkeit einer Geschichte begründen helfen.«[215] ›Erfahrungsraum‹ und ›Erwartungshorizont‹ sind somit auch Kategorien, die bei der methodischen Auswertung von Plänen zur wissenschaftlichen Forschung genutzt werden können.

Dazu sollen in diesem Kapitel zwei Beispiele dienen, genauer gesagt zwei unterschiedliche Strategien von DDR-Wissenschaftlern, mit der Planung ihres Forschungsgebietes, der Immunologie, umzugehen. Wissenschaftler spielen beim Prozess der Institutionalisierung eine entscheidende Rolle. Wissenssoziologisch und ansatzweise auch wissenschaftshistorisch untersucht wurden bisher ihr sozialer Status und ihre Position innerhalb der Wissenschaftlergemeinschaft.[216] In der vorliegenden Analyse stehen jedoch Zeit und Raum im Fokus. Deshalb soll aus den Planungsstrategien, die der Immunologe Günter Pasternak, der Chemiker Bodo Teichmann und der Mikrobiologe Ulrich Schneeweiß angewendet haben, besonders deren Einstellung zur vergangenen und zukünftigen Entwicklung der Immunologie herausgearbeitet werden. Pasternak und Teichmann richteten ihre Handlungen stark auf die Zukunft aus, indem sie beispielsweise verschiedene ›Erwartungshorizonte‹ bzw. Prognosen für die immunologische Forschung formulierten. Ihre Perzeption unterschiedlicher ›Erfahrungsräume‹ trug ebenfalls zu ihrer Vorstellung zukünftiger Forschung bei. Im Hinblick auf die mutmaßliche politische Entwicklung in der DDR traf insbesondere Günter Pasternak (*1932) klare Entscheidungen für seine zukünftige berufliche Karriere. Dagegen ist bei dem neun Jahre älteren Ulrich Schneeweiß (*1923) eine deutlichere Betonung wissenschaftlicher Traditionen in der Darstellung seiner Forschungsergebnisse nach außen erkennbar. Er zog eine direkte Linie zwischen der Lues-Serologie im Deutschen Kaiserreich bei August von Wassermann und dem modernen Immunologiekonzept Frank Burnets, das auf der Unterscheidung des Organismus zwischen Eigen und Fremd aufbaut. Gewichtung und Aufbau dieser Traditionserzählungen von Schneeweiß variieren jedoch im Verlauf der DDR-Geschichte. Wenngleich Schneeweiß weniger aktiv in die Planung eingebunden war, lassen sich auch bei ihm anhand dieser Variationen damals aktuelle Veränderungen und äußere Anlässe für die Wahl bestimmter Fokusse rekonstruieren.

215 Reinhart Koselleck, *Vergangene Zukunft: Zur Semantik geschichtlicher Zeiten*. Frankfurt/M.: Suhrkamp, 1989, 351.

216 Joseph Ben-David, *The Scientist's Role in Society: A comparative study*, Englewood Cliffs: Prentice-Hall, 1971. Siehe dazu auch die Rezension von Thomas S. Kuhn, »Scientific Growth: Reflections on Ben-David's ›Scientific Role‹«, *Minerva* 10/1 (1972), 166-178.

## Immunologische Forschung als Prognose (1964–1970)

### Die Perspektivplanung der biomedizinischen Grundlagenforschung in Berlin-Buch

Der Prozess der Institutionalisierung der Tumorimmunologie in der DDR begann schon, bevor 1964 eine ›Abteilung Tumorimmunologie‹ am Institut für Krebsforschung eingerichtet wurde. Die Forschungsgemeinschaft entschied Anfang der 1960er-Jahre über die Umstrukturierung der biomedizinischen Forschungsinstitute in Berlin-Buch. 1961 fasste sie den Beschluss, aus den vorhandenen Einzelinstituten ein »medizinisch-biologisches Forschungszentrum« zu machen.[217] Dort sollte sich die Grundlagenforschung ab 1963 – in Anpassung an die Direktiven des im Januar 1963 abgehaltenen VI. Parteitags der SED – auf fünf »Hauptgebiete« konzentrieren, die sich wiederum in »Gruppenprobleme« unterteilten. Im »Hauptgebiet« Krebsforschung wird hier als »Gruppenproblem« bereits die »Immunologie des Krebses« genannt.[218] Es ist anzunehmen, dass die Formulierung dieses ›Gruppenproblems‹ auf Hans Gummel zurückgeht, dessen Engagement für die immunologische Forschung ja im vorigen Kapitel schon angesprochen wurde. Gummel gehörte der Forschungsgemeinschaft als Vertreter der Robert-Rössle-Klinik an.[219] Naturgemäß war ihm als deren Direktor daran gelegen, dass die tumorimmunologische Forschung in Berlin-Buch einen Nutzen für die Klinik hatte.

1964 fusionierten das Institut für experimentelle Krebsforschung und die Robert-Rössle-Klinik in Berlin-Buch zum Institut für Krebsforschung.[220] Ab 1965 stand eine umfassendere Umstrukturierung aller Forschungsinstitute in Berlin-Buch ins Haus. Diese folgte der Direktive für den neuen übergeordneten Volkswirtschaftsplan, den Plan ›Neue Technik‹.[221] Der Forschungsrat war schon lange (seit seiner Gründung im Jahr 1957) angehalten, einen Perspektivplan der naturwissenschaftlichen Grund-

[217] ABBAW Buch/B 1930: *Medizinische Institute und Einrichtungen 1945–1991: Institut für Medizin und Biologie*, Direktorium (1959–64): »Konzeption zur Konzentrierung der Themenbearbeitung und zur Präzisierung der Leitungstätigkeit im medizinisch-biologischen Forschungszentrum Berlin-Buch« (7.1.1963).

[218] Ebd.

[219] BArch DE 1/13811: *Staatliche Plankommission 1949–1961/1963: Querschnittsbereiche*, Tagungen des Vorstands der Forschungsgemeinschaft der Deutschen Akademie der Wissenschaften zu Berlin (1958–60): Liste der Kuratoriumsmitglieder der FG sowie der Vertreter von Forschungseinrichtungen und staatlichen Einrichtungen (1.5.1958).

[220] ABBAW U2/56: *Urkunden und Diplomverleihungen*, Ordnung des Institutes für Krebsforschung der FG der DAW zu Berlin (1964).

[221] Vgl. Agnes Charlotte Tandler, *Geplante Zukunft: Wissenschaftler und Wissenschaftspolitik in der DDR 1955–1971*. Freiberg: TU Bergakademie, 2000, 216. Der Plan »Neue Technik« löste um 1962 den bis dahin gültigen Plan »Forschung und Technik« ab.

lagenforschung auszuarbeiten, hatte das aber immer wieder verschoben, auch, weil niemand so recht wusste, wie ein solcher langfristiger Plan aussehen und was er realistischerweise beinhalten sollte.[222] Einige Wissenschaftler hegten Zweifel, ob man überhaupt fünf bis zwanzig Jahre im Voraus planen könne und ob das sinnvoll sei.[223] Bis dahin waren von den naturwissenschaftlichen Instituten der Akademie, die von der Forschungsgemeinschaft vertreten wurden, immer nur »Leistungsschau[en] der jahrelang gepflegten Akademieforschung« abgeliefert worden, wie Agnes Tandler es treffend zusammenfasste.[224] Nun sollten aber die volkswirtschaftlichen Probleme der DDR im Vordergrund stehen und der Perspektivplan dazu dienen, Lösungsvorschläge dafür anzubieten. Bei der Forschungsgemeinschaft wurde dazu eine ›Arbeitsgruppe Wissenschaftsorganisation‹ ins Leben gerufen, die in einer Reihe von Thesen für die Direktorenkonferenz der Berlin-Bucher Institutsdirektoren die angestrebten Neuerungen auf den Punkt brachte. Auch die Forschung sollte, der Arbeitsgruppe zufolge, künftig »nach den gleichen Grundsätzen wissenschaftlich zu führen [sein] wie die Volkswirtschaft« und zwar sollte jeweils ein Wissenschaftler die Verantwortung für einen Aufgabenkomplex tragen.[225] Derselben Logik folgend sollte die naturwissenschaftliche Forschung von nun an Auftragsforschung sein, also immer auf Vertragsbasis mit einem Industriepartner stattfinden, was die Praxisrelevanz der Forschung befördern und sichern sollte. Daher war für die zentrale Planung der naturwissenschaftlichen Forschung in der DDR auch der Perspektivplan so wichtig. »Das grundlegende Instrument der Planung und Leitung der Volkswirtschaft im ökon[omischen] System ist der Perspektivplan. Die Perspektivplanung beginnt allgemein mit der Ausarbeitung der Hauptrichtungen von Wissenschaft und Technik«, hieß es dazu in den Thesen der ›Arbeitsgruppe Wissenschaftsorganisation‹.[226]

Die Ausarbeitung der sogenannten Grundkonzeption, einer Vorarbeit für den Perspektivplan, in der »die Hauptrichtungen mit den Kernproblemen und Proportionen festgelegt« sein sollten,[227] lag in den Händen der 1964 neu gebildeten Sektionen der Akademie,[228] die innerhalb der Akademie dieselben Aufgaben hatten wie die Zentralen

222 Ebd., 216.
223 Ebd., 217 und 222.
224 Ebd., 216.
225 ABBAW Buch/A 60: *Medizinische Institute und Einrichtungen 1945–1991: Rat der Direktoren*, Arbeitsgruppe ›Wissenschaftsorganisation‹ beim Vorsitzenden der Forschungsgemeinschaft (1964–65): Thesen zum Referat für die Direktorenkonferenz, März 1964.
226 Ebd.
227 Ebd.
228 BArch DQ 109/272: *Rat für medizinische Wissenschaften beim Ministerium für Gesundheitswesen: Präsidium und Sekretariat*, Zusammenarbeit mit zentralen Staatsorganen (1955–68): Brief Max Steenbecks an Helmut Kraatz vom 23.1.1964. Ein gleichlautendes Schreiben mit der Bitte um Mitarbeit in den neuen Sektionen ging auch an Günter Pasternak.

Arbeitskreise (ZAK) des Forschungsrates.[229] Der Wust an neuen Vorgaben war nicht leicht zu überblicken und wurde von den beteiligten Wissenschaftlern unterschiedlich angegangen. Ein anderes Extrem waren – neben den bereits erwähnten Zweiflern – Wissenschaftler, die den Plan als eine einfache Möglichkeit betrachteten, um möglichst weitreichende Forderungen an Ressourcen für ihre Forschung aufzulisten.[230] Ein Mittelweg bestand demnach in einer gleichzeitig auf die Vergangenheit, Gegenwart und Zukunft bezogenen Kombination von Lösungsversprechungen für volkswirtschaftliche Probleme, die auf bereits laufenden Forschungen beruhten, aber auch ein großes Entwicklungspotential aufweisen mussten. Außerdem war es günstig, Kooperationsbemühungen zu zeigen, um der Zersplitterung, die in fast allen Gebieten beklagt wurde, entgegenzuwirken.[231] Auf dieser Grundlage konnte man auch Forderungen nach Ressourcen für das eigene Forschungsgebiet stellen. Aber selbst, wenn all dies in die endgültige Version eines Planes gelangte, hieß das noch nicht, dass es auch realisiert wurde. Die Pläne waren lediglich der Auftakt für weitergehende Verhandlungen.

## Kompetenz, Kritik und Kontrolle

Günter Pasternak, der 1932 geboren wurde, gehörte damit einer Generation an, die der Soziologe M. Rainer Lepsius als neue und zugleich letzte »Funktionselite« der DDR bezeichnet hat. Die Jahrgänge 1927 bis 1932 hätten eine »eigengeprägte Kohorte dar[gestellt], die ihren beruflichen und sozialen Aufstieg primär dem neuen Regime, der FDJ [Freie Deutsche Jugend, die Jugendorganisation der DDR], der SED und den ihnen eingeräumten Bildungsmöglichkeiten verdankt [habe],« so Lepsius.[232] Er bezog sich damit zwar vorwiegend auf die Politkader und nicht auf die Wissenschaftler. Aber auch in der Wissenschaft war in den späten 1960er-Jahren ein Generationenwechsel zu beobachten, der die Reformen (Dritte Hochschulreform und Akademiereform) maßgeblich trug.[233] Unabhängig von der Frage, ob Pasternak – wie der Rest seiner Generation – von den Bildungsmöglichkeiten profitierte, die ihm die SED zur Verfügung stellte, soll in diesem und dem folgenden Abschnitt vielmehr dargestellt werden, wie er seine

229 Tandler, wie Anm. 13, 218.

230 Ebd., 222.

231 Ebd., 210.

232 M. Rainer Lepsius, »Die Institutionenordnung als Rahmenbedingung der Sozialgeschichte der DDR«, in: *Sozialgeschichte der DDR*, hg. v. Hartmut Kaelble, Jürgen Kocka, Hartmut Zwahr. Stuttgart: Klett Cotta, 1994, 17-30, hier 27.

233 Siehe bspw.: Peter Th. Walther, »Bildung und Wissenschaft«, in: *DDR-Geschichte in Dokumenten: Beschlüsse, Berichte, interne Materialien und Alltagszeugnisse*, hg. v. Matthias Judt. Berlin: Ch. Links, 1998, 225-242 und Mitchell G. Ash, »Wissenschaft, Politik und Modernität in der DDR, Ansätze zu einer Neubetrachtung«, in: *Wissenschaft und Politik – Genetik und Humangenetik in der DDR (1949–1989): Dokumentation zum Arbeitssymposium in Münster, 15.–18.3.1995*, hg. v. Karin Weisemann, Peter Kröner, Richard Toellner. Münster: LIT, 1997, 1-25.

wissenschaftliche Karriere als Immunologe mit einer Karriere in der Forschungsplanung der DDR verband. Dabei ging es anfangs hauptsächlich darum, die internationale Bedeutung der Immunologie mit fachlichen Argumenten herauszustreichen und die Definitionshoheit über die Immunologie zu erhalten, was eine Mischung aus fachlicher Kompetenz und ein Mitspracherecht in beratenden Gremien erforderte. Das Ziel musste jedoch die Kontrolle über die immunologische Forschung sein, besonders auf der Planungsebene, um die eigenen Forschungsthemen selbst bestimmen zu können und Planstellen, das heißt Mitarbeiterstellen zu erhalten.

Günter Pasternak war in der Akademieleitung, wie er meint, durch seine wissenschaftlichen Publikationen der Jahre 1962 und 1963 positiv aufgefallen.[234] Jedenfalls stand er auf dem Verteiler eines Briefes, den Max Steenbeck (1904–1981), damals Vizepräsident der DAW, im Januar 1964 an verschiedene Wissenschaftler der DAW schickte und in dem er sie zur Mitarbeit in den reorganisierten Sektionen aufforderte.[235] Pasternak wurde daraufhin zunächst für zwei Jahre in die Sektion ›Kanzerogenese und Grundlagen der Krebstherapie‹ berufen.[236] Diese Reorganisation der DAW-Struktur war Teil der Vereinbarung zwischen dem Forschungsrat und dem 1962 gegründeten ›Rat für Planung und Koordinierung der medizinischen Wissenschaften beim Ministerium für Gesundheitswesen‹ (kurz: Rat für Planung), bezog sich also auf die medizinische Forschung an der DAW.[237] Es bedeutete de facto, dass der Forschungsrat seine Koordinierungsfunktion für die medizinische Forschung an den Rat für Planung abgab. Der Präsident des Rates für Planung sollte laut der Vereinbarung gleichzeitig Leiter der Gruppe Medizin beim Forschungsrat sein.[238] Zu diesem Zeitpunkt war das der Gynäkologe Helmut Kraatz (1902–1983) von der Humboldt-Universität Berlin (Charité),[239] ein ehemaliger Professor von Günter Pasternak während dessen Medizinstudiums. Kraatz holte denn auch Günter Pasternak mit ins Boot – im wahrsten Sinne des Wortes, denn nachdem er ihn zuerst zum Sekretär der Klasse Medizin an der DAW ernannt hatte (Mitte der 1960er-Jahre), machte er Pasternak auch zu seinem persönlichen Berater auf dem Gebiet der Krebsforschung. Pasternak sollte sich zu den beim Rat für Planung eingereichten Forschungsanträgen aus verschiedenen Einrichtungen

234 Persönliche Mitteilung Günter Pasternak, 29.12.2012.

235 Privatbesitz Günter Pasternak: *Entwicklung Tumorimmunologie*, Karriere Günter Pasternak (1964–87): Brief von Max Steenbeck an Günter Pasternak vom 23.1.1964.

236 Ebd.

237 BArch DQ 1/3419: *MfG: Medizinische Wissenschaft und Forschung: Organisation und Planung der medizinischen Forschung*, Vereinbarung über Zusammenarbeit Forschungsrat, DAW und Rat für Planung (1964).

238 Ebd.

239 Kraatz hat eine Autobiografie veröffentlicht, in der er jedoch kaum auf seine Beratungsfunktionen in den Gremien oder auf Wissenschaftspolitik eingeht. Helmut Kraatz, *Zwischen Hörsaal und Klinik*. Berlin: Verlag der Nation, 1977.

der DDR äußern. Und diese Beratungen fanden an den Wochenenden auf Kraatz' Motorboot auf dem Zeuthener See im Berliner Umland statt.[240]

War das Verhältnis Pasternaks zu Helmut Kraatz gut, so blieb das zu Samuel Mitja Rapoport, einem anderen seiner ehemaligen Professoren von der Humboldt-Universität, gespannt. Rapoport hatte 1957 Pasternaks Gesuch, eine Doktorarbeit im Fach Biochemie anzufertigen, ohne Angabe von Gründen abgelehnt.[241] Als im Zuge der Neuordnung der Berlin-Bucher Forschungsinstitute ab 1966 auch wieder die Möglichkeit der Herauslösung der Robert-Rössle-Klinik aus dem Forschungszentrum diskutiert wurde, die ja eigentlich bereits 1964 mit der Fusion des Instituts für experimentelle Krebsforschung und der RRK zum Institut für Krebsforschung hatte eliminiert werden sollen,[242] war Rapoport einer der Hauptbefürworter dieser Herauslösung. Damit machte er sich Feinde im Berlin-Bucher Forschungszentrum, vor allem beim Klinikdirektor Hans Gummel.

Als Leiter der Gruppe Biologie beim Forschungsrat wurde Rapoport im Zuge der langfristigen Planung der naturwissenschaftlichen Grundlagenforschung Mitte der 1960er-Jahre damit beauftragt, eine Biologie-Prognose zu entwerfen.[243] Dazu arbeitete er mit ca. 600 Wissenschaftlern zusammen, so die Schätzung seiner Frau.[244] Die 1967 fertiggestellte Biologie-Prognose trug den Titel »Prognose zur Entwicklung der biologischen Forschung einschließlich der technischen Mikrobiologie für den Zeitraum 1970–1980.«[245] Darin enthalten waren zwölf biologische »Hauptrichtungen« und drei »Querschnittsgebiete,« eins davon die Immunologie.[246] Die Bezeichnung »Querschnittsgebiet« wurde in der Prognose selbst nicht näher erläutert. Offenbar ging es aber im Fall der Immunologie um »das Zusammenwirken biologischer, medizinischer und veterinärmedizinischer Wissenschaftszweige.«[247] Horst Hanson, ein Biochemi-

240 Persönliche Mitteilung Günter Pasternak, 29.12.2012.

241 Günter Pasternak, »Günter Pasternak«, in: Luise Pasternak (Hrsg.), *Wissenschaftler in der biomedizinischen Forschung: Berlin-Buch 1930–2004*. Frankfurt/M.: Peter Lang, 2004, 103-107, hier 104.

242 Heinz Bielka, *Geschichte der biomedizinischen Institute Berlin-Buch*, 2. Aufl. Berlin: Springer, 2002, 86.

243 Tandler, wie Anm. 10, 255.

244 Ingeborg Rapoport, *Meine ersten drei Leben: Autobiographie*. Berlin: NORA, 2002, 306-307.

245 Auch auf den anderen Forschungsgebieten wurden nach und nach solche Prognosen ausgearbeitet. Friedrich Jung war Ende der 1960er-Jahre für die Ausarbeitung der Medizin-Prognose zuständig. Darin war als perspektivisches Forschungsvorhaben für den Zeitraum zwischen 1971 und 1975 »Immunologie und Infektionsschutz« vorgesehen. Siehe: BArch DQ1/10649: *MfG: Abstimmung der Gesundheitspolitik: Allgemeines und Verschiedenes*, Prognosematerialien (1969–71).

246 Die anderen beiden Querschnittsgebiete sind hier die Molekularbiologie und die Neurobiologie. BArch DF4/19858: *MWT: Planung, Planerfüllung und Prognosen: Entwicklungsprognosen*, Entwicklung der biologischen Forschung einschließlich der technischen Mikrobiologie 1970–1980 (1967).

247 Ebd., 76.

ker und Physiologe von der Universität in Halle/Saale,[248] der mit der Ausarbeitung des »Querschnittsgebietes« Immunologie für die Biologie-Prognose beauftragt wurde, schlug darin zwei Forschungsschwerpunkte vor, die seiner eigenen Qualifikation entsprachen: die Immunbiochemie und die Immunphysiologie. Das Programm, das Hanson vorschwebte, war – gemessen an den damaligen Forschungstrends in der Immunologie – einigermaßen konservativ. Die damals aktuellsten Fragen in der Immunologie wurden darin nur gestreift und nicht für die DDR-Forschung empfohlen. Die Immunbiochemie sollte sich, laut Hanson, »auf die Antigenanalyse« sowie auf »[d]ie Analyse und Differenzierung von Antikörpern« konzentrieren, um neue Impfstoffe produzieren zu können.[249] Unter dem Schwerpunkt Immunphysiologie sollte dagegen, nach Hansons Vorstellung, Grundlagenforschung zum Verständnis des Mechanismus der Antikörpersynthese betrieben sowie die unspezifischen Abwehrreaktionen erforscht werden, ebenso wie Allergien und »chronische Entzündungen.«[250] Als einen direkten Affront gegen die beiden jungen Immunologen der DDR, Herwart Ambrosius und Günter Pasternak, konnte man aber den letzten Abschnitt von Hansons Ausarbeitung interpretieren, wo es hieß:

> Aus Gründen der beschränkten Kapazität sollten auf dem Gebiet der Transplantationsimmunologie nur die Fragen der Donorselektion bearbeitet werden. Die Probleme der Immuntoleranz, -suppression und -paralyse bei Transplantationen sollten dagegen nur am internationalen Stand verfolgt werden unter Sicherung einer begrenzten experimentellen Bearbeitung von Einzelfragen.[251]

Gerade auf dem Gebiet der Transplantationsimmunologie sollte also in der DDR nicht geforscht werden, sondern nur die Donorselektion, also die Auswahl der geeignetsten Spender für den jeweiligen Empfänger eines Transplantats, verfeinert werden – was eher ein Forschungsgebiet der Blutspendeinstitute war.[252] Die Tumorimmunologie wurde von Hanson vollkommen ausgeblendet.

Günter Pasternak erhielt bald eine Gelegenheit, um seine Kritik an der Prognose öffentlich vorzutragen. Als er von Seiten des Gesundheitsministeriums gebeten wurde,

248 Horst Hanson (1911–1978) war ein Schüler des Physiologen Emil Abderhalden, ehemaliger Präsident der Deutschen Akademie der Naturforscher Leopoldina. Ab 1967 war Hanson selbst Generalsekretär der Leopoldina. Vgl. auch den deutschen Wikipediaeintrag, Stichwort »Horst Hanson« unter: http://de.wikipedia.org/wiki/Horst_Hanson (Version vom 18.1.2014 8:25 von Jü).

249 Ebd., 76-77.

250 Ebd.

251 Ebd., 77.

252 Vgl.: LAB C Rep. 740/8: *Bezirksinstitut für Blutspende- und Transfusionswesen: Institutsleitung*, Forschungsprojekte (1964–68) und LAB C Rep. 740/25: *Bezirksinstitut für Blutspende- und Transfusionswesen: Ärztlicher Direktor*, Fachvorträge des ärztlichen Direktors Dr. Gerd Fünfhausen (1967–70). Vgl. dazu auch: Jon J. van Rood, »HLA and I«, *Annual Review of Immunology* 11 (1993), 1-28.

im Oktober 1967 die Festrede zur Verleihung des Rudolph-Virchow-Preises an eine Gruppe von Wissenschaftlern zu halten, konnte er sich einen Seitenhieb gegen seinen ehemaligen Professor Rapoport nicht verkneifen. Pasternak kritisierte in seiner Rede, dass der Teil zur Immunologie der Biologie-Prognose nicht von einem Immunologen, sondern von einem Physiologen ausgearbeitet worden sei.[253] Außerdem bemängelte er, dass es im Ministerium für Gesundheitswesen keine Fachabteilung für das Forschungsgebiet Allergie und Immunologie gebe.[254]

Die Biologie-Prognose war nur der erste Schritt auf dem Weg zu einer umfassenden Umstrukturierung der naturwissenschaftlichen Forschung in der DDR, der Akademiereform, deren Pendant an den Hochschulen die Dritte Hochschulreform war. Der Prognose sollten sogenannte Feinkonzeptionen folgen, die nach einer weiteren Straffung der Themen die einzelnen Bucher Institute ausarbeiteten. Hier konnte auch Günter Pasternak aktiv mitwirken, und er ließ diese Gelegenheit nicht ungenutzt verstreichen. Im Herbst 1968 wurden die Berlin-Bucher Institutsdirektoren vom Präsidenten der Akademie, Hermann Klare, damit beauftragt, Feinkonzeptionen ihrer Forschungsgebiete auszuarbeiten, die sich an den drei Forschungsschwerpunkten »Krebsforschung,« »Kreislaufforschung« und »Regulationsforschung« orientieren sollten.[255] Die Tumorimmunologie wurde Teil der Feinkonzeption zur Krebsforschung, die unterteilt war in: »experimentelle Krebsforschung,« »klinische Krebsforschung,« »epidemiologische Krebsforschung« und »immunologische Forschung.«[256] An dieser Wortwahl ist eine relative Eigenständigkeit der immunologischen Forschung erkennbar: Als einzige in der Reihe blieb sie nicht auf die Krebsforschung beschränkt.

Vergleicht man die Feinkonzeption der immunologischen Forschung in Berlin-Buch mit dem Abschnitt zur Immunologie in der Biologie-Prognose von Horst Hanson, fällt zuerst der unterschiedliche Stellenwert auf, der der Transplantationsimmunologie in beiden zugemessen wird. In der Feinkonzeption wird gerade diese in den Mittelpunkt der Grundlagenforschung gestellt. Aus der transplantationsimmunologischen Forschung sollten die »Methoden und Modelle für die Tumorimmunologie übernommen« werden, hieß es dort. Diese sollten dann in einer »Kooperationskette« »von der Grundlagenforschung bis zur praktischen Anwendung« in der Klinik führen.[257] Die »[t]umorimmunologische[n] Fragestellungen [sollten] gemeinsam mit der

253 Persönliche Mitteilung Günter Pasternak, 29.12.2012.

254 BArch DQ 109/239: *Rat für medizinische Wissenschaften beim Ministerium für Gesundheitswesen*, Angelegenheiten, die im Präsidium behandelt werden sollten (1963–68): Brief von Hellmuth Kleinsorge an Dr. Lange vom 1.11.1967.

255 ABBAW Buch/A 456: *Medizinische Institute und Einrichtungen 1945–1991: FZMM*, Feinkonzeption FZ Buch und Leistungskomplexe (1969).

256 Ebd.

257 Ebd.

experimentellen und klinischen Krebsforschung bearbeitet« werden, so Pasternaks Vorschlag in der Feinkonzeption.[258]

Als Günter Pasternak in Berlin-Buch die Feinkonzeption ausarbeitete, existierte in Leipzig bereits ein übergeordnetes Projekt der Immunbiologie, das in die Teilprojekte »Regulation und Beeinflussung der Antikörpersynthese« und »Immunabwehr und -suppression unter besonderer Berücksichtigung zellulärer Antigene« unterteilt war.[259] Beide Teilprojekte sollten von den Kooperationspartnern im Auftrag des Ministeriums für Gesundheitswesen ausgeführt werden. Sie unterlagen der Auftragsbindung. Die Federführung für dieses immunologische Projekt hatte Herwart Ambrosius übernommen. Schon ab dem 1. Januar 1969 sollten die Immunologen des Berlin-Bucher Forschungszentrums in dem zweiten Teilprojekt mitarbeiten.

Es ging jedoch nicht nur um die inhaltliche Zuordnung zu einem größeren Forschungsprojekt, sondern auch um die Sicherstellung der Ressourcen vor Ort, also in Berlin-Buch. Diese waren aber nicht gegeben. Es fehlten vor allem Räume und Personal. Und hier trat Günter Pasternak erstmals gemeinsam mit zweien seiner Klinikkollegen auf: mit Bodo Teichmann und Gerhard Biege. Biege hatte zuvor in der Arbeitsgruppe des Chirurgen Petros Kokkalis am Krankenhaus in Berlin-Friedrichshain gearbeitet.[260] Der Grieche Kokkalis war einer der Pioniere der Transplantationschirurgie in der DDR.[261] Nach Kokkalis' Tod 1962 war Biege an die Robert-Rössle-Klinik in Berlin-Buch übergewechselt und hatte dort seine eigene Arbeitsgruppe aufgebaut, die aus ihm und seinem Mitarbeiter Bodo von Broen sowie zwei Akademieaspiranten, einer technischen Assistentin und einer Laborantin bestand.[262] Pasternak, Teichmann und Biege brachten 1968 in zwei ›Diskussionsbeiträgen zur Akademiereform‹ die Probleme zur Sprache, die die immunologische Forschung in Buch betrafen.[263] Sie forderten darin die »umgehende räumliche und organisatorische Zusammenführung der bestehenden Gruppen«, womit sie die immunologischen Arbeitsgruppen vom FZ

258 Ebd.

259 ABBAW Buch/A 448: *Medizinische Institute und Einrichtungen 1945–1991: FZMM*, Zentralinstitut für Biologie und Medizin Berlin-Buch (1969–70): Diskussionsbeitrag zur Akademiereform von Günter Pasternak, Bodo Teichmann und Gerhard Biege vom 23.9.1968 (»Zur Situation und den Aufgaben der immunbiologischen Forschung am Forschungszentrum Buch«).

260 Persönliche Mitteilung Günter Pasternak, 2.4.2013.

261 Siehe zu Kokkalis die Internetseite zu einer Konferenz über diesen als »Ein Pionier der Transplantation« am 13. März 2013 in Athen: www.kokkalis-transplantation.gr (aufgerufen am 3.11.2014). Sie enthält auch dessen Kurzbiografie in deutscher, englischer und russischer Sprache.

262 Ebd.: »Aktennotiz vom 16.5.1969 über eine Aussprache zwischen Prof. Böhme und Dr. Pasternak im Beisein von Dr. Geipel und Frau Rödel am 10.4.1969.«

263 Ebd.: Diskussionsbeitrag vom 23.9.1968 und Diskussionsbeitrag zur Akademiereform vom 2.12.1968 (»Vorschläge zur Realisierung der im immunbiologischen Projekt enthaltenen Aufgaben für das FZ Buch«).

Buch, von der Charité und von der Robert-Rössle-Klinik meinten, sowie eine »Klärung der Frage der apparativen Einrichtung.«

Der Stand der Dinge war folgender: Die Abteilung von Günter Pasternak war im Hauptgebäude des Berlin-Bucher Forschungszentrums (dem ehemaligen Kaiser-Wilhelm-Institut für Hirnforschung) untergebracht, wo er zwei Labore von 40 und 47 Quadratmetern, eine Abstellfläche von neun Quadratmetern sowie zwei Tierställe von 18 und 60 Quadratmetern zur Verfügung hatte. Insgesamt arbeiteten 1968 drei Wissenschaftler in seiner Abteilung (er selbst, Luise Pasternak und Günter Gryschek), ein »Aspirant« (Burkhard Micheel) und vier technische Assistenten bzw. Hilfskräfte.[264] Neben Pasternaks Abteilung führte der Plan für das immunologische Gesamtprojekt auch noch diejenige des Mikrobiologen Ulrich Schneeweiß von der Robert-Rössle-Klinik auf. Deshalb stellten die drei Unterzeichner des ›Diskussionsbeitrages‹ auch die räumliche Situation von Schneeweiß' Labor dar.[265] Die ›Arbeitsgruppe Klinische Mikrobiologie‹ bestand aus nur zwei Wissenschaftlern (Ulrich Schneeweiß und Eva-Maria Fabricius), die mit einem Labor von 26 Quadratmetern, einem Arbeitsraum von 11 und einer Abstellfläche von 9 Quadratmetern auskommen mussten. Sie hatten für ihre Forschungsarbeit weder einen Tierstall noch irgendwelche technischen oder sonstigen Hilfskräfte zur Verfügung.[266] Neben einer Verbesserung der räumlichen Situation für beide Gruppen forderten Pasternak, Teichmann und Biege in ihrem ›Diskussionsbeitrag‹, dass in Berlin-Buch für das immunologische Projekt zwei zusätzliche Wissenschaftler und zwei Fachschulkader eingestellt werden sollten,[267] wie das im Leipziger Gesamtprojekt für 1969 auch bereits vorgesehen sei. Zur Begründung hieß es:

> Die Durchführung der immunochemischen Arbeiten ist dadurch gefährdet, daß nur 2 der immunologisch arbeitenden Wissenschaftler der Robert-Rössle-Klinik ohne technisches Personal im Projekt der Immunbiologie erfaßt sind. Für die Abwasch- bzw. Reinigungskräfte und Sekretariatskräfte wurden der Immunbiologie überhaupt keine Planstellen zur Verfügung gestellt.[268]

Es ist anzunehmen, dass sie mit den beiden zusätzlich einzustellenden Wissenschaftlern sich selbst meinten, also die beiden im Projekt nicht erfassten Kollegen, Bodo

[264] Ebd.: Anhang zum Diskussionsbeitrag vom 23.9.1968. In der Aktennotiz zur Lagebesprechung mit Helmut Böhme am 10.4.1969 wird zudem »1 alter Pfleger« für die Tierställe genannt. Burkhard Micheel war damals Doktorand bei Günter Pasternak. Er selbst bezeichnet die Phase von seinem Studiendiplom 1967 bis zur Promotion 1970 als »Aspirantur«. Burkhard Micheel, »Burkhard Micheel«, in: *Wissenschaftler, Berlin-Buch* (2004), wie Anm. 30, 217-221.

[265] ABBAW Buch/A 448 (1969–70): Diskussionsbeitrag vom 23.9.1968.

[266] Ebd.: Anhang zum Diskussionsbeitrag vom 23.9.1968.

[267] »Kader« ist das in der DDR allgemein übliche Synonym für »Personal«. Die »Kaderabteilung« war also die »Personalabteilung«, ein »Fachschulkader« ein Mitarbeiter mit Fachschulabschluss, und ein »Reisekader« ein Angestellter, der dienstlich ins nicht sozialistische Ausland reisen durfte.

[268] Ebd.: Diskussionsbeitrag zur Akademiereform vom 23.9.1968.

Teichmann und Gerhard Biege. Dafür spricht auch der explizite Hinweis auf die Gefährdung der immunchemischen Arbeiten, die ja vor allem Bodo Teichmann zu befürchten hatte. Außerdem müsse die Immunbiologie bei der Perspektivplanung des Forschungszentrums berücksichtigt werden, so der Appell der Unterzeichner des ›Diskussionbeitrages‹ an den Präsidenten der Akademie.[269]

Am 2. Dezember 1968 wiederholten sie ihre Forderungen, die sie nun noch dringlicher formuliert hatten, da sie ja bereits einen Monat später die auftragsgebundene Projektarbeit beginnen sollten. Vor allem Bodo Teichmann und Gerhard Biege mussten befürchten, dass ihre Forschungsthemen mit inhaltlichen Argumenten an den Rand gedrängt werden könnten bzw. dass die Immunologie insgesamt nicht für wichtig genug erachtet werden könnte, so dass die beiden zusätzlichen Wissenschaftlerstellen doch nicht bereitgestellt werden würden. In diesem Zusammenhang sprachen Pasternak, Biege und Teichmann die Definition der Immunologie direkt an. Ihnen lag besonders daran, diese als eine vollwertige wissenschaftliche Disziplin darzustellen, und das hieß in der Sprache der DDR-Forschungsplanung »Methodik und Thematik:«

> Noch unklar erscheint auf Grund der bisherigen Diskussionsbeiträge die Einordnung oder Unterordnung der Immunbiologie als Methodik oder Thematik zu sein, ein Punkt, der unseres Erachtens aber recht unwesentlich ist. Die Immunbiologie, in der Prognose als Querschnittsgebiet bezeichnet, hat gleichzeitig Bedeutung als Methodik und Thematik. Als Methodik ist sie wichtig für Probleme der Biochemie, Molekularbiologie, Human- und Veterinärmedizin; sie ist aber Thematik, wenn damit die Erforschung der Immunmechanismen, die Regulation der Abwehr gemeint ist.[270]

Dabei bezogen sich die drei Unterzeichner des ›Diskussionsbeitrages‹ auf die in der Biologie-Prognose und im Leipziger Immunologieprojekt verwendeten Formulierungen (»Querschnittsgebiet« und »Immunmechanismen« bzw. »Regulation der Abwehr«), also auf bereits abgesegnete Pläne, was als strategischer Schritt zu werten ist.

Während das Anliegen von Bodo Teichmann und Gerhard Biege, im Immunologieprojekt Planstellen zu erhalten, klar geworden ist, war Günter Pasternaks Strategie subtiler. Er sicherte seine Position nach mehreren Seiten hin ab, ohne feste Versprechen zu machen. Seine Stelle und die seiner unmittelbaren Mitarbeiterinnen und Mitarbeiter waren schließlich im Projekt festgeschrieben, also einigermaßen gesichert, ebenso wie die von Ulrich Schneeweiß und Eva-Maria Fabricius, die sich nicht an der Unterzeichnung des ›Diskussionsbeitrages‹ beteiligt hatten. Um aber sicher neue Planstellen zu erhalten, reichte Pasternaks Position noch nicht aus. Er war zwar an der Ausarbeitung des Gesamtprojektplanes beteiligt,[271] aber offenbar bot das keine Garantie da-

269 Ebd.

270 Ebd.

271 Einen Tag nach dem »Diskussionsbeitrag« von Biege und Teichmann schickte Pasternak Her-

für, die geforderten Planstellen auch zu bekommen. Deshalb konnte es nicht schaden, wenn die Kollegen, die diese Planstellen im Projekt haben wollten, sich selbst mit ins Zeug legten, um diese auch zu erhalten. Wahrscheinlich ging die Initiative für die beiden ›Diskussionsbeiträge‹ von Günter Pasternak aus. Unklar ist dagegen, ob Günter Pasternak die beiden Kollegen von der Robert-Rössle-Klinik als zukünftige Mitarbeiter in seiner Arbeitsgruppe fest ins Auge gefasst hatte, oder ob er die Planstellen – wenn er sie denn erhielt – nicht doch lieber für andere Kandidaten verwenden wollte.

Ende 1968 hatte der Akademiepräsident Hermann Klare im Zuge der anlaufenden Akademiereform den Direktor des Akademieinstituts für Genetik und Kulturpflanzenforschung in Gatersleben, Helmut Böhme, dazu berufen, in Berlin-Buch einen ›Forschungsbereich Medizin und Biologie‹ aufzubauen.[272] Auf einer Lagebesprechung mit Helmut Böhme im April 1969 erläuterte Pasternak seinen Plan, zwecks »personelle[r] Kapazitätserweiterung« mit seinen Kollegen Martin Müller in Dresden, Herwart Ambrosius in Leipzig und Gert Fünfhausen in Berlin-Lichtenberg zu sprechen, die »als Ausbilder von Immunologen evtl. Kadernachwuchs nennen« bzw. dort tätige Kollegen nach Buch schicken könnten.[273] Er legte dort aber auch nochmals seinen Plan dar, die immunologische Forschung in Buch inhaltlich dreizuteilen – in eine experimentelle (Pasternak) und eine klinische Immunologie (Teichmann) sowie in die Gruppe von Dr. Biege. Diese Dreiteilung sollte sich aber nicht räumlich manifestieren. Vielmehr sei eine

> organisatorische Zusammenfassung aller 3 Gruppen mit dem Vorteil der Konzentration der Verantwortlichkeit in einer Hand und einer gewissen Wichtung der Gruppe Immunbiologie und die räumliche Zusammenführung [anzustreben], da die örtliche Trennung die Arbeiten ungemein erschwert.[274]

Pasternak wollte also seine eigene Arbeitsgruppe vergrößern und dabei die Kontrolle über alle Mitarbeiterinnen und Mitarbeiter behalten. Wie aus der Lagebesprechung mit Helmut Böhme deutlich wird, war Pasternak bereits der fachliche Ansprechpartner auf dem Gebiet der Immunologie und besaß damit auch eine Gutachterfunktion. Böhme erkundigte sich bei Pasternak einerseits nach seiner Einschätzung der fachlichen Kompetenzen seiner Mitarbeiter in spe (im Fall von Gerhard Biege) und bat ihn andererseits um seine Stellungnahme zu einem Antrag auf Genehmigung einer Studienreise nach Westdeutschland von Bodo Teichmann und Ulrich Peek, einem Chirurgen von der Robert-Rössle-Klinik.[275] Bevor Günter Pasternak offiziell zum Leiter einer zusam-

wart Ambrosius in Leipzig ein neunseitiges Konzept mit dem handschriftlichen Vermerk »Nur FZ Buch betreffend, 24.9.68 an Prof. Ambrosius (Leiter des Projekts).« Ebd.

272 Heinz Bielka, *Geschichte der biomedizinischen Institute Berlin-Buch* (2002), 89.

273 ABBAW Buch/A 448 (1969–70): »Aktennotiz vom 16.5.1969 über eine Aussprache zwischen Prof. Böhme und Dr. Pasternak im Beisein von Dr. Geipel und Frau Rödel am 10.4.1969.«

274 Ebd.

275 Ebd.

mengefassten Arbeitsgruppe berufen worden war, besaß er de facto also offenbar schon eine gewisse, fachlich bedingte, Leitungsposition innerhalb der Immunologie.

### Politische Vorausschau

Zum Zeitpunkt dieser Verhandlungen war Günter Pasternak bereits Mitglied der SED. 1968 mit dem Prager Frühling, dem von sowjetischen Truppen gewaltsam niedergeschlagenen Aufstand in der Hauptstadt der Tschechoslowakei, standen viele Menschen in den sowjetischen Satellitenstaaten erneut vor einem Entscheidungsdruck – bleiben oder auswandern, in die Opposition gehen oder sich politisch konform verhalten? Seine ausgewanderten tschechischen Kollegen, die Pasternak auf seiner USA-Reise 1969 traf, hätten ihm zu dem Eintritt in die SED geraten, zu dem er sich daraufhin entschlossen habe.[276] Innerhalb der Wissenschaftlergemeinschaft an der Akademie, besonders unter den Naturwissenschaftlern, war Günter Pasternak mit seinem Parteieintritt einer der ersten, die sich dem Druck der herrschenden Macht beugten bzw. erkannten, dass eine Parteimitgliedschaft für ihre weitere wissenschaftliche Karriere nützlich sein würde. Im Bereich experimentelle Krebsforschung lag der Anteil an SED-Mitgliedern unter den Wissenschaftlern im Jahr von Pasternaks Eintritt in die SED nur bei 12%. Und auch in der Klasse Medizin, in der Pasternak das Protokoll führte, waren in diesem Jahr lediglich 22% der Mitglieder Parteigenossen.[277] Dennoch entwickelte sich die Zahl der Parteieintritte ab dem Ende der 1960er-Jahre kontinuierlich nach oben. Aber noch 1973 beschwerte sich der Biologe Jakob Segal, der an der Humboldt-Universität Berlin arbeitete, in einem Brief an den verantwortlichen Sekretär der Abteilung Wissenschaft beim ZK der SED, Kurt Hager, über die »ideologische Situation in der Biologie.« Laut Segal hatten sich

> [d]ie beiden Spitzenpositionen: Präsident der Biologischen Gesellschaft, Prof. Dr. Sterba und Vorsitzender der Biophysikalischen Gesellschaft, Prof. Dr. Geissler [...] beide aus der Partei herausschmeissen lassen, als es noch üblich war, sich auf diese Weise den Zugang zur Akademie zu öffnen.[278]

276 Er drückte das in seiner Kurzbiografie etwas verklausuliert so aus: »Zur Zeit des ›Prager Frühlings‹ 1968 hatte ich mich, vor allem nach Gesprächen mit tschechischen Kollegen, entschlossen, mich auch gesellschaftspolitisch zu engagieren. Vorbilder zu diesem Schritt waren mir auch die in die DDR zurückgekehrten ehemaligen Emigranten aus Nazideutschland, wie Alfred Katzenstein, Albert Wollenberger und Moritz Mebel, die ich persönlich kannte.« Luise Pasternak, »Günter Pasternak«, wie Anm. 30, 106.

277 Vgl. für einen groben Überblick: Jürgen Kocka, Peter Nötzoldt, Peter Th. Walther, »Die Berliner Akademien 1945–1990«, in: *Die Berliner Akademien der Wissenschaften im geteilten Deutschland 1945–1990*, hg. v. Jürgen Kocka, Peter Nötzoldt. Berlin: Akademieverlag, 2002, 365-457, hier 402-405.

278 BArch DY30/IV B 2/2.024/135: *SAPMO: Büro Kurt Hager*, Informationen über Probleme der Forschung in der Biologie (1973–1975): Brief von Jakob Segal an Kurt Hager vom 25.6.1973.

In der Tat war die Zahl der Ausschlüsse aus der Partei (man konnte nicht aktiv austreten, sondern sich nur von der Partei ausschließen oder aus der Mitgliederliste streichen lassen)[279] gerade im Institut für Krebsforschung ungewöhnlich hoch: Arnold Graffi war schon Anfang der 1950er-Jahre aus der Mitgliederliste gestrichen worden,[280] Erhard Geißler hatte sich nach dem ungarischen Volksaufstand 1956 aktiv um einen Parteiausschluss bemüht,[281] und auch Heinz Bielka war in den 1950er-Jahren diesen Weg gegangen.[282] Insgesamt seien bis 1973 aus dem Zentralinstitut für Krebsforschung (ZIK) 12 Mitarbeiter aus der Partei ausgetreten, das heißt sie waren entweder auf ihren eigenen Wunsch oder unfreiwillig aus der SED ausgeschlossen bzw. von der Mitgliederliste gestrichen worden – gegenüber zu diesem Zeitpunkt nur 24 Parteimitgliedern, so das Ergebnis einer von Erhard Geißler durchgeführten späteren Recherche.[283] Günter Pasternak bildete also auch unter seinen Kolleginnen und Kollegen an der Akademie eine Ausnahme. In der Immunologengemeinschaft, die sich in der DDR langsam herausbildete, gab es jedoch viele Parteimitglieder, darunter Herwart Ambrosius in Leipzig und Martin Müller in Dresden.

Für Günter Pasternak war der Parteieintritt eine Konsequenz aus seinem politischen ›Erwartungshorizont‹. Sicherlich hätte er die Möglichkeit gehabt, noch vor dem Bau der Mauer nach West-Berlin oder Westdeutschland zu gehen. Allerdings hatte er von der Fluchtwelle zuvor persönlich auch in gewisser Weise profitiert, da er den Studienplatz an der Humboldt-Universität 1952 nur erhalten hatte, weil durch die anhaltende Flucht aus der DDR und Ost-Berlin Studienplätze frei geworden waren.[284] Seine Ehefrau, Luise Pasternak studierte dagegen seit 1955 in West-Berlin Biologie, weil sie für dieses Fach an der Humboldt-Universität keinen Studienplatz erhalten hatte. Vom Berliner Mauerbau wurde sie im Sommerurlaub an der Ostsee überrascht.[285] Wegen ihrer in Ost-Berlin lebenden Familie, hatte sie wohl nicht ernsthaft erwogen, sich in West-Berlin niederzulassen, und im Sommer 1961 war es dazu ohnehin zu spät.

1963 erhielt Günter Pasternak die Erlaubnis, im Zuge seiner weiteren Spezialisierung zum Immunologen für drei Monate nach Stockholm ans Karolinska-Institut zu George und Eva Klein zu reisen. Im selben Jahr erschien sein erster Artikel im *British Journal*

279 Persönliche Mitteilung Heinz Bielka, 7.5.2012. Siehe auch: Erhard Geißler, *Drosophila oder die Versuchung: Ein Genetiker der DDR gegen Krebs und Biowaffen*. Berlin: Berliner Wissenschaftsverlag, 2010, 37.

280 Ebd., 31.

281 Ebd., 36-37.

282 Persönliche Mitteilung Heinz Bielka, 7.5.2012.

283 Ebd., 38.

284 Luise Pasternak, »Günter Pasternak«, wie Anm. 30.

285 Dies., »Luise Pasternak«, in: *Wissenschaftlerinnen in der biomedizinischen Forschung*, hg. v. Luise Pasternak. Frankfurt/M.: Peter Lang, 2002, 83-89.

*of Cancer*, einer wichtigen Zeitschrift in der Krebsforschung; ein Jahr später folgte die erste Publikation in *Nature*. Dadurch sah es so aus, als ob er seine Karriere als Immunologe auch unter den Umständen der DDR relativ problemlos fortsetzen könnte. Ein Handlungsdruck bestand eher innerhalb der Hierarchie am Institut für Krebsforschung in Berlin-Buch. Hier musste Pasternak taktisch vorgehen, wenn er seine Forschungsinteressen auf dem Gebiet der Immunologie auch in der Langzeitperspektive sichern wollte. Denn trotz eigener Abteilung hieß das nicht automatisch, dass er auch die für seine Arbeit notwendigen Planstellen erhielt. Er konnte also 1964 noch keine eigenen Mitarbeiter einstellen. Das änderte sich erst, als sich sein Chef, Arnold Graffi, 1967 im Zuge der Forschungskonzentration auf bestimmte Schwerpunkte von der Abteilung für Genetik trennte, in der bis dahin Luise Pasternak gearbeitet hatte. Sie kam nun als wissenschaftliche Mitarbeiterin zu Günter Pasternak in die Tumorimmunologie.

Dieser hatte vermutlich verstanden, wie wichtig eine Stärkung seiner Position innerhalb der Hierarchie war, wenn er sich fachlich weiter durchsetzen wollte. Die wissenschaftliche Arbeit und ein politischer Pragmatismus gingen daher bei ihm Hand in Hand.[286]

## Gelebte Prognose: Der Ost-West-Vergleich

Zu Günter Pasternaks wissenschaftlichem Engagement gehörten fraglos auch seine Forschungsreisen, deren Realisierung – das heißt die offizielle Erlaubnis zu reisen – andererseits auch seine Konformität mit dem herrschenden System widerspiegelt. Offenbar galt er einerseits als politisch zuverlässig, brachte aber andererseits auch die notwendigen fachlichen Kompetenzen mit, um die DDR im Ausland wissenschaftlich vertreten zu dürfen. Was die sogenannten Reisekader betrifft, also die Mitarbeiter eines Instituts oder Betriebes, die ins nicht sozialistische Ausland reisen durften, gehen Wissenschaft und Politik in der DDR besonders augenfällig Hand in Hand. Zudem waren

[286] Einen solchen Pragmatismus empfahl Pasternak später auch seinem Mitarbeiter Burkhard Micheel, als dieser vor die Wahl gestellt wurde, entweder auf seine Kontakte nach Westdeutschland zu verzichten oder keine Reisen ins westliche Ausland mehr genehmigt zu bekommen. Siehe: Micheel, »Burkhard Micheel«, in: *Wissenschaftler*, wie Anm. 30, 219. Zu seiner politischen Einstellung vermerkte Pasternak im Rückblick: »Ein Leiter an der Akademie der Wissenschaften der DDR sollte eine sozialistische Wissenschaftlerpersönlichkeit sein, der seine Leitungstätigkeit in der Einheit von politischen und fachlichen Wirkens ausüben sollte. Burkhard als Leiter erfüllte von den Forderungen zwar die der Wissenschaftlerpersönlichkeit auf Grund seiner fachlichen Leistungen. Über den Sozialismus hatte er seine eigenen Vorstellungen. Ich denke, niemand hat ihn deshalb zum Eintritt in die SED bitten oder zwingen wollen, dazu kannte man ihn zu gut. Aber Mitglied der Gesellschaft für Deutsch-Sowjetische Freundschaft sollte er schon mit gutem Willen werden, wenn er als parteiloser Kader weiter gefördert werden wollte. Eine Weigerung seinerseits hätte man an übergeordneten Stellen als Sozialismus-feindliche Handlung gewertet. Wir beide hatten dazu ausführliche Diskussionen, da mir seine wissenschaftliche Karriere am Herzen lag.« Günter Pasternak, »Die gemeinsamen Jahre mit Burkhard Micheel«, [2009].

Reisen ins westliche Ausland, speziell in den angloamerikanischen Sprachraum, der im Bereich der biomedizinischen Forschung weiter entwickelt war, für DDR-Wissenschaftler beinahe mit einem Blick in eine zumindest erwünschte oder erhoffte Zukunft gleichzusetzen. Man könnte das als ›gelebte Prognose‹ bezeichnen.

Ende Januar 1969 reiste Günter Pasternak für vier Wochen in die USA und direkt anschließend für zwei Wochen nach England. Diese Reise war auf seine Initiative hin zustande gekommen. Pasternak hatte sich ganz einfach um ein Reisestipendium bei der International Agency for Research on Cancer (IARC) mit Sitz in Lyon beworben und es auch erhalten.[287] Die fachliche Begründung für die Notwendigkeit dieser Reise umfasste einen Informations- und Materialaustausch mit den Arbeitsgruppen in den USA und England, die sich ebenfalls mit der Tumorimmunologie beschäftigten, speziell am Modell der Virusleukämien, und einen Vergleich mit dem organisatorischen Aufbau und der thematischen Spezialisierung dieser Gruppen, um die Struktur der eigenen Arbeitsgruppe in Berlin-Buch diesem eventuell anzupassen.[288] In seinem Abschlussbericht für die IARC strich Günter Pasternak später die Vorteile heraus, die der Aufenthalt in zwei englischsprachigen Ländern für die Verbesserung seiner Sprachkenntnisse gehabt habe.[289] Organisatorisch und fachlich waren es besonders die Gruppen von Lloyd Old am Sloan-Kettering-Institute in New York und von Werner H. Kirsten von der Pathologischen Abteilung der Universität Chicago, die Pasternak in seinem Bericht hervorhob, weil sie ihm am aktivsten und daher am innovativsten erschienen. Nicht zuletzt fielen ihm diese beiden Gruppen wohl auch wegen deren Größe besonders auf, die mit seiner eigenen sehr kleinen Gruppe in Berlin-Buch vergleichbar war. Zu Lloyd Olds Gruppe bemerkte er in dem Reisebericht für die IARC etwas verwundert, dass auch diese nur über eine begrenzte Anzahl eher kleiner Räume verfüge.[290] Wie man sieht, schimmerten in Pasternaks Reisebericht bereits seine Vergrößerungspläne der tumorimmunologischen Abteilung durch, die er ja Ende 1968, vor dem Antritt seiner Reise, in die Wege geleitet hatte. In Lloyd Olds Gruppe erschienen Pasternak deshalb unter anderem die »optimale Anzahl an qualifizierten Wissenschaftlern« und die »Kombination von immunologischen und biochemischen Methoden« vielversprechend und nachahmungswürdig, während es in Werner Kirstens Gruppe hauptsächlich dessen Auswahl der besten jungen Nachwuchswissenschaftler war, auf der Pasternaks Meinung zufolge die Qualität und Dynamik der Gruppe beruhte.[291]

287 Persönliche Mitteilung Günter Pasternak, 17.10.2012.

288 Privatbesitz Günter Pasternak, Final Report on the IARC Travel Fellowship (1969).

289 Ebd.: »Besides the scientific value, the trip was also important in the linguistic sense, since it was my first experience with the English speaking countries. Particularly the knowledge of languages is a precondition of improving the contact.«

290 Ebd.

291 Ebd. Die Zitate sind von der Verfn. übersetzt. Zur Gruppe von Dr. Kirsten schrieb Pasternak: »It

Interessant ist Günter Pasternaks Einschätzung der materiellen Situation seiner eigenen Gruppe im Vergleich mit den Arbeitsgruppen in den USA und England. Sie fiel besser aus als man das im direkten Ost-West-Vergleich erwarten würde. Pasternak fasste zusammen:

> In general, there are only minor differences in the technical equipment. During the time of my visit I have seen only one single instrument which is not available in our laboratory, and this is a nucleic acid analyzer (Dr. Melnick's laboratory) for the determination of base frequences. Analytical ultracentrifugation, electron microscopy, analyzation of amino acids etc. are performed by a similar or identical equipment at the Institute of Cancer Research in Berlin. There are only quantitative differences, i.e. the number of the most expensive machines is lower in our laboratory. This disadvantage, however, can be compensated by a more frequent utilization.[292]

Die stärkere Nutzung vorhandener teurer Geräte erforderte natürlich eine Zusammenarbeit auch zwischen Wissenschaftlern aus unterschiedlichen Arbeitsgruppen. Diese Textstelle lässt sich also als ein implizites Bekenntnis Pasternaks zu den neuen Vorgaben der stärkeren Kooperation in der Wissenschaft interpretieren, die in der DDR gerade durchgesetzt werden sollten. Auch an einer anderen Stelle in seinem Bericht kritisierte Pasternak die fehlende Zusammenarbeit zwischen den amerikanischen Gruppen. Nicht nur würde man sich durch eine bessere Kommunikation und Kooperation die Anschaffung vieler teurer Geräte ersparen, wenn die vorhandenen Ausrüstungen von vielen Gruppen genutzt würden, sondern in den USA machte der Gast aus der DDR sogar die Erfahrung, dass er als Vermittler zwischen benachbarten Laboren fungierte, die sich selbst gar nicht über ihre Arbeiten austauschten.[293]

1969 scheint Günter Pasternak auf dem Höhepunkt seiner Zuversicht gewesen zu sein, sowohl in Bezug auf die Immunologie als auch in Bezug auf die Möglichkeiten der Anpassung an die Politik in der DDR. Einerseits schnitt die tumorimmunologische Arbeitsgruppe in Berlin-Buch in diesem direkten Vergleich mit den amerikanischen und britischen Kollegen aus seiner Sicht gar nicht schlecht ab. Sie war zwar klein, jedoch spezialisiert und mit dem notwendigen Arbeitsgerät und -material ausgestattet, so dass man sich Arbeiten auch international teilen könnte. Prinzipiell wäre eine solche Zusammenarbeit auch zwischen Staaten unterschiedlicher »sozialer Systeme«

seems to me a very good method to build the group by selecting the most talented people during teaching of students or graduates«.

292 Ebd.

293 Ebd.: »On the other hand I have the impression that cooperation especially among American laboratories even when working in the same field needs much improvement. Very often the visitor is informator about what people are working in the laboratory next door«.

möglich, wie das Beispiel der USA und der UdSSR demonstrierten, fand Pasternak.[294] Das Haupthindernis für eine erfolgreiche Kooperation mit den amerikanischen und britischen Kollegen sei aber die politische Situation. Er meinte damit die Nichtanerkennung der DDR als souveräner Staat, die DDR-Wissenschaftlern das Reisen deutlich erschwere. Er selbst habe sich in West-Berlin ein bloß temporär gültiges Ersatzdokument ausstellen lassen müssen, um das amerikanische Visum zu erhalten, empörte sich Pasternak in seinem Bericht.[295] Ob er ernsthaft an die Möglichkeit einer Kooperation mit einer der besuchten tumorimmunologischen Arbeitsgruppen in Großbritannien oder den USA geglaubt hatte, sei dahingestellt. Vermutlich war sein Realitätssinn ausgeprägt genug, um diese Hoffnung von vornherein nicht aufkommen zu lassen. Und auch seine so deutlich vorgetragene Empörung über die »diskriminierende Behandlung« von DDR-Bürgern durch die westlichen Staaten muss man zumindest teilweise als eine absichtliche Demonstration seiner Loyalität gegenüber der DDR lesen, die seine politische Zuverlässigkeit unterstreichen und es ihm ermöglichen sollte, auch künftig als Reisekader ins westliche Ausland reisen zu dürfen.[296]

Retrospektiv fiel Günter Pasternaks Vergleich zwischen der Forschung in den USA und England und in der DDR aber eher negativ aus. Er sei geschockt gewesen von dem Abstand, der bereits zwischen seiner Forschung in der DDR und der seiner Kollegen im Westen bestanden habe, sagte Pasternak 2012 im Interview. Speziell die enormen finanziellen Mittel, die der Krebsforschung in den USA damals von der Regierung für das Krebsvirusprogramm zur Verfügung gestellt wurden, hätten ihm klargemacht, dass die DDR mit dieser Konkurrenz nicht mithalten konnte.[297] Beruht diese nachträgliche Neubewertung seiner Reiseeindrücke von 1969 auf den Erfahrungen, die Pasternak seitdem gemacht hatte? Oder sind sie wirklich, wie er behauptet, als seine unmittelbare Meinung über die Reise von 1969 zu werten, die er damals aus politischen Gründen bloß nicht vortragen konnte? Diese Frage lässt sich in Ermangelung weiterer Quellen nicht mit Sicherheit beantworten. Einerseits konnte Pasternak direkt nach seiner Rückkehr aus den USA noch nicht ganz sicher sein, wie sich die Forschung in der

294 Ebd.: »That successful cooperation on certain problems is possible between countries of different social systems has been shown by the USSR and USA and by others as well.«

295 Ebd.: »Politically the GDR is not existent for the American and English governments as well as for most of the other official institutions and thus the present state of contacts including the scientific ones is logically far from being normal. In consequence of these politics for example I am subjected to the discriminating procedure of applying for a ›Temporary Travel Document in Lieu of Passport for German Nationals‹ at the Allied Travel Office in West-Berlin. I do not get the necessary visas with my legal Travel Document of the GDR.«

296 Der Reisebericht war zwar für die IARC in Lyon bestimmt, eine Kopie des Berichts musste Pasternak aber auch beim Ministerium für Wissenschaft und Technik abgeben. Persönliche Mitteilung Günter Pasternak, 23.4.2015.

297 Persönliche Mitteilung Günter Pasternak, 17.10.2012.

DDR weiter entwickeln würde. Immerhin war die Akademiereform nicht abgeschlossen, und es bestand noch die Möglichkeit, dass die Rechnung der Forschungsplaner aufging und eine stärkere Vernetzung unterschiedlicher Forschungsgruppen in der DDR zu produktiven Ergebnissen führte. Pasternak selbst war ja laut dem Reisebericht an einer Zusammenarbeit mit anderen Gruppen interessiert. Andererseits bezog sich dieser Wunsch eher auf tumorimmunologische Arbeitsgruppen in Großbritannien und den USA. Eine Verbundforschung innerhalb der DDR, egal mit welchen Partnern, mag ihm aufgrund der vergleichsweise knappen Ressourcen weniger vielversprechend erschienen sein. Im Vergleich mit dem Krebsvirusprogramm am US-amerikanischen National Cancer Institute, für das angeblich ähnlich große Summen ausgegeben wurden wie für die US-Raumfahrt,[298] waren die finanziellen Ressourcen der DDR allemal bescheiden. Und auch als spontane emotionale Reaktion eines jungen, ehrgeizigen Wissenschaftlers, der gerade von seiner ersten Reise in die Vereinigten Staaten zurückgekehrt war, erscheint Pasternaks düsterer Vergleich zwischen der tumorimmunologischen Forschung in der DDR und in den USA und Großbritannien plausibel. Demnach wäre der Optimismus, den Pasternak in seinem Reisebericht verbreitete, in erster Linie als strategischer Schachzug zu interpretieren, der ihm die Möglichkeit weiterer Reisen gewährleisten sollte.

## Die Immunologie im Systemdenken der Akademiereform-Ära

Während sich Günter Pasternak in den USA über die Funktionsfähigkeit kleiner, aber spezialisierter Arbeitsgruppen informierte, wurde im kleinen Staat DDR »sozialistische Großforschung« geplant.[299] Dabei hatten die ostdeutschen Forschungsplaner ein anderes Verständnis von Größe als ihre westdeutschen Kollegen, wo ›Großforschung‹ nach dem amerikanischen Vorbild der ›big science‹ ebenfalls gerade in Mode gekommen war.[300] Großforschung bedeutete in der DDR nicht etwa, die Forschungsförderung

[298] Michel Morange, »From the regulatory vision of cancer to the oncogenic paradigm, 1975–1985«, *Journal of the History of Biology* 30/1 (1997), 1-29, hier 7. In einem zwei Jahre später verfassten Reisebericht gab Pasternak an, dass das Krebsvirusprogramm in den USA eine Laufzeit von zehn Jahren und eine Milliarde Dollar zur Verfügung habe. BArch DQ 1/3442: *MfGe 1950–1990: Besuch wissenschaftlicher Veranstaltungen im Ausland*, Veranstaltungen im sozialistischen und kapitalistischen Ausland – Berichte und Planungen (1971): »Kurzinformation zum Besuch des I. Internationalen Kongresses für Immunologie in Washington vom 1.–6. August 1971 von Dr. med. habil. G. Pasternak, Abt. Immunologie des Forschungszentrums für Molekularbiologie und Medizin Berlin-Buch, vom 11.8.1971.«

[299] Tandler, wie Anm. 10, 292-312. Siehe auch: Dies., »Visionen einer sozialistischen Großforschung in der DDR 1968–1971«, in: Gerhard A. Ritter, Margit Szöllősi-Janze, Helmuth Trischler (Hrsg.), *Antworten auf die amerikanische Herausforderung: Forschung in der Bundesrepublik und der DDR in den ›langen‹ siebziger Jahren*. Frankfurt/M.: Campus, 1999, 361-375.

[300] Vgl.: ebd.

aufzustocken, sondern nur den Versuch, durch eine intensivere Nutzung des vorhandenen Potentials sowie durch Verträge mit der Industrie eine schnellere Überführung von Forschungsergebnissen in die Praxis zu erzielen.[301] Gemeint war hier eher die geplante Verbundforschung, die interdisziplinäre Kooperationen innerhalb der DDR stärken und die Wege zwischen der Grundlagenforschung und der Anwendung von Forschungsergebnissen in der Praxis verkürzen sollte.

Die Immunologie erlangte zu dieser Zeit einen relativ hohen Stellenwert in den Planungen. Es war vor allem Bodo Teichmann aus der Robert-Rössle-Klinik, der sie im Zuge der Umstrukturierung der alten ›Klassen‹ der Akademie mit den Attributen der Akademiereform-Ära ausstattete und sie damit für die Erfordernisse einer Wissenschaft im Dienste des Sozialismus besonders vielversprechend erscheinen ließ. Ihr Querschnittcharakter zwischen Biologie und Medizin ergab viele verschiedene Möglichkeiten der Einbindung in die geplanten Großforschungsprojekte oder, umgekehrt, der Eingliederung benachbarter Fachgebiete in die immunologische Forschung. Die Zeit zwischen 1969 und 1974 war geprägt von Verhandlungen über den Zuschnitt der Disziplinen und die Zuordnung zu übergeordneten Forschungsthemen und dementsprechend von diversen Planentwürfen.

In den Jahren 1969–1970 war die Akademiereform auf ihrem Höhepunkt angelangt, was für das Forschungszentrum in Berlin-Buch bedeutete, dass alle versuchten, ihre Vorstellungen von der zukünftigen Organisation der Forschung noch energischer durchzusetzen. Die SED versuchte, ihren Einfluss in Berlin-Buch zu festigen, indem sie die leitenden Positionen der neu zu formierenden Dachorganisation der Forschungsinstitute besetzte. 1968 war der Genetiker und Agrarwissenschaftler Helmut Böhme vom Akademiepräsidenten Hermann Klare nach Berlin gerufen worden, um die geplante Dachorganisation, den ›Forschungsbereich Medizin und Biologie‹, aufzubauen. Aber schon Anfang Mai 1969 wurde Böhme auf Anordnung der ›Abteilung Wissenschaft‹ beim Zentralkomitee der SED von einem ehemaligen höheren Offizier der Nationalen Volksarmee, Kurt Geiger, abgelöst. Geiger hatte zuvor die Leitung der Abteilung Gesundheits- und Sozialwesen in Halle/Saale inne gehabt. Er konnte sich aber mit seinem rigiden Führungsstil gegen den Widerstand, der ihm von den Wissenschaftlern in Berlin-Buch entgegenschlug, bloß bis Ende 1970 auf seinem Posten halten.[302]

Statt des übergeordneten Forschungsbereichs Medizin und Biologie wurde Anfang 1971 das ›Forschungszentrum für Molekularbiologie und Medizin‹ (FZMM) gegründet, an dessen Spitze ein Direktor trat, mit dem sowohl die SED-Leitung als auch die Wissenschaftler leben konnten: Werner Scheler (*1923). Scheler hatte bis Ende der

301 Tandler, Visionen, wie Anm. 88.

302 Bielka, wie Anm. 61, 89-90.

1950er-Jahre selbst in Berlin-Buch, am Institut für Pharmakologie bei Friedrich Jung, gearbeitet und war dann als Professor für Pharmakologie an die Universität Greifswald berufen worden. Ende 1970 wurde er von seinen ehemaligen Kollegen in Berlin-Buch gebeten, wieder zurückzukommen, um anstelle Geigers den Aufbau und die Leitung des neuen Wissenschaftsorganisationszentrums in Berlin-Buch, des FZMM, zu übernehmen.[303] Gegründet wurde das FZMM nicht nur als Dachorganisation der sich nach und nach herausbildenden drei Bucher Zentralinstitute, des Zentralinstituts für Krebsforschung (ZIK), für Herz-Kreislaufforschung (ZIHK) und für Molekularbiologie (ZIM), sondern auch als Koordinierungsstelle für das speziell auf Berlin-Buch zugeschnittene Großforschungsprojekt MOGEVUS (Molekulare Grundlagen von Entwicklungs-, Vererbungs- und Steuerungsprozessen). Das FZMM wurde deshalb anfangs in der Planungsphase auch als Großforschungszentrum (GFZ) bezeichnet.[304]

Es sollten sich aber in der Atmosphäre der Großforschungs-Kampagne nicht nur die Berlin-Bucher Forschungsinstitute zu Zentralinstituten zusammenschließen und am Projekt MOGEVUS mitarbeiten. Daneben wurden DDR-weite Kooperationen geplant, die von sogenannten Wissenschaftskonzeptionen (WK) gewährleistet werden sollten. Als Wissenschaftskonzeptionen wurden die Forschungsschwerpunkte, auf die man sich geeinigt hatte, bezeichnet. An der DAW war die ›WK Geschwulstforschung‹ zentriert. Mitte der 1970er-Jahre kam noch die ›WK Herz-Kreislaufforschung‹ hinzu. Unter dem Dach der Wissenschaftskonzeptionen sollten aber – neben den leitenden Forschungsinstituten, wie den Berlin-Bucher Zentralinstituten – auch weitere Einrichtungen innerhalb der DDR vereint werden. So waren in der ›WK Immunologie und Infektionsschutz‹ sowohl Hochschulen als auch Akademieinstitute und Industrieunternehmen zusammengeschlossen.[305] Auch Günter Pasternaks tumorimmunologische Arbeitsgruppe sollte ursprünglich dazugehören, schied jedoch bereits im Oktober 1970 wieder aus dieser Wissenschaftskonzeption aus.[306] Eine andere Option war, dass die tumorimmunologische Forschung unter dem Dach der ›WK Geschwulstforschung‹ verblieb, wie das 1969 oder 1970 im Rat für Planung beim Gesundheitsministerium vorgeschlagen wurde.[307] In seiner neuen Funktion als Kandidat des Rates für Planung,

303 Werner Scheler, »Werner Scheler«, wie Anm. 30, 97-102.

304 ABBAW Buch/A 72: *Medizinische Institute und Einrichtungen 1945–1991: Rat der Direktoren*, Großforschungsvorhaben MOGEVUS (1970) und BArch DQ 1/1854: *MfG: Medizinische Wissenschaft und Forschung*, Planung und Koordinierung von Forschungsprojekten (1969–70).

305 BArch DQ 1/11031: *MfG: Medizinische Wissenschaft und Forschung*, Bildung und Tätigkeit von Forschungsverbänden zur Realisierung der Wissenschaftskonzeptionen (1970–71): »Strukturkonkrete Planung 1971–75 WK Immunologie und Infektionsschutz« (Oktober 1970).

306 Ebd.: »Bericht über die Beratung zur Gründung der Wissenschaftskonzeption Immunologie und Infektionsschutz« (vermutlich Anfang November 1970).

307 ABBAW/1007: *Akademieleitung 1969–1991*, Schriftverkehr Akademieleitung (1969–71): Notiz von Helmut Kraatz zur Einbindung der Immunologie in Berlin-Buch (o. D., vermutlich 1969 oder 1970).

in die er im Dezember 1969 gewählt worden war, hatte Günter Pasternak aber seinerseits, gemeinsam mit Herwart Ambrosius und einigen anderen Kollegen, im Laufe des Jahres 1970 zwei Ideenkonferenzen in Berlin und Leipzig zur Organisation der immunologischen Forschung in der DDR durchgeführt.[308] Deren Ergebnis war eine »Studie zu den Problemen der Weiterentwicklung der Immunologie einschl[ießlich] der Transplantation in der DDR,« die dem Rat für Planung im ersten Entwurf am 26. Juni 1970 vorlag.[309] Pasternak und Ambrosius hielten darin an der engen Verbindung zwischen Tumor- und Transplantationsimmunologie fest. Dieses Festhalten an den beiden Teilbereichen der Immunologie, die nicht auf den Infektionsschutz bezogen waren, könnte einer der Gründe dafür gewesen sein, dass die Arbeitsgruppe von Günter Pasternak aus der ›WK Immunologie und Infektionsschutz‹ wieder ausschied. Denn diese hatte mit der Entwicklung von neuen Impfstoffen einen anderen Schwerpunkt.

Parallel zu diesen DDR-weiten Zusammenschlüssen verschiedener Wissenschaftskonzeptionen und dem Großforschungsvorhaben MOGEVUS organisierte die Akademieleitung im Rahmen der Akademiereform ab 1969 die Struktur ihrer Gelehrtengesellschaft neu. Die traditionellen Klassen (Medizin, Biologie, Physik etc.) waren durch sogenannte ›problemgebundene Klassen‹ zu ersetzen, die stärker interdisziplinär ausgerichtet und zusammengesetzt sein sollten. Ihre Bildung fiel in den Zeitraum der verstärkten Prognosearbeit in der gesamten, über den Forschungsrat hinausgehenden, DDR-Forschungsplanung.[310] Die neuen problemgebundenen Klassen waren ursprünglich ebenfalls dazu gedacht, »an langfristigen Prognosen der Akademie [zu] arbeiten, Beobachtungsforschung [zu] betreiben und neue Konzeptionen [zu] entwickeln.«[311] Zu diesem Zeitpunkt besaß die Immunologie in der DDR offenbar bereits ein bestimmtes Image, das gut zu den Vorstellungen der DDR-Forschungsplaner von einer modernen Wissenschaft passte und das sich an den Verhandlungen um die problemgebundene Klasse »Grundlagen der Immunbiologie« besonders gut ablesen lässt.

Nachdem der Akademiepräsident Hermann Klare die Berlin-Bucher Institutsdirektoren sowie einige Mediziner von der Humboldt-Universität Ende 1968 um Vorschläge für eine vor allem medizinisch ausgerichtete problemgebundene Klasse gebeten hatte, entschied man sich in der Akademieleitung Anfang 1969 für den Vorschlag, der aus der Robert-Rössle-Klinik, von der dortigen immunologischen Arbeitsgruppe

308 BArch DQ 1/1854 (1969–70): »Studie zu den Problemen der Weiterentwicklung der Immunologie einschl. der Transplantation in der DDR.« Siehe auch: BArch DQ 1/11031 (1970–71): »Bericht über die immunologische Arbeitsberatung in Masserberg vom 15. bis 18. Dezember 1970« (Herwart Ambrosius, 29.12.1970).

309 BArch DQ 1/1854 (1969–70).

310 Vgl.: Tandler, wie Anm. 13, 292-300.

311 Günter Pasternak, »Biowissenschaften und Medizin in den achtziger Jahren«, in: *Die Berliner Akademien der Wissenschaften im geteilten Deutschland 1945–1990*, wie Anm. 66, 139-165, hier 142.

um Bodo Teichmann, unterbreitet worden war. Sie hatte als übergeordnetes Thema die »Immunbiologie« vorgeschlagen.[312] Ein ganz ähnlicher Vorschlag von dem Pathologen Louis-Heinz Kettler (1910–1976) von der Humboldt-Universität, die menschliche Konstitution zu erforschen, wurde dagegen abgelehnt, obwohl auch in diesem Rahmen wesentliche Forschungsthemen der Immunologie behandelt werden sollten. Kettler nannte in seinem Vorschlag die Teilbereiche:

> Blutgruppenmerkmale, Serologischer Status und Abartigkeiten bzw. Schwächen der Antikörperbildung, Allergien (Idiosynkrasien), Genetische Konstitution, Störungen der Proteinsynthese, Hormoneller Status, Individueller Status der kortikoviszeralen Reaktionen, Änderung der Konstitution in Abhängigkeit von Lebensgewohnheiten.[313]

Außerdem betonte er, dass sowohl Mediziner als auch Zoologen, Genetiker, Psychologen und eventuell Chemiker an den Sitzungen einer solchen Klasse teilnehmen könnten.[314] Die Interdisziplinarität wäre somit auch hier gewährleistet gewesen. Die Akademieleitung fand jedoch, dass Kettlers Vorschlag eher »später in einen breiten human-genetischen Rahmen gestellt werden« sollte. Das Thema »Immunbiologie« sei dagegen »genügend breit angelegt«[315] – ein Argument, das eigentlich in keinem Widerspruch zu dem Vorschlag von Kettler stand. Trotzdem wurde der Immunbiologie der Vorzug gegeben. Das konnte nur an dem Neuigkeitswert der Immunologie und ihren Verheißungen für ein modernes Gesundheitswesen liegen. In den Argumenten, die Bodo Teichmann für seinen Vorschlag auflistete, befand sich auch ein expliziter Hinweis auf die Analogie von Immunologie und Kybernetik und Wissenschaftstheorie: »Ihr Charakter [der der vorgeschlagenen Themen Tumor- und Transplantationsimmunologie] ist dann analog den Gruppen Kybernetik oder Wissenschaftstheorie zu beurteilen, die sich der Vorklärung bestimmter theoretischer Fragen unter dem Aspekt späterer Anwendung widmen.«[316] Man könnte einwenden, dass es ein Charakteristikum wissenschaftlicher Grundlagenforschung im Allgemeinen ist, »sich der Vorklärung bestimmter theoretischer Fragen« zu widmen, die später eventuell praktische Anwendung finden, aber die Lesart solcher Formulierungen war zu dieser Zeit stark eingeschränkt und auf ein kybernetisches Systemdenken fixiert, in dem Erfolge mathematisch vorprogrammiert und daher planbar waren.[317] Die Darstellung der immuno-

312 ABBAW/1007 (1969–71): Werner Hartke an Hermann Klare (10.2.1969).
313 Ebd.: Louis-Heinz Kettler an Werner Hartke (7.1.1969).
314 Ebd.
315 Ebd.: Werner Hartke an Hermann Klare (10.2.1969).
316 Ebd.
317 Zur Kybernetik-Mode in der DDR siehe bspw.: Frank Dittmann, Rudolf Seising (Hrsg.), *Kybernetik steckt den Osten an: Aufstieg und Schwierigkeiten einer interdisziplinären Wissenschaft in der DDR*. Berlin: Trafo, 2007; Jakob Tanner, »Komplexität, Kybernetik und Kalter Krieg: ›Information‹

logischen Prozesse im Organismus als ein ›System‹, die sich zu dieser Zeit herausbildete,[318] passte also ins Bild und verfehlte nicht ihre Wirkung auf die Forschungsplaner in der DDR. Der Vizepräsident der Akademie, Werner Hartke, forderte denn auch, dass in die ›problemgebundene Klasse Immunbiologie‹ auch »Chemiker und Mathematiker [...] zumindest einbezogen werden [müssten].«[319]

Ein weiteres Argument für die Immunologie war, dass sie in der DAW als ein potentielles »Nobelpreisthema« galt. So sei der »westdeutsche Professor [Otto] Westphal, Max-Planck-Gesellschaft, – [...] wie das ganze Forschungsgebiet – Nobelpreiskandidat.«[320] Zudem bestünden direkte Kontakte zu Westphal, da er mehrmals in der DDR gewesen sei. Prinzipiell spreche nichts dagegen, dass man auch in der DDR an Nobelpreisthemen forsche, »wenn sie ökonomisch vertretbar sind.«[321] Zusätzlich zu dem potentiellen Rekord- und Bekanntheitswert der Immunologie umgab sie auch ein Nimbus von Geheimforschung, die entweder in die graue Vorzeit der späten 1950er-Jahre zurückreichte (die »Gruppe Kokkalis« – der bereits erwähnte Chirurg Petros Kokkalis und seine Mitarbeiter – habe »schon damals Herztransplantationen am Tier gemacht«) oder in die uneinsehbaren und daher ebenso geheimnisvollen Labore in den USA (»[Milan] Haschek und Mitarbeiter sind zur Zeit angeblich in amerikanischen Instituten tätig.«)[322] In dieses Argumentationsschema passten auch die ebenfalls in dem Schreiben Werner Hartkes an Hermann Klare erwähnten »Aufsehen erregenden internationalen Herztransplantationen am Menschen«, die die Immunologie in der DDR ebenfalls in den Fokus rückten.[323] Gemeint sind wohl die ersten beiden Mensch-zu-Mensch Herztransplantationen, die 1967 in Südafrika von dem Chirurgen Christiaan Barnard durchgeführt wurden.[324]

im Systemantagonismus von Markt und Plan«, in: *Die Transformation des Humanen: Beiträge zur Kulturgeschichte der Kybernetik*, hg. v. Michael Hagner, Erich Hörl.Frankfurt/M.: Suhrkamp, 2008, 377-413 sowie Tandler, wie Anm. 10, 324-330.

318 Vgl. Anne Marie Moulin, *Le dernier langage de la médicine: Histoire de l'immunologie de Pasteur au Sida*. Paris: Presses Universitaires, 1991. Siehe auch: Niels K. Jerne, »The immune system«, *Scientific American* 229/1 (1973), 52-60.

319 ABBAW/1007 (1969–71): Werner Hartke an Hermann Klare (10.2.1969).

320 Ebd.

321 Ebd.

322 Ebd. Milan Hašek (1925–1984) war ein tschechischer Biologe und gilt als einer der Pioniere der Transplantationsimmunologie, speziell der Immuntoleranzforschung in den frühen 1950er-Jahren. 1968 gehörte er zu den Befürwortern der Reformpläne des neuen Regierungschefs Alexander Dubček. Daraufhin wurde er 1970 seines Direktorenpostens enthoben. Siehe die Kurzbiografie bei: Leslie B. Brent, *A History of Transplantation Immunology*. San Diego: Academic Press, 1997, 228-229.

323 ABBAW/1007 (1969–71): Werner Hartke an Hermann Klare (10.2.1969).

324 Siehe zur medialen Aufmerksamkeit rund um diese Herztransplantation: Sibylle Obrecht, »Toleranz oder Abstoßung? Die frühe Transplantationsmedizin und der immunologische Diskurs«, in: *Komplexe Welt: Kulturelle Ordnungssysteme als Orientierung*, hg. v. Silke Göttsch, Christel Köh-

Und schließlich behauptete sich mit dem Vorschlag der Immunbiologie von Bodo Teichmann und Ulrich Peek von der Robert-Rössle-Klinik – auch wenn das so explizit nicht ausgesprochen wurde – eine junge Forschergruppe gegen die althergebrachten Vorschläge der etablierten Wissenschaftler. Ihnen wurde zugetraut, dass sie die »theoretische Entwicklung der Forschung durch Ballung der zersplitterten Kräfte« vorantreiben könnten.[325]

Die problemgebundene Klasse »Grundlagen der Immunbiologie« wurde Ende September 1971 gegründet und bestand bis 1973.[326] Etwas über ein Jahr lang trafen sich monatlich die Mitglieder der Gruppe und wechselnde Gäste zu Vorträgen und Diskussionen.[327] Dann wurde diese Struktur wieder aufgelöst und die alten Klassen Biowissenschaften und Medizin wurden an der Akademie der Wissenschaften der DDR wiederhergestellt, weil, wie Günter Pasternak es begründete, die problemgebundene Klasse lediglich ein Gremium mehr gewesen war, in dem sich dieselbe Handvoll Experten wiederbegegnete.[328] Die geplante Innovation durch die neue Struktur war demnach nicht zu realisieren gewesen. Aber die Immunologie behielt dennoch den Nimbus des Neuen, wie vor allem im fünften Kapitel gezeigt werden wird.

## Zukunftsorientierung in der Gesellschaft für Allergie- und Immunitätsforschung

Das nationale Band, das die Immunologen in der DDR zusammenhielt, war die Gesellschaft für Allergie- und Immunitätsforschung bzw. die Gesellschaft für klinische und experimentelle Immunologie, wie sie ab Anfang der 1970er-Jahre hieß. In den medizinischen Gesellschaften der DDR wurden in einem relativ informellen Rahmen wissenschaftliche Erkenntnisse ausgetauscht und neue Forschungsthemen angeregt. So trafen sich die Mitglieder der DDR-Gesellschaft für Immunologie seit den 1970er-Jahren einmal im Jahr im thüringischen Masserberg, wo sie sich in Vorträgen und auf langen Spaziergängen über ihre Forschung austauschten. Die Gesellschaften organisierten auch Tagungen zu ihren jeweiligen Schwerpunktgebieten und gaben Mitteilungsblätter oder Zeitschriften heraus. Sie finanzierten sich über Mitgliedsbeiträge. Zusätzlich dazu erhielten sie Zuschüsse vom Ministerium für Gesundheitswesen der DDR.

le-Hezinger. Münster: Waxmann, 2001, 421-431 und dies., »Das abstoßende Selbst: Die Konstruktion von ›Differenz‹ im Kontext der ersten Herztransplantationen«, in: *Körperpolitik – Biopolitik*, [*Berliner Blätter: Ethnographische und ethnologische Beiträge*]. Münster: 2003, 52-61.

325 ABBAW/1007 (1969–71): Werner Hartke an Hermann Klare (10.2.1969).

326 Ebd.: »Konstituierende Sitzung der problemgebundenen Klasse ›Grundlagen der Immunbiologie‹ am 30. September 1971.«

327 ABBAW/1009: *Akademieleitung 1969–1991*, Sitzungsprotokolle der problemgebundenen Klasse ›Grundlagen der Immunbiologie‹ (1971–73).

328 Pasternak, »Biowissenschaften und Medizin in den achtziger Jahren«, in: *Die Berliner Akademien der Wissenschaften* (2002).

Dieser informellere Rahmen für die kleine wissenschaftliche Gemeinschaft der DDR-Immunologen wurde paradoxerweise auch dadurch ermöglicht, dass die Verbindung zum westdeutschen Pendant der Gesellschaft in der Bundesrepublik zusehends schwächer wurde. Die Anfang der 1950er-Jahre noch als gesamtdeutsche Gesellschaften konzipierten Zusammenschlüsse von Allergologen und Immunologen in der Bundesrepublik und der DDR wurden bald zu Zankäpfeln innerhalb der Systemkonkurrenz zwischen Ost- und Westdeutschland. Gleichzeitig traf man in der immunologischen Gesellschaft der DDR eine andere fachliche Ausrichtung als in der ursprünglichen westdeutschen Schwestergesellschaft. Das heißt, dass nicht nur politische Spannungen zwischen der DDR und der BRD, sondern auch fachlich-strategische Unterschiede zu der Entfernung der beiden Gesellschaften führten. Hier soll ein kurzer Abriss der Geschichte dieser wissenschaftlichen Gesellschaft gegeben werden, um zu zeigen, wie sie sich den jeweiligen politischen und wissenschaftlichen Gegebenheiten, auch im Vergleich mit der Schwestergesellschaft in der Bundesrepublik Deutschland, anpasste. Dabei sind im Wesentlichen zwei Phasen zu erkennen: die Phase der Gründung und Kooperation zwischen den beiden Gesellschaften in Ost und West und die Mitte der 1960er-Jahre einsetzende Phase der zunehmenden Konflikte, die schließlich zur dauerhaften Spaltung führte.

Am 17. Juni 1951 wurde in der Bibliothek der Universitätsaugenklinik in Frankfurt am Main die Deutsche Gesellschaft für Allergieforschung (DGA) gegründet. Zum ersten Internationalen Allergiekongress, der im September 1951 in Zürich stattfand, konnte bereits eine Delegation der neuen Gesellschaft reisen, die aus Anlass des Zürcher Kongresses gerade zu diesem Zeitpunkt gegründet worden war, wie es auf der Gründungssitzung hieß.[329] Obwohl diese neue Gesellschaft für Wissenschaftler aus Ost und West offen war, gründeten die Allergologen in der DDR wenige Jahre später, im August 1954, ihre eigene ›Arbeitsgruppe zur Bekämpfung von Allergie und Asthma‹. Diese sei aber weniger als Konkurrenz zur westdeutschen Gesellschaft als vielmehr zu deren Unterstützung und zum wissenschaftlichen Austausch gedacht gewesen, wie es anfangs in einer der ersten Publikationen der ostdeutschen Neugründung versöhnlich hieß.[330] Noch im Dezember 1954 wurde diese Arbeitsgruppe in eine Gesellschaft für Allergie- und Asthmaforschung umgewandelt. Als solche widmete sie sich bis Mitte der 1960er-Jahre unter der Leitung des Jenaer Arztes Hellmuth Kleinsorge der Erforschung von Allergien und engagierte sich bei der statistischen Erfassung, Diagnose und Heilung von Allergien in der DDR.

Der im selben Jahr in der DDR gegründete Deutsche Forschungsrat für Allergolo-

329 Hans Schadewaldt, *Geschichte der Deutschen Gesellschaft für Allergie- und Immunitätsforschung 1951–1984*. München: Dustri, 1984, 9.

330 Ebd., 80-81.

gie sollte dagegen – vor allem auf Initiative der ostdeutschen Mitglieder – sogar eine gemeinsame Basis für die Allergologen aus Ost- und Westdeutschland schaffen, ungeachtet der bereits seit fünf Jahren bestehenden deutschen Teilung.[331] Der DGA gehörten bis mindestens zum Ende der 1950er-Jahre auch Mitglieder aus dem Ostteil Deutschlands an. Umgekehrt scheint aber kein Wissenschaftler aus der Bundesrepublik in die 1954 gegründete ostdeutsche Gesellschaft für Allergie- und Asthmaforschung eingetreten oder aufgenommen worden zu sein.[332] Schon auf der Aprilsitzung 1954 der DGA war die Frage diskutiert worden, ob man den Mitgliedern aus der »Ostzone« keine ermäßigten Mitgliedsbeiträge gewähren sollte.[333] 1957 brachten es, nach Worten von Hans Schadewaldt, die »veränderten zwischenstaatlichen Verhältnisse« mit sich, »daß ostdeutschen Mitgliedern keine Beiträge mehr auferlegt werden konnten.« Sie durften indessen trotzdem Mitglieder der DGA bleiben.[334] Aber der innenpolitische Druck in der DDR wuchs stetig an, und mit dem Berliner Mauerbau 1961 verschwanden für eine Weile auch die bis dahin noch vorhandenen Reisemöglichkeiten, so dass vermutlich nicht sehr viele DDR-Wissenschaftler von dieser Möglichkeit Gebrauch machten. 1962 erfolgte die Umbenennung der bundesdeutschen DGA in Deutsche Gesellschaft für Allergie- und Immunitätsforschung (DGAI).

Eine gegenläufige Bewegung zur Abgrenzungspolitik der DDR zum Westen gab es zu dieser Zeit auf dem Gebiet der gemeinsamen Publikationen beider Gesellschaften. Denn auch die westdeutsche DGAI nutzte die in der DDR erscheinende Zeitschrift *Allergie und Asthma* als Publikationsorgan, das sich seit dem sechsten Band (erschienen 1960) im Untertitel als das »Organ der Deutschen Gesellschaft für Allergieforschung und des Deutschen Forschungsrates für Allergiefragen« bezeichnete.[335] Auch das Herausgeberkollegium war bis 1970 noch gemischt. Ihm gehörten vier ost- und vier westdeutsche Mitglieder der beiden Gesellschaften an.[336] Das Verhältnis der beiden deutschen Gesellschaften wurde jedoch schon 1965 getrübt, als die Mitglieder der westdeutschen Delegation ihre Beiträge auf dem Dresdner Allergiekongress in der Zeitschrift stark gekürzt, die der ostdeutschen Kollegen dagegen ausführlich wiedergegeben vorfanden.[337] Wahrscheinlich war diese Sensibilität bereits durch eine

331 Karl-Christian Bergmann, Inge Bergmann, »History of the Society of Clinical and Experimental Immunology in the GDR«, *Allergologie* 33/11 (2010), 524-533.

332 Zumindest wurde das von Hans Schadewaldt nicht thematisiert.

333 Schadewaldt, *Geschichte DGAI* (1984), 73.

334 Ebd., 78.

335 Ebd., 186.

336 Ebd. Die Herausgeber waren Diether G. R. Findeisen aus Dresden, Hellmuth Kleinsorge aus Jena, Adolf Sylla aus Cottbus und Georg Alexander Rost aus Ost-Berlin sowie René Schubert aus Tübingen, Karl Hansen aus Heidelberg, Erich Letterer aus Tübingen und Friedrich Scheiffarth aus Erlangen.

337 Ebd., 188.

andere Entscheidung hervorgerufen worden: 1965 erfolgte auch die Umbenennung der ostdeutschen Gesellschaft in Gesellschaft für Allergie- und Immunitätsforschung der Deutschen Demokratischen Republik und damit die auch im Namen kenntlich gemachte Emanzipation von der in der DDR bereits seit Mitte der 1950er-Jahre als »westdeutsch« betitelten, ihrem eigenen Namen nach jedoch *Deutschen* Gesellschaft für Allergie- und Immunitätsforschung.[338] Es ist wohl kein Zufall, dass ausgerechnet 1965 auch die Auflösung des gemeinsamen Forschungsrates in der westdeutschen DGAI im Kontext der deutsch-deutschen Politik diskutiert wurde. Dieser bestand eigentlich nur noch auf dem Papier, da die ostdeutschen Mitglieder nicht regelmäßig an den Sitzungen in der Bundesrepublik teilnehmen konnten. »Bei weiterer Behinderung der Kommunikation durch politischen Einfluß sollte [...] die Liquidierung des Forschungsrates erfolgen«, fasste Hans Schadewaldt –in der Sprache des Kalten Krieges – die 1965 diskutierte Position des DGAI-Vorstands zusammen.[339] Man kam jedoch damals zu keiner Entscheidung in dieser Frage.[340]

Wie stark die West-Orientierung in der ostdeutschen Allergiegesellschaft zu diesem Zeitpunkt noch war, zeigt zum einen die 1965 erfolgte Umbenennung in Gesellschaft für Allergie- und Immunitätsforschung der DDR. Mit der ›Immunitätsforschung‹ als Name und Programm erhielt die Immunologie nun auch einen Platz in der Schwestergesellschaft der DDR – drei Jahre, nachdem diese Umbenennung auch in der Bundesrepublik erfolgt war. Zum anderen ahmten die ostdeutschen Kollegen sogar die Argumentation dafür nach. Die Schwerpunkte der Immunforschung sollten – bei einer Zusammenarbeit von Medizinern und Biowissenschaftlern – auf den Gebieten »Immunbiologie« und »Immunpathologie« liegen, so die beiden Vorstandsmitglieder der Gesellschaft, Hellmuth Kleinsorge und Lothar Jäger, in einem Beitrag für die Zeitschrift *humanitas* im Jahr 1966.[341] In der Begründung für die Namensänderung verwendeten die Kollegen aus der DDR damit fast denselben Wortlaut wie die in der Bundesrepublik drei Jahre zuvor. Dort wollte man 1962 durch die Umbenennung in Deutsche Gesellschaft für Allergie- und Immunitätsforschung die »zur Zeit noch ›heimatlosen Immunbiologen und Immunpathologen‹ an die Gesellschaft [...] binden.«[342] Dadurch sollte verhindert werden, dass sich in der Bundesrepublik eine unabhängige Gesellschaft für Immunologie bildet, was allerdings wenig später, 1967, dennoch passierte.[343]

338 Den Unmut über diese Bezeichnung brachte wieder Schadewaldt zum Ausdruck. Er selbst sprach lieber von der »westlichen« Gesellschaft. Ebd., 80.
339 Ebd., 126.
340 Ebd.
341 Hellmuth Kleinsorge, Lothar Jäger, »Erfolge gemeinsamer Forschungsarbeit: Arbeits- und Perspektivplan auf dem Gebiet der Allergie- und Immunitätsforschung«, *humanitas* (1966).
342 Schadewaldt, *Geschichte DGAI*, 110.
343 Ebd., 130.

In der DDR nützten diese Forschungsschwerpunkte jedoch wenig, solange es im Ministerium für Gesundheitswesen keine Fachabteilung für die Immunologie gab, wie Hellmuth Kleinsorge 1967 monierte.[344] Deshalb wurden die Immunologen selber aktiv. Innerhalb der Gesellschaft gründete sich im Frühjahr 1968 eine ›Sektion Immunologie‹.[345] Es war nicht die einzige, auch in anderen medizinisch-wissenschaftlichen Gesellschaften waren bereits Immunologie-Sektionen bzw. Arbeitsgemeinschaften für Immunologie gegründet worden oder in Planung, so in der Gesellschaft für Pathophysiologie.[346] Sie sind Ausdruck der Popularität, die die Immunologie zu diesem Zeitpunkt in der DDR und, wie dargestellt, auch in der Bundesrepublik bereits erlangt hatte. Außerdem war man durch die Festschreibung der Immunologie in der Biologie-Prognose des Forschungsrates 1967 auch offiziell auf der sicheren Seite, wenn man sich für die immunologische Forschung einsetzte.[347] Gegen die Konkurrenz in den anderen medizinisch-wissenschaftlichen Gesellschaften der DDR (wie der für Pathophysiologie) konnte sich schließlich die Gesellschaft für Allergie und Immunitätsforschung der DDR durchsetzen. Sie wurde die Dachorganisation für die DDR-Immunologen. Hellmuth Kleinsorge wirkte an diesen Entwicklungen jedoch nicht mehr aktiv mit, denn er hatte sich 1968 über die Schweiz in die Bundesrepublik abgesetzt.[348]

Im Rahmen der Strukturreformen innerhalb der wissenschaftlichen Forschung der DDR Ende der 1960er/Anfang der 1970er-Jahre wurde die Institution nochmals

344 BArch DQ 109/239 (1963–68): Brief von Hellmuth Kleinsorge an Dr. Lange vom 1.11.1967. Alle medizinisch-wissenschaftlichen Gesellschaften der DDR unterstanden dem MfGe und erhielten einen jährlichen Zuschuss (zusätzlich zu den Mitgliedsbeiträgen) für die Organisation von Konferenzen, die Herausgabe eigener Zeitschriften etc. aus dessen Etat. Lothar Rohland, »Medizinisch-wissenschaftliche Gesellschaften«, in: *Dokumentation zur Geschichte des Gesundheitswesens der DDR*, hg. v. Horst Spaar. Berlin: Eigenverlag, 2002, 77-87.

345 Dass Günter Pasternak an der Gründung dieser Sektion beteiligt war, geht aus einem Brief von Lothar Jäger an ihn vom 2.4.1968 hervor (Privatbesitz Günter Pasternak).

346 Siehe den Beschwerdebrief Hellmuth Kleinsorges an den Sekretär des Rates für Planung beim Ministerium für Gesundheitswesen vom 1.11.1967. BArch DQ 109/239 (1963–68).

347 So argumentierte jedenfalls der stellvertretende Minister für Gesundheitswesen, Konstantin Spies, in seinem Brief an den Rektor der Karl-Marx-Universität Leipzig, Gerhard Kurt Winkler, vom 29.1.1970 in der Angelegenheit von Planstellen für das Immunologieprojekt von Herwart Ambrosius. Spies schrieb: »Das Forschungsprojekt kam auf Initiative der Gruppe Biologie des Forschungsrates zustande und wurde nur deshalb aus der weiteren Planung des jetzigen Programms ›Molekulare Grundlagen der Lebensprozesse‹ [gemeint ist MOGEVUS] ausgeklammert und dem Ministerium für Gesundheitswesen zur Realisierung übertragen, weil es in seiner Zielstellung außerordentlich wichtige Ergebnisse für die Nutzung durch das Gesundheitswesen enthält.« BArch DQ 1/11038: *MfG: Medizinische Wissenschaft und Forschung*, Auftragsforschung – Vereinbarungen mit wissenschaftlichen Einrichtungen (1970–71).

348 BArch DQ1/6443: *MfG: Medizinische Wissenschaft und Forschung: Medizinisch-wissenschaftliche Gesellschaften*, Gesellschaft für Allergie und Immunitätsforschung (1957–69): Mitteilung von [Lothar] Rohland an den Staatssekretär Dr. Gehring vom 7.6.1968 über die Republikflucht von Dr. Kleinsorge sowie Brief von Lothar Jäger an Rohland vom 11.6.1968.

umbenannt, dieses Mal in Gesellschaft für klinische und experimentelle Immunologie der DDR.[349] Damit verschwand die Allergieforschung ganz aus dem Namen und ging vollständig in der ›klinischen Immunologie‹ auf. Wenn man diese Subsumierung der Allergieforschung unter das Label ›Immunologie‹ (aus der Perspektive der Institutionalisierung der Immunologie) als Fortschritt betrachten will, dann war die ostdeutsche Gesellschaft der westdeutschen DGAI zu diesem Zeitpunkt sogar einen Schritt voraus, da diese noch mit der Konkurrenz der 1967 gegründeten Deutschen Gesellschaft für Immunologie zu kämpfen hatte, die die Gemeinschaft der Immunologen in zwei Teile spaltete, während in der DDR eine Zusammenfassung verschiedener Forschungsthemen unter dem gemeinsamen Dach der Immunologie stattfand. Diese neuerlichen Veränderungen in der DDR nahm man auch in der Bundesrepublik wahr, und sie führten Anfang der 1970er-Jahre zu einem endgültigen Bruch zwischen den beiden Gesellschaften in Ost und West, indem auch das letzte gemeinsame Band zerschnitten wurde, nämlich das gemeinsame Publikationsorgan, wie Hans Schadewaldt berichtete:

> Als dann mit der Umbenennung der DDR-Gesellschaft in ›Gesellschaft für klinische und experimentelle Immunologie‹ auch die Zeitschrift sozusagen über Nacht von ›Allergie und Asthma‹ in ›Allergie und Immunologie‹ umgetauft wurde und aus der Schriftleitung ohne nähere Information die westdeutschen Redaktoren ausgeschlossen wurden und nur noch Bürger der DDR in der Schriftleitung firmierten, war es endgültig klargeworden, daß diese nunmehr umbenannte Zeitschrift nicht mehr das Organ der ›Deutschen Gesellschaft für Allergie- und Immunitätsforschung‹ sein konnte.[350]

Mit dem Ende des thematischen Schwerpunkts Allergie in der ostdeutschen Gesellschaft endete die Zusammenarbeit der beiden Gesellschaften in den beiden deutschen Staaten. Nach der deutschen Vereinigung 1990 fusionierten die beiden Gesellschaften für Immunologie, das heißt auf ostdeutscher Seite die aus der Gesellschaft für Allergie- und Immunitätsforschung der DDR 1970 hervorgegangene Gesellschaft für klinische und experimentelle Immunologie und auf westdeutscher Seite die erst 1967 gegründete Deutsche Gesellschaft für Immunologie.[351] Diese war nie mit der DGAI verbunden, sondern hatte sich von dieser unabhängig weiterentwickelt. Als Nachfolgegesellschaft

[349] Horst Spaar (Hrsg.), *Das Gesundheitswesen der DDR in der Periode der weiteren Gestaltung der entwickelten sozialistischen Gesellschaft und unter dem Kurs der Einheit von Wirtschafts- und Sozialpolitik 1971–1981, Teil V.1-2*, Bd. 37-38 A, B, [Dokumentation zur Geschichte des Gesundheitswesens der DDR]. Berlin: Eigenverlag, 2002 im Beitrag von Lothar Rohland über die medizinisch-wissenschaftlichen Gesellschaften der DDR, 83-86.

[350] Schadewaldt, *Geschichte DGAI* (1984), 188.

[351] Fritz Melchers, »Immunologische Forschung in Deutschland«, *Deutsche Gesellschaft für Immunologie: Immunologie in Deutschland* (2005) https://www.dgfi.org/sites/default/files/images/01-06_Gremien/Immunologie_in_Deutschland_2005.pdf: 19.

der DGAI ist heute die Deutsche Gesellschaft für Allergologie und klinische Immunologie (DGAKI) zu verstehen.[352] Es zeigte sich also, dass sich nach der Wende nicht die gemeinsame Geschichte einer ursprünglich miteinander verbundenen bzw. sich bis zu einem bestimmten Punkt parallel entwickelnden Allergologengesellschaft, sondern die sich fachlich näher stehenden Gesellschaften für Immunologie verbanden.[353]

## Konstruktion von wissenschaftlichen Traditionen bei Ulrich Schneeweiß

Als der Mikrobiologe Ulrich Schneeweiß im November 1963 in der Robert-Rössle-Klinik seine Arbeit aufnahm, erteilte ihm Klinikdirektor Hans Gummel mit den Worten »Du entwickelst Dich in eigener Regie« einen Freibrief für dessen Forschung.[354] Schneeweiß hatte Ende der 1950er-Jahre in dem Projekt von Rosa Coutelle und Ferdinand Schmidt in der biochemischen Abteilung von Karl Lohmann am Institut für Medizin und Biologie mitgearbeitet.[355] Sie setzten zur Ermittlung von Unterschieden zwischen kanzerösen und normalen Leberzellen der Ratte immunologische Methoden ein.[356] Außerdem interessierte sich Ulrich Schneeweiß, angeregt durch Gunter Wittig, damals bereits für das ›Tumor-Tetanus-Phänomen‹. Zu dessen Nachweis war 1955 in den USA ein Test entwickelt worden, den der Biochemiker und Krebsforscher Otto Warburg

352 Vgl. die Internetpräsenz der DGKAI unter: http://dgaki.de/ (aufgerufen am 13.11.2014).

353 Zum Ehrenmitglied der DGI wurde im Jahr 2000 Herwart Ambrosius gewählt. Siehe: Jochen R. Kalden, »Geschichte und Entwicklung der Deutschen Gesellschaft für Immunologie« *Deutsche Gesellschaft für Immunologie: Immunologie in Deutschland* (2005) https://www.dgfi.org/sites/default/files/images/01-06_Gremien/Immunologie_in_Deutschland_2005.pdf: 17.

354 Ulrich Schneeweiß, wie Anm. 30, 196-200. Schneeweiß hatte bereits 1960 mit Honorarvertrag an der Robert-Rössle-Klinik gearbeitet. Wahrscheinlich geht Gummels ›Du‹ ihm gegenüber darauf zurück. Da Schneeweiß kein Mitglied der SED war, kann es nicht das unter Genossen übliche ›Du‹ gewesen sein.

355 Angestellt war Schneeweiß damals noch an der Humboldt-Universität zu Berlin. Ebd., 197.

356 Ferdinand Schmidt, Rosa Coutelle, Ulrich Schneeweiß, »Versuche zur immunologischen Charakterisierung von Desoxy- und Ribonukleinsäuren aus normaler Rattenleber, hepatozellulärem Lebercarcinom und dem Jensen-Sarkom der Ratte mit der Komplementbindungsreaktion«, *Archiv für Geschwulstforschung* 14/1 (1958), 68-75; Ferdinand Schmidt, Eberhard Liß, Rosa Coutelle, Ulrich Schneeweiß, Peter Langen, »Versuche zur Immunologie von Nukleinsäuren und Nukleoproteiden aus normalen und malignen Geweben«, in: *Krebsforschung und Krebsbekämpfung*, hg. v. H. Martius, H. Hartl. München: Urban & Schwarzenberg, 1959, 29-39; Ulrich Schneeweiß, Rosa Coutelle, Ferdinand Schmidt, »Weitere Versuche zur Immunologie von Desoxyribonukleinsäuren und Desoxyribonukleoproteiden aus hepatozellulärem Leberkarzinom und normaler Rattenleber«, *Zeitschrift für die gesamte innere Medizin und ihre Grenzgebiete* 14/7 (1959), 343-347 und Ulrich Schneeweiß, Eberhard Liß, Peter Langen, Ferdinand Schmidt, »Über Versuche zur immunologischen Abgrenzung von Desoxyribonukleoproteiden aus einem transplantablen Nierencarcinom des Goldhamsters und aus normaler Goldhamsterniere«, *Zeitschrift für Krebsforschung* 63 (1960), 345-350.

1961 als Beweis für seine Stoffwechseltheorie der Krebsentstehung interpretiert hatte.[357] Das Tumor-Tetanus-Phänomen besteht darin, dass Tetanussporen (Clostridium tetani) sich unter anaeroben, also sauerstofffreien Bedingungen stark vermehren und Giftstoffe absondern. Da das Tumorgewebe eine solche sauerstoffarme Umgebung darstelle, könne sich Tetanus besser in tumortragenden Tieren als in krebsfreien Organismen entwickeln, so die Annahme. Schneeweiß begann, dieses Phänomen für einen mikrobiologischen Krebstest auszunutzen. Gummels Erlaubnis, sich »in eigener Regie« zu entwickeln, scheint keine Anweisung zu einer solitären Forschungsarbeit gewesen zu sein. Vielmehr ist anzunehmen, dass sich Gummel von Schneeweiß praktische Beiträge zur Krebsdiagnostik an der Robert-Rössle-Klinik versprach, als er ihn 1963 einstellte. Aus Schneeweiß' Publikationen der 1960er und 1970er-Jahre ist zu ersehen, dass er darüberhinaus die tumorimmunologische Forschung, an der Gummel ja sehr interessiert war, an der Robert-Rössle-Klinik verstärken sollte. In den folgenden Abschnitten soll der Zusammenhang, den Schneeweiß zwischen seinem mikrobiologischen und seinem immunologischen Forschungsinteresse herstellte, rekonstruiert werden.

Wichtig für die folgende Argumentation ist, in welcher Berufsgruppe sich Ulrich Schneeweiß selbst verortete. Laut seiner ehemaligen Mitarbeiterin war er hauptsächlich Mikrobiologe.[358] Er selbst legte jedoch Wert darauf zu betonen, dass er auch als Immunologe gearbeitet habe.[359] Diese Einschätzung wird möglicherweise bestätigt durch einen Brief von 1967, den Hellmuth Kleinsorge, der damalige Vorsitzende der Gesellschaft für Allergie und Immunitätsforschung der DDR, an den Sekretär des Rates für Planung und Koordinierung der medizinischen Wissenschaft beim Gesundheitsministerium schickte und in dem er als »die maßgeblichen Immunologen« der DDR neben Günter Pasternak und Herwart Ambrosius auch »Schneeweiß und Lunzenauer« nannte.[360] Da sowohl der jüngere Bruder von Ulrich Schneeweiß, Burkhard, als auch Kurt Lunzenauer an der Humboldt-Universität zu Berlin tätig waren, ist aber auch nicht ausgeschlossen, dass Kleinsorge Burkhard Schneeweiß meinte, der 1965 gerade seine Habilitationsschrift mit dem Titel »Die experimentell bestimmbare antibakterielle Keuchhustenimmunität unter besonderer Berücksichtigung der humoralen

357 Ebd. sowie Privatbesitz Ulrich Schneeweiß, Wissenschaftliche Stationen, Investitionen, Motivationen (1986): »Otto Warburg hatte 1961 das Tumor-Tetanus-Experiment von Malmgren und Flanigan (USA 1955) als In-vivo-Beweis für seine Theorie der gestörten Sauerstoffatmung der Krebszelle zitiert.«

358 Persönliche Mitteilung Eva-Maria Fabricius, 19.3.2014.

359 Persönliche Mitteilung Eva-Maria Fabricius auf meine Interviewanfrage, die durch ihre Vermittlung Herrn Schneeweiß erreichte, von diesem aber aus gesundheitlichen Gründen negativ beschieden wurde.

360 BArch DQ 109/239 (1963–68): Brief von Kleinsorge an Lange vom 1.11.1967. Kurt Lunzenauer war Pathologe an der Berliner Charité; er taucht in den Quellen zur Planung der immunologischen Forschung in der DDR nicht auf.

Abwehr« fertiggestellt hatte.[361] Diese Arbeit war wiederum von seinem Bruder Ulrich fachlich betreut worden.[362] Das könnte dafür sprechen, dass Hellmuth Kleinsorge doch Ulrich Schneeweiß meinte, als er 1967 von den aus seiner Sicht »maßgeblichen Immunologen« in der DDR sprach. Und auch die wenige Jahre später gemeinsam mit Günter Pasternak erfolgte Herausgeberschaft für den Sammelband *Transplantations- und Tumorimmunologie*, in dem Schneeweiß den Abschnitt »Suche nach Antigenen in menschlichen Tumoren« verfasste, zeugt von Ulrich Schneeweiß' immunologischen Forschungsinteressen.[363] Dass Schneeweiß selbst sich als Immunologen verstand, zeigt jedenfalls, dass er sich in einer bestimmten beruflichen Traditionslinie sah, die im Folgenden näher erläutert werden soll.

## Biografisches zu Ulrich Schneeweiß (*1923)

Ulrich Schneeweiß war – anders als Günter Pasternak – gegenüber der Wissenschaftsplanung eher passiv eingestellt. Zudem war er kein Parteigenosse, also weder Mitglied der SED noch einer der Blockparteien. Dennoch musste auch er sich in der Forschungslandschaft der DDR verorten und aktiv Entscheidungen treffen, wenigstens, was seine eigene Forschung betraf. Ulrich Schneeweiß band seine persönliche Biografie an eine bis zum Anfang des 20. Jahrhunderts zurückreichende Tradition der serodiagnostischen Forschung in Deutschland, und hierin ist auch die Verbindung seiner mikrobiologischen mit seinen immunologischen Arbeiten zu verorten. Wie in den folgenden Abschnitten gezeigt wird, konstruierte Schneeweiß eine kontinuierliche Linie von der Wassermannschen Syphilisserodiagnose von 1906 zu einem mikrobiologischen Krebstest, an dem er seit Anfang der 1960er-Jahre forschte.

Damit wird Ulrich Schneeweiß besonders für die Richtung der Immunologiegeschichte interessant, die die wissenssoziologische Arbeit des polnischen Arztes Ludwik Fleck (1896–1961) aus dem Jahr 1935 vor dem Hintergrund von dessen eigener Tätigkeit als Bakteriologe bzw. Serologe untersucht hat.[364] Denn Ludwik Fleck war der erste, der die von August von Wassermann, Albert Neisser und Carl Bruck 1906 entwickelte Serodiagnostik der Syphilis bzw. Lues in der Zwischenkriegszeit als ein soziolo-

361 Vgl. den deutschen Wikipediaeintrag, Stichwort ›Burkhard Schneeweiß‹ unter: http://de.wikipedia.org/wiki/Burkhard_Schneewei%C3%9F (Version vom 20.11.2014 20:59 von Jü).

362 Privatbesitz Ulrich Schneeweiß (1986).

363 Günter Pasternak, Ulrich Schneeweiß (Hrsg.), *Transplantations- und Tumorimmunologie*. Jena: Gustav Fischer, 1973.

364 Bisher waren das hauptsächlich: Ilana Löwy, »The epistemology of the science of an epistemologist of the sciences: Ludwik Fleck's professional outlook and its relationship to his philosophical works«, in: *Cognition and Fact: Materials on Ludwik Fleck*, hg. v. Robert S. Cohen, Thomas Schnelle, [*Boston Studies in the Philosophy of Science*]. Dordrecht: D. Reidel, 1986, 421-442 und Anne Marie Moulin, »Fleck's Style«, in: *Cognition and Fact*, ebd., 407-419.

gisches Phänomen, genauer gesagt als »Entstehung einer wissenschaftliche Tatsache« und damit gleichzeitig als einen potentiellen Gegenstand für die Wissenschafts- bzw. Medizingeschichtsschreibung beschrieben hat.[365] Dabei stützte er sich auf die Situation der Bakteriologie/Serologie zu dieser Zeit und gab gleichzeitig durch seine detaillierte Beschreibung des Forschungsstandes einen guten Einblick in die damaligen Probleme der Serologie/Immunologie. Das macht Flecks wissenssoziologische Studie als historische Quelle für die Immunologiegeschichte besonders wertvoll.

Der Bezug von Ulrich Schneeweiß zur Lues-Serodiagnostik lässt sich einerseits biografisch herleiten – über seinen Doktorvater Georg Blumenthal, der noch Assistent von August von Wassermann war. Andererseits ist Schneeweiß' Berufung auf die Syphilisdiagnostik vergleichbar mit Ludwik Flecks Begründung für die Wahl seines Fallbeispiels, um die Entstehung einer medizinischen Tatsache zu verdeutlichen. Denn beide, Schneeweiß und Fleck, begründeten den Stellenwert, den die Syphilisdiagnose nach Wassermann für ihre eigene mikrobiologische bzw. wissenssoziologische Arbeit hatte, mit dem allgemeinen Bekanntheitsgrad der Diagnose. Die Wassermannreaktion als Syphilistest war bis in die 1940er-Jahre, und – wie das Beispiel von Ulrich Schneeweiß zeigt – noch weit darüber hinaus, das Modell schlechthin für einen funktionierenden Krankheitstest in vitro und damit ein Erfolgsmodell, auf das man sich in Fachkreisen berufen konnte.

Ulrich Schneeweiß fertigte seine Doktorarbeit am Berliner Robert-Koch-Institut an. Sein Doktorvater war Georg Blumenthal (1888–1964).[366] Von 1911 bis 1933 hatte Blumenthal im Serologischen Laboratorium des Robert-Koch-Instituts gearbeitet, anfangs als Assistent und Doktorand bei August von Wassermann, dann bei dessen Nachfolger als Laboratoriumsleiter, Richard Otto (1872–1952). Mit der Machtergreifung der Nationalsozialisten musste Blumenthal das Institut verlassen und wenig später auch seine augenärztliche Praxis aufgeben. Während der zwölf Jahre, die das Dritte Reich andauerte, wurde Blumenthal als Jude von den Nationalsozialisten verfolgt, durfte nicht arbeiten und lebte zeitweise in Verstecken.[367] Er überlebte jedoch, gemeinsam mit seiner Frau, den Nationalsozialismus und den Krieg in Berlin. Im Sommer 1945 kehrte Georg Blumenthal auf seinen alten Arbeitsplatz am Ro-

[365] Ludwik Fleck, *Entstehung und Entwicklung einer wissenschaftlichen Tatsache* (1994).

[366] Einige biografische Angaben zu Georg Blumenthal finden sich bei: Willy Maassen, »Herrn Professor Dr. med. Georg Blumenthal zum Goldenen Jubiläum seiner Zugehörigkeit zum Robert-Koch-Institut«, *Blut: Zeitschrift für die gesamte Blutforschung* 7/4 (1961), 255-256 sowie auf der Internetseite des Berlin-Zehlendorfer Friedhofs, wo Blumenthal begraben ist, unter: http://www.berlin.friedparks.de/such/gedenkstaette.php?gdst_id=2747 (aufgerufen am 27.11.2014).

[367] Ulrich Schneeweiß nannte ihn in seiner autobiografischen Skizze einen »Robinson vom Tegeler See«, weil Blumenthal – von Freunden versteckt – die Verfolgung durch die Nazis auf Marienwerder überstand. Schneeweiß, wie Anm. 30.

bert-Koch-Institut zurück und wurde gleichzeitig an der Humboldt-Universität zum Professor ernannt.[368]

Ulrich Schneeweiß war direkt nach dem Abitur in Potsdam 1941 an die Front geschickt worden und hatte den Krieg in Afrika mitgemacht, »als Pionier einer motorisierten Truppe des Afrikakorps unter Feldmarschall Rommel und Generaloberst von Arnim.«[369] Im Mai 1943 war er in amerikanische Kriegsgefangenschaft geraten, die er im Arbeitseinsatz in Oklahoma und Oregon verbrachte. Im September 1946 kehrte er zurück nach Deutschland, in sein Potsdamer Elternhaus mit dem Wunsch, Medizin zu studieren. Schon während der Gefangenschaft hatte er mit dem Selbststudium begonnen, unterstützt von dem deutschen Lagerarzt Werner Scheffler aus Chemnitz und von einer Büchersendung, die ihm sein älterer Bruder Joachim, der selbst Arzt war, über das Internationale Rote Kreuz schickte.[370] Wieder in Deutschland, nahm Ulrich Schneeweiß 1946 das Medizinstudium an der Berliner Universität auf, die 1949 in Humboldt-Universität umbenannt wurde.[371] Drei Jahre später begann er seine Doktorarbeit am Robert-Koch-Institut bei Georg Blumenthal im Fach Mikrobiologie. Schneeweiß beschäftigte sich in seiner Dissertation, die er 1950 abschloss, mit der Syphilis-Serodiagnostik. Blumenthal war damals an der Charité der Vertreter »für das Lehr- und Prüffach Hygiene und Mikrobiologie« und half Ulrich Schneeweiß auch dabei, seine Pflichtassistenzzeit 1952–1954 ebenfalls in Berlin zu absolvieren. Als Assistenzarzt war Schneeweiß am St. Hedwigs-Krankenhaus und an der Charité bei Paul Oesterle (1900–1971), dem Direktor des Hygiene-Instituts der Berliner Humboldt-Universität, tätig.[372] An diesem Institut erwarb Ulrich Schneeweiß 1958 den Facharzt für Bakteriologie und Serologie. Zur selben Zeit beendete sein jüngerer Bruder Burkhard (*1931) seine Assistenzzeit am Mikrobiologischen Institut der Humboldt-Universität Berlin. Die Brüder teilten auch das Interesse an der Immunologie, jedoch blieb Burkhard Schneeweiß als Facharzt für Pädiatrie stärker mit der klinischen Praxis verbunden als Ulrich Schneeweiß, der sich ab Ende der 1950er-Jahre mehr der Forschung widmete.[373]

1958/59 arbeitete Ulrich Schneeweiß am Berlin-Bucher Institut für Medizin und Biologie im Bereich Biochemie mit Ferdinand Schmidt und Rosa Coutelle zusammen an der serologischen bzw. immunologischen Differenzierung zwischen DNA aus

[368] Maassen, wie Anm. 155.
[369] Schneeweiß, wie Anm. 30.
[370] Ebd., 197.
[371] Heinz-Elmar Tenorth (Hrsg.), *Geschichte der Universität Unter den Linden 1810–2010*, Bd. 6, Berlin: Akademie-Verlag, 2011, 9.
[372] Schneeweiß, wie Anm. 30.
[373] Vgl. den deutschen Wikipediaeintrag, Stichwort ›Burkhard Schneeweiß‹ unter: http://de.wikipedia.org/wiki/Burkhard_Schneewei%C3%9F (Version vom 20.11.2014 20:59 von Jü).

normaler und DNA aus maligner Rattenleber.[374] Damals ging es in der immunologischen Forschung in Berlin-Buch – auch bei Arnold Graffi – vor allem um das Austesten verschiedener Methoden, mit deren Hilfe man eventuelle Unterschiede zwischen normalem und bösartigem Gewebe sichtbar machen könnte. Da zwar die Lokalisation eventuell spezifischer Gewebemerkmale der Krebszelle unbekannt war, vermutlich krebsinduzierende Viren in Berlin-Buch aber bereits entdeckt, nahm man gerade mit dem zellulären Erbgut, der DNA, viele unterschiedliche Versuche vor, denn durch das Virus hervorgerufene Änderungen wurden zuerst hier vermutet.[375] Per Honorarvertrag arbeitete Schneeweiß 1961 auch direkt mit der Robert-Rössle-Klinik zusammen, an Experimenten zum bereits erwähnten Tumor-Tetanus-Phänomen.[376] Diese wissenschaftlichen Arbeiten führten dazu, dass er sich ganz der Forschung widmen wollte,[377] was ihm Ende 1963 mit seinem Wechsel in die Robert-Rössle-Klinik auch gelang, wo Hans Gummel ihm die volle Forschungsfreiheit zusicherte.

Daneben ließ Ulrich Schneeweiß in seiner autobiografischen Skizze auch durchblicken, dass die Entscheidung keine rein wissenschaftlich motivierte war, sondern dass dieser Schritt eine dezidierte Antwort auf die politische Entwicklung in der Hochschullandschaft der DDR beinhaltete. »Ideologische Scharfmacher drängten in Forschung und Lehre, beengten den geistigen Freiraum und beargwöhnten kritisches Hinterfragen sowie eigene Konzeptionen,[378] lautete Schneeweiß' knappe Zusammenfassung der Situation Anfang der 1960er-Jahre. Er spielte damit auf die Berufung von Professoren an der Humboldt-Universität Berlin an, deren ideologische Linientreue ihr Fachwissen seiner Meinung nach überwog.[379] Für Ulrich Schneeweiß persönlich und für seine Familie wurde die Situation dadurch verschärft, dass sie direkt an der Sektorengrenze wohnten. Dort, von der Dorotheenstraße/Ecke Wilhelmstraße aus, erlebte Schneeweiß den Bau der Berliner Mauer im August 1961 hautnah mit und wurde sogar unfreiwilliger Zeuge der Erschießung eines Flüchtenden.[380] So gesehen wäre es nicht verwun-

374 Ebd.: 197.

375 »Von der Vorstellung ausgehend, daß der Krebsinduktor virusähnlichen Charakter hat und ein körpereigenes Nukleoproteid darstellt [...], war den Nukleoproteiden besonderes Augenmerk zu schenken. Nach neueren Versuchen an Bakteriophagen [...] und am Tabakmosaikvirus [...] besteht der eigentlich aktive Anteil des Nukleoproteidmoleküls eines Virus aus Nukleinsäure.« So lautete die Erklärung für die Versuchsanordnung in: Schmidt, »Versuche zur immunologischen Charakterisierung von Desoxy- und Ribonukleinsäuren aus normaler Rattenleber, hepatozellulärem Lebercarcinom und dem Jensen-Sarkom der Ratte mit der Komplementbindungsreaktion«, *Archiv für Geschwulstforschung* (1958).

376 Privatbesitz Ulrich Schneeweiß, Unterlagen für die Aufnahme in die Leopoldina: Lebenlauf; Wissenschaftliche Stationen, Investitionen, Motivationen (1986).

377 Ebd.

378 Schneeweiß, wie Anm. 30, 197.

379 Ebd.

380 Ebd., 198.

derlich gewesen, wenn ihm die Deutsche Akademie der Wissenschaften im vom Stadtzentrum weit entfernten Berlin-Buch als eine Insel der relativ ungestörten Forschung erschienen wäre.

## Brücken zwischen Immunologie und Krebsforschung: Von der Praxis über die Theorie zurück zur Praxis

### Anlass, Ursachen und Adressat: Schneeweiß' Hinwendung zur Krebsforschung

Obgleich es also vermutlich verschiedenartige Gründe für Ulrich Schneeweiß gab, sich in Berlin-Buch der Krebsforschung zuzuwenden, rückte er selbst ab Mitte der 1980er-Jahre zur Begründung seiner beruflichen Entscheidung ein wissenschaftliches Aha-Erlebnis in den Vordergrund. In den Unterlagen, die Schneeweiß 1986 für die Aufnahme in die Deutsche Akademie der Naturforscher Leopoldina (kurz: Leopoldina) anfertigte, nannte er zunächst den unmittelbaren Anlass für seine Hinwendung zur Grundlagenforschung:

> Den Anlaß zur Aufgabe meiner Hochschultätigkeit zugunsten reiner Forschungsarbeit gab ein Experiment, das ich im Rahmen meines Honorarvertrages mit der Robert-Rössle-Klinik der Deutschen Akademie der Wissenschaften unter ihrem damaligen Direktor, Prof. H. Gummel, 1961 durchführte. Der Versuch demonstrierte – in Anlehnung an die von R. A. Malmgren und C. C. Flanigan 1955 in den USA publizierte Arbeit – die qualitativ unterschiedliche Tetanusreaktion von Tumormäusen und gesunden, tumorfreien Kontrolltieren; nach intravenöser Injektion von Tetanussporen reagieren ausschließlich tumortragende Mäuse mit einem tödlich verlaufenden Tetanus.[381]

Auf dieses Experiment werde ich später noch zurückkommen. Zunächst soll es weiter um Schneeweiß' Herleitung seiner Forschungsinteressen an der Krebsforschung und Tumorimmunologie gehen, also nicht nur den Anlass, sondern auch die Ursachen für seine Hinwendung zur Krebsforschung. Im Folgenden wird argumentiert, dass Schneeweiß' Herleitung dieser wissenschaftlichen Interessen aus der Bakteriologie und Serologie vom Beginn des 20. Jahrhunderts auf den jeweiligen Adressaten zugeschnitten war und nicht einfach ›natürlicherweise‹ aus seiner wissenschaftlichen Biografie herrührte. Schneeweiß entschied sich also bewusst für eine Langzeitnarration, so meine Hypothese. Vermutlich war von Bedeutung, dass er durch Zuwahl in die traditionsreiche Leopoldina aufgenommen werden sollte, das heißt in eine Gelehrtengemeinschaft, in der lange Forschertraditionen besonders geschätzt wurden.

[381] Privatbesitz Ulrich Schneeweiß (1986).

Die Leopoldina stellte in der Akademienlandschaft der DDR eine Besonderheit dar.[382] Gegründet 1652, war sie nicht allein die älteste Akademie Deutschlands, sondern auch die einzige Akademie auf ostdeutschem Boden (mit Sitz in Halle/Saale), die sich bis zum Ende der DDR als eine gesamtdeutsche Institution betrachtete.[383] Das waren keine leeren Worte, sondern von den jeweiligen Präsidenten der Leopoldina, Kurt Mothes (Amtszeit 1954–1974) und Heinz Bethge (Amtszeit 1974–1990) gegen den Druck der regierenden SED und der Staatssicherheit auch praktisch aufrecht erhaltene Grundsätze.[384] Bis zur politischen Wende in der DDR besaß die Leopoldina mehr westdeutsche und ausländische Mitglieder als ostdeutsche.[385] Obwohl das dem Zentralkomitee der SED ein Dorn im Auge war und in den 1950er-Jahren sogar operative Beobachtungen des Ministeriums für Staatssicherheit (MfS) gegen die Mitglieder der Leopoldina in Halle/Saale liefen, kam es nie zu ihrer Auflösung bzw. zu einer Umlegung ihres Hauptsitzes in die Bundesrepublik, mit der der Präsident der Leopoldina in Zeiten steigenden politischen Drucks häufig gedroht hatte.[386]

Bei der Aufnahme in diese traditionsreiche Runde, zu deren Mitgliedern ab dem Ende des 19. Jahrhunderts auch einer der Mitarbeiter August von Wassermanns, Albert Neisser (1855–1916), gehört hatte, war Ulrich Schneeweiß bestrebt, seine eigene Forschung – über das hier von Schneeweiß als »Anlass« seiner Forschung bezeichnete Experiment hinaus – als eine kontinuierliche Gedankenkette darzustellen, die nicht nur zu dem oben erwähnten Test von Malmgren und Flanigan 1955 zurückreichte, sondern weiter bis ins Jahr 1906, zur bekannten Wassermannreaktion.

382 Zu den vier jüngeren Forschungsakademien der DDR, der Akademie der Wissenschaften, der Bauakademie, der Akademie der Pädagogischen Wissenschaften und der Akademie der Landwirtschaftswissenschaften, siehe: Wolfgang Girnus, Klaus Meier (Hrsg.), *Forschungsakademien in der DDR: Modelle und Wirklichkeit*. Leipzig: Leipziger Universitätsverlag, 2014.

383 »Die Deutsche Akademie der Naturforscher Leopoldina versteht sich als eine internationale Akademie, die, der Idee der Gründer folgend, ihre Basis im deutschen Sprachgebiet hat. Aus den in den deutschsprachigen Ländern – der DDR, der BRD und Berlin (West), Österreich und der Schweiz – ansässigen Mitgliedern wird der Senat gewählt, der sich aus den Obmännern für die Fachdisziplinen und den Adjunkten zusammensetzt,« hieß es in der Satzung der Leopoldina. Heinz Bethge (Hrsg.), *Deutsche Akademie der Naturforscher Leopoldina*, 1. Aufl., Halle/Saale: Johann Ambrosius Barth, 1977, sowie: Heinz Bethge (Hrsg.), *Deutsche Akademie der Naturforscher Leopoldina*, 2. Aufl. Halle/Saale: Johann Ambrosius Barth, 1989.

384 Kristie Macrakis, »Einheit der Wissenschaft versus deutsche Teilung: Die Leopoldina und das Machtdreieck in Ostdeutschland«, in: *Naturwissenschaft und Technik in der DDR*, hg. v. Dieter Hoffmann, Kristie Macrakis. Berlin: Akademie-Verlag, 1997, 147-169 bzw. in der englischen Fassung des gleichen Sammelbands: Kristie Macrakis, »The unity of science vs. the division of Germany: The Leopoldina«, in: *Science under Socialism: East Germany in comparative perspective*, hg. v. Kristie Macrakis, Dieter Hoffmann. Cambridge: Harvard University Press, 1999, 158-179.

385 Macrakis, ebd.

386 Ebd.

### Ausgangspunkt Praxis: Der Wassermanntest zur Syphilisdiagnose

Die Wassermannreaktion zur Diagnose der Syphilis war eine der bekanntesten und erfolgreichsten Krankheitsdiagnosen in vitro in der ersten Hälfte des 20. Jahrhunderts. Sie galt zwar als sehr kompliziert, dafür aber auch als besonders spezifisch und daher treffsicher.[387] Für den polnischen Arzt Ludwik Fleck war der Wassermanntest aus diesem Grund ein besonders geeignetes und populäres Beispiel für eine ›wissenschaftliche Tatsache‹.[388] Als eine solche hatten 1906 übrigens auch August von Wassermann und dessen Kollegen ihre Serodiagnostik selbst bezeichnet.[389] Allerdings lag ihnen dabei vor allem an der Betonung des Unterschieds zwischen einem klinisch einsetzbaren Test und den vorläufigen Ergebnissen ihrer Experimente. Letztere seien »nichts weiter als eine vorläufig rein wissenschaftliche Tatsache«, so die Autoren im Jahr 1906.[390] Bald etablierte sich der Test jedoch auch in der klinischen Praxis, wenngleich er aufgrund seiner Komplexität nach wie vor nur von Experten in einigen wenigen Spezilaboren durchgeführt wurde und nicht von den behandelnden Ärzten selbst.[391] Der Wassermanntest, genauer gesagt die immunologischen Prinzipien, die der Reaktion zugrunde lagen, blieben aber auch in den folgenden Jahrzehnten Gegenstand weiterer Forschungen im Labor. An diese Forschungen knüpfte auch Ulrich Schneeweiß in den 1950er-Jahren in seiner Dissertation und in seiner Habilitationsschrift an und versuchte seinerseits, noch bestehende Probleme bei der Wassermannreaktion zu lösen. Beispielsweise versuchte er die Frage zu klären, ob es sich bei dem Test wirklich – wie Wassermann angenommen hatte – um eine spezifische Reaktion handelte oder – wie Karl Landsteiners Versuche 1907 mit dem von ihm modifizierten Wassermanntest nahegelegt hatten – um eine unspezifische Reaktion.[392]

Wie funktionierte die Wassermannreaktion und warum konnte man ihr Wirkprinzip so grundlegend verschieden interpretieren? Das Paradoxe an der Wassermannreaktion, das auch der Grund für die Unklarheit hinsichtlich der immunologischen Spezifität der dabei ablaufenden Antigen-Antikörper-Reaktion war, hat die Wissenschaftshistorikerin Ilana Löwy knapp mit den Worten zusammengefasst: »Thus a paradoxical situation was created in which, although the test was specific for the disease,

387 Ilana Löwy, »Testing for a sexually transmissible disease, 1907–1970: The history of the Wassermann reaction«, in *AIDS and Contemporary History*, hg. v. Virginia Berridge, Philip Strong. Cambridge: Cambridge University Press, 1993, 74-92, bes. 78.

388 Fleck, *Entstehung und Entwicklung einer wissenschaftlichen Tatsache* (1994).

389 August von Wassermann, Albert Neisser, Carl Bruck, A. Schucht, »Weitere Mitteilungen über den Nachweis spezifisch-luetischer Substanzen durch Komplementverankerung«, *Zeitschrift für Hygiene* 55 (1906), 451-477, hier 476.

390 Ebd., 476.

391 Löwy, »Testing for a sexually transmissible disease, 1907–1970: The history of the Wassermann reaction«, in: *AIDS and Contemporary History* (1993).

392 Privatbesitz Ulrich Schneeweiß (1986).

the antigen was not.«[393] In den ersten Versionen der Wassermannreaktion wurde das Patientenserum in der Komplementbindungsreaktion mit Antigen versetzt.[394] Das Antigen, das heißt der Erreger der Syphilis, ein längliches, spiralig gewundenes Bakterium namens Treponema pallidum, konnte damals noch nicht haltbar gemacht oder in vitro gezüchtet werden. Es musste daher direkt aus lebendem Säugetiergewebe gewonnen werden. Deswegen wurden Affen mit der Syphilis infiziert. Das syphilitische Gewebe der Versuchstiere wurde dann im Wassermanntest als Gewebsextrakt verwendet. Es kam in den von Wassermann, Bruck, Schucht und Neisser durchgeführten ersten Versuchen zu positiven Reaktionen zwischen syphilitischem Serum und dem Antigen, das heißt dem Gewebsextrakt der syphilitischen Affen.[395] Wenig später, ebenfalls im Jahr 1906, wurde jedoch außerhalb von Wassermanns Labor entdeckt, dass auch Normalgewebsextrakte positiv mit syphilitischem Serum reagierten.[396] Syphilitisches Serum reagierte also sowohl mit Treponemen-Extrakten als auch mit Extrakten aus normalem Gewebe, also Gewebe ohne Treponemen, positiv.[397] Nichtsyphilitisches Serum reagierte dagegen in beiden Fällen negativ, so dass trotz allem eine krankheitsspezifische Reaktion des syphilitischen Serums vorlag. Aus diesem Grund entschied man sich, laut

393 Löwy, »The epistemology of the science of an epistemologist of the sciences: Ludwik Fleck's professional outlook and its relationship to his philosophical works‹, in: *Cognition and Fact* (1986), 432.

394 Die Komplementbindungsreaktion (KBR) wurde 1901 erstmals von Jules Bordet und Octave Gengou vorgestellt: Jules Bordet, Octave Gengou, »Sur l'existence de substances sensibilisatrices dans la pluspart des sérums antimicrobiens«, *Annales de l'Institut Pasteur* 5 (1901), 289-302. Mit der KBR wird festgestellt, ob zwischen den zusammengeführten Substanzen eine immunologische Reaktion abläuft oder nicht. Das zu testende Serum, das die Antikörper enthält, wird in einem ersten Schritt mit dem vermuteten komplementären Antigen versetzt. In einem zweiten Schritt wird dieser Mischung frisches Komplement vom Meerschweinchen zugefügt. Komplement ist eine Substanz, ohne die eine Immunreaktion nicht zustande kommt, also eine Art Katalysator. Im Gegensatz zu Antigenen und Antikörpern ist Komplement hitzeunbeständig, das heißt, erhitzt man im ersten Schritt die beiden zu vermischenden Substanzen (Antikörper und Antigen) über eine bestimmte Temperatur, wird das darin enthaltene Komplement reaktionsunfähig gemacht. Das frisch zugegebene Meerschweinchenkomplement im zweiten Schritt zeigt an, ob eine Antigen-Antikörper-Reaktion stattgefunden hat, wenn im dritten Schritt rote Blutkörperchen (in der Regel Hammelerythrozyten) zu dem Gemisch gegeben werden. Werden diese zersetzt, dann bedeutet das, dass vorher keine Antigen-Antikörper-Reaktion stattgefunden hat, weil diese sonst das Komplement verbraucht hätte. Werden die Hammelerythrozyten jedoch nicht zersetzt, geht man von einer positiven Komplementbindungsreaktion aus.

395 Vgl. dazu: Wassermann, »Weitere Mitteilungen über den Nachweis spezifisch-luetischer Substanzen durch Komplementverankerung«, *Zeitschrift für Hygiene* (1906).

396 Löwy, wie Anm. 393, 432. Siehe auch: Karl Landsteiner, Rudolf Müller, Otto Pötzl, »Zur Frage der Komplementbindungsreaktion bei Syphilis«, *Wiener Klinische Wochenschrift* 20/50 (1907), 1565-1567. Landsteiner gab als Urheber dieses veränderten Wassermanntests eine Publikation von R. Kraus und Volk in der *Wiener Medizinischen Wochenschrift* Nr. 21 (1906), 242ff. an mit dem Titel »Versuche über die Immunität von Syphilis und bei Vakzine. Verhandlungen der Deutschen Dermatologischen Gesellschaft IX. Kongress Bern 1906«. Er selbst konnte diese Befunde bestätigen.

397 Löwy, wie Anm. 393, 432.

Ilana Löwy, dafür, den Wassermanntest mit dem wesentlich kostengünstigeren und leichter herstellbaren Normalgewebsextrakt durchzuführen, wenngleich man keine Erklärung für diese Reaktion hatte.[398] So sei es zu der oben beschriebenen paradoxen Situation gekommen, in der der immunologische Test zwar als zuverlässig und spezifisch für den Nachweis der Syphilis galt, das Antigen jedoch nicht spezifisch war.[399]

Worauf gründeten sich die beiden gegenteiligen Ansichten von einer spezifischen Antigen-Antikörper-Reaktion auf der einen Seite und einer immunologisch unspezifischen Reaktion, die dennoch eine spezifische Krankheitsdiagnose ergab, auf der anderen? August von Wassermann und seine Mitarbeiter gingen aufgrund ihrer eigenen Testmethode und -ergebnisse von einer spezifischen Antigen-Antikörper-Reaktion aus. Die im Serum Syphiliskranker gebildeten Antikörper seien spezifisch gegen den Erreger, Treponema pallidum, gerichtet und reagierten demzufolge im Test mit syphilitischem Gewebsextrakt, so Wassermann und seine Mitarbeiter 1906.[400] Der österreichische Immunchemiker Karl Landsteiner, der die Versuche mit Normalextrakten fortgesetzt und bestätigt hatte, dass sich der Wassermanntest auch mit Normalgewebe durchführen lasse, ging seinen Versuchsergebnissen zufolge von einer unspezifischen Reaktion aus. Landsteiners Erklärung für die in beiden Arten des Wassermanntests gleichermaßen positive Reaktion des syphilitischen Serums sowohl mit syphilitischem wässerigen Gewebsextrakt als auch mit normalem alkoholischen Gewebsextrakt zielte eher ab auf die Art des Krankheitsverlaufs bei der Syphilis als auf eine immunologische Theorie. Bei einigen Infektionskrankheiten, auch bei Syphilis, komme es zur Freisetzung »histaffiner Stoffe«, so Landsteiners 1907 formulierte Hypothese.[401] Landsteiner untersuchte in der Folge die fetthaltigen Lipide, die er in seiner modifizierten Wassermannreaktion mit Alkohol aus Normalgewebsextrakt gewonnen hatte, während Wassermann selbst und seine Mitarbeiter mit wässrigen Gewebsextrakten gearbeitet hatten.

Das spezifische Antigen des Syphiliserregers sei aber nur in den wässrigen Extrakten enthalten, erklärte Ulrich Schneeweiß später.[402] Deshalb habe sich die von

[398] Ebd.

[399] Ebd.

[400] Wassermann, »Weitere Mitteilungen über den Nachweis spezifisch-luetischer Substanzen durch Komplementverankerung«, *Zeitschrift für Hygiene* (1906).

[401] Landsteiner, »Zur Frage der Komplementbindungsreaktion bei Syphilis«, *Wiener Klinische Wochenschrift* (1907). ›Histaffine‹ Stoffe sind demnach Stoffe, die mit Normalgewebe reagieren. In welche Kategorie der Antikörper Landsteiner diese Stoffe einordnen sollte, war ihm in der Publikation von 1907 noch nicht klar. Er spekulierte folgendermaßen: »Gegenwärtig erscheint uns darum die Ansicht am naheliegendsten, daß im Syphilisserum Stoffe vorhanden sind, die keine Syphilisantikörper im gewöhnlichen Sinne sind, die sich aber mit gewissen Bestandteilen normaler und syphilitischer Gewebe verbinden.«

[402] Privatbesitz Ulrich Schneeweiß (1986).

Landsteiner angestoßene »40-jährige Entwicklungsforschung der Lipidextrakte, die aus Säugetierorganen gewonnen wurden, [...] als ein Umweg der Wissenschaft [erwiesen],« urteilte er 1986.[403] In der Interpretation von Schneeweiß richtete sich die von Landsteiner angestoßene Forschung letzten Endes eher auf eine Nebenerscheinung im Krankheitsverlauf der Syphilis und anderer Krankheiten, nämlich auf einen starken Gewebszerfall, der sich häufig in einer falsch positiven immunologischen Reaktion mit einem fetthaltigen Protein widerspiegele.[404] Landsteiner habe also mit seinem modifizierten Wassermanntest, dem Wassermanntest mit Normalgewebsextrakt, nur aufgrund pathologischer Beobachtungen positive Ergebnisse erzielt, aber nicht aufgrund einer immunologischen Theorie, so könnte man Schneeweiß' Kritik zusammenfassen.

Neue Methoden der Syphilisserodiagnostik mit spezifischem Antigen machten es ab den 1950er-Jahren möglich, die ursprüngliche Theorie August von Wassermanns von einer spezifischen immunologischen Reaktion bei der Wassermannreaktion zu bestätigen. Mittlerweile war man in der Lage, Treponemen, also den Syphiliserreger, zu konservieren. Diese Wendung passte auch zu der neuen Immunologie, die sich mittlerweile herausgebildet hatte, speziell zu Frank Burnets SNS-Konzept von der immunologischen Unterscheidung des Organismus zwischen Eigen und Fremd,[405] das in den 1960er-Jahren zur Definition von Immunität schlechthin avancierte. Das SNS-Konzept basierte auf der Vorstellung, dass körperfremde oder relativ körperfremde Stoffe immunologisch erkannt werden würden. Das bedeutet, dass nach dem SNS-Konzept in jeden pathologischen Prozess spezifische Antigene involviert wären, gegen die wiederum spezifische Antikörper gebildet würden. Damit setzte sich letzten Endes die humorale Theorie der Immunität durch, in die die zelluläre Theorie zwar schon integriert, aber erst im Laufe der folgenden Jahrzehnte mit Leben erfüllt wurde. In den 1960er-Jahren dominierte also noch jene mit Kampfmetaphern durchsetzte reduktionistische Krankheitsvorstellung in der Immunologie, die Ludwik Fleck schon Mitte der 1930er-Jahre kritisiert hatte.

Ausgeblendet wurde in dieser wiederaufgeflammten Forschung zur originalen Wassermannreaktion ab den 1950er-Jahren die Tatsache, dass der nach Karl Landsteiner und anderen modifizierte Wassermanntest ja ebenfalls funktioniert und lange als spezifisch für die Diagnose der Krankheit gegolten hatte.[406] Mit der Annahme einer rein zufälligen Anzahl an positiven Treffern, wie es von Ulrich Schneeweiß angedeutet wurde,[407] ließ sich das Problem wissenschaftlich nicht lösen.

403 Ebd.
404 Ebd. Verwendet wurde ein reines Lipidgemisch als Antigen.
405 Vgl. dazu Kap. 2 dieser Arbeit.
406 Löwy, »Testing«, wie Anm. 387.
407 Privatbesitz Ulrich Schneeweiß (1986).

Mich interessiert in diesem Zusammenhang vor allem die Frage, wie Schneeweiß seinen Anspruch auf wissenschaftliche Gewissheit über die Prinzipien einer Serodiagnostik (also immunologische Spezifität) zu vereinbaren versuchte mit seinem Verständnis der Serodiagnostik als einem integrierenden Konzept der immunologischen und mikrobiologischen Krebsforschung. Das heißt, eine als ›wissenschaftliche Tatsache‹ geltende Serodiagnostik wie die Wassermannreaktion war für Ulrich Schneeweiß offenbar ein Garant dafür, dass jegliche Serodiagnostik auf ein und demselben Prinzip beruhen müsse, auf dem Prinzip der absoluten Spezifität. Damit wurden aber komplexere pathologische Prozesse weitgehend ausgeblendet und die eigentlichen Probleme der Serodiagnostik, also in Ludwik Flecks Worten gerade der langwierige Prozess der ›Entwicklung und Entstehung‹ neuer Methoden oder ›wissenschaftlicher Tatsachen‹, zu einer Frage der Definition heruntergestuft. Die Serodiagnostik, wie Ulrich Schneeweiß sie verstand, beruhte folglich notwendigerweise auf spezifischen immunologischen Reaktionen. Um eine Serodiagnostik für Krebs zu schaffen, müssten demnach auch hier spezifische Antigen-Antikörper-Reaktionen nachweisbar sein, so lautete Schneeweiß' Argument in einem 1966 veröffentlichten Artikel.[408] Er glaubte demnach an die biologische Spezifität von Krankheiten. Sei diese erst gefunden, müsste auch eine Serodiagnostik möglich sein, die auf dem immunologischen Prinzip der absoluten Spezifität beruhe.

### Theorie als Brücke: Die immunologische Unterscheidung zwischen Eigen und Fremd

Wenn Ulrich Schneeweiß in seiner Argumentation für die Aufnahme in die Leopoldina 1986 von der Bakteriologie/Serologie zur Krebsforschung gelangen wollte, benötigte er eine Brücke. Denn falls immunologische Prozesse bei Krebs überhaupt eine Rolle spielten, dann funktionierten sie jedenfalls nicht genauso wie in der Infektionsimmunologie. Das Auffinden von Antigen-Antikörper-Komplexen, auf das sich die Wassermannreaktion stützte, war in der Krebsdiagnostik zumindest keine offensichtliche Option, da in den 1960er-Jahren, als Schneeweiß in die Krebsforschung einstieg, nicht einmal klar war, welche menschlichen Tumore überhaupt so starke antigene Eigenschaften besitzen, dass sie derartige Antigen-Antikörper-Reaktionen zulassen würden.

Mitte der 1960er-Jahre versuchte Schneeweiß zunächst, mit Hilfe der neuen Konzepte der Immunologie eine direkte Verbindung zwischen der Lues-Serodiagnostik und einer möglichen immunologischen Krebserkennung herzustellen. Sein erklärtes Ziel war es bereits damals, zu einem »Krebs-Wassermann« zu gelangen, wie er eine für ihn vorstellbare Serodiagnostik für menschliche Tumore nannte.[409] Dazu berief er sich

408 Ulrich Schneeweiß, »Immunbiologische und Abwehrreaktionen beim Krebs«, *Das Deutsche Gesundheitswesen* 21/25 (1966), 1153-1157.
409 Ebd.

als erster der immunologisch arbeitenden Wissenschaftler am Berlin-Bucher Institut für Krebsforschung auf das damals noch relativ neue Konzept des australischen Immunologen Frank Burnet von der immunologischen Unterscheidung des Organismus zwischen Eigen und Fremd (SNS). Schneeweiß stellte fest:

> Wenn der Krebs offenbar ein ›Bruderkampf‹ ist, eine Auseinandersetzung zwischen Körperzellen und entarteten parasitierenden Geschwulstzellen, so setzt dies voraus, daß der Körper die Tumorzelle immunologisch erkennt, daß er zwischen körpereigenen Zellen (»Selbst«) und körperfremden Krebszellen (»Nichtselbst«) unterscheidet.[410]

Schneeweiß verwendete Burnets SNS-Konzept hier, um eine mögliche Analogie der Krebs-Immunität mit den ›Erreger-Wirt-Beziehungen‹ in der Infektionsimmunität herzustellen. Dazu müssten aber tumorspezifische Antigene nachgewiesen werden, die vom Immunsystem erkannt werden können, so Schneeweiß.[411] Wenn man Tumorzellen und normale Zellen solcherart, also anhand der spezifischen Antigene, voneinander unterscheiden könnte, dann wären die Voraussetzungen für eine Krebsdiagnostik nach dem Muster der Serodiagnostik bei der Syphilis gegeben, so Schneeweiß' Schlussfolgerung. Denn wie im Fall der Syphilis würden vielleicht auch beim Krebs Autoantikörper gegen die »körperfremden Krebszellen« gebildet, die man im Serumtest nachweisen könne.[412] Die Frage war nur, wie eine solche eindeutige Analogie zwischen Tumorimmunität und Infektionsimmunität nachgewiesen werden sollte – oder konnte sie vielleicht sogar künstlich hergestellt werden, in Form einer Art von stellvertretender Tumorspezifität? Als stellvertretende Spezifität würde ich Schneeweiß' Idee deshalb bezeichnen, weil darin der Nachweis einer Krankheit als spezifisch für das Vorhandensein einer anderen Krankheit angesehen wurde. Im folgenden Absatz wird das genauer beschrieben und auch bildlich dargestellt. Hier sei schon vorweggenommen, dass sich mit dieser Idee für den Mikrobiologen Ulrich Schneeweiß die beiden Bereiche seiner fachärztlichen Qualifikation, Bakteriologie und Serologie, praktisch verbinden ließen.

### Zurück zur Praxis: Schneeweiß' Erweckungserlebnis

Mit Burnets SNS-Konzept hatte Schneeweiß ein mögliches Verbindungsglied zwischen der Serologie/Immunologie und der Krebsforschung gefunden. Dass aber die Serodiagnostik – in der oben beschriebenen Definition – als ein praktisches Bindeglied zwischen Infektions- und Tumorimmunität fungieren konnte, scheint Ulrich Schneeweiß Anfang der 1960er-Jahre eher zufällig aufgegangen zu sein. Er beschrieb sein Erweckungserlebnis in den Unterlagen für die Leopoldina 1986 folgendermaßen:

410 Ebd., 1153-1154.
411 Ebd.
412 Ebd., 1154.

> Für mich bleibt der Tag im Jahre 1962 in Erinnerung, an dem die ersten Tumormäuse mit Starrkrampfhaltung im Käfig lagen, während die tumorfreien Kontrolltiere munter umhersprangen. Im Geiste sah ich die durch Antikörper immobilisierten Syphiliserreger im Nelson-Test und die lebhaft beweglichen Treponemen der nichtsyphilitischen Serumproben. Intuitiv entsprang die Vorstellung eines Mikrobentestes, der Krebswachstum durch den Nachweis von künstlich eingebrachten anaeroben Bakterien signalisiert. Mein Entschluß stand fest, in die Krebsforschung überzuwechseln.[413]

Was Schneeweiß hier bildlich vor Augen führte, waren zwei ganz unterschiedliche Szenarien, die – bis auf die von ihm wahrgenommene Ähnlichkeit des Bildes – nichts miteinander zu tun hatten. Zum einen hatte Schneeweiß sowohl einige tumortragende Versuchsmäuse als auch eine Gruppe von tumorfreien Kontrollmäusen mit Tetanus infiziert. Offenbar war das Versuchsergebnis für Schneeweiß befriedigend. Es zeigte, dass die an Krebs erkrankten Versuchsmäuse anders auf die Bakterieninjektion reagierten als die krebsfreien Tiere. Die tumortragenden Tiere starben, während die krebsfreien Mäuse am Leben blieben. In einem zweiten Schritt beschrieb Schneeweiß nun das Bild, an das ihn die »munter umherspringenden Mäuse« im Käfig erinnerten, nämlich an bewegliche Bakterien unter dem Mikroskop. Die toten, an Krebs erkrankten Mäuse sind in diesem Bild vergleichbar mit »durch Antikörper immobilisierte Syphiliserreger« (Treponemen). Dagegen ähnelten »die lebhaft beweglichen Treponemen der nichtsyphilitischen Serumproben« in Schneeweiß' Augen den tumorfreien Kontrollmäusen, die sein Experiment mit den Tetanussporen überlebt hatten.

Der Vergleich eines Wirbeltierorganismus mit einem Bakterium ist allerdings schief, denn genau das umgekehrte Bild müsste die beiden Teile der Experimente miteinander verbinden, wenn man es jeweils nur im Mikroskop oder nur makroskopisch, auf den Gesamtorganismus bezogen, betrachten würde. Im Mikroskop würden gerade die Tetanussporen der toten Mäuse nach Auskeimung zu Tetanusstäbchen lebendig oder sogar beweglich erscheinen, während die der munteren Kontrollmäuse immobilisiert wären. Auf den Gesamtorganismus bezogen wäre vermutlich auf den ersten Blick kein großer Unterschied in der allgemeinen Beweglichkeit zwischen Patienten mit und ohne Syphilis bzw. zwischen Patienten mit und ohne Krebs erkennbar. Schneeweiß hat in seinem Aha-Erlebnis also eine Art Kreuz-Analogie beschrieben.

Worin bestand aber die wirkliche Analogie zwischen Schneeweiß' Experiment mit den Mäusen und dem von ihm erwähnten Nelson-Test zur Syphilisdiagnose? Es war genau die Verbindung dieser beiden Bilder durch ihr Zusammenfügen in einem Test, die Schneeweiß anstrebte. Denn was beim Krebs fehlte, das waren die immunologisch

[413] Privatbesitz Ulrich Schneeweiß (1986): Unterlagen für die Aufnahme in die Leopoldina.

eindeutig erkennbaren Erreger, die eine spezifische immunologische Reaktion im Blut, also eine Serodiagnostik ermöglichten. Gab es in Tumoren keine oder keine ausreichend spezifischen Antigene, dann mussten sie eben von außen hinzugefügt werden, und zwar in Form von Tetanussporen. Diese besaßen, laut Schneeweiß, den Vorteil, dass sie sich in Tumorgewebe besser entwickelten als in einer normalen Gewebeumgebung und dass sie dadurch gleichzeitig den Tumor markierten, ihn also diagnostizieren helfen würden. Damit war die Idee eines mikrobiologischen Krebstests geboren. Für diesen Test, besonders für seine für die Anwendung beim Menschen modifizierte Form, beanspruchte Ulrich Schneeweiß den Status einer immunologisch exakten Serodiagnostik.

## Diagnostik im DDR-Alltag: Der mikrobiologische Krebstest als Parteitagsversprechen

An dieser Serodiagnostik für Krebs arbeitete Ulrich Schneeweiß in den 1960er-Jahren gemeinsam mit seiner Mitarbeiterin Eva-Maria Fabricius und Willi Schmidt, einem Mathematiker. Schneeweiß bezeichnete ihre Kooperation wegen deren Produktivität als einen »Dreierbund«.[414] 1972 lancierte das Zentralinstitut für Krebsforschung in Berlin-Buch ein sogenanntes Parteitagsversprechen zum VIII. SED-Parteitag.[415] Das betreffende Projekt stammte aus dem Labor von Ulrich Schneeweiß. Es beinhaltete einen mikrobiologischen Test zur Früherkennung von Krebs (Abb. 4). Dieser Test beruhte auf einer »selektiven Vermehrung von sauerstofffreien Testbakterien im Krebsgewebe« der Maus.[416] Die eingesetzten Tetanussporen keimten im Tumorgewebe aus, bildeten Gift und bewirkten dadurch den Tod der Versuchstiere, der wiederum von Schneeweiß und seinen Mitarbeitern als Beweis dafür gewertet wurde, dass die Bakterien tatsächlich ein sauerstoffarmes Milieu vorgefunden hatten, also Tumorgewebe. Schneeweiß schlug vor, von diesem Tiermodell einen bei Menschen einsetzbaren ungefährlichen diagnostischen Test abzuleiten.

> Beim Menschen kommen nichtgiftbildende Testbakterien zur Anwendung. Die injizierten Bakteriensporen keimen nur im Bereich der Krebsgeschwulst zu den typischen Bakterienformen (Stäbchen) aus. Gegen diese bildet der menschliche Organismus spezifische Abwehrstoffe (Antikörper), die sich von den Antikörpern gegen Sporen deutlich unterscheiden. Die Antikörper gegen die gebildeten Stäbchen sind der Indikator für aktives Krebswachstum.[417]

[414] Schneeweiß, wie Anm. 30.

[415] BArch DC/20-I/3/978: *Ministerrat der DDR: Beschluss- und Sitzungsreihe: Sitzungen des Plenums des MR 1949–1990*, Beiträge zur Erfüllung der Beschlüsse des VIII. Parteitags der SED (1972): 66-67 (nach der Originalseitenzählung) bzw. 129-130 (nach der abweichenden Zählung im digitalisierten Text).

[416] Ebd.

[417] Ebd.: 66 bzw. 129.

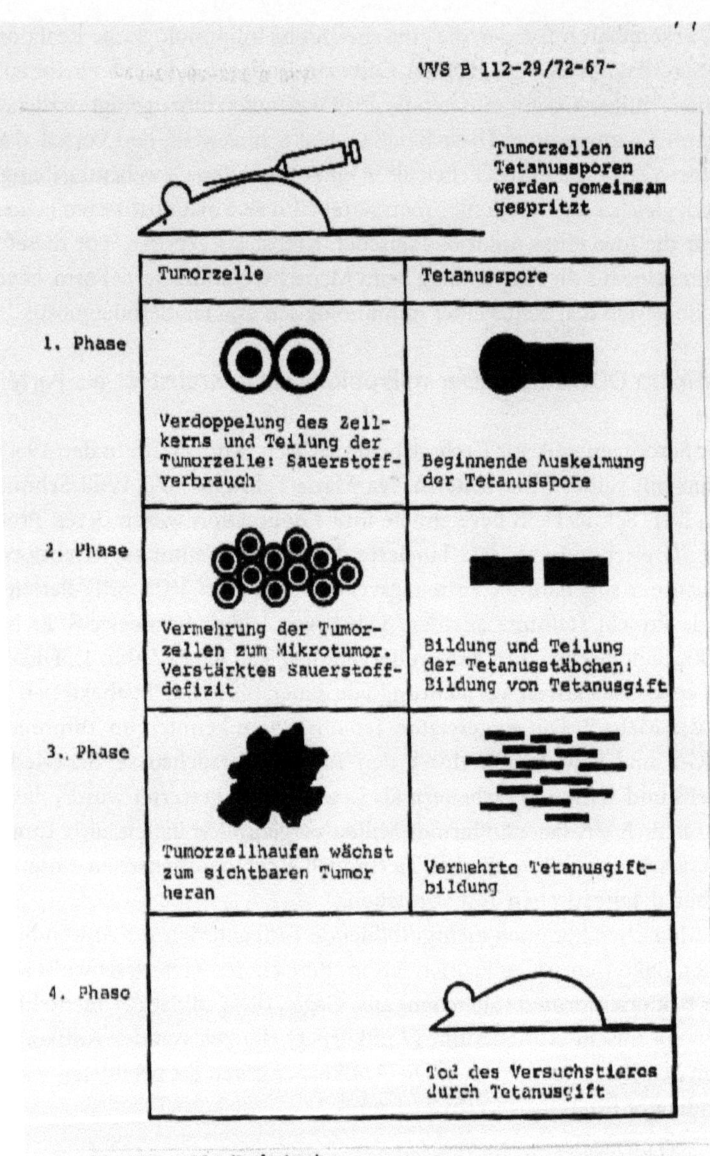


*Abb. 4, aus: BArch DC/20-I/3/978: Ministerrat der DDR: Beschluss- und Sitzungsreihe: Sitzungen des Plenums des MR 1949–1990, Beiträge zur Erfüllung der Beschlüsse des VIII. Parteitags der SED 1972, S. 67.*

So einfach und wirkungsvoll der mikrobiologische Krebstest hier auch dargestellt wurde und so sehr die Form, in der er präsentiert wurde (als ›Parteitagsversprechen‹) auch mit den Vorstellungen der regierenden SED konform ging – es passierte daraufhin nichts. Weder wurden die Forschungsmittel für Schneeweiß' Arbeitsgruppe aufgestockt noch liefen klinische Tests an, in denen die Wirksamkeit des Tests ausprobiert worden wäre. Erst Ende der 1970er-Jahre konnten in Zusammenarbeit mit den Veterinärmedizinern Versuche an Tieren mit Spontantumoren beginnen. Klinische Tests waren nach zahlreichen vorklinischen Untersuchungen sogar erst ab Mitte der 1980er-Jahre möglich.[418] Schneeweiß und seine beiden Mitarbeiter machten mit ihrer Forschung weiter wie bisher.[419]

Dass auf ein ›Parteitagsversprechen‹ hin aber durchaus etwas passieren konnte, zeigt ein Vergleich mit einem ganz ähnlichen Fall, der im folgenden Kapitel ausführlich dargestellt wird: Vier Jahre später, 1976, ging ein weiteres Parteitagsversprechen beim Ministerrat oder im Ministerium für Gesundheitswesen ein:[420] der ›Erfüllungsbericht zur Verpflichtung zum IX. Parteitag‹, der von dem Dresdner Tumorimmunologen Martin Müller und dem Leiter der Abteilung Immunbiologie beim Dessauer Institut für Impfstoffe, Wolfgang Rudolph, unterzeichnet war.[421] Auch darin ging es um eine Krebsserodiagnostik. Aber dieses Mal passierte etwas. Laut Günter Pasternak schlug dieser ›Erfüllungsbericht‹ sogar wie eine Bombe in die Gemeinschaft der DDR-Immunologen ein.[422] Für die nächsten vier Jahre wurden auf Anweisung der Abteilung Wissenschaften beim Zentralkomitee der SED alle verfügbaren Arbeitskräfte und weiteren Ressourcen an die Weiterentwicklung dieser Krebsdiagnostik gebunden. Außerdem forcierte man eine Zusammenarbeit mit der Industrie, mit der Firma Carl Zeiss Jena, um ein mögliches Exportprodukt, das »Immunlabor« zu schaffen.[423]

Warum war das nicht schon 1972 passiert, nachdem Ulrich Schneeweiß seine Krebsserodiagnostik eingereicht hatte? Eine mögliche Erklärung könnte sein, dass Schneeweiß kein SED-Genosse war. Allerdings wurde sein Krebstest vermutlich über seinen Chef, das Parteimitglied Hans Gummel, an den Ministerrat übermittelt.[424] Außerdem war einer der beiden Unterzeichner des ›Erfüllungsberichts‹ von 1976, Wolf-

418 Schneeweiß, wie Anm. 30, 200.

419 Ebd..

420 Die Überlieferung des Dokuments konnte nicht eindeutig nachvollzogen werden.

421 Privatbesitz Günter Pasternak: *Entwicklung Tumorimmunologie*, SFV MEM-Test 1 (1976): »Erfüllungsbericht zur Verpflichtung zum IX. Parteitag« von Martin Müller und Wolfgang Rudolph (27.4.1976).

422 Günter Pasternak, »Der Krebstest«. Unveröffentlichter Text o. D., vermutlich 2001 erstellt, Privatbesitz Günter Pasternak.

423 Davon handelt das folgende Kap. 5 dieser Arbeit.

424 Schneeweiß, wie Anm. 30, 199.

gang Rudolph ebenfalls kein SED-Mitglied.[425] Diese Erklärung ist also zu schwach. Eine weitere Möglichkeit der Nichtannahme böte das fortgeschrittene Alter von Ulrich Schneeweiß. Als sein Krebstest als Parteitagsversprechen deklariert wurde, war er bereits 49 Jahre alt. Günter Pasternak erinnerte sich, dass einer der Mitarbeiter des DDR-Gesundheitsministeriums ihn 1976 auf den ›Erfüllungsbericht‹ angesprochen habe mit dem Vorwurf, dass »erst eine Gruppe junger Wissenschaftler antreten muß, um die ausgefahrenen Gleise der etablierten Tumorimmunologen zu beseitigen.«[426] Mit den ›etablierten‹ Tumorimmunologen war demnach Pasternak gemeint, der am 1. März 1976, im Alter von 44 Jahren, gerade zum Leiter des Bereichs für experimentelle und klinische Immunbiologie am Zentralinstitut für Krebsforschung (ZIK) in Berlin-Buch ernannt worden war.[427] Demnach ist die vermeintliche Jugend der Urheber des Erfüllungsberichts (Jahrgang 1935 bzw. 1932) eher relativ zu sehen und nur in Kombination mit ihren vergleichsweise unbekannten Namen in der Immunologie als ein Argument für die obersten Forschungsplaner anzusehen. Möglich ist auch, dass die an der Akademie der Wissenschaften tätigen Forscher generell als etabliert betrachtet wurden, was neben Günter Pasternak auch Ulrich Schneeweiß betroffen hätte. Demgegenüber galten die Kollegen von anderen, weniger privilegierten Einrichtungen in der Parteispitze möglicherweise auch als Anfang- bzw. Mittvierziger noch als innovativer und damit ›jugendlicher‹.

Am wahrscheinlichsten ist jedoch ein direkter Zusammenhang zwischen der Aufmachung der beiden Parteitagsversprechen mit der anschließenden Forschungsförderung, das heißt, dass der Erfüllungsbericht deswegen wie eine Bombe einschlagen konnte, weil darin explizit ein tumorimmunologischer Krebstest vorgestellt wurde, während in Ulrich Schneeweiß' Parteitagsversprechen ja ›nur‹ von einem mikrobiologischen Krebstest die Rede war. Das würde auch erklären, warum sich Schneeweiß später so viel Mühe gab, seinen mikrobiologischen Krebstest auf immunologische Grundlagen zu stellen.[428] Wenn die Mitarbeiter des DDR-Gesundheitsministeriums bereits Mitte der 1970er-Jahre sinngemäß von ›etablierten Tumorimmunologen‹ sprechen konnten, wo doch Günter Pasternak gerade erst 1972 eine ›Selbständige Abteilung Immunbiologie‹ am Zentralinstitut für Krebsforschung erhalten hatte, die erst vier Jahre später in einen ›Bereich für experimentelle und klinische Immunbiologie‹ am ZIK umgewandelt wurde, dann signalisiert das, dass Immunologie der Begriff war, auf den

425 Persönliche Mitteilung Wolfgang Rudolph, 17.4.2013.

426 Pasternak, wie Anm. 211.

427 Privatbesitz Günter Pasternak: *Institut für Krebsforschung, Korrespondenz*, Briefe an Günter Pasternak (1963–1968): Schreiben von Stephan Tanneberger an Günter Pasternak (1.3.1976).

428 Einerseits tat er das, wie dargestellt, in seinen Unterlagen für die Aufnahme in die Leopoldina 1986 und andererseits in seiner autobiografischen Skizze, die 2004 erschien. Privatbesitz Ulrich Schneeweiß (1986) und Schneeweiß, wie Anm. 30.

es hier ankam. Von dieser wurde offenbar erwartet, dass aus ihr innovative Vorschläge hervorgingen und dass sie keine der Nachteile der festgefahrenen oder etablierten Wissenschaftsdisziplinen aufweisen würde. Im Vergleich hatte die Mikrobiologie nicht den Klang des Neuen. Sie war auch nicht konzeptuell mit der Krebsforschung verbunden wie die Tumorimmunologie, die als Teildisziplin der neuen Immunologie und als Zwillingsdisziplin der Transplantationsimmunologie medizinisch verheißungsvolle Verbindungen aufwies. Wegen dieser Erwartungen hatte man sich 1971 in der Akademieleitung ja auch gegen eine ›problemgebundene Klasse‹ Konstitutionsforschung und stattdessen für eine ›problemgebundene Klasse‹ zur Immunologie entschieden. All das wird wohl der Grund genug gewesen sein, dass Ulrich Schneeweiß' mikrobiologischer Krebstest 1972 politisch nicht so hoch gehandelt wurde wie der tumorimmunologische Krebstest, der 1976 öffentlich vorgestellt wurde. Das führte aber auch dazu, dass sich Schneeweiß an der Robert-Rössle-Klinik in Berlin-Buch tatsächlich »in eigener Regie« entwickeln konnte,[429] wie es ihm von Hans Gummel 1963 zugesichert worden war. Die aufstrebenden jungen Tumorimmunologen der DDR bekamen bald zu spüren, was es bedeuten konnte, wenn die Schaltzentralen der SED auf die Tumorimmunologie aufmerksam wurden.

[429] Ebd.

# Die Tumorimmunologie zwischen klinischer Immunologie und Hybridomtechnik (1975–1984)

Ende der 1970er/Anfang der 1980er-Jahre wurde möglich, woran viele Forscher weltweit schon seit Jahren gearbeitet hatten: eine immunologische Krebsdiagnostik. Die Technik, die sich zu dieser Zeit durchsetzte, beruhte auf der Herstellung monoklonaler Antikörper, das heißt auf maßgeschneiderten Antikörpern einer bestimmten, erwünschten Spezifität. Um sie herzustellen, bedurfte es nicht einmal einer teuren Laborausstattung. Vielmehr schienen die alten Tage der Serologie wiedergekehrt zu sein, in denen man noch Handarbeit verrichtete und sich auf sein Auge verlassen musste, denn darauf kam es nun auch wieder an, wenn der richtige Zellklon, das heißt der Klon, der die gewünschte Antikörperspezifität produzierte, gefunden werden sollte.[1] Die Herstellung monoklonaler Antikörper sei weniger eine Labormethode als eine Kunst, so lautete denn auch anfangs das entzückt-erstaunte Urteil vieler Forscher über die neue Technik.[2]

1975 veröffentlichten César Milstein und Georges Köhler ihren Artikel über die Hybridomtechnik, der als die erste Veröffentlichung dazu gilt – eine Entdeckung, für die sie 1984 den Nobelpreis für Medizin erhielten.[3] Es dauerte jedoch ein paar Jahre, ehe die von ihnen vorgestellte Technik die Labore weltweit eroberte und sich monoklonale Antikörper als eine neue und vielseitig einsetzbare biologische Substanz durchsetzten. In der DDR adoptierte man die neue Technik 1979. Die relativ kurze Zeitspanne zwischen 1975 und 1979 bietet sich an, um die Stimmung innerhalb der Gemeinschaft der Tumorimmunologen einerseits und die Erwartungen, die von außen, das heißt von

1 Alberto Cambrosio, Peter Keating, *Exquisite Specificity: The monoclonal antibody revolution*. New York: Oxford University Press, 1995. Die Autoren zitierten ein begeistertes Urteil von Goldsby, Srikumaran und Albert über die Hybridomtechnik von 1984, dem zufolge Technik die Serologie revolutioniert habe (»[it] revolutionized serology«).

2 Ebd.

3 Michael Potter, »Myeloma proteins and antibodies«, in: *Singular Selves*, hg. v. Anne Marie Moulin, Alberto Cambrosio. Amsterdam: Elsevier, 2001, 23-43, hier 37-38. Laut Keating und Cambrosio gab es aber auch noch andere ›discovery narratives‹, das heißt Prioritätenstreitigkeiten um die Erstentdeckung der monoklonalen Antikörpertechnik in den Jahren 1976–1978. Vgl. Cambrosio, *Exquisite Specificity* (1995), 11-32.

den Forschungsplanern auf der politischen Ebene, an die Tumorimmunologie herangetragen wurden, an einem überschaubaren Forschungsstandort wie die DDR es war, zu untersuchen.

Ende der 1960er/Anfang der 1970er-Jahre kam es in der Tumorimmunologie zu einer stärkeren Annäherung an die Methoden und Ergebnisse der Transplantationsimmunologie. Gleichzeitig führten die Erkenntnisse der Antigenforschung zu einem Paradigmenwechsel in der immunologischen Krebsforschung. Dieser brachte aber erst in den 1980er-Jahren eine funktionierende Immundiagnostik für menschliche Leukämien auf den Weg.[4] Ab Mitte der 1970er-Jahre richteten sich die Ambitionen der Forscher in der DDR, aber nicht nur dort, noch auf andere Möglichkeiten der Tumordiagnostik. Kurz zuvor waren die Hoffnungen auf eine Tumorimmuntherapie mittels einer bakteriellen Substanz, dem BCG (Bacterium Calmette-Guerin) begraben worden.[5] Diese in den 1960er-Jahren maßgeblich von dem französischen Onkologen und Immunologen Georges Mathé (1922–2010) entwickelte Therapie basierte auf der Vorstellung einer unspezifischen Stimulierung des Immunsystems durch die Injektion von Bakterien, die auch bei der, in der DDR obligatorischen Impfung gegen Tuberkulose eingesetzt wurden.

Zusätzlich zu den Bemühungen um eine verbesserte Krebsdiagnose und -therapie kulminierten in der DDR um 1975–1976 die Bemühungen der regierenden SED, Grundlagenforschung und Industrie zu einer produktiven Kooperationen zu bringen. Auf dem Gebiet der Tumorimmunologie wurde deshalb in den Gerätebau investiert, indem zu dem immunologischen Krebstest, dem Makrophagen-Elektrophorese-Mobilitäts-Test (kurz: MEM-Test), der von einigen DDR-Wissenschaftlern aufgenommen und weiterentwickelt worden war, ein vollautomatisches Gerät zur Zellmessung gebaut wurde. Im Rückblick erscheint diese Entwicklung paradox, wenn man sieht, dass die Hybridomtechnik, die kurz darauf die Labore eroberte, zumindest anfangs wieder weitestgehend auf Automatisierungen verzichtete. Sie wurde jedoch bald ebenfalls gemeinsam mit Zellzählgeräten eingesetzt, nämlich im sogenannten FACS, dem Fluoreszenz-aktivierten Zellsortierer (»fluorescence-activated cell sorter«).[6]

Einer der Berlin-Bucher Immunologen beurteilte den Wechsel von einer auch an der Akademie der Wissenschaften spürbaren Politisierung der Wissenschaft zur anbrechenden Ära der monoklonalen Antikörper als das Ende einer persönlichen Phase der wissenschaftlichen Stagnation, in der »wieder eine gewisse Spannung« in seine

4 Peter Keating, Alberto Cambrosio, *Biomedical Platforms: Realigning the normal and the pathological in late-twentieth-century medicine*. Cambridge: MIT Press, 2003.

5 Ilana Löwy, *Between Bench and Bedside: Science, healing, and interleukin-2 in a cancer ward*. Cambridge: Harvard University Press, 1996, 113.

6 Keating, Cambrosio, wie Anm. 4, Kap. 5.

»fachliche Tätigkeit eingezogen« sei und »die Wissenschaft im Osten« ihm wieder Spaß gemacht habe.[7] Er gab so einen Stimmungswandel wieder, dessen wissenschaftliche und politische Hintergründe in diesem Kapitel detailliert an einem Fallbeispiel für politisierte Wissenschaft dargestellt werden. In diesem Kontext soll verständlich werden, warum die Arbeit mit den monoklonalen Antikörpern ab Ende der 1970er-Jahre in der DDR als so viel spannender und vielversprechender empfunden wurde als das, woran die Immunologen in der DDR unmittelbar zuvor gearbeitet hatten.

## Die Situation der Tumorimmunologie um 1970

Auf der Krebskonferenz 1969 in Perugia, auf der der australische Immunologe Frank Macfarlane Burnet seine Theorie der immunologischen Überwachung (»immune surveillance«) bei Krebs wiederholte,[8] waren auch zwei Tumorimmunologen aus der DDR anwesend: Günter Pasternak vom Institut für Krebsforschung in Berlin-Buch der Deutschen Akademie der Wissenschaften zu Berlin (DAW) und Martin Müller von der Medizinischen Akademie ›Carl Gustav Carus‹ in Dresden (MAD).[9] Beide forschten zu dieser Zeit am Mausmodell und konzentrierten sich hier vorwiegend auf virusinduzierte Tumore –Pasternak auf durch das Graffi-Virus induzierte murine Leukämien und Müller auf das durch Brustkrebsvirus induzierte Mammakarzinom der Maus. Auf der Konferenz ging es im Kern um den Nachweis tumorspezifischer Antigene im Tiermodell sowie den Zusammenhang zwischen onkogenen Viren und der Krebsentstehung. Der einzige klinische Teil der Immunologieforschung, der in Perugia diskutiert wurde, war die Immuntherapie.

Mit Blick auf die folgenden Entwicklungen in der tumorimmunologischen Forschung nicht nur in der DDR, sondern weltweit, kann man sagen, dass in Perugia eine Etappe der immunologischen Krebsforschung zu Ende ging – jene, die in den 1950er-Jahren mit Edward Foleys, Richmond Prehns und Joan Mains Versuchen zum Nachweis tumorspezifischer Antigene in Mäusen begonnen hatte und die in den 1960er-Jahren in die Krebsvirusforschung übergegangen war. Bereits bei Erscheinen des Tagungsbandes 1970 war klar, dass die Ergebnisse der Forschung am Tiermodell nicht ohne weiteres auf die klinische Krebsforschung am Menschen übertragen werden konnten. Eine engere Zusammenarbeit zwischen klinischer und experimenteller For-

7 Burkhard Micheel, »Burkhard Micheel«, in: *Wissenschaftler in der biomedizinischen Forschung: Berlin-Buch 1930–2004*, hg. v. Luise Pasternak.Frankfurt/M.: Peter Lang, 2004, 217-221, hier 219.

8 Zu Burnets Theorie der ›immunologischen Überwachung‹ bei Krebs vgl. Kap. 2 dieser Arbeit.

9 Siehe den Tagungsband: Lucio Severi, Robert J. Huebner, Frank M. Burnet (Hrsg.), *Immunity and Tolerance in Oncogenesis: Proceedings of the IV. Perugia Quadrennial International Conference of Cancer*, 2 Bde. Perugia: Division of Cancer Research, 1970.

schung wurde deshalb besonders aus der Sicht der experimentellen Forscher für notwendig erachtet.[10] Was folgte, war eine stärkere konzeptuelle Anbindung der Tumorimmunologie an die Transplantationsimmunologie.

## Tumor- und Transplantationsimmunologie

Für den Immunchemiker Bodo Teichmann von der Robert-Rössle-Klinik hatte, wie im vierten Kapitel dargestellt, die Verbindung der Tumorimmunologie mit der medial bekannteren Transplantationsimmunologie Ende der 1960er-Jahre vor allem strategische Motive. Aber es kam ab Ende der 1960er-Jahre auch zu einer wissenschaftlichen Verbindung zwischen Tumor- und Transplantationsimmunologie, das heißt zu einem stärkeren Fokus auf die zellulären Immunvorgänge bei Krebs sowie auf die molekularbiologische Untersuchung von Zelloberflächenantigenen. Diese Verbindung führte in England und den USA in den 1980er-Jahren schließlich zu einer tatsächlichen Integration der Tumorimmunologie in die Biomedizin, das heißt, es führte zu einer Immundiagnostik für Leukämien beim Menschen.[11] Anfang der 1970er-Jahre war aber der Weg bis dahin auch für die britischen und US-amerikanischen Forscher noch nicht abzusehen, wie Peter Keating und Alberto Cambrosio in ihrer Monografie aufzeigten.[12] In der DDR wurde die Leukämieforschung beim Menschen in den 1970er und 1980er-Jahren nur von wenigen Wissenschaftlern weiter verfolgt. Vor allem Günter Pasternaks Mitarbeiter Jürgen Milleck arbeitete ab Mitte der 1970er-Jahre und noch über den Umzug der restlichen immunologischen Arbeitsgruppe 1984 ans Zentralinstitut für Molekularbiologie in Berlin-Buch hinaus am Zentralinstitut für Krebsforschung weiter in dieser Richtung.[13]

Günter Pasternak orientierte sich ab 1970 ebenfalls teilweise neu und suchte in seinem Labor nach Wegen, um seine am Mausmodell gewonnenen Erkenntnisse auf Krebs beim Menschen zu übertragen. Er beschrieb die Auswirkungen dieser Phase auf die Forschung in seiner Abteilung zwischen 1970 und 1980 wie folgt:

> Wir schränkten die Modellversuche an Virusleukämien der Maus stark ein, da sich auch international abzeichnete, daß die meisten Tumoren des Menschen, insbe-

10 Dabei standen vor allem praktische Aspekte im Vordergrund, zum Beispiel die Belieferung der Labore mit menschlichen Gewebeproben oder die Nutzung von Geräten, die die Kliniken besaßen und die die Klinikärzte bedienen konnten, die experimentellen Forscher jedoch nicht.

11 Keating, Cambrosio, wie Anm. 4, Kap. 4.

12 Ebd.

13 Persönliche Mitteilung Günter Pasternak. Siehe auch: Jürgen Milleck, »Herstellung, Spezifität und klinische Anwendung heterologer Antisera gegen Leukämiezellen des Menschen«, *DDR-Medizin-Report* 8/8 (1979): 667-674 oder Jürgen Milleck, Hermann Thränhardt, Felix Zintl, Wolfgang Plenert, »B-Lymphozyten-assoziierte Antigene auf Leukämiezellen und Non-Hodgkin-Lymphomzellen des Menschen«, *Folia Haematologica* 106/4 (1979): 471-491.

> sondere die Leukämien, nicht viralen Ursprungs sind. Entsprechend der internationalen Entwicklung wurden bereits Anfang der siebziger Jahre die zellvermittelte Abwehr bei Tumoren des Menschen in den Vordergrund der Arbeiten gestellt. Anlaß zu diagnostischen und therapeutischen Erwägungen gaben Reaktionen von Leukozyten, speziell Lymphozyten, gegen Tumorzellen, die sich mit verschiedenen Methoden von uns nachweisen ließen.[14]

Nach dieser Darstellung ging die Umstellung der Versuche also auf die Erkenntnis zurück, dass auch bei Krebserkrankungen – ebenso wie bei Abstoßungsreaktionen, die in der Transplantationsimmunologie zentral waren – die Immunzellen, also nicht die Antikörper, sondern die Lymphozyten, eine aktive Rolle spielten. Die retrospektive Darstellung im oben wiedergegebenen Zitat aus Pasternaks autobiografischer Skizze von 2004 deckt sich in gewisser Weise mit seiner bereits 1973 vorgetragenen Sicht auf die Chronologie der tumorimmunologischen Forschung. In dem gemeinsam mit Ulrich Schneeweiß von der Robert-Rössle-Klinik herausgegebenen Sammelband *Tumor- und Transplantationsimmunologie* fasste Pasternak den einleitenden Abriss der Geschichte seines Faches folgendermaßen zusammen:

> Dieser kurze geschichtliche Abriß zeigt, daß aus einer Arbeitsrichtung der Krebsforschung, die sich das Ziel gestellt hatte, das Problem der Resistenzfaktoren beim Krebs zu lösen, die Transplantationsgenetik hervorging. Der Schritt zur Transplantationsimmunologie war von hier aus nicht mehr weit, und schließlich führten die Erkenntnisse dieses Gebietes zur Entwicklung der Tumorimmunologie. Damit war man wieder bei der Krebsforschung.[15]

Damit machte Pasternak die Tumorimmunforschung bzw. Tumorimmunologie schon 1973 zum zentralen Forschungsbereich der Immunologie und die Transplantationsimmunologie quasi zu einer ihrer Hilfswissenschaften – eine sehr selbstbewusste Lesart der Immunologiegeschichte durch einen Krebsforscher. Sie unterschied sich beispielsweise von Ulrich Schneeweiß' Darstellung der »Tumorimmunologie als Spezialgebiet der Transplantationsimmunologie« in demselben Sammelband, die eher ein untergeordnetes Verhältnis implizierte.[16] Vielleicht sollte dieser Unterschied nicht überstrapaziert werden, denn einig waren sich Pasternak und Schneeweiß in der Bedeutung der Erkenntnisse der Transplantationsimmunologie für die Tumorimmunologie.

Da von der strategischen Nutzung der Transplantationsimmunologie als einer beispielhaften Richtung der Immunologie im vierten Kapitel bereits die Rede war, soll es

14 Günter Pasternak, in: *Wissenschaftler in der biomedizinischen Forschung: Berlin-Buch 1930-2004.* Frankfurt/M. 2004, 103-107, hier 106.

15 Ders., »Histokompatibilitätssysteme«, in: *Transplantations- und Tumorimmunologie*, hg. v. Günter Pasternak, Ulrich Schneeweiß. Jena: Gustav Fischer, 1973, 11-27, hier 13.

16 Ulrich Schneeweiß, »Suche nach Antigenen in menschlichen Tumoren«, in: ebd., 257-282, hier 275.

im folgenden um die gemeinsame konzeptuelle Basis von Tumor- und Transplantationsimmunologie an der Wende von den 1960er und 1970er-Jahren in Berlin-Buch gehen. Deshalb lohnt sich ein Blick auf den bereits erwähnten Sammelband *Tumor- und Transplantationsimmunologie* von 1973.[17] Als Grund für die gemeinsame Darstellung von Methoden und Forschungsergebnissen aus diesen beiden Bereichen der Immunologie nannten die Herausgeber Schneeweiß und Pasternak »die Kongruenz der grundlegenden immunologischen Vorgänge der Transplantat- und Tumorabwehr.«[18] Ihr besonderes Augenmerk war auf »die Antigenverteilung auf der Zelloberfläche, [...] Antigenänderungen während der Differenzierung und malignen Transformation sowie [...] Reaktionsmöglichkeiten des Organismus gegen Membranantigene« gerichtet.[19] Im Mittelpunkt des gemeinsamen Interesses von Tumor- und Transplantationsimmunologen standen also Antigene. Um 1970 führte gerade die Antigenforschung zu einem Wandel im Verständnis von immunologischer Spezifität in der Tumorimmunologie.

In der Transplantationsimmunologie richtete sich die Antigenforschung vorwiegend auf die weißen Blutzellen, die Lymphozyten. Ab Ende der 1940er-Jahre bildete sich hier eine Forschungsrichtung heraus, die zunächst vor allem von Hämatologen und Serologen getragen wurde und die der Frage nachging, ob es auch beim Menschen Antigene gab, die für die Erkennung körperfremden bzw. körpereigenen Gewebes zuständig waren, also ähnlich dem H-2-Komplex der Maus.[20] Die ersten Ergebnisse dieser Forscher wurden zwar nicht sofort mit dem murinen H-2-Komplex in Verbindung gebracht, da sie – im Gegensatz zu Peter Gorer und George Snell – nicht mit den roten, sondern mit den weißen Blutzellen arbeiteten.[21] Ab dem Ende der 1960er-Jahre stellte sich jedoch auf den seit 1964 alle zwei Jahre abgehaltenen internationalen Workshops heraus, dass es auch beim Menschen ein zentrales Leukozyten-Antigen-System geben musste.[22] Die Leukozyten- bzw. später nach dem ›Human-Leucocyte-Antigen‹ benannten HLA-Studien entwickelten seit Mitte der 1960er-Jahre eine integrative Wirkung auf andere Bereiche der immunologischen Forschung, die mit der Blutgruppenforschung im ersten Drittel des 20. Jahrhunderts vergleichbar ist.

Mitte der 1960er-Jahre war es zu einer ersten Wende in der Antigenforschung der Tumorimmunologen in Berlin-Buch gekommen. Mit Orientierung besonders an den Forschungsergebnissen der Immunologen Lloyd Old und Edward Boyse in New York

17 Pasternak, Schneeweiß (Hrsg.), ebd.

18 Ebd., Vorwort.

19 Ebd.

20 Siehe dazu die autobiografische Skizze von: Jon J. van Rood, »HLA and I«, *Annual Review of Immunology* 11 (1993): 1-28.

21 Jean Dausset, Felix T. Rapaport, »The HLA Story«, in: *Immunology: The making of a modern science*, hg. v. Richard B. Gallagher et al..London: Academic Press, 1995, 111-120, hier 113.

22 Ebd., 114.

hatte man sich auch in Günter Pasternaks Labor stärker auf die Zellmembran als Ort der Antigene konzentriert und ihre dortige Verteilung untersucht.[23] Besonders Pasternaks Kollege Burkhard Micheel verwendete neue Techniken wie die Immunferritintechnik, um die Oberfläche von Tumorzellen zu untersuchen und dort zelluläres Antigen und virales bzw. virusinduziertes Antigen sichtbar zu machen.[24] Micheel konnte 1973 in seinem Beitrag für den Sammelband *Tumor- und Transplantationsimmunologie* nach dem damaligen Stand der Forschung zwischen drei Arten von Antigenen unterscheiden: den Strukturantigenen, den Tumorantigenen und den Differenzierungsantigenen. Die wichtigsten Strukturantigene seien Histokompatibilitätsantigene oder H-Antigene, die als Alloantigene »nur in einer gewissen Anzahl von Individuen einer Spezies enthalten« seien. Strukturantigene seien also charakteristisch für eine biologische Ordnung (Art, Familie etc.), fasste Micheel zusammen.[25] Tumorantigene ließen sich – Old und Boyse zufolge, die Micheel hier als Referenz angab – in drei Gruppen einteilen, nämlich in von viralen Genen induzierte, vom Zellgenom induzierte und sonstige Tumorantigene, deren genetischer Ursprung noch unbekannt war.[26] Micheel betonte eingangs die Bedeutung der Tumorantigene für »eine eventuelle Immuntherapie, Immunprophylaxe und Immundiagnose.«[27] In den Schlussfolgerungen seiner Ausführungen gab Micheel aber zu, dass die Beziehung von Tumorantigenen zur Malignität von Tumorzellen noch gar nicht geklärt sei, da auch Normalzellen bisweilen ›tumorspezifische‹ Antigene aufwiesen. Deshalb solle man die Unterschiede, die von Tumor zu Tumor auftreten könnten, möglichst in Betracht ziehen, so Micheel.[28] Differenzierungsantigene seien die Antigene auf der Zellmembran, durch die sich Zellen in ihrer Funktion von anderen Zellen unterschieden. Im Immunsystem war dadurch die Unterscheidung zwischen B- und T-Zellen möglich.[29] Micheel fasste in seinem Beitrag die bis dahin bekannten Differenzierungsantigene der Maus zusammen, namentlich das von Boyse und Old entdeckte TL-Antigen (Thymus-Leukämie-Antigen), die von Arnold Reif und Joan Allen 1964 entdeckten Theta-Antigene sowie die als Ly-A und Ly-B bezeichneten mausspezifischen Lymphozytenantigene, die von Naoyah Shigeno, zusammen mit Lloyd Old und Mitarbeitern 1968 beschrieben wurden.[30]

23 Über Olds und Boyses Membranantigenforschung siehe: Keating, Cambrosio, wie Anm. 4, Kap. 4.

24 Burkhard Micheel, Dieter Bierwolf, »Demonstration of Graffi virus-induced surface antigens of leukemia cells by indirect immunoferritin technique«, *Experimental Cell Research* 54/2 (1969): 268-271 und Burkhard Micheel, »Antigenstruktur der Zellmembran«, in: *Transplantations- und Tumorimmunologie*, wie Anm. 15, 163-180.

25 Ebd., 165-166.

26 Ebd., 166.

27 Ebd.

28 Ebd., 178.

29 Ebd., 168 und 170.

30 Ebd., 169.

In der Darstellung von Peter Keating und Alberto Cambrosio waren die Differenzierungsantigene das letzte Puzzleteil, dessen Old und Boyse noch bedurften, um eine Alternative zu dem Erklärungsmodell von Krebs als einer Form von fremder Invasion zu finden. Laut Keating und Cambrosio hatten Edward Boyse und Lloyd Old bis 1970 eine Reihe von biologischen Fragen zur Oberfläche der normalen Zelle gesammelt, die es ihnen nunmehr ermöglichte, Krebs als ein Versagen der normalen Zelloberflächenstrukturen zu beschreiben.[31] Die Differenzierungsantigene waren, laut Keating und Cambrosio, ein Mittel auf diesem Weg, konnten aber, nachdem man zu der Erkenntnis der Bedeutung der Oberflächenstruktur als einer Gesamtheit verschiedener Antigene auf der Zellmembran gelangt war, auch wieder fallengelassen werden.[32]

Während der Fokus der Transplantationsimmunologie auf den Immunzellen bzw. Lymphozyten (Plasmazellen/B-Zellen und Thymuszellen/T-Zellen) lag, also auf den Zellen des Immunsystems und den Möglichkeiten ihrer molekulargenetischen Klassifizierung, setzte man in der Tumorimmunologie auf die Erforschung der Antigene auf der Oberfläche von Tumorzellen. Nach und nach änderte sich durch diese Antigenforschungen das Verständnis von der Tumorimmunologie. Anfangs hatte sie auf der These von einer klaren Unterscheidbarkeit zwischen Tumor- und Normalzellen durch bestimmte, spezifische Antigene aufgebaut. Ende der 1950er-Jahre waren – wie im dritten Kapitel bereits aufgezeigt – vor allem zwei Theorien diskutiert worden, die des sowjetischen Krebsforschers Lev A. Zilber, der zufolge es im Verlauf der Kanzerogenese durch Viren zu einem Zugewinn an spezifischen Zellantigenen kam, und die Hypothese des britischen Forschers H. N. Green, der glaubte, dass chemisch induzierte Tumorzellen im Verlauf ihrer malignen Umformung spezifische Antigene verlieren würden.[33] Beide Befunde waren an unterschiedlich induzierten Tumoren experimentell belegt worden. Der Unterschied zwischen den Antigenen von virusinduzierten und chemisch induzierten Tumoren konnte im Laufe der 1960er-Jahre experimentell erhärtet werden: Von demselben Virus induzierte Tumore besaßen identische virale, chemisch induzierte Tumore jedoch individualspezifische Antigene, die demzufolge nicht auf die Art der malignen Umformung zurückzuführen waren. In den späten 1960er-Jahren bedeutete die Feststellung, dass es statt auf die Existenz einzelner tumorspezifischer Antigene auf die Interaktion unterschiedlicher Antigene auf der Zellmembran ankam, demzufolge einen Paradigmenwechsel innerhalb der Tumorimmunologie.[34]

[31] Keating, Cambrosio, wie Anm. 4, 100-101.
[32] Ebd., 101.
[33] Lev A. Zilber, »Studies on tumor antigens«, *Journal of the National Cancer Institute* 18/3 (1957): 341-358 sowie H. N. Green, »An immunological concept of cancer: A preliminary report«, *British Medical Journal* 2/4901 (1954): 1374-1380.
[34] Keating, Cambrosio, wie Anm. 4, 101.

Das dritte gemeinsame Forschungsproblem von Tumor- und Transplantationsimmunologie, das Pasternak und Schneeweiß in ihrem Sammelband als die »Reaktionsmöglichkeiten des Organismus gegen Membranantigene« definiert hatten,[35] war damit aber noch nicht gelöst. Deshalb kann die Verbindung zwischen Tumor- und Transplantationsimmunologie Anfang der 1970er-Jahre in der DDR zwar als ein Beweis dafür gelten, dass sie noch mit dem Stand der internationalen Forschung mithalten konnte, sie war aber keine Garantie dafür, dass sich die DDR-Immunologen auch weiterhin der Antigenforschung würden widmen können. Die Reihenfolge der drei gemeinsamen Forschungsprobleme von Tumor- und Transplantationsimmunologie, im Sammelband eingangs genannt, legte auch eine chronologische Abfolge von Forschungsarbeiten nahe, die letzten Endes – unter den Bedingungen der DDR-Wissenschaftsorganisation – eine klinische Anwendung zu Ziel haben mussten.

## Die Tumorimmunologie in der DDR-Presse

Ein Umdenken vom Tiermodell zu immunologischen Vorgängen bei menschlichem Krebs bei den Tumorimmunologen in der DDR wurde nicht allein durch wissenschaftlich begründete Erkenntnisse bewirkt, sondern auch durch die Umstrukturierung der Grundlagenforschung in ihrem Staat. Ende der 1960er-Jahre wurde die Dritte Hochschulreform eingeleitet, von der vor allem Martin Müllers Forschungseinrichtung, die Medizinische Akademie Carl Gustav Carus in Dresden, betroffen war.[36] Zur selben Zeit lief eine Akademiereform an, zu deren Ergebnissen die Institutionalisierung der Immunologie im neu gegründeten Zentralinstitut für Krebsforschung (ZIK) in Berlin-Buch gehörte. Günter Pasternak erhielt in dieser Institution 1972 eine ›Selbständige Abteilung Immunologie‹, was vor allem bedeutete, dass er zum ersten Mal selbst Mitarbeiter einstellen durfte und dazu nicht mehr auf den Institutsleiter angewiesen war.

1972 gab die Weltgesundheitsorganisation (WHO) erstmals einen Bericht zum Thema klinische Immunologie heraus, in dem Krebs explizit zu den Krankheiten gezählt wurde, bei denen die Immunantwort eine entscheidende Rolle spielt.[37] Im gleichen Jahr wurde die DDR als Mitgliedsstaat in die WHO aufgenommen. Auch auf dieser Ebene gab es also Bemühungen, Krebs und Immunologie stärker miteinander zu verbinden, was gleichzeitig die Erwartungen der Klinik an die immunologische Krebsforschung erhöhte. Eine mehr oder weniger feste Wissensgrundlage für die Tumorimmunologie

35 Pasternak (Hrsg.), *Transplantations- und Tumorimmunologie* (1973), Vorwort.

36 Persönliche Mitteilung Martin Müller, 26.3.2013.

37 «Clinical Immunology«, *Technical Report Series No. 496*. Genf: World Health Organization, 1972. Die Definition, die in der Einleitung des Berichts gegeben wurde, lautete: »Clinical immunology is emerging as a distinct specialty encompassing the diseases characterized by abnormal function of the lymphoid tissues and those in which the immune response plays a major role.« (5)

existierte ja. Diese war nicht zuletzt durch die Annäherung der Tumorimmunologie an die Transplantationsimmunologie geschaffen worden. Dass Krebs in die Definition der klinischen Immunologie aufgenommen wurde, kann einerseits als ein Erfolg der Wissenschaftsdisziplin Tumorimmunologie verbucht werden: Es gelang ihr, in dem spezifischen Forschungsprogramm der WHO ein weiteres institutionelles Standbein zu etablieren. Andererseits setzte eine damit verbundene Erwartung konkreter Ergebnisse zur klinischen Anwendung Tumorimmunologen weltweit unter Druck – zu einer Zeit, in der sich diese Disziplin in einem bedeutenden Umbruch befand, dessen Folgen noch nicht abzusehen waren. Die Umstellung der experimentellen Modelle von der Maus auf den Menschen, das heißt die Entwicklung serologischer Tests in vitro, brachte eine Fülle neuer Methoden in die Labore. Die Bemühungen der ostdeutschen Tumorimmunologen konzentrierten sich in diesem Jahrzehnt darauf, diejenigen Reaktionen von Lymphozyten gegen Tumorzellen genauer zu untersuchen und Methoden zu entwickeln, mit denen man aus zellulären Immunreaktionen Immuntherapien gegen Krebs oder Tumordiagnosen entwickeln konnte.[38]

Sowohl die Dritte Hochschulreform als auch die Akademiereform und indirekt sogar die WHO-Mitgliedschaft der DDR forcierten die Zusammenarbeit der Grundlagenforschungsinstitute mit der Industrie: Von nun an wurde auf Vertragsbasis und projektbezogen gearbeitet. Damit sollte eine schnelle Überleitung von Forschungsergebnissen in die Praxis bzw. in die Produktion gewährleistet werden.

Dieser Überführungsprozess erforderte stärker als zuvor eine vereinfachte Kommunikation, denn es ging nicht mehr nur um den Austausch zwischen Experten auf ein- und demselben Fachgebiet, sondern um die Vermittlung von Expertenwissen an Fachfremde und wissenschaftliche Laien, deren Hauptinteresse in der Frage der Praxisrelevanz des jeweiligen Forschungsthemas bestand. Im Geist dieser Zeit, die auch die der Institutionalisierung der Immunologie in der DDR war, erschien 1969 das erste populärwissenschaftliche Buch zu diesem Thema. Es stammte aus der Feder des Leipziger Immunologen Herwart Ambrosius (*1925).[39] Die Publikation stand ganz im Zeichen des Fortschrittsoptimismus und Systemdenkens der späten Ulbricht-Ära, was sich in Zwischenüberschriften wie »Das Kapital der Neugeborenen«, »Die Konstruktionszeichnung entsteht« oder »Die Paßform entscheidet« äußerte.[40] Obgleich es sich nicht um ein Lehrbuch handelte, beschrieb Ambrosius in ihm die grundlegenden immuno-

[38] Einen guten Eindruck von der methodischen Fülle, die zwischen 1970 und 1980 in der DDR ausprobiert und weiterentwickelt wurde, vermitteln: Helmut Friemel (Hrsg.), *Immunologische Arbeitsmethoden*, 1. Aufl. Jena: Gustav Fischer, 1976 und ders. (Hrsg.), *Immunologische Arbeitsmethoden*, 2. Aufl. Stuttgart: Gustav Fischer, 1980.

[39] Herwart Ambrosius, *Vom Kampf in unseren Körpern* [Wir und die Natur]. Leipzig: Urania, 1969.

[40] Ebd.

logischen bzw. serologischen Methoden als für jedermann sehr einfach zu erlernende Techniken (»Wir injizieren ein Antigen«, »Wir bestimmen Antikörper«), die darüberhinaus von außerordentlich praktischer Bedeutung für jede moderne Gesellschaft seien – vom Impfschutz bis zur Kriminalistik (»Kriminalist Antikörper«, »Die Zigarette überführte den Täter«).[41] Neben der pädagogischen Begabung des Autors spricht aus dem Buch auch dessen Begeisterung für die Immunologie, die er sich über seine Doktor- und vor allem seine Habilitationsarbeit Ende der 1950er/Anfang der 1960er-Jahre erschlossen hatte. Im Zuge der Dritten Hochschulreform erhielt Ambrosius 1969 einen Lehrstuhl für Tierphysiologie und Immunbiologie an der Universität Leipzig. Es war der erste Lehrstuhl für Immunologie in der DDR, dem kurze Zeit später an der Wilhelm-Pieck-Universität Rostock ein zweiter folgte.[42]

Mit dem steigenden Bekanntheitsgrad der Immunologie wurden die DDR-Immunologen auch um Interviews in der Tagespresse gebeten. Auch dabei mussten sich die Forscher um eine einfache Darstellung der wissenschaftlichen Sachverhalte bemühen. Durch solche notwendigerweise reduktionistischen Darstellungen ihrer Forschungsergebnisse und Prognosen für die Zukunft wuchs aber zugleich die Gefahr, politisch auf eine Aussage festgenagelt zu werden. Das war den Befragten offenbar bewusst, denn in einigen Zeitungsinterviews, die Günter Pasternak Anfang der 1970er-Jahre zur Forschung in seiner Arbeitsgruppe gab, lässt sich sein Bemühen um eine vereinfachte Darstellung der Forschungslage und der potentiellen klinischen Einsatzmöglichkeiten gut erkennen. Gleichzeitig war Pasternak darauf bedacht, keine voreiligen Versprechungen zu formulieren.[43] So antwortete er in einem 1971 geführten Interview auf die Frage, was er unter Stimulation und Immunisierung verstehe, hoffnungsvoll und zurückhaltend:

> Die spezifische Immunisierung mit Impfstoffen ist bis jetzt noch nicht reif für die Klinik. Sie ist aber Ziel unserer Arbeit. Mit Sicherheit wird es künftig eine immunologische Unterstützungstherapie bei Krebs geben. Sie wird eine sehr große Rolle bei der Vernichtung der Tumorzellen spielen, die nach der Operation im Körper verbleiben. Mit Einsatz dieser spezifischen Immuntherapie ist wahrscheinlich bis 1975 zu rechnen. Zunächst für einige Krebsformen und in einigen Spezialeinrichtungen.[44]

41 Ebd.

42 Der Rostocker Immunologie-Lehrstuhl wurde 1971 eingerichtet. Siehe dazu: Peter Niecke, »In Rostock praktiziert: Wissenschaftsorganisation mit neuen Maßstäben«, *humanitas* (1971) und Helmut Friemel, »Drei Jahre Forschungsabteilung Immunologie in Rostock«, *humanitas* (1974).

43 Rudi Hartwig, »Dem Krebs auf der Spur: Dr. med. habil. G. Pasternak, DAW Berlin-Buch, zu neuartigen Erkenntnissen«, *Volksstimme* (16.4.1971), 4; Monika Eichhorn, »Ist Blutkrebs eine Infektionskrankheit? Forschungskollektiv von Dr. med. habil. Günter Pasternak untersuchte die Immunitätsvorgänge bei Leukämie«, *Berliner Zeitung* (5.9.1971), 13 und Hans Kleffe, »Krebs – eine Virus-Krankheit?«, *Der Morgen* (23.4.1972).

44 »Dem Krebs auf der Spur«, Pasternak, ebd.

Geschickt wägte er hier sichere Zusagen und nüchtern-negative Befunde ab, gebunden an die Vagheit ausdrückende Vokabel »wahrscheinlich.«

Die frühen 1970er-Jahre waren die Blütezeit der Virustheorie der Krebserkrankung und auch die Zeit, in der nach dem Auffinden verschiedener Krebsviren bei Tieren die Hoffnung bestand, ebenso beim Menschen Viren zu entdecken, die in engem Zusammenhang mit der Bildung von Tumoren stehen könnten. Die Virustheorie der Krebserkrankung mit ihrer scheinbaren Analogie zu Infektionskrankheiten bot sich als besonders geeignet für reduktionistische Erklärungen an, wie das in einem Interview zu diesem Thema mit dem Dresdner Pathologen und Tumorimmunologen Martin Müller deutlich wird.[45] Dieser verfügte durch seine Arbeit mit dem Mammatumorvirus der Maus über ein für die Überleitung der experimentellen Forschung auf den Menschen geeigneteres Ausgangsmaterial als Günter Pasternak mit den Mausleukämien. Denn es hatte sich herausgestellt, dass das murine und das humane Mammatumorvirus Kreuzreaktionen aufwiesen und sie also wahrscheinlich miteinander verwandt waren.[46] Angespornt durch die sich dadurch ergebenden Möglichkeiten der Klinik teilte Martin Müller 1975 dem Journalisten der *humanitas* sein weiteres Forschungsprogramm mit. Dabei begleitete er die »präventiven Maßnahmen« zum »gesundheitspolitischen Nutzen« vorsichtshalber – wie Günter Pasternak in dem angeführten Beispiel – mit viel einschränkendem Vokabular: »mögliche Isolierung«, »für einen gegebenenfalls später zu entwickelnden Impfstoff«, »nehmen wir an, dass…«.[47] Dennoch war es Martin Müller, der noch im selben Jahr 1975 eine sogenannte »Verpflichtung zum IX. Parteitag« einging; das heißt, er deklarierte aus eigenem Antrieb eines seiner tumorimmunologischen Forschungsprojekte als eine solche Aufgabe oder wurde von seinen Vorgesetzten an der MAD dazu aufgefordert. Auf solche für die DDR durchaus üblichen Verpflichtungen und speziell die von Martin Müller werde ich im dritten Teil des Kapitels genauer eingehen.

## Der Makrophagen-Elektrophorese-Migrations (MEM)-Test und seine Verbindung zur Tumorimmunologie

Im Jahr 1970 erschien ein Artikel der britischen Ärzte Ephraim J. Field und E. A. Caspary vom General Hospital in Newcastle in der Medizinzeitschrift *The Lancet*.[48] Dieser Aufsatz wurde zum Ausgangspunkt folgenreicher Entscheidungen in der DDR-For-

45 Peter Niecke, »Viren als Ursache menschlicher Mammatumoren?«, *humanitas* (1975).

46 Ebd.

47 Ebd.

48 Ephraim J. Field, E. A. Caspary, »Lymphocyte Sensitisation: An in-vitro test for cancer?«, *The Lancet* 296/7687 (1970), 1337-1341.

schungsplanung, die sich auf die tumorimmunologische Grundlagenforschung bezogen und in die alle auf diesem Gebiet arbeitenden Gruppen in der DDR involviert waren, so dass das Forschungsprojekt ›Immunologische Tumordiagnostik‹ (1976–1979) fast der gesamten tumorimmunologischen Forschung in der DDR seinen Stempel aufdrückte. Wie kam es zu dieser besonderen Dynamik, und von welchen einerseits epistemologischen und andererseits ökonomischen Überlegungen wurde sie getragen?

Schon der Titel des *Lancet*-Artikels macht deutlich, welche gewaltigen Erwartungen hier geweckt wurden. Er lautet: »Lymphocyte sensitisation: An in vitro test for cancer?«[49] Die Autoren schilderten darin ihr Forschungsergebnis, also den positiven Test auf sensibilisierte Lymphozyten im Blut der untersuchten Personen, regelrecht dramatisch. Von zwei Patientengruppen, solchen mit Erkrankungen des zentralen Nervensystems und solchen mit (zusätzlichen oder ausschließlich) Tumorerkrankungen, reagierte nicht nur die erste Gruppe wie erwartet positiv, sondern überraschenderweise auch alle Personen der zweiten. Field und Caspary resümierten: »Despite the totally unexpected findings – bordering on the bizarre – we are confident of our results even though we can still give no satisfying explanation.«[50]

In diesem Aufsatz ging es den Verfassern zunächst darum, eine neue Methode zur Erfassung einer Lymphozytensensibilisierung vorzustellen, die im Makrophagen-Elektrophorese-Mobilitätstest (MEM-Test) indirekt, über ihre Wirkung auf aus Meerschweinchen gewonnene Makrophagen, nachgewiesen wird. Für diesen Test benötigten die Wissenschaftler neben Proben von Patientenblut ein aus menschlichem Hirngewebe gewonnenes Protein, das enzephalitogene Protein, weiterhin aus der Bauchhöhle von Meerschweinchen generierte/entnommene Makrophagen sowie ein Zytopherometer, also ein Gerät zur Messung der Wanderungsgeschwindigkeit von Zellen im elektrischen Feld. Die aus dem Blut der Patientinnen und Patienten gewonnenen Lymphozyten wurden mit dem Antigen (dem enzephalitogenen Protein) gemischt und nach einer Inkubationszeit von 90 Minuten mit den Makrophagen in Kontakt gebracht.[51] Wanderten diese Makrophagen daraufhin im elektrischen Feld des Zytopherometers um mindestens fünf Prozent langsamer als nicht mit dieser Zell-Antigen-Mischung versetzte Makrophagen, galt das Messergebnis als positiv. Ein solches Resultat bestätigte nach Meinung der Wissenschaftler erstens eine primäre, das heißt vorher im Körper der Patientin bzw. des Patienten stattgefundene, Sensibilisierung der untersuchten Lymphozyten mit Antigen. Zweitens bewies es eine sekundäre Reaktion dieser sensibilisierten Lymphozyten mit dem enzephalitogenen Protein, die sich in der Hemmung der normalen Wanderungsgeschwindigkeit der Makrophagen manifestier-

49 Ebd.
50 Ebd., 1340.
51 Ebd., 1339.

te. Field und Caspary vermuteten, dass die sensibilisierten Lymphozyten bei ihrer Reaktion mit dem enzephalitogenen Protein einen Faktor produzierten, den sie nach seiner Wirkung im MEM-Test als »macrophage slowing factor« (MSF) bezeichneten. Der MSF werde nur von Lymphozyten produziert, die bereits im Körper der Patientin/des Patienten mit Antigen in Kontakt gekommen, also sensibilisiert worden seien. Daraus schlussfolgerten Field und Caspary, dass der MEM-Test Krankheiten diagnostizieren könne, genauer gesagt solche, bei denen die Immunabwehr eine Rolle spiele. Dass die im MEM-Test beobachteten Vorgänge immunologischer Natur seien, schlussfolgerten die Autoren aus ihren Kontrollversuchen mit Antilymphozytenserum (ALS): »Addition of A.L.S. to the control mixture before (but not after) antigen abolished the macrophage slowing induced by antigen, and this speaks for the immunological nature of the phenomena being studied.«[52] Mit dieser Feststellung schlossen sie gewissermaßen einen Kreis: Zwei Jahre, bevor die Weltgesundheitsorganisation Tumorerkrankungen offiziell zur klinischen Immunologie rechnete, erklärten sie Tumore implizit zu Forschungsobjekten der klinischen Immunologie.[53]

1970 erschien ein weiterer Artikel, der eine neue Krebsdiagnostik in Aussicht stellte und ebenfalls die Aufmerksamkeit der DDR-Tumorimmunologen weckte.[54] Chloe Tal und Miriam Halperin, zwei israelische Krebsforscherinnen, unterfütterten in ihm ihre Hypothese, der zufolge Cytolipin-H möglicherweise ein Bestandteil aller Tumorzellen sei und im Blut von Tumorpatienten infolgedessen ein Antikörper gegen dieses Antigen, ein T-Globulin, auffindbar sein müsse, mit sehr guten Versuchsergebnissen. Diese Resultate sprachen dafür, dass tatsächlich die meisten Tumorträger unter ihren Testpersonen T-Globulin im Blut hatten, die Kontrollpersonen ohne Tumore jedoch nicht.[55] Doch es blieb Fields und Casparys Beitrag, der in den folgenden Jahren zum Ausgangspunkt der Hoffnungen der DDR-Forschungsplaner wurde. Über die Gründe dafür ließe sich nur spekulieren. Zum einen mochten praktische Erwägungen eine

52 Ebd., 1340.

53 In der zwei Jahre später publizierten Definition der Weltgesundheitsorganisation (WHO) umfasste die klinische Immunologie alle Krankheiten des Immunsystems und solche, bei denen Immunreaktionen eine entscheidende Rolle spielen: »Clinical Immunology«. World Health Organization (1972).

54 Günter Pasternak, »Immunologie des Krebses: Grundlegende Experimente und klinische Fortschritte«, *Archiv für Geschwulstforschung* 42/4 (1973), 345-357 (nach einem Vortrag, den Pasternak Ende April 1973 auf der 2. Wissenschaftlichen Arbeitstagung der Gesellschaft für Geschwulstforschung in Dresden gehalten hatte). Pasternak nannte hier nur zwei seiner Ansicht nach besonders aussichtsreiche Krebstests: den von Field und Caspary und den von Chloe Tal und Miriam Halperin.

55 Chloe Tal, Miriam Halperin, »Presence of serologically distinct protein in serum of cancer patients and pregnant women: An attempt to develop a diagnostic cancer test«, *Israel Journal of Medical Sciences* 6/6 (1970), 707-716.

Rolle spielen: Fields und Casparys MEM-Test war weniger zeitaufwändig als der Test, den die israelischen Krebsforscherinnen Chloe Tal und Miriam Halperin vorschlugen. Bei diesem mussten die gesuchten T-Globuline, also die ihrer Hypothese zufolge tumorspezifischen Antikörper, erst lange isoliert und gereinigt werden (mindestens 24 Stunden lang – gegenüber nur 90 Minuten Inkubationszeit für Lymphozyten und Antigen im MEM-Test). Zum anderen und wohl wesentlicheren Grund zeigt sich an diesem Vergleich die Sogwirkung von Trends in der Forschung: Anfang der 1970er-Jahre bestimmten die neuen Labortests auf der Grundlage von Immunzellinteraktionen den Trend in der Immunologie. Serologische Nachweisverfahren, die mit Antikörpern operierten, hatten keine vergleichbare Konjunktur. So war auch der von Pasternaks Kollegen an der Robert-Rössle-Klinik 1972 als ›Parteitagsversprechen‹ deklarierte mikrobiologische Krebstest im Ministerrat nicht weiter beachtet worden, wie im vorigen Kapitel dargestellt.

Was die Forschungsgruppe von Günter Pasternak in Berlin-Buch konkret betrifft, so gab es einen äußeren Anlass für ihre Hinwendung zur zellulären Immunologie: 1970 war ihr Versuch gescheitert, die bis dahin im eigenen Labor recht erfolgreichen Nachweise von tumorspezifischen Antigenen an Mäusen auch auf den Menschen zu übertragen. Günter und Luise Pasternak hatten Blutproben von an Leukämie erkrankten Kindern mit deren eigenem Serum versetzt. Entgegen ihren Erfahrungen aus den Tierversuchen war es dabei aber nur in einem einzigen Fall zu einer positiven Reaktion gekommen.[56] Daraufhin wandten die Pasternaks ihre Aufmerksamkeit von den Leukämien ab und mehr den zellulären Immunvorgängen zu.[57] Unter den neuen Methoden auf der Grundlage zellulärer Immunreaktionen waren wiederum die am populärsten, für die Messgeräte zur Durchführung und Auswertung benötigt wurden; das scheint der These von der einfachen Handhabung zu widersprechen. Bedenkt man aber die Prognostizierfreude der Forschungsplaner damals, speziell derer, die für ein, fünf oder zehn Jahre im Voraus planen mussten, verwundert diese Vorliebe nicht mehr. Für angestrebte Massenscreenings wurden effektive Geräte benötigt, die möglichst automatische Auswertungen der Messergebnisse und eine einfache Bedienbarkeit gewährleisten konnten. Es ist wahrscheinlich auch ein Zeichen für den von Ilana Löwy konstatierten »offiziellen Optimismus des ›cancer establishment‹,« der Anfang der 1970er-Jahre unter den Tumorimmunologen, eingeschlossen die Forschungsplaner, in Bezug auf ihr

56 Günter Pasternak, Burkhard Micheel, Luise Pasternak, Hans-Joachim Blau, H. Kruse, »Suche nach tumorspezifischen Immunreaktionen bei Leukämien des Menschen mit der indirekten Membranimmunofluoreszenztechnik«, *Archiv für Geschwulstforschung* 35/4 (1970), 360-368 und Persönliche Mitteilung Luise Pasternak, 5.8.2013.

57 Vgl. bspw.: Günter Pasternak, »Zelluläre Immunvorgänge«, *Wissenschaft und Fortschritt* 20/10 (1970), 468-473.

Fachgebiet waltete. Angesichts der unklaren Experimentalergebnisse scheuten sie die Investition in solche Geräte nicht.[58] Schließlich lieferte Fields und Casparys *Lancet*-Artikel jene Stichwörter, die auch die Immunologen in der DDR umtrieben: Spezifität, Sensibilisierung und Antilymphozytenserum (ALS).

## Spezifität, Sensibilisierung und ALS

Zentral für die Entwicklung der Immunologie war die Frage der Spezifität, die sich durch die ganze Geschichte der Immunitätsforschung zieht. Sie erlebte Ende der 1960er/Anfang der 1970er-Jahre aber gerade in der immunologischen Krebsforschung eine entscheidende Neuinterpretation – von einer auf einzelne Antigene bezogenen Spezifitätsvorstellung zu einer komplexeren Lesart von Spezifität, die die gesamte Struktur der Zelloberfläche mit einbezog.[59]

Im Detail ist bisher noch nicht oft gezeigt worden, wie diese ältere Vorstellung von immunologischer Spezifität, die eher aus der humoralen Immunitätstheorie entsprang, in der Laborpraxis dieser Zeit jeweils interpretiert wurde, genauer gesagt, welche experimentellen Grundlagen für die Brücke zwischen humoraler und zellulärer Theorie geschaffen wurden, gerade im Hinblick auf die Frage der Spezifität der Immunreaktionen. Der Gegenstand, an dem die Frage in diesem Abschnitt diskutiert werden soll, ist das Antilymphozytenserum (ALS), eine Substanz, die man mit Hans-Jörg Rheinbergers Erklärungsmodell für die Dynamik naturwissenschaftlicher Laborforschung als ein ›epistemisches Ding‹ bezeichnen kann.[60]

Ende der 1960er-Jahre hatten neue Beobachtungen aus der Klinik die immunologischen Theorien belebt: Die Entdeckung verschiedener Erkrankungen des Immunsystems, bei denen in einigen Fällen die humorale Abwehr, in anderen Fällen dagegen nur die zelluläre Abwehr blockiert wird, trug dazu bei, dass zwei Arten von Lymphozyten mit ihren unterschiedlichen Funktionen voneinander unterschieden werden konnten:

[58] Ilana Löwy, »Cancer: The century of the transformed cell«, in: *Science in the Twentieth Century*, hg. v. John Krige, Dominique Pestre. Amsterdam: Harwood, 1997, 461-477. Eine Aussage Barry R. Blooms von 1972 scheint diesen Stimmungsbefund Löwys zu bestätigen. Er beschrieb das neue Klima in der jüngeren Krebsforschung und hob dabei explizit den Optimismus der Forscher hervor: Barry R. Bloom, »Introductory remarks on immunology and oncology«, *Frontiers of Radiation and Oncology* 7 (1972), 1-2. Auch Richmond Prehn sprach in seinem Abriss der Geschichte der Tumorimmunologie auf dem 1. Internationalen Kongress für Immunologie in Washington, den Günter Pasternak in seinem Reisebericht zitierte, ab Anfang der 1970er-Jahre von einem neuen Aufwärtstrend in der tumorimmunologischen Forschung. BArch DQ 1/3442: *MfGe 1950–1990: Besuch wissenschaftlicher Veranstaltungen im Ausland*, Veranstaltungen im sozialistischen und kapitalistischen Ausland – Berichte und Planungen (1971).

[59] Keating, Cambrosio, wie Anm. 4, 101.

[60] Hans-Jörg Rheinberger, *Experimentalsysteme und epistemische Dinge: Eine Geschichte der Proteinsynthese im Reagenzglas*. Frankfurt/M.: Suhrkamp, 2006.

die B-Zellen, die im Knochenmark produziert werden, und die T-Zellen, die aus dem Thymus stammen.[61] B-Zellen sind die antikörperproduzierenden Plasmazellen, T-Zellen gelten als Träger der zellulären Immunität, das heißt als ›Killerzellen‹ bei der Abstoßung körperfremder Transplantate oder gegen körpereigenes Gewebe in Autoimmunerkrankungen wie Multiple Sklerose. Die Sensibilisierung der Lymphozyten durch Antigen löste demzufolge ein jeweils unterschiedliches Zellverhalten aus, nämlich Antikörperproduktion bei den B-Zellen und Zerstörung von anderen Zellen bei den T-Zellen. Diese Entdeckung nährte bei Günter Pasternak die Vermutung, dass mindestens zwei Zellsorten für die Einleitung des Immunprozesses verantwortlich sein müssten, da seiner Meinung nach »für die zelluläre Abwehr [...] ein ähnliches Regulationssystem maßgebend [war] wie für die humorale Abwehr.«[62] Unklar blieb aber, wie die Zell-Zell- oder die Zell-Serum-Interaktionen genau funktionierten und welche Zellen hierbei überhaupt involviert waren. Zeitnahe experimentelle Untersuchungen konzentrierten sich deshalb auf die Aufklärung des Wirkungsmechanismus des Antilymphozytenserums und auf die Rolle der Makrophagen bei der zellulären Immunität.[63]

Antilymphozytenserum war schon lange bekannt. Erstmals war es 1899 von dem russischen Biologen Ilja Metchnikow beschrieben worden. Experimentell wurde es in heterologen Arten gegen die Lymphozyten einer anderen Spezies gebildet, üblicherweise in Kaninchen gegen Meerschweinchenlymphozyten.[64] Entgegen anfänglicher Vermutungen zerstört ALS die Lymphozyten, gegen die es gerichtet ist, nicht vollständig, sondern setzt nur ihre immunologische Reaktivität für eine bestimmte Zeit herab. Aufgrund dieser Eigenschaften wurde es schon länger zu unterschiedlichen therapeutischen Zwecken eingesetzt, ohne, dass man seine Wirkung genau hätte erklären können.[65] Forschungen in den 1960er und 1970er-Jahren wollten den Wirkmechanismus von ALS weiter aufklären, um seine therapeutischen Einsatzmöglichkeiten zu verbessern. Diskutiert wurde dabei die 1966 von Peter Medawar und R. H. Levey aufgestellte Hypothese, nach der das ALS durch eine Art Vernebelung (blindfolding) der Lymphozyten diese in ihrer Reaktionsfähigkeit blockieren würde. »Blindfolding« stellten sich Medawar und Levey als eine Ummantelung der Lymphozyten durch die im ALS enthaltenen Antikörper vor. Dadurch würden die an der Lymphozytenoberfläche befindlichen Rezeptoren blockiert werden, so dass die Reaktion mit Antigen verhin-

61 Arthur M. Silverstein, *A History of Immunology*, 2. Aufl. Amsterdam: Elsevier, 2009, 141.

62 Pasternak, »Zelluläre Immunvorgänge«, *Wissenschaft und Fortschritt* (1970).

63 Einen Überblick über die damals bekannten Theorien zum ALS gibt: Jürgen Kaden, »Immunosuppression durch Antilymphozytensera in experimentellen Systemen«, in: *Transplantations- und Tumorimmunologie*, hg. v. Pasternak, Schneeweiß. Jena: Gustav Fischer, 1973, 139-162.

64 Ebd., 140.

65 Zur Geschichte der ALS-Forschung siehe Brent, *A History of Transplantation Immunology*. San Diego: Academic Press, 1997, 247-265.

dert werde. Allerdings könne ALS nach dieser Hypothese nur unspezifisch wirken, was Medawar und Levey selbst bezweifelten.[66] Das heißt, dass auch sie demnach implizit davon ausgingen, früher oder später würde sich die absolute Spezifität der zellulären Immunreaktionen auch experimentell beweisen lassen.[67]

In zwei weiteren Artikeln von 1970 zeigten auch die britischen Ärzte Field und Caspary ein Interesse am Wirkungsmechanismus des ALS und schlossen sich der »blindfolding«-Hypothese an.[68] Überraschend ist deshalb der Gebrauch, den sie in ihrem *Lancet*-Artikel vom ALS machten: Das Serum diente ihnen darin lediglich als Beweis, dass es sich bei den im MEM-Test beobachteten Vorgängen um immunologische Reaktionen handele.[69] Was verstanden Field und Caspary unter ›immunologisch‹ und warum war es ihnen so wichtig, die immunologische Natur der von ihnen im MEM-Test beobachteten Phänomene zu betonen? Einerseits war wohl die Annäherung der Tumorimmunologie an die klinische Immunologie damals ein allgemeines Anliegen der immunologisch arbeitenden Wissenschaftler. Gleichzeitig spiegelt sie die Hoffnungen wider, die einige Forscher im Zusammenhang mit den neuen Möglichkeiten zur Aufklärung der zellulären Immunität auch hinsichtlich einer möglichen neuen Therapie für Krebs hegten. Das heißt aber auch, dass Field und Caspary – wie das bereits im vorigen Kapitel am Beispiel von Ulrich Schneeweiß gezeigt wurde – unter immunologisch vermutlich eine absolut spezifische Reaktion im Sinne der humoralen Immunität verstanden. Obwohl die experimentelle Basis für neue Theorien über eine spezifische Wirkungsweise des ALS noch nicht vorlag, gingen sowohl Medawar und Levey als auch die Ärzte Field und Caspary bereits von einer spezifischen zellulären Immunreaktion aus.

### Die Rolle der Makrophagen

Die Entdeckung der zellulären Immunreaktionen, speziell der Phagozytose (Auflösung von Bakterien, Viren etc. durch sie sich einverleibende Makrophagen), geht zurück auf

66 Peter B. Medawar, R. H. Levey, »Some experiments on the action of antilymphoid antisera«, *Annals of the New York Academy of Sciences* 129/1 (1966), 164-177.

67 Die Spezifität der T-Zellen konnte mit der strukturellen Aufklärung des T-Zell-Rezeptors erst Ende der 1970er-Jahre verifiziert werden. Siehe dazu Silverstein, wie Anm. 61, 142-143 oder auch: Mark M. Davis, »Tracking an imaginary monster: Isolating T cell receptor genes«, in: *Immunology: The making of a modern science*, hg. v. Richard B. Gallagher et al. London: Academic Press, 1995, 163-176.

68 E. A. Caspary, Ephraim J. Field, »Sensitization of blood lymphocytes to possible antigens in neurological disease«, *European Neurology* 4/5 (1970), 257-266 und E. A. Caspary, D. Hughes, Ephraim J. Field, »On the mode of action of antilymphocytic serum: Experiments on electrophoretic mobility of macrophages in experimental allergic encephalomyelitis«, *Clinical and Experimental Immunology* 7/3 (1970), 395-400.

69 Field, »Lymphocyte Sensitisation: An in-vitro test for cancer?«, *The Lancet* (1970).

Beobachtungen Ilja Metchnikows. Dieser hatte, bezogen auf die Frage der erworbenen Immunität, bereits eine Art Interaktion der Phagozyten (Makrophagen, Monophagen und Mikrophagen) mit dem sie umgebenden antigenspezifischen Serum angenommen, die er als eine Stimulierung der Sensibilität der Phagozyten verstand.[70] Zur Frage der Spezifität der Phagozyten äußerte er sich zwar nie explizit, seine Theorie der zellulären Immunität setzte aber über die Sensibilisierung der Phagozyten implizit auch eine Spezifität der zellulären Immunabwehr voraus, die in den folgenden Jahrzehnten zum Ausgangspunkt weiterer Forschungsbemühungen wurde, wobei besonders die Makrophagen in den Mittelpunkt des Interesses rückten.[71] Bevor sich Ende der 1970er-Jahre die Hypothese durchsetzte, dass Makrophagen doch eine unspezifische Rolle bei der Immunantwort spielen, indem sie das Antigen auf ihrer Zellmembran den B-Lymphozyten lediglich präsentieren, die dadurch zur Produktion von spezifischen Antikörpern angeregt werden, wurden in den 1960er und 1970er-Jahren verschiedene Möglichkeiten eines ›immune macrophage‹, also eines immunologisch aktiven Makrophagen, durchgespielt, der selbst Botenstoffe produziert.[72] Für den Immunologen am Paul-Ehrlich-Institut in Frankfurt/Main Oswin Günther war die »Makrophagenresistenz« im Jahr 1971 einer der beiden Punkte, dem zufolge »[d]ie derzeitige Entwicklung der immunologischen Forschung [...] ohne Übertreibung als eine Neuorientierung unserer Anschauungen betrachtet werden« könnte.[73]

Von etwa 1970 bis 1974 hatte auch in der DDR die Erforschung der Rolle der Makrophagen Hochkonjunktur. Nachdem die praktischen Hoffnungen, die man auf die ›Immun-RNS‹ gesetzt hatte, namentlich die Herstellung eines ballastfreien Impfstoffs, gescheitert waren, flaute sie später wieder ab.[74] Besonders die Immunologen der Sektion Biowissenschaften der Karl-Marx-Universität in Leipzig interessierten sich für die Makrophagen. Herwart Ambrosius, Leiter dieser Sektion und Vorsitzender der Gesellschaft für klinische und experimentelle Immunologie der DDR, hatte Anfang der 1970er-Jahre auf einem Treffen der Gesellschaft eine These des US-amerikanischen Immunologen Marvin Fishman wiederholt. Der zufolge schickten die Makrophagen mittels Immun-RNS eine Botschaft an die B-Lymphozyten, woraufhin diese dann

70 Arthur M. Silverstein versteht diese Hypothese Metchnikows als einen Versuch, der gegnerischen Theorie von der humoralen Immunität aus seiner Perspektive mit Fokus auf die zelluläre Immunität etwas entgegenzusetzen. Silverstein, wie Anm. 61, 139.

71 Ebd., 139-140.

72 Ebd., 140.

73 Oswin Günther, »Immunologie heute«, *Allergie und Immunologie* 17/2 (1971), 167-182.

74 Die letzte Publikation zur Immun-RNS-Forschung in der DDR war: Helmut Friemel, Erasmus Behm, Josef Brock, Peter Dörfling, Bruno Ernst, Joachim Günther, H. Hilscher, L. Jonas, A. Kindt, V. A. Ljashenko, Dietrich Mücke, W. Nimmich, Hans-Arthur Schulze, Igo Schröder, Edda Siegl, Heinz Werner, Siegfried Wichner, Peter Ziska, »Immun-RNS und Immunantwort«, *Allergie und Immunologie* 20-21/2 (1974-75), 117-136.

spezifische Antikörper produzieren würden.[75] Auch Günter Pasternak hielt es 1970 noch für wahrscheinlich, dass »der Makrophage, der nach Ansicht vieler Autoren eine Schlüsselposition beim Erkennen von Antigenen einnimmt, [...] den Immunprozeß einleitet.«[76] Am 25. November 1971 wurde die »Rolle der Makrophagen in der Immunbiologie« auch in der Sitzung der ›problemgebundenen Klasse der DAW Grundlagen der Immunbiologie‹ besonders hervorgehoben.[77] Werner Köhler vom Institut für Mikrobiologie und experimentelle Therapie (IMET) der DAW in Jena berichtete auf dieser Sitzung »über internationale Forschungsergebnisse zum Problem der Antigenerkennung und -verarbeitung durch Makrophagen und zu der Rolle der Immun-RNS bei der Informationsübertragung.«[78]

In der Erinnerung von Heinz Werner von der Wilhelm-Pieck-Universität Rostock war es aber vor allem das Engagement von Herwart Ambrosius, das den Leiter der Forschungsabteilung Immunologie in Rostock, Helmut Friemel Anfang der 1970er-Jahre dazu brachte, seine Forschungen der Rolle der Makrophagen und speziell der Immun-RNS zu widmen.[79] Bereits 1970 wurde die Immun-RNS-Forschung im Perspektivplan des Ministeriums für Gesundheitswesen der DDR für die ›WK Immunologie und Infektionsschutz‹ für die Jahre 1971–1975 festgeschrieben. Als Prognose für 1975–2000 ist darin unter anderem die »Klärung der Rolle der Informations-RNS und evtl. Realisierung einer prinzipiell neuen Schutzimpfung mit unbegrenzten Kombinationsmustern« vermerkt.[80] Ob dieses Thema über Herwart Ambrosius oder einen anderen Wissenschaftler Eingang gefunden hatte, bleibt unklar. Möglicherweise war Friemels Einwilligung, diese Thematik zu bearbeiten, auch eine Voraussetzung für seine Berufung zum Leiter der erst 1971 ins Leben gerufenen Forschungsabteilung Immunologie an der Universität Rostock. Denn die Neugründung folgte einem »Staatsratsbeschluß zur weiteren Entwicklung der Forschung und der Wissenschaftsorganisation in der Medizin und über die Hauptaufgaben der Forschung im Perspektivplan.«[81] Schwerpunktmäßig sollte in Rostock diesem Dokument zufolge der Immunmechanismus erforscht werden. Man war damals in der DDR bestrebt, einen »ballastfreien Impfstoff«

[75] Persönliche Mitteilung Heinz Werner, 22.4.2013. Siehe auch: Marvin Fishman, »Antibody formation in vitro«, *Journal of Experimental Medicine* 114/6 (1961), 837-856.

[76] Pasternak, »Zelluläre Immunvorgänge«, *Wissenschaft und Fortschritt* (1970).

[77] ABBAW/1009: *Akademieleitung 1969–1991*, Sitzungsprotokolle der ›problemgebundenen Klasse Grundlagen der Immunbiologie‹ (1971–73): »Protokoll der Sitzung vom 25.11.1971« (Protokollant: Günter Pasternak).

[78] Ebd.: »Protokoll der Sitzung vom 25.11.1971« (Protokollant: Günter Pasternak).

[79] Persönliche Mitteilung Heinz Werner, 22.4.2013.

[80] BArch DQ 1/11031: *MfG: Medizinische Wissenschaft und Forschung*, Bildung und Tätigkeit von Forschungsverbänden zur Realisierung der Wissenschaftskonzeptionen (1970–71): »Strukturkonkrete Planung 1971-1975 der WK Immunologie und Infektionsschutz« (o. A., o. D., vermutlich 1970).

[81] »In Rostock praktiziert: Wissenschaftsorganisation mit neuen Maßstäben«, *humanitas* (1971).

zu entwickeln.[82] Dazu sollte in Rostock die Grundlagenforschung durchgeführt werden.[83] Jedenfalls reiste Helmut Friemel 1972 und 1973 in Sachen Immun-RNS zweimal in die Schweiz. Er hielt sich zu Forschungszwecken im Labor von Diether Jacherts am Institut für Hygiene und Medizinische Mikrobiologie der Universität Bern auf, wo er unter dessen Anleitung Versuche zur Immun-RNS durchführte.[84]

Jacherts beschäftigte sich schon seit 1966 mit der Informationsübertragung zwischen Zellen des Immunsystems, zuerst in Mainz, später in Hannover und dann in Bern. Bevor die Unterteilung der Lymphozyten in B- und T-Zellen bekannt war, mutmaßte er, dass Zellen, die mit Antigen in Kontakt kommen würden, zwei Sorten von Immun-RNS freisetzen würden. Eine Sorte bewirke die Synthese eines Antikörper-analogen Proteins (AAP) durch Makrophagen, die andere Sorte von Immun-RNS löse dagegen die Bildung von Antikörpern in Milzzellen aus.[85] Später bestätigte er experimentell die Möglichkeit, mittels Immun-RNS passiv Immunität gegen bestimmte Antigene auf nicht immune Individuen derselben Spezies zu übertragen.[86] Auch international stand Jacherts mit seinen Versuchen nicht allein da: Nach Marvin Fishman hatte sich eine Reihe anderer Autorinnen und Autoren in den 1960er-Jahren mit der Immunogenität von Makrophagen-RNS beschäftigt, darunter die britischen Immunologinnen Brigitte Askonas und Joan Rhodes, die ihre Forschungsergebnisse 1964 auch auf einer Konferenz in Prag vorstellten.[87] 1972 war das Feld der Publikationen zur Im-

82 BArch DQ 1/11031 (1970–71): »Strukturkonkrete Planung 1971-1975 der WK Immunologie und Infektionsschutz« (o. A., o. D., vermutlich 1970).

83 Persönliche Mitteilung Heinz Werner, 22.4.2013.

84 Friemel, »Immun-RNS und Immunantwort«, *Allergie und Immunologie* (1974-75). Laut Wolfgang Rudolph und Heinz Werner kehrte Friemel von seinem ersten Besuch in der Schweiz begeistert und von der Immun-RNS-Hypothese überzeugt in die DDR zurück. Rudolph erinnerte sich, dass Friemel daraufhin bei einem Treffen der Gesellschaft für klinische und experimentelle Immunologie im thüringischen Masserberg angekündigt habe, er wolle mit seinem gesamten Kollektiv im nächsten Fünfjahreszeitraum zur Immun-RNS forschen. Persönliche Mitteilung Wolfgang Rudolph, 17.4.2013. Werner selbst war auch in die Rostocker Arbeiten zur Immun-RNS involviert, habe aber von Anfang an Zweifel daran gehabt und Friemel zur Vorsicht gegenüber den Methoden von Jacherts gemahnt, wie er sich erinnert. Bei seinem zweiten Besuch in der Schweiz 1973 habe Friemel dann probehalber die Antigenproben in Jacherts Labor vertauscht und sei zu ernüchternden Ergebnissen gekommen. Bald darauf habe er das Projekt Immun-RNS beendet. Persönliche Mitteilung Heinz Werner, 22.4.2013.

85 Diether Jacherts, H. Noltenius, »Antikörper-Synthese in vitro: V. Die Informationsübertragung von der Antigen-verarbeitenden Zelle auf die Antikörper-produzierende Zelle«, *Zeitschrift für medizinische Mikrobiologie und Immunologie* 152/2 (1966), 112-133.

86 Diether Jacherts, Joachim Drescher, »Antibody response in rhesus monkeys and guinea pigs to inoculation with RNA derived from antigenically stimulated cell-free systems«, *Journal of Immunology* 104/3 (1970), 746-752.

87 Brigitte A. Askonas, Joan M. Rhodes, »Immunogenicity of antigen-containing ribonucleic acid preparations from macrophages«, *Nature* 205/4970 (1965), 470-474. Siehe auch: Ivan M. Roitt, *Leitfaden der Immunologie*. Darmstadt: Dr. Dietrich Steinkopff, 1977, 471.

mun-RNS schon so unübersichtlich geworden, dass A. Arthur Gottlieb und Ronald H. Schwartz deren Ordnung in Angriff nahmen, um die Fülle der bis dahin beobachteten Antigen-RNA-Interaktionen in ein Modell zu fassen.[88]

Die vielfältigen Vermutungen und Modelle der Zell-Zell-Interaktionen im Immunsystem färbten auch auf die britischen Forscher ab, die sich mit dem MEM-Test beschäftigten. Im Bestreben, das beobachtete Phänomen zu erklären, stellte E. A. Caspary 1972 die These auf, dass die Makrophagen auf den von den Lymphozyten produzierten »macrophage slowing factor« (MSF) nicht bloß passiv, sondern aktiv reagierten, möglicherweise durch Proteinsynthese.[89] Ein Jahr später schlossen sich auch Ephraim J. Field und zwei weitere Kollegen der Meinung an, dass der Einsatz vitaler Zellen im MEM-Test aus diesem Grund – wegen der angenommenen aktiven Reaktion der Makrophagen auf den MSF – absolut notwendig sei. Sie kamen deshalb zu dem Ergebnis, dass sich andere, beispielsweise synthetische oder tote Indikatorpartikel wie Latex oder tannierte Schaferythrozyten, nicht als Ersatz für Makrophagen eigneten.[90]

In der Forschungsabteilung Immunologie in Rostock machte sich dagegen um 1973/74 Enttäuschung breit. Die Forschungen zur Immun-RNS aus Makrophagen hatten die Vorüberlegungen nicht bestätigen können. Das knappe Fazit Helmut Friemels und seiner Mitarbeiter über fünf Jahre Forschungsarbeit lautete:

> Der Nachweis biologisch aktiver Immun-RNS ist kein Beweis für ihre spezifische Rolle im natürlichen Ablauf der Immunantwort. Die Annahme, daß Immun-RNS aus Makrophagen m-RNS-Charakter besitzt, konnte experimentell nicht bestätigt werden. Die biologische Aktivität der Immun-RNS beruht auf ihrem Antigengehalt. Der RNS-Anteil in der Immun-RNS kann als Adjuvans wirken. Es ist nicht auszuschließen, daß biologisch aktive Immun-RNS erst während des Extraktionsverfahrens entsteht.[91]

Als die Forschungsgruppe von Wolfgang Ax bei den Marburger Behring-Werken 1974 ihre ersten Versuche publizierte, in denen sie Meerschweinchenmakrophagen im MEM-Test durch stabilisierte und tannierte Schaferythrozyten ersetzte, sprangen die Rostocker sofort auf diesen Zug auf.[92] Bereits ein Jahr später folgte eine Publikation

88 A. Arthur Gottlieb, Ronald H. Schwartz, »Review: Antigen-RNA interactions«, *Cellular Immunology* 5/2 (1972), 341-362.

89 E. A. Caspary, »The mechanisms of antigen-induced electrophoretic mobility reduction of guinea-pig macrophages«, *Clinical and Experimental Immunology* 11/2 (1972), 305-309.

90 P. R. Carnegie, E. A. Caspary, J. P. Dickinson, Ephraim J. Field, »The macrophage electrophoretic migration (MEM) test for lymphocyte sensitization: A study of the kinetics«, *Clinical and Experimental Immunology* 14/1 (1973), 37-45.

91 Friemel, »Immun-RNS und Immunantwort«, *Allergie und Immunologie* (1974-75).

92 Franz Porzsolt, Christoph Tautz, R. Schmidtberger, Wolfgang Ax, »Zellelektrophoretische Untersuchungen zur Tumordiagnostik«, *Zeitschrift für Immunitätsforschung, experimentelle und klinische Immunologie* 147 (1974), 352-353.

von Hans-Ludwig Jenssen, in der er zu dem gleichen Ergebnis kam wie die Gruppe von Ax.[93] Da der MSF bei den Indikatorpartikeln im (M)EM-Test lediglich eine Ladungsänderung bewirke, ein nach Ansicht dieser Gruppe rein biophysikalischer Vorgang, sei ein Ersetzen der Makrophagen im Hinblick auf seine Auswirkungen auf den Testverlauf vollkommen unbedenklich und auch aus praktischen Erwägungen sinnvoll. Denn Meerschweinchen waren sehr empfindlich gegenüber (auch vom Menschen übertragenen) Infektionen, und für den MEM-Test kamen nur absolut gesunde Tiere in Frage.[94] Außerdem mussten die Makrophagen aus dem Peritonealextrakt (dem aus der Bauchhöhle der Meerschweinchen gewonnenen Zellgemisch) unter dem Mikroskop erst einmal identifiziert werden, eine Aufgabe, die nur von erfahrenen Forschern bewerkstelligt wurde. Schließlich sprach auch die Kostenfrage für einen Ersatz der Makrophagen durch leichter und in größerer Menge bereit zu stellende Partikel wie eben Erythrozyten von Schafen oder Latex.[95] So entstand in Rostock die Spielart EM-Test, während in der Dresdner Arbeitsgruppe von Martin Müller bis auf weiteres der MEM-Test beibehalten wurde. Die Frage, welche Variante die bessere war, sollte zu vielen Meinungsverschiedenheiten zwischen den tumorimmunologischen Gruppen der DDR führen, besonders, als ab dem Frühjahr 1978 die Standardisierung des geplanten Testbestecks für die immunologische Tumordiagnostik, das heißt der im MEM-Test einzusetzenden humanen Antigene, von politischer Seite forciert wurde.

## Rückkehr zum universalen Tumorantigen?

Erkrankungen des zentralen Nervensystems gehen oft mit der Zerstörung von Nerven- und/oder Hirngewebe einher, so dass es keine Seltenheit ist, wenn Nervenproteine in der Blutbahn zirkulieren. Das war die Vorüberlegung der britischen Ärzte Ephraim J. Field und E. A. Caspary bei ihren Versuchen mit dem MEM-Test. Das enzephalitogene Protein setzten sie als Antigen ein, weil sie vermuteten, dass die Lymphozyten Erkrankter im Verlauf des Krankheitsprozesses gegen dieses oder ein verwandtes Protein sensibilisiert worden seien.[96] Wie erklärten sie sich aber den überraschenden Fund, dass auch die Lymphozyten von Krebspatienten mit dem Hirnprotein reagierten? Field und

93 Hans Ludwig Jenssen, B. K. Shenton, »Electrophoretic mobility test for lymphocyte sensitization using tanned sheep erythrocytes«, *Acta biologica et medica germanica* 34/4 (1975), K29-K32.

94 Darauf wies Ephraim J. Field sehr eindringlich hin. Ephraim J. Field, »The macrophage electrophoretic mobility (MEM) test: A consideration of the technique and practical difficulties«, in: *Fortschritte der klinischen und experimentellen Immunologie: Symposium im Rahmen der Rostocker Universitätstage 1975*, hg. v. Helmut Friemel, Hansjürgen Köhler. Rostock: Wilhelm-Pieck-Universität, 1976, 89-98.

95 Einige dieser Argumente wurden auch von der Marburger Gruppe aufgezählt: Franz Porzsolt, Christoph Tautz, Wolfgang Ax, »Electrophoretic Mobility Test: I. Modifications to simplify the detection of malignant diseases in man«, *Behring Institut Mitteilungen* 57 (1975), 128-136.

96 Field, Lymphocyte Sensitisation, wie Anm. 69.

Caspary äußerten anfangs zwei Hypothesen, die sie in Burnets Theorie der immunologischen Überwachung einbetteten. Danach könnten, so vermuteten sie, die Entwicklung gegen Nervenprotein sensibilisierter Immunzellen und die Entwicklung bösartiger Tumorzellen beide dieselbe Ursache haben: die Unfähigkeit des Organismus, relativ körperfremde Zellen zu eliminieren. Eine zweite Möglichkeit der Erklärung liege im Zusammenhang der Kanzerogenese mit einer Derepression des Zellgenoms. Daraufhin würde neues Antigen gebildet, das ähnlich oder identisch mit Nervenprotein sei und so die Sensibilisierung der Lymphozyten auslösen würde.[97] Die zweite Hypothese wurde zur zentralen These der Erklärung des positiven MEM-Tests bei Tumorpatienten. In einem Leitartikel, den die Zeitschrift *Nature* 1973 dem MEM-Test widmete, wurde sie nochmals angeführt. Möglicherweise besäßen alle Tumore ein Antigen, das strukturelle Ähnlichkeit mit dem enzephalitogenen Protein aufweise, hieß es darin:

> If future work confirms the concept of an antigen common to or released by all human tumours and the ability to detect its presence at the pre-clinical stage of development, then this will almost certainly represent the genesis of a new era of oncological investigation.[98]

Auch die walisischen Kollegen der Gruppe von John A. V. Pritchard vom Velindre Hospital in Cardiff, die zuvor die Funktionsfähigkeit des Tests bestätigt hatten, schlossen sich dieser Vermutung an.[99]

Ein universales, allen Tumoren gemeinsames Antigen war bereits um 1960 herum vermutet worden. In ihren ersten immunologischen Versuchen hatten Arnold Graffi und Günter Pasternak diese Hypothese mit im Hinterkopf gehabt, als sie am Berlin-Bucher Institut für experimentelle Krebsforschung virusinduzierte und chemisch induzierte Tumore verschiedener Mäusestämme auf die Nachweisbarkeit von tumorspezifischen Antigenen und auf mögliche Kreuzreaktionen zwischen Antigenen verschiedener Tumore hin untersuchten.[100] Ihr tschechischer Kollege Pavel Koldovs-

97 Ebd.

98 A. M. N., »Macrophage electrophoretic migration test for cancer«, *Nature* 244/5412 (1973), 130-131.

99 John A. V. Pritchard, J. L. Moore, W. H. Sutherland, C. A. F. Joslin, »Evaluation and development of the Macrophage Electrophoretic Mobility (MEM) Test for malignant disease«, *British Journal of Cancer* 27/1 (1973), 1-9; John A. V. Pritchard, J. L. Moore, W. H. Sutherland, C. A. F. Joslin, »Technical aspects of the Macrophage Electrophoretic Mobility (MEM) Test for malignant disease«, *British Journal of Cancer* 28/S1 (1973), 229-236.

100 Günter Pasternak, Arnold Graffi, »Versuche zum Nachweis gemeinsamer Antigenkomponenten beim Virus der myeloischen und lymphatischen Leukämie der Maus«, *Zeitschrift für Naturforschung* 16b/1 (1961), 73-74; Karl-Heinz Horn, Günter Pasternak, Arnold Graffi, »Versuche zur Induktion von Immunität gegen Methylcholanthrentumoren durch Vorbehandlung der Mäuse mit homologen und heterologen Tumortransplantaten«, *Acta biologica et medica germanica* 9/3 (1962), 309-313; Günter Pasternak, Karl-Heinz Horn, Arnold Graffi, »Immunologische Crossversuche mit Methylcholanthrentumoren eines Mäuseinzuchtstammes«, *Acta biologica et medica germanica* 9/3 (1962), 306-308.

ky hatte aus seinen Versuchsergebnissen 1961 noch die Möglichkeit eines universalen Tumorantigens eingeräumt.[101] Bald darauf wurde aber klar, dass gruppenspezifische Tumorantigene nur bei virusinduzierten Tumoren auftreten, dass chemisch und physikalisch induzierte Tumore dagegen individualspezifische Antigene besitzen. Damit schien die Frage des universalen Tumorantigens vom Tisch zu sein.

Schon Mitte der 1960er-Jahre erlebte die Hypothese aber in gewisser Weise ein Comeback, und zwar in Bezug auf Tumore des Menschen. Mit der Entdeckung fötaler Antigene, speziell des carcinoembryonalen Antigens (CEA) in Tumoren des menschlichen Verdauungstrakts sowie Alpha-Fetoproteinen (AFP) in Hepatomen und Teratomen erwachte auch die Erinnerung an die Theorie des Virchow-Schülers Julius Cohnheim (1839–1884), der zufolge sich Tumorzellen im Laufe ihrer malignen Transformation in den Embryonalzustand zurückentwickeln bzw. dedifferenzieren.[102] Diese Theorie konnte die allgemeine Grundlage für die sich in den 1970er-Jahren verbreitenden Hypothesen darstellen, dass es in menschlichen Tumoren zwar keine universalen Tumorantigene, dafür aber organspezifische Tumorantigene geben könnte. Experimentell ließ sich diese Vermutung scheinbar relativ einfach bestätigen. 1971 veröffentlichten Monte S. Meltzer und seine Mitarbeiter eine Methode, mit der man organspezifische Tumorantigene aus menschlichem Tumorgewebe gewinnen konnte, die 3 M KCI-Methode, die bald darauf auch in der DDR angewendet wurde.[103] Auch das schwedische Krebsforscherehepaar Hellström beschäftigte sich intensiv mit der Möglichkeit, organspezifische Tumorantigene nachzuweisen.[104] Es waren hauptsächlich Meltzers und Hellströms Arbeiten, auf die sich die tumorimmunologische Arbeitsgruppe an der Medizinischen Akademie Carl Gustav Carus in Dresden (MAD) berief, als sie 1976 nach einer Möglichkeit suchte, den MEM-Test für die Tumordiagnostik entscheidend zu verbessern. Auf dem Kolloquium am ZIK in Berlin-Buch im Juni 1976, auf dem Martin Müller das ›Immunologische Tumorprofil‹ vorstellte, gab er an, Trefferquoten von 99 Prozent bei der Erkennung von Mamma-, Nieren-, Magen- und Bronchialkarzinomen erhalten zu haben. Eingesetzt hatte er als Antigene das CEA sowie gewebespezifische Tumoranti-

101 Pavel Koldovsky, »Question of universality of tumour antigen in isologous and homologous relationships«, *Folia Biologica* 7/3 (1961), 162-169.

102 Peter B. Medawar, *Memoir of a Thinking Radish*. Oxford: Oxford University Press, 1986, 172-173.

103 Monte Sean Meltzer, Edward J. Leonard, Herbert J. Rapp, Tibor Borsos, »Tumor-specific antigen solubilized by hypertonic potassium chloride«, *Journal of the National Cancer Institute* 47/3 (1971): 703-709 und Heinz Werner, »Präparation von Gewebsantigenen (3 M KCl-Methode)«, in: *Immunologische Arbeitsmethoden*, hg. v. Helmut Friemel.Stuttgart: Gustav Fischer, 1980, 387-394.

104 Ingegerd Hellström, Karl Erik Hellström, George E. Pierce, James P. S. Yang, »Cellular and humoral immunity to different types of human neoplasms«, *Nature* 220/5147 (1968), 1352-1354; Ingegerd Hellström, Karl Erik Hellström, Hans Olov Sjögren, Glenn A. Warner, »Demonstration of cell-mediated immunity to human neoplasms of various histological types«, *International Journal of Cancer* 7/1 (1971), 1-16.

gene.[105] In den *Cancer Letters* stellte die Dresdner tumorimmunologische Arbeitsgruppe ein Jahr später ebenfalls ihre Versuchsergebnisse vor, die die Annahme organspezifischer Tumorantigene wiederum zu bestätigen schienen.[106]

In Berlin-Buch war man nach dem 1970 weitgehend gescheiterten Versuch, Autoantikörper gegen Tumorzellen in kindlichen Sera nachzuweisen,[107] ebenfalls auf immunzellbasierte Methoden umgestiegen. Um 1976 begann man sich in der Arbeitsgruppe von Günter Pasternak für die fötalen Antigene zu interessieren und der Frage nachzuforschen, ob es neben AFP und CEA auch ein fötales Antigen gebe, das allen Tumorarten gemeinsam wäre.[108] Die Berlin-Bucher Gruppe verwendete zwei ähnlich wie der MEM-Test angelegte Methoden – den Leukozyten-Adhärenz-Inhibitionstest sowie den Leukozyten-Migrations-Inhibitionstest, kurz LAI bzw. LMI – mit einem fötalen Antigen, das weder mit CEA noch mit AFP identisch war und das sie mittels der 3 M KCI-Methode aus fötalem Gewebe gewonnen hatten.[109] Im Tier- und dann auch im Menschenversuch reagierte das fötale Antigen positiv bei Tumorträgern und bei Schwangerschaft sowie während Organregenerationsprozessen (Rattenleber). Daraus schlussfolgerten die Bucher Tumorimmunologen, »daß jede übermäßige Zellproliferation im Organismus zu einer veränderten Lymphozytenreaktivität führt, die im allgemeinen reversibel, jedoch beim Tumor wegen permanenter Proliferation irreversibel ist.«[110] Ihr Verfahren zur Gewinnung von fötalem Antigen aus menschlichen Embryonen meldeten sie 1977 beim Patentamt an, deklariert als »Diagnosehilfe bei Krebs«, mittels »Leukozytenmigrationshemmtechnik oder Zellelektrophoresetechnik (Elektrophorese-Mobilitätstest, EM-Test).«[111]

105 Privatbesitz Günter Pasternak: *Entwicklung Tumorimmunologie*, SFV MEM-Test 1 (1976): »Protokoll zum ZIK-Kolloquium ›Immunologisches Tumorprofil‹ sowie zur anschließenden Expertenberatung des Forschungsverbandes Geschwulsterkrankungen« (23.6.1976).

106 Martin Müller, Jürgen Irmscher, Rainer Fischer, Gerhard Heidl, Heinz Grossmann, »Immunological tumour profile: Organ-specific carcinoma diagnosis in patients employing the macrophage electrophoretic mobility test«, *Cancer Letters* 2/3 (1977), 139-145.

107 Pasternak, »Suche nach tumorspezifischen Immunreaktionen«, *Archiv für Geschwulstforschung* (1970).

108 Günter Pasternak, Bodo von Broen, Sybille Albrecht, Le Thanh Thuy, Günter Gryschek, Bernhard Schlott, »Fetal antigens in the immunodiagnosis of tumours«, in: *Modern Trends in Cell Electrophoresis*, hg. v. Martin Müller, Jürgen Irmscher, Christa Kemmer. Dresden: Carus-Akademie, 1978, 18-28.

109 Sybille Albrecht, Le Thanh Thuy, Günter Pasternak, Bernhard Schlott, Jürgen Reinhöfer, Eckart Lunow, G. Loewe, Hans-Jürgen Gütz, »Leukozytenmigrationsinhibitions-(LMI-) und Leukozytenadhärenzinhibitions- (LAI-) Test bei Patienten mit Tumoren unter Verwendung von Fetalantigenpräparation«, *Acta biologica et medica germanica* 37/11-12 (1978), 1747-1757.

110 Luise Pasternak, »Luise Pasternak«, in *Wissenschaftlerinnen in der biomedizinischen Forschung*, hg. v. Luise Pasternak. Frankfurt/M.: Peter Lang, 2002, 83-89, hier 87.

111 Privatbesitz Günter Pasternak: *Entwicklung Tumorimmunologie*, SFV MEM-Test 2 (1977): »Patentschrift: Verfahren zur Isolierung einer Antigenpräparation für die Tumordiagnostik« (Günter Pasternak und 8 Mitarbeiterinnen bzw. Mitarbeiter, 6.6.1977).

## DDR-Tumorimmunologie in Wissenschaft und Technik

Der schon besprochene Artikel im *Lancet* von Field und Caspary 1970 hatte auch die Aufmerksamkeit der Tumorimmunologen in der DDR geweckt, zuerst an der Wilhelm-Pieck-Universität Rostock und wenig später an der Medizinischen Akademie Carl Gustav Carus in Dresden (MAD). Der Physikochemiker Hans-Ludwig Jenssen arbeitete bereits seit Anfang der 1970er-Jahre am Institut für Physiologie der Universität Rostock mit einem Zytopherometer Opton der Firma Carl Zeiss in Oberkochen. Das Gerät war von dem dortigen Institutsdirektor, Herrn Beckmann angeschafft worden.[112] Als Jenssen später in die Forschungsabteilung Immunologie zu Helmut Friemel überwechselte, setzte er die Arbeit mit dem Zytopherometer fort. Bereits im September 1975 organisierten die Mitarbeiter der Rostocker Forschungsabteilung an der Universität ein Symposium zum MEM-Test. Unter den Vortragenden war auch der britische Arzt Ephraim J. Field.

Wahrscheinlich bildete dieses Rostocker MEM-Symposium den Auftakt zu weiterreichenden Planungen in Bezug auf die immunologische Tumordiagnostik, denn schon im Oktober 1975 unterzeichneten der Leiter der Arbeitsgruppe Tumorimmunologie von der MAD, Martin Müller, und der Leiter der immunbiologischen Abteilung des Instituts für Impfstoffe in Dessau (IfID), Wolfgang Rudolph, eine »Kooperationsvereinbarung« über die Entwicklung von standardisierten Antigenpräparaten zur immunologischen Tumordiagnostik.[113] Der Anlass dieser Vereinbarung war der bevorstehende IX. Parteitag der SED im Mai 1976 in Ost-Berlin. Es war ein Spezifikum sozialistischer Planung, anlässlich von Parteitagen und anderer Jubiläen besondere Leistungen aus allen Bereichen der Arbeit zu präsentieren, eine Praktik, die auch vor der naturwissenschaftlichen Grundlagenforschung nicht Halt machte. An der Akademie der Wissenschaften der DDR sei jedoch kein besonderer Druck auf die Wissenschaftler ausgeübt worden, solche Versprechungen abzugeben, äußert Günter Pasternak im Rückblick.[114] Außerdem seien die Parteitagsversprechen immer Bestandteil der normalen Jahrespläne gewesen und in deren Rahmen abgerechnet worden. Das heißt, für die Wissenschaftler, die solche Versprechen einreichten, waren sie nicht notwen-

[112] Rolf Eckert, Hans-Ludwig Jenssen, Hansjürgen Köhler, Burkhard Micheel, Günter Pasternak, »Untersuchungen zur Säulenfraktionierung von Immunzellen: II. Charakterisierung fraktionierter Immunzellen durch Zellelektrophorese und indirekte Immunofluoreszenz mit Anti-Theta-Serum«, *Acta biologica et medica germanica* 31/1 (1973), 139-148.

[113] Anlage zu: »Erfüllungsbericht zur Verpflichtung zum IX. Parteitag« als Abschrift der »Kooperationsvereinbarung vom 23.10.1975. Privatbesitz Günter Pasternak (1976). Der eigentliche Kooperationspartner der MAD am IFID war Rüdiger von Baehr. Er musste die Vereinbarung jedoch formal von seinem Vorgesetzten, damals Wolfgang Rudolph, unterzeichnen lassen. Persönliche Mitteilung Wolfgang Rudolph, 17.4.2013.

[114] Persönliche Mitteilung Günter Pasternak, 13.2.2013.

digerweise mit einem Mehraufwand an Arbeit und Planung verbunden. Mehr als die Wissenschaftlerinnen und Wissenschaftler selbst seien wahrscheinlich die Institutsdirektoren in Berlin-Buch, sofern sie der Partei angehörten, daran interessiert gewesen, Projekte ihrer Einrichtungen als Beiträge zu den Parteitagen zu deklarieren, so Pasternaks Einschätzung.[115]

Die Herstellung von Antigenen zum Einsatz im MEM-Test scheint bald erfolgreich gewesen zu sein, denn schon wenige Monate später, Ende April 1976, tauchte ein »Erfüllungsbericht zur Verpflichtung zum IX. Parteitag« auf, wieder unterzeichnet von Martin Müller (MAD) und Wolfgang Rudolph (IfID).[116] Darin wurde festgestellt, dass ein »Testbesteck für die in vitro-Tumordiagnostik entwickelt und in die Produktion übergeleitet« worden sei – wie in der Kooperationsvereinbarung vom Oktober 1975 versprochen worden war.[117] Das Testbesteck, das in diesem Dokument noch den Namen »Onkotest« trägt,[118] bestand aus zwölf Antigenpräparaten, darunter sechs Tumorantigenen aus menschlichem Tumorgewebe. Weitere fünf Präparate waren zur Kontrolle bestimmt, stammten also aus dem entsprechenden menschlichen Normalgewebe. Außerdem enthielt das Testbesteck das humane enzephalitogene Protein (HEP) »zur allgemeinen Diagnostik von bösartigen Tumoren«. Alle Präparate seien »auf Eignung und Wirksamkeit mit dem Makrophagen-Elektrophorese-Mobilitätstest (MEM-Test) geprüft«. Die Tumorantigene dienten, laut dem Erfüllungsbericht,

> zur immunologischen Lokalisationsdiagnostik. Damit [sei] es möglich, die am häufigsten vorkommenden und besonders in Frühstadien klinisch schwer diagnostizierbaren bösartigen Geschwülste des Magens, der Brustdrüse, des Dickdarms, der Lunge und der Niere bereits sehr frühzeitig zu erkennen und festzustellen, in welchem Organ sie sich entwickeln.[119]

Es ist nicht ganz klar, an wen dieser Erfüllungsbericht adressiert war. Keiner der Unterzeichneten konnte sich mit Sicherheit daran erinnern. Martin Müller hielt es für möglich, dass der Bericht direkt ans Ministerium für Gesundheitswesen und/oder an die Abteilung Gesundheitspolitik beim Zentralkomitee der SED gegangen sein könnte.[120] Wolfgang Rudolph hielt das für unwahrscheinlich, da das Testbesteck in dem Doku-

115 Ebd.

116 Ebd., »Erfüllungsbericht zur Verpflichtung zum IX. Parteitag« (Martin Müller, Wolfgang Rudolph, 27.4.1976).

117 Ebd., »Erfüllungsbericht zur Verpflichtung zum IX. Parteitag« (Martin Müller, Wolfgang Rudolph, 27.4.1976).

118 Den Krebstest ›Onkotest‹ zu nennen, sei ein Einfall Rüdiger von Baehrs gewesen, so die Auskunft von Wolfgang Rudolph. Er, Rudolph, habe unter Hinweis auf die gleichnamige Kaffeemarke in der Bundesrepublik (›Onko Kaffee‹) für einen anderen Produktnamen plädiert. Persönliche Mitteilung Wolfgang Rudolph, 17.4.2013. Später wurde das Testbesteck als ›Cancerotest Dessau‹ bezeichnet.

119 Ebd., Erfüllungsbericht, wie Anm. 117.

120 Persönliche Mitteilung Martin Müller, 26.3.2013.

ment noch den Namen Onkotest trug, der seiner Meinung nach nur intern am IfID verwendet worden sei.[121] Onkotest tauchte allerdings auch im Protokoll der Sitzung des Wissenschaftlichen Beirats des Forschungsverbands Geschwulsterkrankungen im Mai 1976 sowie in einem Entwurf zur Vorbereitung der Präsidiumssitzung der AdW am 12. November 1976 auf.[122] Der Erfüllungsbericht scheint also an eine der zentralen Stellen zur Organisation der biomedizinischen Grundlagenforschung in der DDR gegangen zu sein. Es ist außerdem wahrscheinlich, dass er, wie Pasternak retrospektiv meinte,[123] den eigentlichen Auftakt für die im November 1976 erfolgte Bildung der Arbeitsgruppe ›Immunologische Tumordiagnostik‹ bildete.[124] Dafür spricht, dass in einem Entwurf zur Organisation der gemeinsamen weiteren Forschung an der Krebs-Immundiagnostik vom 5. Juli 1976 für das Zentralkomitee der SED die schon im Erfüllungsbericht aufgestellten Thesen wiederholt wurden und dass die Liste der in Dessau produzierten Antigene so wiedergegeben wurde, wie sie dort enthalten war.[125] Auch die nach einem Institutskolloquium am Zentralinstitut für Krebsforschung (ZIK) in Berlin-Buch abgehaltene Expertenberatung mit Vertretern nicht nur der am MEM-Test forschenden Arbeitsgruppen in Rostock, Dresden, Berlin-Buch, Dessau und Magdeburg, sondern auch des Ministeriums für Gesundheitswesen sowie dem Zentrallazarett der NVA (Nationalen Volksarmee) in Bad Saarow und von der Karl-Marx-Universität Leipzig könnte dafür sprechen, dass das Projekt einer DDR-weiten Forschungskooperation an einer immunologischen Krebsdiagnostik im Juni 1976 bereits allen bekannt war.[126] Und schließlich zeichnete der Erfüllungsbericht eine Art weiterer Fahrplan vor, der an der AdW im Laufe des Jahres 1976 offiziell beschlossen wurde. Er bestand in der Integration der anderen tumorimmunologischen Arbeitsgruppen der DDR zur weiteren Forschung an den in Dessau produzierten Antigenen und am MEM-Test.[127] In den

121 Persönliche Mitteilung Wolfgang Rudolph, 12.5.2013.

122 ABBAW Buch/B 1338: *Medizinische Institute und Einrichtungen 1945–1991: ZIK*, Vertrauliche Dienstsachen (1976) und Privatbesitz Günter Pasternak (1976): »Zur Vorbereitung der Präsidiumssitzung am 12. November 1976, Tagesordnungspunkt 3: Entwicklungsstand des immunologischen Krebstestverfahrens ›Onco-Test‹« (Günter Pasternak, 8.11.1976).

123 Persönliche Mitteilung Günter Pasternak, 17.10.2012.

124 Privatbesitz Günter Pasternak (1977): »Aktuelle Ergebnisse mit der Elektrophorese-Mobilitäts-Technik und deren wissenschaftliche und gesundheitspolitische Bedeutung« (Günter Pasternak, 8.3.1977).

125 Privatbesitz Günter Pasternak (1976): »3. Entwurf der Vorlage des Themenkomplexes ›Tumorimmunologie‹ im FV Geschwulsterkrankungen zur Organisation der Krebs-Immundiagnostik mit Hilfe eines elektrophoretischen Mobilitätstests« (Günter Pasternak, 5.7.1976).

126 Ebd., »Protokoll zum ZIK-Kolloquium ›Immunologisches Tumorprofil‹ [...] sowie zur anschließenden Expertenberatung des Forschungsverbandes Geschwulsterkrankungen« (o. A., 23.6.1976).

127 Im ›Erfüllungsbericht‹ heißt es: »Unser Tumorbesteck ermöglicht, daß alle Arbeitsgruppen in der DDR mit einem einheitlichen, zuverlässigen Material arbeiten, ihre jeweiligen Labormethoden erproben und die Ergebnisse vergleichen können.« Ebd.

Entwürfen der AdW im Herbst 1976 waren zudem die im Erfüllungsbericht vorgegebenen Stichworte »Früherkennung von Krebs« und »Organlokalisation des Tumors wieder aufgegriffen worden.[128]

Wahrscheinlich war die Aufmerksamkeit höchster Stellen der regierenden SED also schon im Frühjahr 1976 auf die tumorimmunologische Forschung gelenkt worden. Kurz nach dem Erfüllungsbericht erschien eine Reihe von wissenschaftlichen Publikationen in der Zeitschrift *DDR-Medizin-Report*, die die Tumorimmunologie in ihrer Maiausgabe zum Schwerpunktthema machte. In ihrer Einschätzung zu deren Forschungsstand und Entwicklung erwähnten Günter Pasternak und Burkhard Micheel hier nun nicht mehr den Krebstest der israelischen Forscherinnen Chloe Tal und Miriam Halperin, sondern nur noch den der britischen Ärzte Ephraim J. Field und E. A. Caspary.[129] Auch die anderen Gruppen konzentrieren sich in der Ausgabe des *DDR-Medizin-Reports* auf den MEM-Test und sein diagnostisches Potential.[130] Der Zeitpunkt hierfür war günstig. Der IX. SED-Parteitag stand unmittelbar bevor. Das Zentralkomitee der Partei, das das Potential eines immunologischen Krebstests erkannt hatte, könnte zu dem Schluss gekommen sein, es zu nutzen, um mit der Direktive ›Wissenschaft und Technik‹ ein Exempel zu statuieren. In seiner Rede auf dem vom 18. bis 22. Mai 1976 in Ost-Berlin stattgefundenen IX. Parteitag nannte deren Generalsekretär Erich Honecker als Ziel die weitere Rationalisierung und Intensivierung der

128 Ebd., »Zur Vorbereitung der Präsidiumssitzung am 12. November 1976, Tagesordnungspunkt 3: Entwicklungsstand des immunologischen Krebstestverfahrens ›Onco-Test‹« (Günter Pasternak, 8.11.1976). Die These, dass der MEM-Test mit den in der DDR produzierten Antigenen sich zur Früherkennung von Tumoren eignen sollte, wurde später wieder verworfen, das heißt aus Texten stillschweigend gestrichen oder sogar ganz geleugnet. Siehe den »Entwurf Presse-Information Laborkomplex zur Tumor-Frühdiagnose auf der LFM [Leipziger Frühjahrsmesse] 78« (Bodo von Broen an Stephan Tanneberger, 12.1.1978). Stephan Tanneberger strich handschriftlich im gesamten Text die Vorsilbe »Früh-«. Privatbesitz Günter Pasternak: *Entwicklung Tumorimmunologie*, SFV MEM-Test 3 (1978). Siehe auch den Brief von Gesundheitsminister Ludwig Mecklinger an Carl-Zeiss-Generaldirektor Wolfgang Biermann vom 30.7.1981: »Von einem Verfahren zur Früherkennung von Tumoren oder Screening wurde von uns nicht gesprochen und gegen derartige Interpretationen Einspruch erhoben.« CZA/WB 651: *SFV Parmoquant*, Parmoquant Entwicklung und Marktarbeit (1977–81).

129 Günter Pasternak, Burkhard Micheel, »Tumorimmunologie: Forschungsstand und Entwicklungen«, *DDR-Medizin-Report* 5/10 (1976), 867-876.

130 Jürgen Irmscher, Martin Müller, Rainer Fischer, Matthias Kotzsch, Heinz Großmann, Gerhard Heidl, »Zur erweiterten Anwendung des Makrophagen-Elektrophorese-Mobilitäts-Tests (MEM-Test) für die immunologische Tumordiagnostik (immunologisches Tumorprofil)«, *DDR-Medizin-Report* 5/10 (1976), 889-897; Hans-Ludwig Jenssen, Heinz Werner, Hansjürgen Köhler, Michael Seyfarth, Heinz Büttner, Wolfgang Schütt, M. Günther, Rita Jenssen, Helmut Friemel, »Ergebnisse und Stand der Entwicklung eines immunologischen Tumortestes für die Praxis auf der Grundlage der Zell-Elektrophorese-Mobilitäts-Methode«, *DDR-Medizin-Report* 5/10 (1976), 876-888.

Produktion.[131] Gleichzeitig lief der nächste Fünfjahrplan an. Nach der Expertentagung im Juni 1976 und der Gründung der Arbeitsgruppe Immunologische Tumordiagnostik im November des Jahres, erfolgte der nächste wichtige Schritt auf der 4. Tagung des Zentralkomitees Anfang Dezember 1976. Gerhard Schürer, Leiter der Staatlichen Plankommission, verkündete, »[w]issenschaftlich-technische Aufgaben [seien] dann gelöst, wenn der volkswirtschaftliche Nutzeffekt in kontinuierlicher Produktion zuverlässig gesichert [sei].«[132] Auf derselben Tagung sprach auch Kurt Hager, in Personalunion Politbüromitglied und verantwortlicher Sekretär der Abteilung Wissenschaft beim ZK der SED. Er stellte das Kombinat Carl Zeiss in Jena als »leuchtendes Beispiel« für eine gelungene Zusammenarbeit zwischen Wissenschaft und Technik (in diesem Fall zwischen der AdW und Carl Zeiss Jena) heraus. Er bezog sich dabei auf die vor kurzem geglückte Herstellung einer Multispektralkamera, die in der sowjetischen Raumfahrt, auf dem Flug der Sojus 22 im September 1976 eingesetzt worden war.[133] Hager forderte Wolfgang Biermann, seit 1975 Generaldirektor von Carl Zeiss Jena auf, »in Abstimmung mit der Abteilung Gesundheitspolitik einen gerätetechnischen Beitrag für die Krebsfrüherkennung in der DDR zu leisten.«[134] Was der DDR-Regierung wie deren führender Partei offenbar vorschwebte, war ein heimischer Exportschlager, das ›Immunlabor‹, bestehend aus einem Gerät zur Messung der Teilchenbewegung und aus einem Antigentestbesteck zur Anwendung mit dem MEM-Test.[135]

131 Stefan Wolle, *Die heile Welt der Diktatur: Alltag und Herrschaft in der DDR 1971–1989.* Bonn: BpB, 1999, 48.

132 »SED: 4. Tagung des ZK 8./9.12.1976,« hg. v. ZK der SED, Berlin: Dietz, 1976, 52.

133 Ebd.: 95f. Siehe auch: BArch DY30/IV B 2/2.024/49: *SAPMO: Büro Kurt Hager*, Informationen über medizinische Forschung (1972–77): »Informationen der AdW zum Experiment ›Raduga‹.« Über die Multispektralkamera ›MKF-6‹ und die Folgen dieser ›Spitzenleistung‹ für die weiteren Anforderungen an die Betriebe in der DDR siehe Katharina Schreiner, *Das Zeiss-Kombinat: Ein fragmentarisches Zeitzeugnis 1975–1989,* Jena: Jenaer Forum für Bildung und Wissenschaft, 1999: 36-39. Schreiner geht davon aus, dass der Weltraumflug der ›MKF-6‹ im Jahr 1976 den Leistungsdruck auf alle DDR-Betriebe erhöhte. Möglicherweise sei auch Wolfgang Biermann nicht zufällig 1975 Generaldirektor vor Carl Zeiss Jena geworden, sondern gerade, um die Realisierung der Multispektralkamera durchzusetzen, so Schreiners Vermutung.

134 Aus einem Brief von Wolfgang Biermann an Kurt Hager, 4.3.1977. CZA/WB 452: *Technische Berichte und Mitteilungen*, Parmoquant: Fertigung und Erprobung II (1977–78).

135 Der Name ›Immunlabor‹ tauchte allerdings erst ab 1978 auf, zuerst in der Werbebroschüre zum Parmoquant. 1979 berichtet Hans-Ludwig Jenssen über eine Reise in die BRD, dass dort am ›Cancerotest Dessau‹ [dem umbenannten früheren ›Onkotest‹] »großes Interesse« bestehe, dass aber »[d]as gekoppelte Angebot ›Immunlabor‹ (PQ und Cancerotest) [...] allgemein als nicht akzeptabel angesehen« werde. CZA/WB 654: *SFV Parmoquant*, Parmoquant Entwicklung und Marktarbeit (1978–83). PQ steht für Parmoquant, das von Carl Zeiss Jena 1978 entwickelte Zytopherometer mit automatischer Messtechnik.

## Das Immunlabor: Parmoquant und Cancerotest Dessau

1976 gab es in der DDR nur ein Gerät, das für die Messung der Teilchenbewegung verwendet wurde: das Zytopherometer der Firma Opton.[136] Die anfängliche Begründung für die Notwendigkeit eines neuen Messgerätes war wenig präzise. In der Diskussion nach der Sitzung des Wissenschaftlichen Beirats des Forschungsverbands Geschwulsterkrankungen am 20. Mai 1976 fasste Günter Pasternak die »[w]esentliche[n] Entwicklungen« in zwei Punkten zusammen:

> a) Entwicklung eines patentierten Gerätes in Rostock, das geeignet ist, den Import von Zellelektrophoresegeräten aus der BRD abzulösen, und b) Herstellung eines ›Onkotest-Bestecks‹ durch MAD Pathol[ogisches] Institut und Serumwerk Dessau. Die Produktion des unter a) genannten Geräts sollte seitens der Leitung des FV und seitens des MfG energisch unterstützt werden.[137]

Auf der Expertenberatung im Juni 1976 wurde lediglich empfohlen, dass die Rostocker Forschungsgruppe »die gerätetechnische Entwicklung [...] forciert [vorantreiben sollte], um zu neuen Messgeräten zu gelangen, die eine automatische Messung nach neuen Prinzipien ermöglichen.«[138] Warum neuartige Messgeräte notwendig sein sollten und worin die »neuen Prinzipien« bestanden, wurde in dem Dokument nicht erklärt. Stattdessen erfolgte diese Schlussfolgerung eher unvermittelt, nachdem festgestellt wurde, dass in der DDR zu diesem Zeitpunkt nur acht Zytopherometer der Firma Opton vorhanden seien, dass also der Ankauf weiterer Geräte notwendig sei. Die Lieferung könne sich bei erhöhtem Bestellaufkommen jedoch verzögern, hieß es.[139] Man wollte also vor allem unabhängig vom Import aus der Bundesrepublik werden.

Vermutlich geht der Wunsch nach einer neuartigen Messtechnik maßgeblich auf zwei Wissenschaftler von der Wilhelm-Pieck-Universität (WPU) Rostock zurück. Hans-Ludwig Jenssen hatte den MEM-Test in dem Artikel von Field und Caspary zuerst entdeckt und ausprobiert,[140] und Wolfgang Schütt, ein Physikerkollege Jenssens,

[136] Die Firma Opton war der Zeiss-Ableger in der Bundesrepublik. Sie hatte ihren Sitz im schwäbischen Oberkochen. Eine Liste der anderen zu dieser Zeit auf dem Markt befindlichen Zytopherometer findet sich in der Habilitationsschrift der Rostocker: Hans Ludwig Jenssen, Hansjürgen Köhler, Heinz Werner, *Zur funktionellen Veränderung der elektrophoretischen Beweglichkeit von Zellen, insbesondere von Lymphozyten und Makrophagen; Untersuchung zur Anwendung des Elektrophorese-Mobilitäts-Tests in der experimentellen und klinischen Forschung*, B-Promotion, Wilhelm-Pieck-Universität Rostock, 1977, 31-32.

[137] ABBAW Buch/B 1338 (1976): »Protokoll der Sitzung des Wissenschaftlichen Beirates des Forschungsverbandes Geschwulsterkrankungen« (20.5.1976).

[138] Privatbesitz Günter Pasternak (1976): »Protokoll zum ZIK-Kolloquium ›Immunologisches Tumorprofil‹« (23.6.1976).

[139] Nach Angaben aus dem Gesundheitsministerium wenige Monate später waren in der DDR 17 Zytopherometer Opton vorhanden. CZA/WB 447: *Entwicklungsberichte*, Parmoquant-Entwicklung I (1977–80): »Festlegungsprotokoll« (Döpel, 1.2.1977).

[140] Persönliche Mitteilung Heinz Werner, 22.4.2013.

scheint sich ebenfalls schon früh um die Weiterentwicklung des Zytopherometers bemüht zu haben.[141] Beide arbeiteten ab dem Sommer 1977 über Honorarverträge direkt mit dem Kombinat Carl Zeiss Jena zusammen, um ein neues Gerät mit automatischer Messtechnik zu entwickeln.[142] Wolfgang Schütt bekam 1978 an der Klinik für Innere Medizin der WPU Rostock ein »Applikationslabor« eingerichtet, in dem er das Gerät »Parmoquant« testete.[143] In seiner gemeinsam mit Heinz Werner und Hansjürgen Köhler verfassten und 1977 eingereichten Habilitation führte Hans-Ludwig Jenssen eine Reihe von Fehlerquellen beim Zytopherometer Opton auf, darunter das Fehlen »einer elektronischen Zeitmesseinrichtung und automatischer Werteregistrierung.« Sie hätten dieses Problem aber durch eine Umrüstung bereits selbst behoben.[144] Als das Hauptproblem bei der Bedienung des Zytopherometers fasste Jenssen am Ende des von ihm verfassten Abschnitts der Habilitationsschrift die subjektiven Fehler der Messperson zusammen, die nicht allein durch die Technik verbessert werden könnten, sondern die vor allem eine Sache des Trainings am Gerät seien.[145]

Auf der 4. Tagung des ZK der SED im Dezember 1976 hatte der Generaldirektor des Kombinats Carl Zeiss Jena, wie bereits erwähnt, von Kurt Hager den Auftrag erhalten, »in Abstimmung mit der Abteilung Gesundheitspolitik einen gerätetechnischen Beitrag für die Krebsfrüherkennung in der DDR zu leisten.«[146] Die Geräteentwicklung wurde seit Anfang 1977 im Forschungszentrum des Carl Zeiss Kombinats unter der Leitung von Hans-Joachim Pohl vorgenommen. In einem ersten Schritt baute man in Jena zunächst die in der DDR bereits vorhandenen Zytopherometer der Firma Opton um und versah sie mit »mikroskopischen Ergänzungseinheiten.«[147] Über die Entwicklungsstufen ELM, ELM 2 und Variante 1 (intern bei Carl Zeiss Jena wurde das Gerät auch als ›Objekt 03‹ bezeichnet) kam man schließlich zu dem Namen ›Parmoquant‹,

141 Er war ebenfalls bei der Expertenberatung am ZIK am 23.6.1976 zugegen. »Protokoll zum ZIK-Kolloquium ›Immunologisches Tumorprofil‹« (23.6.1976). Privatbesitz Günter Pasternak (1976).

142 Ebd.: »Reisebericht über eine Beratung mit der Leitung der WPU Rostock zur Einordnung der Zusammenarbeit« (Hans-Joachim Pohl, 20.7.1977).

143 Zum Applikationslabor siehe CZA/WB 651 (1977–81): »Informationsbericht über die Beratungen in Berlin und Rostock zum Komplex 03 im MfG am 30.6.1978« (Neuhold, CZ, 7.7.1978).

144 Jenssen, »Zur funktionellen Veränderung der elektrophoretischen Beweglichkeit von Zellen, insbesondere von Lymphozyten und Makrophagen; Untersuchung zur Anwendung des Elektrophorese-Mobilitäts-Tests in der experimentellen und klinischen Forschung« (1977), 38.

145 CZA/WB 452 (1977–78): 44-45.

146 Aus einem Brief von Wolfgang Biermann an Kurt Hager, 4.3.1977: Ebd.

147 CZA/WB 651 (1977–81): »Vereinbarung zwischen Carl Zeiss Jena und dem Ministerium für Gesundheitswesen vom 15.7.1977.« Als »vorläufiger Preis« für die »ELM« (»Entwicklung und Lieferung von mikroskopischen Ergänzungseinheiten«) wird hier eine Summe von 3.135.415 DDR-Mark angegeben. Siehe auch den »Bericht zur Entwicklung des Parmoquant im VEB Carl Zeiss Jena« vom 8.10.1979, in: BArch DK 107/36892: *Akademie für Landwirtschaftswissenschaften: Forschungsberichte*, SFV ›Immunologische Tumordiagnostik‹ Abschlußbericht (1979).

der 1978 als Warenzeichen eingetragen wurde.[148] Dem ›Parmoquant 1‹ folgte Anfang 1979 das ›Parmoquant 2‹ und diesem Anfang 1981 das ›Parmoquant 3‹.[149] Der Preis lag bei der Geräteversion ›Parmoquant 2‹ bei 730.000 US-Dollar, beim Nachfolgemodell ›Parmoquant 3‹ vermutlich ähnlich oder höher.[150] Das hätte nach dem damaligen festen Umrechnungskurs von 1:2,5 einer Summe von 1.825.000 Mark (DDR) entsprochen.[151] Der Preis wurde sowohl von potentiellen Kunden in der DDR als auch in der BRD als zu hoch kritisiert.[152]

Die im Herbst 1976 durch den Direktor des Zentralinstituts für Krebsforschung in Berlin-Buch, Stephan Tanneberger ins Leben gerufene Arbeitsgruppe Immunologische Tumordiagnostik hatte unterdessen ihre Arbeit aufgenommen. Im Januar 1977 hatten sich ihre Mitglieder eine Woche lang zu ersten gemeinsamen Laborversuchen in Dresden versammelt. Gemeinsam untersuchten sie mit dem in Dresden vorhandenen Zytopherometer der Firma Opton Blutproben von insgesamt 137 Patientinnen und Patienten, wobei sie als Antigene neben dem humanen enzephalitogenen Protein (HEP) auch zwei weitere Proteine zur allgemeinen Tumorsuche verwendeten, das sogenannte P3, ein Extrakt aus menschlichem Tumorgewebe, sowie PPD (»purified protein derivate,« also gereinigtes Proteinderivat aus Tuberkulin). Als Indikatorpartikel hatten sie neben Meerschweinchenmakrophagen auch bereits tannierte Schaferythrozyten eingesetzt.[153] Der Arbeitssitzung im Januar 1977 folgten eine Reihe von Gutachten und Einschätzungen der einzelnen Gruppen sowie Vorträge und gemeinsame Publikationen.[154]

148 CZA/WB 452 (1977–78): »Mitteilung Objekt 03 – Beantragung des Warenzeichens« (Neuhold, 12.1.1978). Es gab im Sortiment von Carl Zeiss Jena bereits die Geräte ›Epiquant‹ und ›Morphoquant‹.

149 CZA/WB 459: *Technische Berichte und Mitteilungen*, Parmoquant Fertigung und Erprobung IV (1978): »Mitteilung: Weltstandsvergleich Parmoquant 2« (Rolf Unger, 8.12.1978). Siehe zum PQ 3 das »Verkaufsangebot« vom 9.1.1981: CZA/WB 654 (1978–83).

150 Für 730.000 US-Dollar plus 320.000 US-Dollar Lizenzgebühr erwarb die japanische Firma Kureha Anfang 1979 das ›Parmoquant 2‹ bzw. möglicherweise auch ein bereits auf den Stand des ›Parmoquant 3‹ gebrachtes Gerät. CZA/WB 661: *Lizenzen*, Lizenzvergabe an die Firma Kureha (1978–79).

151 Wolfgang Schönpflug, Gerd Lüer, *Psychologie in der Deutschen Demokratischen Republik: Wissenschaft zwischen Ideologie und Pragmatismus. Der XXII. Internationale Kongress für Psychologie 1980 in Leipzig, seine Vorgeschichte und Nachwirkungen*. Wiesbaden: VS, 2009, 191.

152 CZA/WB 655: *SFV Parmoquant*, Parmoquant Entwicklung und Marktarbeit (1977–83): Lothar Jäger an den Fachdirektor Verkauf von Carl Zeiss Jena, Volkholz (10.3.1981): »Wir haben Ihr Angebot gründlich geprüft, wobei wir allerdings davon ausgehen, daß bei dem übermittelten Preis ein Dezimalfehler vorliegt.« Auch in seinem Bericht über eine Reise in die BRD im Frühjahr 1979 berichtete Hans-Ludwig Jenssen von der WPU Rostock, dass dort »[z]ur Geräteentwicklung ›Parmoquant‹ [...] überwiegend kritische Einschätzungen [bestehen], die sich hauptsächlich auf die realisierte Produktivitätssteigerung (synchrone EDV der Meßdaten und rechnergestützte Probenverarbeitung) in Relation zum Preis des Gerätes gründen.« CZA/WB 654 (1978-83).

153 Privatbesitz Günter Pasternak (1977): »Erprobungsergebnisse für das Antigentestbesteck (Institut für Impfstoffe Dessau) zur immunologischen Tumordiagnostik« (9.2.1977)

154 Ebd.; Martin Müller, Helmut Friemel, Günter Pasternak, Rüdiger von Baehr et al., »Immunolo-

Das Carl Zeiss Forschungszentrum arbeitete während dieser Zeit nur mit der Wilhelm-Pieck-Universität Rostock zusammen. Die anderen Mitglieder der Arbeitsgruppe waren nicht in die Geräteentwicklung eingebunden.[155] Auf einer Beratung mit der Leitung der WPU Rostock sprach sich Hans-Joachim Pohl am 16. Juli 1977 für die Geheimhaltung der Arbeit am Parmoquant aus. Fortan sollten alle betreffenden Dokumente als VVS (Vertrauliche Verschlußsache) deklariert und »alle NSW-Reisen und Kontakte unterbunden werden.«[156] Hans-Ludwig Jenssen und Wolfgang Schütt waren von der Reisesperre ausgenommen. Sie sollten als GVS-Kader (Geheime Verschlußsache-Personal) bestätigt werden und über Honorarverträge direkt mit dem Carl Zeiss Kombinat zusammenarbeiten. Die Informationssperre sollte bis November 1977 dauern.[157] Auch Günter Pasternak vom ZIK in Berlin-Buch war von dieser Reisesperre offenbar nicht betroffen, wurde jedoch angewiesen, auf Konferenzen nichts von der Geräteentwicklung in der DDR zu erzählen. Stattdessen sollte er Erkundigungen über den Stand der (M)EM-Forschung in den anderen Ländern einholen. In Reiseberichten waren die sogenannten Reisekader generell dazu angehalten, über persönliche Unterredungen in ihrem zuständigen Ministerium genau Bericht zu erstatten. Der »Kurzbericht an das MfG« von Günter Pasternaks Besuch des 4. Treffens der European Association for Cancer Research (EACR) in Lyon im September 1977 dürfte den Genossen im Gesundheitsministerium nicht gefallen haben. Das amerikanische National Cancer Institute habe kürzlich in England eine Blindstudie an 200 Personen mit dem EM-Test durchführen lassen, der Prozentsatz erkannter Tumore habe aber nur bei 50 Prozent gelegen, so Pasternak in seinem Bericht. »Nach Meinung Prof. Baldwins [des Präsidenten der EACR] und der Mitarbeiter des NCI [sei] der MEM-Test in dieser Art als diagnostischer Test bei Krebs nicht mehr diskutabel.«[158]

gische Tumordiagnostik möglich!«, *Medizin aktuell* 3 (1977), 100-103; Müller, »Immunological tumour profile«, *Cancer Letters* (1977); Martin Müller, Jürgen Irmscher, Rainer Fischer, Helmut Friemel, Hans-Ludwig Jenssen, Hansjürgen Köhler, Heinz Werner, Michael Seyfarth, Bodo von Broen, Günter Pasternak, »Zellelektrophorese-Mobilitätstest in der Geschwulstdiagnostik: Simultan an mehreren Meßgeräten durchgeführte, methodisch orientierte Blindversuche«, *Das Deutsche Gesundheitswesen* 32/23 (1977), 1057-1061.

155 Vgl. dazu den Zwischenbericht von Rüdiger von Baehr (IfID) vom 20.10.1981: BArch DK 107/33288: *Akademie der Landwirtschaftswissenschaften: Forschungsberichte*, Entwicklung von Tumordiagnostika für die Humanmedizin: Der MEM-Test mit Gerät Parmoquant 2, klinische Erprobung, Zwischenbericht (1981): »Parallel zu diesen Arbeiten [mit stabilisierten Schaferythrozyten statt vitalen Makrophagen] und völlig unabhängig vom IfID lief bereits eine auf Erythrozyten ausgerichtete Geräteentwicklung beim VEB Carl Zeiss Jena an.«

156 NSW steht für ›nicht sozialistisches Wirtschaftsgebiet‹.

157 CZA/WB 447 (1977–80): »Reisebericht« (Hans-Joachim Pohl, 20.7.1977).

158 CZA/WB 655 (1977–83): »Sofortbericht zum Besuch des ›Fourth Meeting of the European Association for Cancer Research‹ in Lyon, Frankreich, 12.-18. Sept. 1977« sowie »Kurzbericht an das MfG« (Günter Pasternak, 20.9.1977).

In der DDR lief die Entwicklung des Immunlabors indessen weiter auf Hochtouren. Im September 1977 erhielt das ZIK in Berlin-Buch eine Vorstufe des Parmoquant, die »mikroskopische Ergänzungseinheit« ELM.[159] Auch das IfID wurde im September »erstmals offiziell von der Jenaer Geräteentwicklung informiert.« Im Oktober wurde es dann mit einer und im März 1978 mit zwei weiteren Messeinrichtungen ausgestattet.[160] Vermutlich erhielten auch die Dresdner an der MAD um diese Zeit eine umgebaute Variante des Zytopherometers Opton.

Bevor die Arbeiten mit der neuen Gerätetechnik richtig beginnen konnten, wurden die an der Forschung Beteiligten bereits im Oktober 1977 offiziell für ihre Leistungen geehrt. Als Anerkennung ihrer Arbeit an der »Erforschung tumorassoziierter Antigene« erhielten Rüdiger von Baehr (IfID), Helmut Friemel, Jürgen Irmscher, Hans-Ludwig Jenssen (Universität Rostock) und Martin Müller (MAD) am 8. Oktober 1977 den Nationalpreis II. Klasse für Wissenschaft und Technik im Kollektiv verliehen.[161] Eine Reihe weiterer Wissenschaftlerinnen und Wissenschaftler von der Universität Rostock und der MAD erhielt den Vaterländischen Verdienstorden in Silber, ebenfalls für ihre kollektive Forschung zum »immunologischen Krebstest.«[162]

Im März 1978 wurde das Parmoquant auf der Leipziger Frühjahrsmesse zum ersten Mal dem Publikum vorgeführt.[163] Das Interesse war groß.[164] Der wichtigste Kunde

159 Privatbesitz Günter Pasternak (1977), »Übergabeprotokoll« (21.9.1977).

160 Privatbesitz Günter Pasternak (1978), »Stellungnahme des Bearbeiterkollektivs ›Immunologische Tumordiagnostik‹ des Instituts für Impfstoffe Dessau zum Problem EM-Test und Cancerotest ›Dessau‹« (Rüdiger von Baehr, 17.5.1978).

161 *Neues Deutschland*, 8./9.10.1977.

162 *BZ*, 5.10.1977. Die mit dem Vaterländischen Verdienstorden in Silber Geehrten waren: Rainer Fischer, Heinz Grossmann, Gisela Kath, Hansjürgen Köhler, Helmut Lichner, Hans-Joachim Meyer-Rienecker, Erika Müller, Wolfgang Schütt, Dieter Urbanek und Heinz Werner. Heinz Werner betonte, dass dieser Orden normalerweise nicht für Leistungen in der naturwissenschaftlichen Grundlagenforschung verliehen wurde. Persönliche Mitteilung Heinz Werner, 22.4.2013. Günter Pasternak, der auf der Liste der Preisträger für den Nationalpreis gestanden hatte, hatte vorab Helmut Kraatz, Präsident des Rates für Planung und Koordinierung der medizinischen Forschung beim MfG, gebeten, seinen Namen von der Liste zu streichen, da er nicht wünschte, für einen Krebstest geehrt zu werden, in den er selbst keine Hoffnungen setzte. Persönliche Mitteilung Günter Pasternak, 17.10.2012.

163 Anlässlich der Geräteausstellung wurde eine Broschüre gedruckt, in deutscher und englischer Sprache, die unter anderem Histogramme der Messdaten enthielt (»Parmoquant: Meßmikroskop für die Partikelelektrophorese,« [Jena, 1978]). Eines der Histogramme stamme aber nicht von der Messung mit dem Parmoquant, sondern von der mit dem Zytopherometer der Firma Opton, so Heinz Werner im Gespräch mit der Vfn. am 22.4.2013.

164 Siehe bspw. den Bericht von Rolf Unger über den Besuch des Vertreters der Firma Opton (westdeutscher Ableger von Carl Zeiss) in Jena: CZA/WB 455: *Absatzmöglichkeiten, Werbung, Messen*, Parmoquant Marktarbeit III (1977–78) oder auch die Mitteilungen über die Vorbereitung einer Delegation aus der Sowjetunion angeführt von dem Krebsforscher Garry I. Abelev im Frühjahr 1978: CZA/WB 447 (1977–80).

wurde die japanische Firma Kureha, die nach der Messe in Lizenzverhandlungen mit Carl Zeiss Jena einstieg. Auch in der Presse wurde das neue Gerät gefeiert.[165] Parallel zur Vorstellung des Parmoquant auf der Leipziger Frühjahrsmesse fand vom 12. bis 16. März 1978 in Dresden das Symposium »Modern Trends in Cell Electrophoresis« statt, das von Martin Müller und seinen Kolleginnen und Kollegen von der MAD organisiert worden war. Anwesend war wiederum Ephraim J. Field. Es wurden insgesamt vier Themen besprochen, jeweils gefolgt von einer Diskussion. Die Sektionen behandelten erstens die medizinischen und biologischen Aspekte einer immunologischen Tumordiagnostik; zweitens die EM-Technik; drittens die technische Entwicklung der Zellelektrophorese sowie viertens den EM-Test in der allgemeinen Immunologie und in der Tumorimmunologie. Der Geräteentwickler des Parmoquant, Hans-Joachim Pohl, und der Leiter des Applikationslabors für das Parmoquant an der WPU Rostock, Wolfgang Schütt, stellten auf dem Symposium in der zweiten Sektion die EM-Technik vor, das heißt die Messung nach der Methode von Field und Caspary, aber mit tannierten Schaferythrozyten statt Makrophagen als Indikatorpartikel.[166] Auch hier stieß die in Jena entwickelte automatische Messtechnik auf großes Interesse, vor allem bei den westdeutschen Gästen, die ebenfalls an deren Verbesserung arbeiteten.[167] Es kam bei der Diskussion allerdings auch heraus, dass in der DDR erst wenige Erfahrungen mit dem praktischen Einsatz des Parmoquant vorlagen. Hans-Ludwig Jenssen behauptete zwar, dass die Messung mit tannierten Schaferythrozyten »besonders gut« funktioniert habe. Gleichzeitig musste er aber eingestehen, dass er noch nicht viele Erfahrungen am Parmoquant gesammelt habe. Außerdem sei man bei dem Test mit Makrophagen als Indikatorpartikel im halbautomatischen Verfahren in Rostock auf »gewisse Schwierigkeiten« gestoßen.[168] Hans-Joachim Pohl von Carl Zeiss Jena schloss einen Einsatz von Makrophagen im vollautomatischen Betrieb jedenfalls aus.[169]

165 »Optische Präzisionsgeräte: Carl Zeiss Jena mit 40 neu- und weiterentwickelten Erzeugnissen«, *Neues Deutschland*, 14.3.1978; »Bildung leistungsstarker Kombinate hat sich in der Praxis voll bewährt: Generaldirektoren legten wertvolle Erfahrungen zur Verwirklichung der Parteitagsbeschlüsse dar«, *Neues Deutschland* (26./27.8.1978), 3 und: Wolfgang Schütt, Günter Schöppe, Rolf Unger, »Parmoquant – ein neues automatisiertes Meßmikroskop des VEB Carl Zeiss Jena für Forschung und Routine«, *Jenaer Rundschau* 23/6 (1978), 264-269; diess., »Testergebnisse mit dem elektrophoretischen Meßmikroskop Parmoquant«, *Jenaer Rundschau* 23/6 (1978), 270-273.

166 Martin Müller, Jürgen Irmscher, Christa Kemmer (Hrsg.), *Modern Trends in Cell Electrophoresis: Proceedings of the symposium on Modern Trends in Cell Electrophoresis with particular regard to immunological tumour diagnostic. Medical Academy ›Carl Gustav Carus‹ Dresden, March 12–16, 1978*. Dresden: Carus-Akademie, 1978.

167 Eine vollständige Transkription der Diskussion zur zweiten Sektion findet sich in den Akten des Carl Zeiss Unternehmensarchivs: CZA/WB 455 (1977–78).

168 Ebd., Diskussionsprotokoll Dresdner Symposium 1978.

169 Ebd.

Die Makrophagen waren also noch nicht ganz aus dem Spiel, obwohl die Rostocker Arbeitsgruppe ja schon 1974 den EM-Test gegenüber dem MEM-Test favorisiert hatte. Die in der Diskussion auf dem Dresdner Symposium nur oberflächlich anklingenden Probleme waren indessen viel gravierender. Man musste deshalb im halbautomatischen oder manuellen Verfahren weiterhin mit Makrophagen operieren, weil die tannierten Schaferythrozyten im automatischen Messverfahren nicht auf die eingesetzten Antigene reagierten. Der Geräteentwickler Hans-Joachim Pohl befand die Makrophagen nicht nur als untauglich für den hauptsächlich angestrebten automatischen Betrieb, sondern er beschrieb sie darüber hinaus in überraschender Emotionalität auch als »optisch außerordentlich unangenehm.«[170] In dieser Äußerung wird die Kluft deutlich, die experimentelle Tumorimmunologen von den Geräteentwicklern in der Industrie trennte. Ersteren ging es nach wie vor um ein Verständnis der zellulären Immunität und nicht primär um die praktischen Einsatzmöglichkeiten des MEM-Tests im Gesundheitswesen.

Auch in der Arbeitsgruppe Immunologische Tumordiagnostik regte sich bald Unmut. Nun, da das Parmoquant auf dem Markt war und sich die japanische Firma Kureha für das Gerät interessierte, wuchs der Druck auf die Forschergruppe am ›Cancerotest Dessau‹, das Produkt schnell zur Marktreife zu bringen, denn nach dem Willen der Abteilung Wissenschaft des ZK der SED sollte das Parmoquant ja nur gemeinsam mit den Antigenen als Immunlabor verkauft werden. Während Günter Pasternak in Berlin keinen Hehl aus seiner skeptischen Haltung gegenüber der immunologischen Tumordiagnostik mittels (M)EM-Test mehr machte,[171] kämpften die Gruppen am IfID und an der MAD mit dem widrigen Umstand, dass die automatische Messfunktion des Parmoquant mit den verfügbaren Indikatorpartikeln, den tannierten Schaferythrozyten, und dem von ihnen hergestellten Antigen in Kombination nicht funktionierte. Anfangs habe man das noch als ein »zufälliges Ereignis« betrachtet, nun sei man aber sicher, dass »die Antigene (außer PPD) für eine objektive Meßmethode mit stab[ilisierten] Partikeln unbrauchbar sind«, schrieb diesbezüglich Rüdiger von Baehr in einer Stellungnahme des Bearbeiterkollektivs am IfID.[172] Das war insofern tragisch, als der Originalbeitrag der DDR-Gruppen zum MEM-Test gerade in seiner Erweiterung

170 Ebd.

171 So lautete zumindest der Vorwurf von Rüdiger von Baehr, geäußert sowohl in der »Stellungnahme des Bearbeiterkollektivs« (17.5.1978) als auch in einem Brief an Günter Pasternak vom 21.6.1978: Privatbesitz Günter Pasternak (1978). Auch wussten die übrigen Tumorimmunologen natürlich, dass Pasternak sich im Oktober 1977 von der Liste der Preisträger für den Nationalpreis hatte streichen lassen.

172 Ebd., »Stellungnahme des Bearbeiterkollektivs ›Immunologische Tumordiagnostik‹ des Instituts für Impfstoffe Dessau zum Problem EM-Test und Cancerotest ›Dessau‹« (Rüdiger von Baehr, 17.5.1978).

um eine Lokalisationsdiagnostik hätte bestehen sollen, das heißt in der Möglichkeit, nicht nur das Vorhandensein eines Tumors im Körper zu diagnostizieren, sondern auch dessen genauen Sitz bzw. seine organische Herkunft zu bestimmen.[173] Dazu waren organspezifische Tumorantigene notwendig, von denen im Erfüllungsbericht vom April 1976 ja bereits eine ganze Testserie vorgestellt worden war.[174] Allerdings hatte die tumorimmunologische Arbeitsgruppe an der MAD immer mit dem MEM-Test, also mit Makrophagen gearbeitet. Es lag daher im Bereich des Möglichen, dass das Problem nicht bei den Antigenen, sondern bei den Indikatorpartikeln lag. Laut einem Kurzbericht Günter Pasternaks in Vorbereitung des Besuchs von Hannes Hörnig, Leiter der Abteilung Wissenschaft beim ZK der SED, im April 1978 ließen sich die Probleme beim EM-Test nicht trennen: Es gebe weder geeignete Partikel für das objektive [automatische] Messverfahren noch stehe das ›Cancerotest‹-Besteck bisher in ausreichender Menge und Qualität zur Verfügung, so Pasternaks Einschätzung.[175] Trotz all dieser widrigen Umstände und Unklarheiten, trotz der Streitigkeiten zwischen den Gruppen und trotz der negativen Prognosen zum (M)EM-Test hinsichtlich seiner Einsetzbarkeit als Massenscreening entschloss man sich in den Planungsgremien der DDR, die Forschungsarbeit am (M)EM-Test weiter fortzusetzen. Interessanterweise formulierte es Rüdiger von Baehr, Leiter der immunchemischen Abteilung am IfID, nach Ablauf den Sonderforschungsvorhabens 1981 aber gerade anders herum: Eben *weil* »die obg. Befunde unter Nutzung von Erythrozyten mit dem objektiv messenden Gerät nicht reproduziert werden konnten, [sei das IfID] *deshalb* mit der Leitung eines Sonderforschungsvorhabens beauftragt [worden].«[176]

## Sonderforschungsvorhaben Immunologische Tumordiagnostik und das Ende der (M)EM-Forschung

Am 24. Juli 1978 wurde das Programm des zentralen Sonderforschungsvorhabens Immunologische Tumordiagnostik im Gesundheitsministerium unterzeichnet. Mit diesem Sonderforschungsvorhaben (SFV) wurde eine letzte Anstrengung unternommen, um das geplante Immunlabor und darin speziell den Cancerotest Dessau doch noch zur Produktionsreife zu bringen. Das SFV umfasste zwei Phasen mit je einem Beauf-

[173] Darin bestand das ›Immunologische Tumorprofil‹, das Martin Müller und seine KollegInnen von der MAD 1977 vorgestellt hatten. Müller, »Immunological tumour profile«, *Cancer Letters* (1977).

[174] Privatbesitz Günter Pasternak (1976), »Erfüllungsbericht zur Verpflichtung zum IX. Parteitag« (Martin Müller, Wolfgang Rudolph, 27.4.1976).

[175] Privatbesitz Günter Pasternak (1978). Außerdem heißt es in diesem Kurzbericht, dass der MEM-Test sich wegen der zu hohen Zahl an falsch positiven oder falsch negativen Ergebnissen nicht für ein Massenscreening eigne.

[176] BArch DK 107/33288 (1981), »Zwischenbericht von Rüdiger von Baehr vom 20.10.1981.« Kursivierung der Verfn.

tragten. Für die erste Phase, die bis März 1979 abgeschlossen sein sollte, wurde Rüdiger von Baehr vom IfID ernannt. Für die zweite Phase von Februar bis August 1979 wurde Stephan Tanneberger vom ZIK in die Verantwortung gesetzt. In Phase 1 sollte das Tumortestbesteck Cancerotest Dessau für den Einsatz im Parmoquant optimiert werden, das heißt die Standardisierung der Indikatorpartikel und Tumorantigene bis zur Produktionsreife. In Phase 2 sollte die klinische Erprobung mit Parmoquant und Cancerotest Dessau erfolgen.[177] Intern wurde aber offenbar schon die seit 1971 erfolgte Forschung am MEM-Test in der DDR mit zum Sonderforschungsvorhaben gerechnet, denn nach einem Entwurf zum Abschlussbericht des SFV im Oktober 1979 zählte Rüdiger von Baehr zwei Phasen auf, die bereits im Februar 1977 zum Abschluss kamen: eine Forschungsphase bzw. klinische Vorfeldstudien zum MEM-Test und eine Phase zur Durchführung klinischer Blindstudien.[178]

Während der ersten Phase des nun, 1978, offiziell als SFV bezeichneten Vertrags fanden monatliche Leitungssitzungen in Dessau am IfID statt. Am 8. März 1979 wurde der Lizenzvertrag mit der japanischen Firma Kureha abgeschlossen.[179] Bewegung kam erst ein paar Monate später wieder in die Sache, Ende August 1979. Auf einer Beratung im Gesundheitsministerium wurde vorgeschlagen, neben EM- und MEM-Test künftig auch weitere Methoden intensiver auf ihr diagnostisches Potential hin zu erforschen, namentlich den Lymphozyten-Adhäsions-Inhibitionstest (LAI) und den Enzymtest. Die kollektive Zusammenarbeit aller Gruppen wurde auf dieser Beratung faktisch bereits aufgehoben, indem die Aufteilung der Arbeit an den Methoden auf die einzelnen Gruppen verteilt werden sollte. Rostock war vorgesehen für die weitere Erforschung des EM-Tests, Dresden für den MEM-Test, Berlin-Buch für den LAI-Test und Dessau für den Enzymtest.[180] Außerdem sollten am IfID Permanentzellstämme gezüchtet werden. Denn laut Rüdiger von Baehr und Dieter Urbanek vom IfID war die bis dahin durchgeführte Gewinnung von Tumorantigenen aus menschlichen Tumoren »keine Methode der Zukunft. [...] Um zu standardisierten Präparaten zu kommen, müssen wir Tumorpermanentzellstämme benutzen«, schrieben sie am 3. September 1979 in einem Brief an Erich Fischer von der Abteilung Gesundheitspolitik des ZK der SED. Die »weitere Bearbeitung der Indikatorpartikel für die automatische Zellelektrophorese« sei aber nach wie vor schwierig und »nicht absehbar, wann das Problem gelöst sein wird.« Sie schlossen sich deshalb den

177 CZA/WB 448, *Entwicklungsberichte*, Parmoquant-Entwicklung I (1978): »Programm des *zentralen Sonder*forschungsvorhabens ›Immunologische Tumordiagnostik‹« (Ludwig Mecklinger, stellv. Erler, 24.7.1978).

178 BArch DK 107/36892 (1979), »Abschlußbericht des SFV Immunologische Tumodiagnostik‹1979« (Rüdiger von Baehr, 23.10.1979).

179 CZA/WB 661 (1978–79).

180 CZA/WB 651 (1977–81), »Mitteilung SFV ›Immunologischer Tumortest‹« (Klaus Mütze, 28.8.1979).

Vorschlägen an, die auf der Beratung im Ministerium für Gesundheitswesen schon geäußert worden waren.[181]

Im Abschlussbericht des SFV Immunologische Tumordiagnostik vom 6. Dezember 1979 stand fest, dass die beabsichtigten klinischen Anwendungen des MEM-Tests nicht erreicht wurden. In dem Bericht wurden nur sehr nüchtern die Ergebnisse der jahrelangen Forschungen aufgezählt. Man kam zu dem Ergebnis, dass kein konkretes Ergebnis vorliege, sondern lediglich weiteres Forschungspotential. Die Forschungen sollten in den bereits bestehenden Strukturen, dem Forschungsverband Geschwulsterkrankungen sowie der Hauptforschungsrichtung (HFR) 10 Immunologie, weitergeführt werden.[182] Letzten Endes waren also auch nach Abschluss des SFV noch alle Fragen offen. Die Arbeitsgruppe aus Berlin-Buch schied nun endgültig aus der (M)EM-Forschung aus. Die übrigen Gruppen blieben weiterhin dabei, mussten sich aber Anfang der 1980er-Jahre selbst eingestehen, dass eine Fortsetzung der Forschungen sie keinen Schritt näher an eine bessere Trefferquote heranführen würde. Im Abschlussbericht 1979 war die »Treffsicherheit des Tumornachweises beim Menschen« mit dem MEM-Test und dem allgemeinen Tumorantigen mit 77–84 Prozent angegeben worden. Gewebespezifische Tumorantigene zur Lokalisationsdiagnostik hätten eine Trefferquote von 80–90 Prozent erreicht.[183] Dass diese Treffsicherheit viel zu wenig war, um den Test als Massenscreening zu verwenden, war allen Beteiligten klar. Hinzu kamen die Probleme, die sich aus falschen Diagnosen für die betreffenden Patienten ergeben würden. Bei falsch positiven Ergebnissen gebe es zwar die Möglichkeit anderer diagnostischer Verfahren, um den Betroffenen Klarheit zu verschaffen, die psychische Belastung einer falsch positiven Krebsdiagnose sei jedoch nicht zu unterschätzen, so Günter Pasternak und Bodo von Broen in einer späteren Veröffentlichung zum Stand der Immundiagnostik bei Krebs. Gravierender seien jedoch falsch negative Ergebnisse, die die »Verschleppungszeit« in der Behandlung eines vorhandenen Tumors beträchtlich verlängern könnten.[184]

Nachdem sich die japanische Firma Kureha auf der Leipziger Frühjahrsmesse 1978 für das Gerät interessiert hatte und Lizenzverhandlungen in Gang gekommen waren, brachen nach und nach mehrere Kontroversen zwischen Wolfgang Biermann, Generaldirektor von Carl Zeiss Jena, und Gesundheitsminister Ludwig Mecklinger aus, bei denen es zuletzt, 1981, um die Übernahme der finanziellen Verantwortung für von den

[181] Ebd.

[182] Privatbesitz Günter Pasternak, *Entwicklung Tumorimmunologie*, SFV MEM-Test 4 (1979): »Ergebnisprotokoll der Abschlußverteidigung des mit Datum vom 24.7.1978 vereinbarten Sonderforschungsvorhabens ›Immunologische Tumordiagnostik‹ (Phase 1).«

[183] Ebd., »Ergebnisprotokoll der Abschlußverteidigung des mit Datum vom 24.7.1978 vereinbarten Sonderforschungsvorhabens ›Immunologische Tumordiagnostik‹ (Phase 1).«

[184] Günter Pasternak, Bodo von Broen, »Immundiagnostik des Krebses: Anforderungen und Ergebnisse«, *Archiv für Geschwulstforschung* 50/3 (1980), 230-237.

Japanern monierte Unzulänglichkeiten des gemeinsam mit dem Parmoquant verkauften immunologischen Tumortestbestecks Cancerotest Dessau ging.[185] Schon früher war auch von außerhalb, durch bundesdeutsche Kollegen kritisiert worden, dass das Parmoquant nicht allein, sondern nur in Kombination mit dem Cancerotest Dessau als Immunlabor verkauft wurde.[186] Die Zeissianer wollten und konnten nur die Verantwortung für technische Gerätefehler des Parmoquant übernehmen, nicht aber für die Qualität der Antigene im Tumortestbesteck aus Dessau. Innerhalb der nach 1979 noch verbliebenen tumorimmunologischen Arbeitsgruppe gab es ebenfalls Zweifel an der Einsetzbarkeit des MEM-Tests für die medizinische Diagnostik, die drei Jahre nach Abschluss des Sonderforschungsvorhabens offen ausgesprochen wurden. Auf dem 4. Dessauer Symposium, das vom 6. bis 7. Mai 1982 stattfand, wurde bekanntgegeben, dass die weiteren Forschungen am MEM-Test und am EM-Test endgültig eingestellt werden. Der EM-Test sei eine »wissenschaftliche Sackgasse« gewesen, so die einstimmige Einschätzung der Symposiumsteilnehmer.[187] Rüdiger von Baehr, der vom Ministerium für Gesundheitswesen Beauftragte für die erste Phase des SFV Immunologische Tumordiagnostik, also speziell für die Entwicklung des Tumortestbestecks Cancerotest Dessau, formulierte es sogar noch drastischer. In einer internen Mitteilung des Carl-Zeiss-Betriebes in Jena wurde seine Einschätzung wiedergegeben, der zufolge sich weitere Investitionen in den EM-Test nicht lohnten. »Der EM-Test sei auf dem ›Müllplatz der Wissenschaft‹ gelandet«, so habe sich von Baehr wörtlich geäußert.[188]

## Die Situation der Tumorimmunologie um 1980

Auf dem Internationalen Krebskongress 1980 in Paris reichte der österreichisch-australische Immunologe Gustav J. V. Nossal unter den Teilnehmern ein Blatt herum, das

185 CZA/WB 651 (1977–81), Brief von Wolfgang Biermann an Ludwig Mecklinger (19.5.1981).

186 CZA/WB 654 (1978–83), »Reisebericht über den Studienaufenthalt am Max-Planck-Institut in Martinsried und über den Besuch der EMT-Gruppen in Göttingen, Hannover und Marburg« (Hans-Ludwig Jenssen, 2.4.1979). Darin schrieb er: »Das gekoppelte Angebot ›Immunlabor‹ (PQ und Cancerotest) wird allgemein als ›nicht akzeptabel‹ angesehen.«

187 Ebd., »Mitteilung: Reisebericht III. Symposium Dessau Immunologische Tumordiagnostik« (Weiland, 28.5.1982). Dass es sich eigentlich um das IV. Dessauer Symposium handelte, geht aus dem Abbruchbericht von Rüdiger von Baehr von 1983 hervor: BArch DK 107/34015, *Akademie der Landwirtschaftswissenschaften: Forschungsberichte*, Entwicklung und Erprobung von Biopräparaten für die klinisch-immunologische Tumordiagnostik (Tumorantigene): Abbruchbericht (1983): »Seit 1979 wurden vom IfID in Kooperation mit der KMU Leipzig [...], Bezirkskrankenhaus Karl-Marx-Stadt und dem Klinikum Bad Berka alle weiteren bis dahin entwickelten in vitro Methoden für den Nachweis einer zellvermittelten Immunität gegen Tumorantigene geprüft. Diese Phase endete 1982 mit dem IV. Dessauer Symposium und 10/82 mit dem G4-Bericht zu Adhärenztechniken. Die Ergebnisse des IfID-Kollektivs blieben trotz größter Bemühungen negativ.«

188 CZA/WB 654 (1978–83), »Mitteilung: Stellungnahme zur Promotionsarbeit Seyfarth« (Weiland, 18.5.1982).

auf mindestens einen von ihnen sehr inspirierend wirkte.[189] Nossal, der selbst unter anderem zur zellulären Immunität forschte, hatte darauf in Form einer medizinischen Anamnese eine kurze Zustandsbeschreibung der Zwillingsdisziplinen Transplantations- und Tumorimmunologie im Jahr 1980 entworfen, so wie er sie damals sah. Sie liest sich wie folgt:

> Today we have a somewhat unusual Grand Rounds, because our case presentation, Mr T. I., has a non-identical twin, who also went through a period of ill-health in childhood, but now seems to be pretty fit, and we shall spend some time comparing the two brothers. Mr T. I. is about 25 years old, and at present appears to be in rather a serious state. The chief symptoms are fatigue and confusion, which have followed a period of unusually intense activity. The detailed history reveals that T. I. has never really been free of symptoms, and though his rate of growth was very rapid, especially during his teens, there have been periods of euphoria alternating with depression, and close observers have noted a certain malaise throughout. The laboratory tests have not contributed to the diagnosis, as some appear to suggest robust good health whereas others hint at a terminal state. Mr T. I., whose full name is Tumor Immunology, is thus a diagnostic and prognostic puzzle. Perhaps a look at the case history of his non-identical twin brother will help us. Curiously, his initials are also T. I., the full name being Transplantation Immunology. This twin also experienced a very sick childhood, especially up to the age of 10, but since then has made steady progress and is now in fair health and holding down a useful job. While his problems were much easier to diagnose, treatment was not straightforward and management options continue to require detailed assessment.[190]

Der ungarisch-schwedische Krebsforscher George Klein erinnerte sich, dass er auf der Pariser Konferenz sofort auf diese Geschichte reagiert und seinerseits eine andere Interpretation der Entwicklung der Tumorimmunologie vorgeschlagen habe. In George Kleins Version der Geschichte ist »Herr T. I.« gar kein Patient, sondern einfach ein Jugendlicher, der eine schwere Kindheit hatte, weil der Erwartungsdruck, der von seiner Geburt an auf ihm lastete, enorm groß war. Denn wie der Held im finnischen Nationalepos, der Dichter Väinemöinen, sei »Herr T. I.« nach einer ungewöhnlich langen, genauer gesagt einer jahrzehntelangen Schwangerschaft zur Welt gekommen und daher bereits in der Wiege für alt und weise erachtet worden. George Klein hielt es

[189] George Klein, Eva Klein, »Tumor immunology«, in: *Immunology: The making of a modern science*, hg. v. Richard B. Gallagher et al. London: Academic Press, 1995, 203-221. Nach Nossals eigenen Angaben stellte er die Geschichte zum ersten Mal im November 1979 auf einem Kongress über immunologische Aspekte von experimentellem und klinischem Krebs in Tel Aviv vor. Gustav J. V. Nossal, »The case history of Mr. T. I.: Terminal patient or still curable?«, *Immunology Today* 1/1 (1980): 5-9.

[190] Ebd.

unter diesen Umständen für ganz normal, dass die Tumorimmunologie diesem Erwartungsdruck nicht immer genügen konnte.[191]

Beide Geschichten sagen einiges aus über die internationale Situation der Tumorimmunologie um 1980. Erkennbar ist besonders in Nossals Version eine gewisse Ernüchterung hinsichtlich der weiteren Entwicklung der Immunologie auf den beiden Gebieten, die in den 1950er-Jahren den Anschub für die weltweite Erneuerung der Disziplin gegeben hatten. In dem Artikel in der Zeitschrift *Immunology Today*, in der die Geschichte später abgedruckt wurde, erklärte Nossal seine Bedenken und seine Kritik an der Entwicklung der Tumorimmunologie genauer. Sie resultierten vor allem aus dem Scheitern aller Versuche von Immuntherapien bei Krebserkrankungen, das im Laufe der 1970er-Jahre erkennbar geworden war. Daran zeige sich, laut Nossal, dass man seine Hoffnungen hinsichtlich der Immuntherapie entweder auf Missverständnissen und unklug gewählten Modellen aufgebaut habe oder dass man zu ungeduldig gewesen sei und halbfertige Ideen bereits in der Klinik ausprobiert habe, ohne die Ausreifung der Konzepte innerhalb der experimentellen Forschung abzuwarten.[192]

Verglichen mit der Situation um 1970 war man also aus Nossals Sicht kaum vorwärtsgekommen. Noch immer zeigte sich eine engere Zusammenarbeit zwischen praktischen Medizinern und experimentellen Wissenschaftlern als dringend notwendig. Zumindest nach Nossals Überzeugung war das der einzige Weg zu einer erfolgreichen Immuntherapie in der Zukunft.[193] Auch eine Kritik, die bereits 1969 auf dem Krebskongress in Perugia in der Diskussion nach dem Vortrag von Günter Pasternak angeklungen war,[194] wurde von Nossal 1980 wieder aufgegriffen und zentral platziert: Der Hauptfehler der Tumorimmunologen bestehe darin, dass sie nach wie vor mit spe-

191 Klein, »Tumor immunology«, in: *Immunology* (1995): »In his article, distributed to all Congress participants, Gustav Nossal asks whether Tumour Immunology (Mr TI) is a terminal patient or still curable. Surely, this must be a case of mistaken identities. TI is not a patient at all. He is still a youngster who had a very complicated childhood. He was born like the hero of Kalevala, the Finnish national epos, the great poet Väinemöinen, after an immensely prolonged pregnancy. Väinemöinen was 600 years old at birth. TI was not that old but, like V, he was regarded old and wise already in the cradle. Expectations were therefore enormous. He was pressured, pushed and pulled in all directions. Oscillations of great praise and even greater blame arrested his development. He became like little Oscar in the Tin Drum of Günther Grass. Sometimes he would scream at the top of his shrill voice so that all the windows would break. At other times he would just sit, sullen, sour, and silent. He failed to grow normally.« (203-204).

192 Nossal, »The case history of Mr. T. I.«, *Immunology Today* (1980).

193 Ebd.

194 Günter Pasternak, Luise Pasternak, Burkhard Micheel, »Antigens induced by the Graffi leukemia virus«, in *Immunity and Tolerance in Oncogenesis: Proceedings of the IV. Perugia Quadrennial International Conference of Cancer*, hg. v. Lucio Severi, Robert J. Huebner, Frank M. Burnet (Perugia: Division of Cancer Research, 1970), 221-233, hier 233-235. Donald Metcalf, mit dem auch Gustav Nossal eng zusammenarbeitete, fragte Pasternak in diesem Zusammenhang nach der Ursprünglichkeit der in seinem Labor verwendeten Viren.

zifischen Tumorantigenen arbeiteten, die als Laborartefakte anzusehen seien und dass sie sich nicht stärker auf die Erforschung spontan auftretender Tumore konzentriert hätten, die als solche mehr Eigenschaften mit menschlichen Tumoren teilten als die im Labor herkömmlich verwendeten Tumore. Spontan auftretende Tumore hätten in dem Mäusestamm, in dem sie zuerst aufgetreten seien, in den Experimenten des britischen Medizinforschers Harold B. Hewitt einen sehr niedrigen Grad an Antigenität aufgewiesen, wohingegen die gängigen Tumore, die bereits mehrere Transplantationspassagen auf bestimmten Mäusestämmen hinter sich haben, ihre Antigenität künstlich erhöht hätten.[195] Deshalb scheine es den Tumorimmunologen, die nur mit solchen Tumoren und Mausstämmen arbeiteten, so, als würden Tumore generell eine hohe Antigentität aufweisen. Demnach sei eine Immuntherapie auf der Grundlage dieses Modells von vornherein fehlerhaft und könne nicht gelingen.[196]

Dass die Probleme besonders die Tumorimmunologie, nicht aber die Immunologie in ihrer Gesamtheit betrafen, zeigt die Liste der Nobelpreisträger im Jahr von Nossals Kritik. 1980 ging der Nobelpreis für Physiologie oder Medizin nach langer Zeit wieder einmal an drei Immunologen, und zwar an den in Venezuela geborenen US-Bürger Baruj Benacerraf (1920–2011), den Franzosen Jean Dausset (1916–2009) und den US-Amerikaner George D. Snell (1903–1996). Sie erhielten ihn für ihre Entdeckungen auf dem Gebiet der zellulären Immunität, genauer gesagt zum genetischen Haupthistokompatiblitätskomplex (MHC) bei Säugetieren.[197] George Snell hatte bereits in den 1940er-Jahren den Genlokus bei Mäusen entdeckt, der für die Abstoßung fremden Gewebes verantwortlich ist. Er hatte ihn, in Anlehnung an die Vorarbeiten seines britischen Kollegen Peter Gorer zum ›Antigen II‹ bei der Maus, ›H-2‹ genannt. Jean Dausset folgte mit Beiträgen über das ›human leukocyte antigen‹ (HLA) beim Menschen, das analog zum H-2-Lokus der Maus funktioniert, und Benacerraf machte schließlich die Entdeckung weiterer Gene innerhalb des MHC, die er als ›immune response‹-Gene (ir-Gene) bezeichnete. Benacerrafs Leistung bestand weiterhin darin, dass er den Mechanismus der ir-Gene innerhalb des ›immunologischen Orchesters‹, das heißt des Zusammenspiels der verschiedenen Zellen, die für die Immunreaktion verantwortlich sind, erkannte.[198] Mit dem Nobelpreis für diese drei Forscher war 1980 die Transplantationsimmunologie wieder in den Fokus der öffentlichen Aufmerksamkeit gerückt. An-

195 Nossal, wie Anm. 192. Nossal zitierte hier: Harold B. Hewitt, »The choice of animals tumors for experimental studies of cancer therapy«, *Advances in Cancer Research* 27 (1978), 149-200.

196 Nossal, wie Anm. 192.

197 Die Festrede hielt George Klein. Vgl. Bd. 5 der *Nobel Lectures Physiology or Medicine: 1971–1980*, hg. v. Jan Lindsten. Amsterdam: Elsevier, 1992.

198 Vgl. die einleitende Rede von George Klein: ders., »The Nobel Prize for Physiology or Medicine: Speech 1980«, in: *Nobel Lectures Physiology or Medicine: 1971–1980*, hg. v. Jan Lindsten. Singapore: World Scientific, 1992, 587-591.

gesichts der Erfolge zur Klärung der Funktionsweise der zellulären Immunität mussten sich die Tumorimmunologen einmal mehr fragen, inwiefern ihre eigene Teildisziplin von diesen Entdeckungen profitierte bzw. welche Ergebnisse der transplantationsimmunologischen Grundlagenforschung sie in der klinischen Tumorimmunologie praktisch nutzbar machen konnten.

Im tumorimmunologischen Labor von Günter Pasternak in Berlin-Buch hatte man in der zweiten Hälfte der 1970er-Jahre, parallel zur Mitarbeit am Sonderforschungsvorhaben zum MEM-Test, begonnen, die fötalen Antigene bei Krebs zu erforschen.[199] Die Hypothese, dass die Entwicklung von Krebs im erwachsenen Organismus möglicherweise auf embryonale Zellen zurückgehen könnte, die sich im Laufe der Ontogenese, also der Individualentwicklung des Organismus nicht ausdifferenziert hätten, geht schon ins 19. Jahrhundert zurück. Der Krebsforscher Julius Cohnheim (1839–1884) hatte damals von embryonalen Zell-Resten gesprochen, die möglicherweise für die Ausbildung maligner Krebszellen verantwortlich seien.[200] Die Bedeutung dieser vermuteten Zell-Reste für die Immunitätsforschung hatte Georg Schöne erkannt, seinerzeit Assistent bei Paul Ehrlich. Er habe 1906 beobachtet, dass mit embryonalem Gewebe geimpfte Mäuse die Fähigkeit erlangten, transplantiertes Tumorgewebe abzustoßen, das sonst angewachsen wäre.[201] Der britische Krebsforscher Peter Alexander fasste Cohnheims Hypothese in Bezug auf die biochemischen Eigenschaften der Zellen knapp in dem Satz »oncogeny is blocked ontogeny« zusammen, das heißt, die Tumorentwicklung resultiert direkt aus einer blockierten Individualentwicklung.[202]

Schon Anfang der 1960er-Jahre war es dem sowjetischen Tumorimmunologen Garry Israylevich Abelev (1928–2013)[203] gelungen, bestimmte Antigene als charakteristisch sowohl für Tumorgewebe als auch für embryonales Gewebe zu definieren. Im Normalgewebe erwachsener Tiere (Mäuse und Ratten) kamen diese Antigene dagegen nicht vor.[204] Damit schien Abelev die Hypothese Cohnheims experimentell bestätigt zu haben. Das fötale Protein, das Abelev 1962 aus neugeborenen Mäusen und der Leber tumortragender Mäuse extrahierte, wurde später als Alpha-Fetoprotein (AFP) bezeichnet.[205] Ein anderes fötales Antigen, das zuerst 1965 von zwei US-amerikanischen

[199] Siehe den Abschnitt »Rückkehr zum universalen Tumorantigen?« in diesem Kapitel.

[200] Peter Alexander, »Foetal ›antigens‹ in cancer«, *Nature* 235/5334 (1972), 137-140; 181, hier 137.

[201] Ebd.

[202] Ebd.

[203] Siehe den Nachruf auf Abelev: Natasha Engelhardt, Jean-Pierre Mach, »In memory of Garry Abelev 1928–2013«, *Tumor Biology* 35 (2014), 6169-6173.

[204] Garry I. Abelev, »Study of the antigenic structure of tumors«, *Acta Unio Internationalis Contra Cancrum* 19/1-2 (1963), 80-82.

[205] Die Bezeichnung wurde dem von Abelev und seinen Kollegen extrahierten Antigen erst 1969 auf der IARC-Konferenz in Lyon gegeben. Siehe: Engelhardt, Mach, wie Anm. 203, 6171.

Forschern in bestimmten Tumorarten des Verdauungstrakts festgestellt wurde, war das CEA (carcinoembryonic antigen).[206] In seinem Überblicksartikel über fötale Antigene bei Krebs verwendete Peter Alexander einen Sammelbegriff für all diese Antigene, und zwar »oncofetal antigens«, kurz: OFA.[207] Dadurch wurden AFP und CEA in einen größeren Kontext potentiell vorhandener weiterer fötaler Antigene eingeordnet. Die fötale Antigenforschung bildete einen neuen Trend in der tumorimmunologischen Forschung der 1970er-Jahre, der um 1980 mit der neuen Hybridomtechnik kombiniert wurde.

Günter Pasternak und seine Mitarbeiter beschäftigten sich in den späten 1970er-Jahren mit fötalen Tumorantigenen. Dabei trieb sie, wie erwähnt, die Frage um, ob es neben den bereits bekannten Tumor- bzw. organspezifischen Fötalantigenen noch andere, universale Fötalantigene gebe, die in allen Tumorarten vorkommen.[208] Für eine Methode zur Gewinnung fötaler Antigene aus menschlichen Embryos meldeten die Berlin-Bucher Tumorimmunologen 1977 ein Patent an.[209] Danach verfolgte man die Forschung zu fötalen Antigenen in Berlin-Buch eine Zeitlang nicht mehr so intensiv. Stattdessen wurde Günter Pasternak. Stattdessen wurde Günter Pasternak durch Köhlers und Milsteins Artikel schon 1975 oder 1976 auf die Hybridomtechnik zur Herstellung monoklonaler Antikörper aufmerksam.[210] Er schrieb dazu in seiner ersten »Weltstandsanalyse« zur »Fusion Antikörper-produzierender Zellen« 1978:

> Die schnelle Entwicklung dieses immunologischen Arbeitsgebietes [gemeint ist die Hybridomtechnik] ist daraus ersichtlich, daß bereits auf dem 4. europäischen Immunologie-Meeting in Budapest 1978 5 verschiedene Arbeitsgruppen ein[en] Symposium-Workshop gestalteten, auf dem diese Thematik unter dem Titel ›Immunological Engineering‹ behandelt wurde.[211]

Die binnen zwei oder drei Jahren derartig rasche Verbreitung der Hybridomtechnik lag, nach der Ansicht des Berlin-Bucher Tumorimmunologen Burkhard Micheel, dar-

206 Phil Gold, M. Christine Lejtenyi, Samuel O. Freedman, »Response of lymphocytes from patients with gastrointestinal cancer to the carcinoembryonic antigen of the human digestive system«, *Cancer* 28/1 (1971), 115-120.

207 Alexander, wie Anm. 200, 137.

208 Pasternak, »Fetal antigens in the immunodiagnosis of tumours«, in: *Fetal antigens in the immunodiagnosis of tumours* (1978), 18.

209 Privatbesitz Günter Pasternak (1977): Darin enthalten ist eine Patentschrift vom 6.6.1977 mit dem Titel »Verfahren zur Isolierung einer Antigenpräparation für die Tumordiagnostik«, eingereicht von Günter Pasternak, Bodo von Broen, Jürgen Reinhöfer, Helmar Fiebach, Luise Pasternak, Berhard Schlott, Sybille Albrecht, Günter Gryschek und Eckart Lunow.

210 Siehe dazu den Konferenzband: János Gergely, G. A. Medgyesi, Susan R. Hollán (Hrsg.), *Immunology 1978: Proceedings of the Fourth European Immunology Meeting in Budapest, Hungary, 12–14 April 1978*, Budapest: Akadémiai Kiadó, 1978.

211 Günter Pasternak, »Fusion Antikörper-produzierender Zellen (Weltstandsanalyse)«, *Biochemische Informationen* 5 (1978), 145-149, hier 146.

an, dass sie nie patentiert wurde.[212] Das habe es Forschern auf der ganzen Welt ermöglicht, die Technik in ihren Laboren für ihre jeweiligen Forschungszwecke zu adoptieren. Wichtig war die Patentfrage aber vermutlich vor allem für die osteuropäischen Wissenschaftler, deren Budgets in der Regel und abgesehen von Sonderforschungsvorhaben wie dem MEM-Test, eher klein waren.

Die auf der Pariser Konferenz 1980 von Gustav Nossal aufgeworfene Frage, ob »Mr T. I.«, die Tumorimmunologie, bei guter Gesundheit oder ein im Sterben liegender Patient sei, beantwortete er selbst am Ende seines Vortrags optimistisch. Er glaube, dass die Tumorimmunologie noch geheilt werden könne, und ein Weg dazu sei die Ausnutzung der Hybridomtechnik, um einerseits menschliche Tumorantigene und andererseits die dazugehörigen menschlichen T- und B-Lymphozyten sowie natürliche Killerzellen zu identifizieren. Diese könnten dann in einem zweiten Schritt gezüchtet und in der Immuntherapie verwendet werden.[213]

## Zurück zum Mainstream der immunologischen Forschung: Monoklonale Antikörper in Berlin-Buch

### Mit »Glück und Geduld«: Von der Kunst, den richtigen Zellklon zu finden

Laut der Historikerin Agnes Tandler bildete sich in den 1960er-Jahren nach und nach ein Konsens zwischen Politik und Wissenschaft heraus, der dazu führte, dass die DDR-Wissenschaftler sich in ihrer Forschung nicht mehr an anderen Ländern orientiert, sondern dass sie sich an einen ›autarken Bezugsrahmen‹ angepasst hätten, der nur innerhalb der DDR gültig war.[214] Damit meinte sie konkret, dass ein Großteil des DDR-Forschungspotentials durch die Beschaffung von Geräten, den Eigenbau oder den Tausch von Materialien absorbiert war, wodurch sich die Aufmerksamkeit der Wissenschaftler zwangsläufig stärker nach innen gerichtet habe.[215] Angesichts des hier vorgestellten Beispiels der tumorimmunologischen Forschung muss dieser Befund jedoch hinterfragt werden. Denn hin und wieder kamen doch noch wichtige Forschungsutensilien aus dem Westen in der DDR an, und im Fall der monoklonalen Antikörper waren das sogar solche, die die DDR-Immunologen aus ihrer wissenschaftlichen Stagnation reißen konnten.[216] So erhielten die Berlin-Bucher Immunologen die

212 Persönliche Mitteilung Burkhard Micheel, 5.6.2013.

213 Nossal, wie Anm. 192, 9.

214 Agnes Charlotte Tandler, *Geplante Zukunft: Wissenschaftler und Wissenschaftspolitik in der DDR 1955–1971*. Freiberg: TU Bergakademie, 2000, Einleitung.

215 Ebd.

216 Vgl. die oben bereits zitierte Meinung von Pasternaks Mitarbeiter: Micheel, »Burkhard Micheel«, in: *Wissenschaftler*, wie Anm. 7, 219.

erste monoklonale Zelllinie Ende 1978 von Klaus Rajewski vom Institut für Genetik der Universität Köln. Mit ihr begannen sie, monoklonale Antikörper gegen tumorassoziierte Antigene herzustellen. Außerdem gaben sie die Zelllinie auch an die Sektion Biowissenschaften der KMU Leipzig weiter, wo ebenfalls daran geforscht wurde.[217]

Monoklonale Antikörper sind Antikörper mit einer definierten Spezifität gegen eine einzige Antigenkomponente. Diese, in den Worten der Wissenschaftshistoriker Peter Keating und Alberto Cambrosio, ›exquisite Spezifität‹ (exquisit specificity)[218] der monoklonalen Antikörper erwies sich als besonders geeignet für die biomedizinische Grundlagenforschung sowie für die medizinische Diagnostik.[219] In einer Broschüre von 1983 über die in der Histologie angewandte Methode der Immunperoxidase heißt es beispielsweise, dass es für bestimmte Techniken »wünschenswert« sei, monoklonale Antikörper, die nur gegen ein Epitop (das heißt einen bestimmten Rezeptor) des Antigens gerichtet sind, zu besitzen.[220] Die ansonsten sehr stark auf die histologische Arbeit beschränkte Broschüre enthält auch eine schematische Darstellung der Hybridomtechnik zur Herstellung monoklonaler Antikörper, obwohl diese gar nicht im histologischen Labor durchgeführt wurde, sondern die monoklonalen Antikörper bereits fertig aus anderen Laboren bezogen wurden.[221] Das Schema sollte also keine Arbeitsanweisung darstellen, sondern eher Hintergrundwissen vermitteln. Das spricht für den Neuwert, den die Hybridomtechnik zu dieser Zeit noch besaß.

Wie also funktionierte die Hybridomtechnik und was benötigte ein Labor, um sie verwenden zu können? Der Durchbruch in der Hybridomforschung gelang Cesar Milstein, Georges Köhler und Kollegen 1975 durch die Verschmelzung einer Myelomzelle, das heißt einer stark proliferierenden Krebszelle und einer antikörperbildenden Plasmazelle (B-Lymphozyt). Die so gewonnene hybride Zelle vereinigte in sich die Eigenschaften der Plasmazelle: die Fähigkeit zur Produktion von Antikörpern und der Myelomzelle, das heißt der endlosen Proliferation. Benötigt werden für diese Technik

217 Persönliche Mitteilung Günter Pasternak (unveröffentlichter Text über die Entwicklung der Tumorimmunologie in Berlin-Buch) und BArch DQ 1/10675, *MfG: Medizinische Wissenschaft und Forschung*, Rat für medizinische Wissenschaft beim Minister für Gesundheit (1979–83): Protokoll der Klausurberatung des Rates für medizinische Wissenschaften beim MfG am 21./22.5.1981 in Berlin.

218 Cambrosio, *Exquisite Specificity* (1995).

219 Dass der Zusammenhang zwischen Fakt und Technik jedoch nicht positivistisch zu sehen ist, also als direktes bzw. planbares Hervorgehen des einen aus dem anderen, zeigten Keating und Cambrosio in zwei früheren Aufsätzen bzw. Vorarbeiten zu der oben zitierten Monografie: Alberto Cambrosio, Peter Keating, »A matter of FACS: Constituting novel entities in immunology«, *Medical Anthropology Quarterly* New Series, Bd. 6/4 (1992), 362-384 und Alberto Cambrosio, Peter Keating, »Between fact and technique: The beginnings of hybridoma technolog«, *Journal of the History of Biology* 25/2 (1992), 175-230.

220 Janice A. Bourne, *Handbuch der Immunperoxidase Färbemethoden*. Carpinteria: Dako Corporation, 1983, 9.

221 Ebd., 9-10.

immunisierte Mäuse, denen nach der erfolgten Immunisierung mit dem Antigen, gegen das die gewünschten Antikörper produziert werden sollen und nach einer Inkubationszeit die Milz entnommen wird. Weiterhin braucht man Myelomzellen, die in einer bestimmten Lösung mit den Milzzellen der Maus verschmolzen werden. In drei Stufen erfolgt dann die Auswahl des passenden Zellklons, das heißt der hybriden Plasmazelle, die die gewünschten Antikörper produziert. Die Produktion der Antikörper erfolgt entweder in vitro oder – nach Wiedereinpflanzen der hybriden Zellklone in ein Versuchstier – in vivo.[222] Nach dem raschen Gelingen des ersten Versuchs dieser Zellfusion, den Michael Potter als einen der raren »Eureka-Momente« in der Wissenschaft beschrieben hat,[223] stagnierte die Hybridomforschung eine Zeitlang. Zum einen lag es daran, dass eine der Versuchslinien in dem Cambridger Labor, in dem Milstein und Köhler arbeiteten, mit einer toxischen Substanz verunreinigt war.[224] Zum anderen wurde den Forschern nach dem ersten Erfolg des Funktionierens der Zellfusionen klar, wo die eigentliche Schwierigkeit ihrer neuen Technik lag, nämlich nicht so sehr in der Verschmelzung verschiedener Zellen und auch nicht in der Herstellung antikörperproduzierender hybrider Zellen, sondern in dem Auffinden genau derjenigen Antikörper, die für bestimmte Versuche gebraucht wurden.[225] Denn bei der Injektion eines Antigens in einen Organismus, in diesem Fall den der Versuchsmaus, werden viele unterschiedliche Antikörper produziert, die sich in der Zusammensetzung der V- und C-Regionen des Antikörpermoleküls unterscheiden. Die V-Regionen des Antikörpermoleküls sind die variablen Regionen, die C-Regionen hingegen die konstanten Regionen. Eine Maus könne mit den ihr zur Verfügung stehenden B-Lymphozyten zehn Millionen unterschiedlicher Antikörper herstellen, erinnerte Georges Köhler zu Beginn seiner Dankrede anlässlich der Verleihung des Nobelpreises für Physiologie oder Medizin 1984 sein Publikum. Ungefähr eintausend unterschiedliche Antikörper seien in der Lage, eine einzige Antigendeterminante zu erkennen.[226] Das macht die Dimensionen klar, innerhalb derer der eine Antikörper gefunden werden musste, der als monoklonaler Antikörper verwendet werden sollte. Die damals in Milsteins Labor mit dieser Arbeit betraute Studentin Deborah Wilde verglich die Schwierigkeiten der Aufgabe treffend mit der Suche nach einer Nadel im Heuhaufen.[227]

[222] César Milstein, »From the structure of antibodies to the diversification of the immune response«, in: *Nobel Lectures Physiology or Medicine: 1981–1990*, hg. v. Tore Frängsmyr, Jan Lindsten.Amsterdam: Elsevier, 1984, 244-270, hier 256.

[223] Potter, »Myeloma proteins and antibodies«, in: *Singular Selves* (2001), 38.

[224] Milstein, wie Anm. 222, 258.

[225] Ebd., 257.

[226] Georges Köhler, »Derivation and diversification of monoclonal antibodies«, in: *Nobel Lectures Physiology or Medicine: 1981–1990*, wie Anm. 222, hier 228.

[227] Milstein, wie Anm. 222, 257.

Es gehörten demnach, wie Günter Pasternak in Berlin-Buch es ausdrückte, hauptsächlich »Glück und Geduld« dazu, um »diejenige Hybridzelle [...] zu finden, die einen weitgehend tumorzellspezifischen Antikörper bildet.«[228] Damit ist bereits gesagt, an welcher Art von monoklonalen Antikörpern die Berlin-Bucher Tumorimmunologen für ihre eigene Grundlagenforschung besonders interessiert waren, eben an solchen, die spezifisch bloß mit Tumorantigenen reagierten, die im Normalgewebe nicht vorkamen. Die Arbeit mit den monoklonalen Antikörpern übernahmen hauptsächlich Pasternaks Mitarbeiter Burkhard Micheel und Uwe Karsten. In Bezug auf monoklonale Antikörper gegen die fötalen Antigene bei Krebs arbeiteten sie auch mit sowjetischen Kollegen vom Moskauer Allunionszentrum für Onkologie zusammen.[229]

Wie lösten nun die Berlin-Bucher Immunologen das Problem der Auffindung der gewünschten Antikörperspezifität? Burkhard Micheel beschrieb die Laborarbeit mit den monoklonalen Antikörpern in dem Interview, das ich mit ihm führte, einigermaßen detailliert. Insgesamt sei die Herstellung monoklonaler Antikörper damals sehr zeitaufwändig gewesen. Allein schon die Immunisierung der Versuchsmäuse habe mehrere Monate in Anspruch genommen, da sie drei Monate nach der Erstimmunisierung mit dem Antigen nochmals nachimmunisiert worden seien.[230] Die mit Myelomzellen fusionierten Milzzellen der Mäuse seien dann auf 96er Polysterolplatten ausgesät worden, das heißt auf Kunststoffplatten mit je 96 runden Vertiefungen. In Ermangelung von Zeit und Personal habe man in Berlin-Buch für die Suche nach den gewünschten monospezifischen Antikörpern lediglich zwei Platten verwendet. Man habe also von den Zellhybriden einer Antigensorte nur insgesamt 192 Hybridomzellen ausgewählt und auf die Platten verteilt. Die von diesen Zellen produzierten Antikörper wurden dann mittels eines Radioimmunoassays (RIA) mit dem Antigen auf ihre Spezifität hin getestet, so Micheel.[231] RIAs werden zur quantitativen Messung der in einer Lösung vorhandenen Menge an Antigen-Antikörper-Komplexen verwendet. Diese wird entweder durch die Verdrängung radioaktiv markierten Antigens durch unmarkiertes Antigen im Verhält-

228 Günter Pasternak, Uwe Karsten, Burkhard Micheel, Volker Böttger, Silvia Hering, »Die Anwendung monoklonaler Antikörper in der Krebsforschung«, *Zeitschrift für Klinische Medizin* 40 (1985), 773-777, hier 773. In einer anderen Publikation betonte Pasternak ebenfalls, dass das »schwierigste zu lösende Problem [...] das Auffinden derjenigen Antikörper [sei], die spezifisch mit Krebszellen, jedoch nicht mit normalen Zellen und Geweben reagieren.« In: Günter Pasternak, Burkhard Micheel, Uwe Karsten, »Monoklonale Antikörper – Forschungsreagenzien und diagnostische Marker bei Krebs«, *humanitas* (1985), 13.

229 Ebd. Vgl. auch die gemeinsame Publikation mit zwei Mitarbeitern von Garry I. Abelev: Burkhard Micheel, Helmar Fiebach, Uwe Karsten, Anatoli I. Goussev, Alla K. Jazova, Jürgen Kopp, »Monoclonal antibodies to different epitopes of human alpha-fetoprotein (AFP)«, *European Journal of Cancer and Clinical Oncology* 19/9 (1983), 1239-1246.

230 Persönliche Mitteilung Burkhard Micheel, 5.6.2013.

231 Ebd.

nis zur Gesamtmenge der vorher gebildeten Antigen-Antikörper-Komplexe mit dem markierten Antigen ermittelt.[232] Oder die Radioaktivität des Antigen-Antikörper-Komplexes wird im Gammacounter gemessen, einem Gerät zur Messung der radioaktiven Strahlung, um festzustellen, wie hoch die Konzentration der spezifischen Antikörper in dem Gemisch ist. Letztere Methode wurde in Berlin-Buch verwendet.[233] Für die Messung eines Röhrchens im Gammacounter wurden ungefähr drei Minuten benötigt, erinnerte sich Micheel, das machte bei 96 Proben pro Platte demnach ungefähr eine Arbeitszeit von 198 Minuten, bei zwei Platten waren es 396 Minuten, also knapp sieben Stunden. Auch aus diesem Grund seien nur jeweils zwei Platten verwendet worden, da nicht unbegrenzt Personal zur Verfügung stand.[234] Die Beschaffung der notwendigen Polysterolplatten sei ebenfalls keine Selbstverständlichkeit gewesen, so Micheel. Man habe sie aber schließlich gegen Schnaps als Tauschmittel von einer DDR-Chemiefabrik erhalten, die diese Platten zur Pillenherstellung verwendete.[235]

Micheels Rekapitulation der Herstellung monoklonaler Antikörper in Berlin-Buch zeigt, dass die von Günter Pasternak verwendete Alliteration »Glück und Geduld« lediglich eine wohlklingende Umschreibung für den Mehrbedarf an Personal, Zeit und Labormaterial war, der für die neue Technik aufgewendet werden musste. Die von Agnes Tandler beschriebenen Probleme der DDR-Wissenschaftler in den 1970er-Jahren, der zwangsläufige Fokus auf die eigene Herstellung oder Beschaffung des benötigten Forschungsmaterials, trifft also auch auf die Tumorimmunologen in der DDR zu und das selbst im Fall einer vergleichsweise einfachen, dabei aber sehr wichtigen und vielversprechenden Technik, die keine teuren oder extra dafür zu beschaffenden Geräte erforderte. Dennoch gelang es den Berlin-Bucher Tumorimmunologen, die Hybridomtechnik bei sich einzuführen und sie für ihre Forschung zu verwenden. Darüber hinaus konnten sogar einige der neu produzierten monoklonalen Zelllinien, die für den Nachweis von Darmkrebs bestimmt waren, an ein westdeutsches Pharmaunternehmen verkauft werden.[236]

### Umzug ans Zentralinstitut für Molekularbiologie: Abkehr von der Krebsforschung

Im Zuge der Akademiereform hatten sich am Forschungsstandort Berlin-Buch drei Zentralinstitute herausgebildet, die den biomedizinischen Forschungsschwerpunkten der AdW entsprachen: das Zentralinstitut für Krebsforschung (ZIK), das Zentralinsti-

232 Vgl. zur Geschichte der Radioimmunoassays: Angela N. H. Creager, »Molecular surveillance: A history of radioimmunoassays«, in: *Crafting Immunity: Working histories of clinical immunology*, hg. v. Kenton Kroker, Jennifer Keelan, Pauline M. H. Mazumdar. Aldershot: Ashgate, 2008, 201-230.

233 Persönliche Mitteilung Burkhard Micheel, 5.6.2013.

234 Ebd.

235 Ebd.

236 Persönliche Mitteilung Günter Pasternak, 7.11.2012.

tut für Herz- und Kreislaufforschung (ZIHK) und das Zentralinstitut für Molekularbiologie (ZIM). Die Abteilungen des ZIM wurden 1980 in einem eigens dafür errichteten Neubau untergebracht. Aus diesem Anlass erschien auch eine Informationsbroschüre über dieses Zentralinstitut, die noch vom ersten Direktor, Friedrich Jung herausgegeben wurde.[237] Als Jung Ende 1980 aus dem Amt schied, wurde sein Nachfolger 1981 Wolfgang (eigentlich Karl-Wolfgang) Zschiesche (1933–1996).[238] Zschiesche war ein ehemals am Zentralinstitut für Mikrobiologie und experimentelle Therapie (ZIMET) der AdW in Jena beschäftigter Wissenschaftler. Er wurde 1979 zunächst zum Leiter der Abteilung Immunologie am ZIM in Berlin-Buch berufen, bevor er mit Beginn des Jahres 1981 als Direktor die Amtsgeschäfte des ZIM übernahm. In der Informationsbroschüre von 1980 ist die Arbeit seiner Abteilung folgendermaßen charakterisiert:

> Die Forschungsgrundeinheit befindet sich seit 1980 im Aufbau. Ihre Hauptaufgabe ist die Analyse der Struktur und Funktion von Membranproteinen, die als Rezeptoren im Rahmen zellvermittelnder (!) Immunmechanismen von Bedeutung sind. In diesem Zusammenhang werden auch ausgewählte Differenzierungsantigene von Effektorzellen untersucht. Die Bearbeitung erfolgt unter Einsatz immunologischer und immungenetischer Methoden, z.B. der Lymphozytenhybridomtechnik zur Herstellung monoklonaler Antikörper, Selektion monospezifischer zytotoxischer T-Lymphozytenlinien.[239]

Die parallele Arbeit von zwei Abteilungen für Immunologie in Berlin-Buch, derjenigen von Günter Pasternak am ZIK und der von Wolfgang Zschiesche am ZIM, wäre der immunologischen Grundlagenforschung in der DDR sicher zuträglich gewesen. Jedoch schied Zschiesche bereits 1982 krankheitsbedingt aus seinen Ämtern aus. Als er anderthalb Jahre später, im Frühjahr 1984 vorzeitig emeritiert wurde, wurde Günter Pasternak zu seinem Nachfolger als Direktor des ZIM berufen. Schon seit 1979 war Pasternak neben seinem Abteilungsleiterposten im ZIK auch Leiter des Forschungszentrums für Molekularbiologie und Medizin (FZMM) gewesen, als Nachfolger von Werner Scheler, der dieses Zentrum 1971 aufgebaut hatte. Pasternak holte 1985 die meisten Mitarbeiter seiner eigenen tumorimmunologischen Abteilung vom ZIK mit an das neue Institut.[240]

Vor dem Umzug ans ZIM fertigte Günter Pasternak 1984 noch eine Konzeption zur immunologischen Forschung in der DDR an, in dem er neben einer Perspektiv-

[237] *Zentralinstitut für Molekularbiologie Berlin-Buch*, hg. v. Friedrich Jung. Berlin: ZIM, 1980, enthalten in: ABBAW/1066: *Akademieleitung 1969–1991*, Beratungen der Klasse Medizin (1981).

[238] Heinz Bielka, *Geschichte der biomedizinischen Institute Berlin-Buch*, 2. Aufl. Berlin: Springer, 2002, 96-97. Siehe den deutschsprachigen Wikipedia-Eintrag zu Zschiesche, Stichwort »Karl-Wolfgang Zschiesche« unter: http://de.wikipedia.org/wiki/Karl-Wolfgang_Zschiesche (Version vom 21.5.2014 23:21 von UW).

[239] ABBAW/1066 (1981): Informationsbroschüre ZIM 1980, 14-15.

[240] Bielka, wie Anm. 238, 97.

planung für die nächsten zehn Jahre auch zurückblickte auf die bisherigen Erkenntnisse aus über zwanzig Jahren immunologischer Forschung in der DDR. Dieser Rückblick auf den »nationalen Stand« fiel insgesamt eher bitter aus. Pasternak schrieb, dass »[e]ntscheidende Beiträge, die den Erkenntnisfortschritt bestimmen, [...] in der DDR bisher nicht erzielt« worden seien.[241] Dessen ungeachtet wurde geplant, künftig weiter an insbesondere drei Gebieten der Immunologie zu forschen, der »Immuntechnik« (darunter fiel die Herstellung monoklonaler Antikörper), der »Tumorimmunologie« und der »[i]mmunologische[n] Aspekte von Zelldifferenzierung und -proliferation.«[242]

Aber so weit kam es nicht mehr. Mit dem Umzug ans ZIM und in der anderen wissenschaftlichen Umgebung änderten sich auch die Aufgaben der Arbeitsgruppe. Das von dem DDR-Pharmakombinat Germed finanzierte Projekt Wirkstoffproduktion auf der Grundlage von Säugerzellkulturen, in das das gesamte ZIM eingebunden war, widmete sich der Herstellung von menschlichem Wachstumshormon.[243] Von den Staatsaufträgen »monoklonaler Antikörper 1 und 2« sowie »Interferon«, die in der Konzeption von 1984 aufgeführt worden waren, war für die Tumorimmunologen am ZIM nun nicht mehr die Rede.[244] Stattdessen wurden für das von Germed finanzierte Projekt nun auch Pasternaks Mitarbeiter verpflichtet. Statt weiter schwerpunktmäßig auf dem Gebiet der Tumorimmunologie zu forschen, widmeten sich einige Mitarbeiter in den immunologischen Laboren des ZIM deshalb hauptsächlich der Entwicklung eines monoklonalen Antikörpers gegen menschliches Wachstumshormon, das für den quantitativen Nachweis des Hormons, das heißt für einen Enzymimmunoassay eingesetzt werden sollte, der den bis dahin verwendeten RIA ablösen konnte.[245] Burkhard Micheel skizzierte diese vermeintliche ›Zusammenarbeit‹ mit der Industrie später recht kritisch folgendermaßen:

> Ständig neue Forderungen von Seiten der Industriepartner machten uns klar, daß die Pflichten nur auf unserer Seite liegen sollten. Wir sahen uns beim besten Willen nicht in der Lage, unter den limitierenden DDR-Bedingungen auch die Patentrecherchen, die Marktanalysen und die Großproduktion zu übernehmen. Welche Rolle blieb da für die Industrie?[246]

Auch in Luise und Günter Pasternaks autobiografischen Skizzen interpretierten beide diese neue projektgebundene Forschung am ZIM eher negativ, nämlich als eine Ab-

[241] ABBAW Buch/A 1097: *Medizinische Institute und Einrichtungen 1945–1991: ZIM*, Konzeptionen, Studien, Expertisen, Analysen (1984–89): »Konzeption zur Entwicklung der Immunologie an der AdW« (Günter Pasternak, 11/1984).

[242] Ebd.: »Konzeption zur Entwicklung der Immunologie an der AdW« (Günter Pasternak, 11/1984).

[243] Pasternak, »Luise Pasternak«, in: *Wissenschaftlerinnen* (2002), 88 sowie: Pasternak, »Günter Pasternak«, wie Anm. 7, 106.

[244] ABBAW Buch/A 1097 (1984–89), wie Anm. 241.

[245] Pasternak,«, wie Anm. 243, 88.

[246] Micheel, »Burkhard Micheel«, in: *Wissenschaftler in Berlin-Buch*, wie Anm. 7, 220.

kehr von der Krebsforschung, und verorteten sie im Zusammenhang mit einer ›von oben‹, das heißt von der Akademieleitung verordneten stärkeren Praxisorientierung der immunologischen Grundlagenforschung.[247] Im Rückblick revidierte Günter Pasternak diese Darstellung teilweise, indem er betonte, dass die Forschung zum humanen Wachstumshormon auch Spaß gemacht habe und dass er sie nicht als anwendungsbezogene, sondern ebenfalls als Grundlagenforschung betrachtet habe.[248] Fest steht jedoch, dass sich die Arbeit der tumorimmunologischen Forschungsgruppe mit der neuen institutionellen Einbindung Mitte der 1980er-Jahre von der Tumorimmunologie abwandte und stärker in Richtung der von Pasternak so bezeichneten »Immuntechnik« einschwenkte. Die monoklonalen Antikörper, die sie in diesem Rahmen herstellten, trugen jedoch bis auf einige Ausnahmen nicht mehr zur tumorimmunologischen Forschung bei, weshalb ich an dieser Stelle den Schlusspunkt meiner Analyse setze.

[247] Pasternak, wie Anm. 243, 88. Sie schrieb dazu: »Die Untersuchungen zu den Immunreaktionen bei Krebs wurden Mitte der achtziger Jahre stark eingeschränkt. Von Seiten der Akademie wurde Druck ausgeübt, mehr praxisrelevante Themen zu bearbeiten, besonders mit dem Ziel, ökonomisch verwertbare Ergebnisse zu erhalten. Das humane Wachstumshormon wurde im Zentralinstitut für Molekularbiologie, zu dem der Bereich Immunologie seit 1984 [...] gehörte, zu einem umfassenden Projekt erklärt. Siehe auch: Pasternak, »Günter Pasternak«, in: *Wissenschaftler*, wie Anm. 7: »Als nachteilig erwies sich, daß eine derartig große Gruppe unter den volkswirtschaftlichen Zwängen der DDR praxisrelevante Forschung für die Industrie betreiben mußte. Dadurch war der größte Teil der ursprünglich mit Tumorimmunologie befaßten Wissenschaftler bis zur Wende in das Projekt ›Wirkstoffproduktion auf der Grundlage von Säugerzellkulturen‹ eingebunden [...].« (106).

[248] Persönliche Mitteilung Günter Pasternak, 10.4.2014.

# Tumorimmunologische Forschung im Kalten Krieg: Ein Fazit

Die Herausforderung dieser Arbeit bestand in der notwendigen Verknüpfung unterschiedlicher Bereiche der Geschichtswissenschaft, um die Geschichte der tumorimmunologischen Forschung in der DDR zu erzählen: zunächst natürlich der Wissenschaftsgeschichte, dann der DDR-Forschung und schließlich teilweise auch der Cold War Studies, die durch den von mir vorgeschlagenen Interpretationsrahmen von Wissenschaft in kleinen Staaten berührt wurden.

Die Ausgangsfragestellung zu Beginn des Dissertationsvorhabens hatte eine Ergänzung der bereits vorliegenden Forschungsliteratur zur Immunologiegeschichte um die Geschichte der Tumorimmunologie in der SBZ/DDR zwischen 1948 und 1984 zum Ziel. Dementsprechend wurde die Tumorimmunologie in der DDR in der Arbeit zum einen charakterisiert anhand der Wissenselemente, die zu Beginn, das heißt Ende der 1950er/Anfang der 1960er-Jahre, aus unterschiedlichen Fachgebieten in diese neu entstehende Disziplin einflossen. Zum anderen wurde die Frage, was Tumorimmunologie eigentlich ist und welches Potential die Zeitgenossen in den 1960er und 1970er-Jahren darin sahen, in den Kontext der Entwicklung der tumorimmunologischen Forschung in der DDR gestellt. Daraus ergab sich ein facettenreiches Bild von diesem Wissensgebiet, das biologische und medizinische Zugänge zur Tumorimmunologie sowie verschiedene Syntheseversuche von biologischem und medizinischem Wissen mit dem Ziel einer klinischen Anwendung beinhaltete. Die Geschichte der DDR-Tumorimmunologie ging im Laufe der Arbeit folgerichtig automatisch über eine bloße ideengeschichtliche Rekonstruktion von Konzepten und Methoden hinaus. Die hier rekonstruierten ersten Jahrzehnte der Tumorimmunologie fielen in den Zeitraum des Kalten Krieges, so dass auch die Darstellung der tumorimmunologischen Forschung in der DDR über den engeren staatspolitischen Kontext hinausgehen musste. Dieses abschließende Kapitel soll noch einmal deutlich machen, welche Anknüpfungspunkte die Arbeit über die engere Immunologiegeschichte hinaus bietet.

Bei der Recherche zur immunologischen Forschung in der DDR stellte sich gleich zu Beginn des Forschungsprojekts heraus, dass die wissenschaftliche Entwicklung der Tumorimmunologie, die international erst Ende der 1950er-Jahre einsetzte, in der DDR von Anfang an aufgegriffen wurde. Ebenso konnte sich hier Ende der 1960er-Jahre die Tumorimmunologie auch institutionell etablieren, so dass wir es mit einer besonders günstigen historischen Situation zu tun haben, quasi mit einer abgeschlossenen Geschichte einer wissenschaftlichen Forschungsdisziplin in einem Staat, die am Anfang durch die internationale wissenschaftliche Entwicklung der Tumorimmunologie und am Ende durch den Untergang der DDR begrenzt ist. Die vorliegende Untersuchung endet allerdings bereits im Jahr 1984 und nicht erst mit dem Ende der DDR 1990, weil die tumorimmunologische Forschung in Berlin-Buch in ihrer ursprünglichen Forschungsstruktur sogar schon früher weitgehend zum Erliegen kam.

Trotz dieser für Historiker reizvollen und übersichtlichen Ausgangslage muss betont werden, dass die Geschichte der DDR-Tumorimmunologie keine repräsentative Studie für die Naturwissenschaften in der DDR insgesamt darstellt. Die Tumorimmunologie war vielmehr ein sehr kleines Forschungsgebiet, das zudem mit sehr wenigen Ressourcen auskam. Es war ein kleines Fach in einem kleinen Staat – dennoch gab es ein überraschendes Ergebnis: Dieses Randgebiet der Krebsforschung sollte auf politischen Willen Mitte bis Ende der 1970er-Jahre plötzlich zu einer ›Big Science‹, also zu einer Gerätewissenschaft ausgebaut werden. Die Episode um den MEM-Test und das angestrebte Exportprodukt, das Immunlabor, fiel aus der sonstigen Entwicklung der tumorimmunologischen Grundlagenforschung in der DDR klar heraus und wurde von mir im fünften Kapitel als politisierte Wissenschaft dargestellt.

Diese Ausnahmeerscheinung in der tumorimmunologischen Forschung der DDR brachte mich dazu, über Wissenschaft in kleinen Staaten nachzudenken. Die diesbezügliche Hypothese dieser Arbeit lautet, dass sich sowohl die Wissenschaftler in der DDR als auch die Forschungsplaner direkt oder indirekt der geringen Größe dieses Staates bewusst waren und ihr Handeln darauf abstimmten. Mit den in der Einleitung vorgestellten Essays von Joseph Ben-David und Karl Schmid im Hintergrund soll nun abschließend diskutiert werden, welche Handlungsstrategien die Wissenschaftler einerseits und die staatlichen Planungsstellen andererseits anwandten, um den von Ben-David benannten Risiken kleiner Staaten in Bezug auf die wissenschaftliche Forschung zu entgehen und ob sie darin erfolgreich waren.

Die Ergebnisse der Untersuchung werden im Folgenden chronologisch, entsprechend der in der Arbeit vorgenommenen Periodisierung der Geschichte der Tumorimmunologie in der DDR, präsentiert. Zusätzlich zu den drei Entwicklungsphasen wird hier abschließend noch eine vierte Ebene hinzugefügt, die die Darstellung der Immunologiegeschichte aus der Sicht der DDR-Immunologen zusammenfasst.

Die Periodisierung der allgemeinen Immunologiegeschichte wurde im zweiten Kapitel teilweise neu eingeteilt. Auf der Grundlage der vorliegenden Forschungsliteratur erfolgte eine Unterteilung in vier Phasen, wobei besonders die der ›neuen Immunologie‹ vorausgehende Phase dank einiger aktuellerer Studien als ›Expansion immunologischen Wissens‹ interpretiert werden konnte. Die Entwicklung der tumorimmunologischen Forschung in der DDR wurde in drei Etappen unterteilt. In der ersten Etappe zwischen 1948 und Mitte der 1960er-Jahre wurde die immunologische

Forschung von den Krebsforschern Arnold Graffi und Hans Gummel in Berlin-Buch als ein neuer Forschungstrend erkannt, wurden Experimentalmodelle entwickelt, Versuche aus der Fachliteratur übernommen und unter den eigenen Laborbedingungen durchgeführt sowie der Kontakt zu Immunologen im Ausland hergestellt. Diese erste Etappe ist wegen der vielfachen Forschungsansätze als ›Anfänge der Tumorimmunologie in Berlin-Buch‹ bezeichnet. In der zweiten Etappe erfolgte zwischen Mitte der 1960er und Anfang der 1970er-Jahre eine Spezialisierung auf bestimmte Forschungsfragen innerhalb der Immunologie. Dies war die eigentliche Disziplinbildung der Tumorimmunologie in der DDR, das heißt, es war der Zeitpunkt, an dem die Tumorimmunologie Eingang in die Wissenschaftsplanung der DDR fand und in der Folge am neu gebildeten Zentralinstitut für Krebsforschung in Berlin-Buch eine eigene Abteilung erhielt. Die Tumorimmunologie in der DDR befand sich damit in dieser zweiten Phase ihrer Entwicklung in einem besonderen Spannungsfeld zwischen Erfahrung und Erwartung, das heißt zwischen älteren Konzepten der immunologischen Spezifität und den Erwartungen einer klinischen Anwendung, die sich an die tumorimmunologische Forschung knüpften. Die dritte und für diese Untersuchung letzte Etappe der Tumorimmunologie in der DDR war die Phase zwischen 1970 und 1980. In dieser erfolgte ein Umdenken von humoralen Prozessen zu zellulären Interaktionen in der Immunologie. Während einige Labore in England und den USA den Weg der Tumorimmunologie in die moderne Biomedizin wählten, gingen die Tumorimmunologen in der DDR einen anderen Weg. Sie vertieften die jahrelang an Mäusen durchgeführte Leukämieforschung nicht weiter, sondern setzten stattdessen in einer größeren Arbeitsgruppe auf die Gewinnung organspezifischer Antigene für menschliche Tumore und deren diagnostischen Nachweis. Dieser Weg der DDR-Tumorimmunologie von 1975 bis 1978 stand unter starkem politischem Einfluss. Der bereits erwähnte MEM-Test fällt in diese letzte Phase der tumorimmunologischen Entwicklung in der DDR.

## Phase 1 – Strategien in biologischer Krebsforschung und medizinischer Forschung an der Robert-Rössle-Klinik

Die Analyse von Fachpublikationen der mit immunologischen Methoden arbeitenden Wissenschaftler in Berlin-Buch hat gezeigt, dass die biologische und die medizinische Tumorimmunforschung in Bezug auf die verwendeten Experimentalmodelle in der DDR in der ersten Phase der tumorimmunologischen Forschung bis Ende der 1960er-Jahre getrennte Wege gingen, ungeachtet der benachbarten Lage der Forschungseinrichtungen in Berlin-Buch. Unter der biologischen tumorimmunologischen Forschung fasse ich hier die Arbeit der Wissenschaftler des Bereichs für biologische Krebsforschung unter der Leitung von Arnold Graffi zusammen. Medizinische

Tumorimmunforschung bezieht sich auf die immunologischen Arbeiten der Gruppe von Hans Gummel an der Robert-Rössle-Klinik.

Bei diesen beiden Gruppen waren individuelle Strategien festzustellen, die sich in der anschließenden Phase der Institutionalisierung der Tumorimmunologie als nicht gleichermaßen erfolgreich erwiesen. Die Vorstellungen davon, was Tumorimmunologie sei, gingen also in der biologischen und in der medizinischen Krebsforschung auseinander. Während die biologischen Tumorimmunologen in Berlin-Buch schon Anfang der 1960er-Jahre genetisch identische Mäuse, also Inzuchtmäuse, für ihre Versuche anschafften und weiter züchteten, wichen die Kollegen in der Robert-Rössle-Klinik nicht von ihren Versuchstieren, zumeist heterologen Ratten, ab. Zusätzlich zu den Tierversuchen führten die Mediziner der Robert-Rössle-Klinik bereits in den 1960er-Jahren klinische Studien zur Transplantationsimmunität bei Krebspatienten durch.

Auch die Auswahl der in der Fachliteratur beschriebenen Experimente folgte in beiden Einrichtungen in der ersten Phase der Tumorimmunologie in der DDR unterschiedlichen Kriterien. Günter Pasternak, der in der biologischen Tumorimmunforschung arbeitete, rezipierte hauptsächlich die Autoren, die mit Tumortransplantationen an Inzuchtmäusen experimentierten und die mit diesem Modell eine immunologische Abwehr gegen bestimmte Tumore erreichen konnten. Pasternaks Auswahl der Fachliteratur und dementsprechend auch der Experimente richtete sich nach der damaligen Ausrichtung der tumorimmunologischen Forschung in den USA, Großbritannien und Schweden. Bei Gunter Wittig und Bodo Teichmann in der Robert-Rössle-Klinik standen dagegen eher die serologischen und immunchemischen Experimente, denen in der Literatur besonders gute Ergebnisse bescheinigt wurden, im Vordergrund. Solche Ergebnisse konnten in den der Literatur nachempfundenen Experimenten in der Robert-Rössle-Klinik jedoch nicht erreicht werden.

Wie gezeigt, war die immunologische Forschung in dieser ersten Phase noch nicht in die zentrale Planung eingebunden. Die Forscher konnten also relativ frei entscheiden, mit welchen Methoden und zu welchen Themen sie arbeiten wollten. Sie nutzten diese Freiheit zwar zu einer Verständigung über grundlegende Forschungsmethoden. Diese beruhte jedoch nicht auf einer Zusammenarbeit, sondern auf gegenseitiger fachlicher Abgrenzung ihrer Arbeiten. Eine persönliche Konkurrenz/Abschottung gegenüber den Kollegen ließ sich dabei aber nicht feststellen. Vielmehr einigten sich beispielsweise Günter Pasternak in Berlin und Martin Müller in Dresden auf zwei unterschiedliche Forschungsgebiete, die myeloische Leukämie bzw. den Mammatumor der Maus, um einander keine Konkurrenz zu machen, aber dennoch kollegial forschen zu können.

Interessant ist, dass sowohl Günter Pasternak als auch Bodo Teichmann erst nach dem Mauerbau Kontakte zu Wissenschaftlern außerhalb der DDR, im sogenannten nicht sozialistischen Wirtschaftsgebiet, knüpften. Sie bauten ihre Karrieren also ungeachtet der zunehmenden Isolation der DDR und ungeachtet der wachsenden Bemühungen um eine Ökonomisierung der Forschung auf, woraus man schließen kann, dass die Abschottungspolitik der DDR sie zu diesem Zeitpunkt noch nicht wesentlich in ihrer Karriere behinderte. Was sowohl Pasternak als auch Müller und Teichmann von ihren in etwa gleichaltrigen Forscherkollegen im Westen unterschied, war lediglich die stärkere Betonung des Literaturstudiums, das die sich sowohl in der Forschungsgruppe an der Robert-Rössle-Klinik als auch bei Günter Pasternak in der biologischen Krebsforschung sowie im Interview mit Martin Müller abzeichnete.

Außerdem waren Pasternak und Teichmann als Nachwuchswissenschaftler ohne besonders große Bewegungsfreiheit (die Auslandsaufenthalte blieben auf wenige Wochen bzw. Monate begrenzt und konnten nicht beliebig oft wiederholt werden) sehr stark von ihren Chefs abhängig und damit von den am Institut für Krebsforschung zur Verfügung stehenden Ressourcen, die für alle dort angestellten Mitarbeiterinnen und Mitarbeiter reichen mussten. Da die Immunologie jedoch gerade zu Beginn mit sehr wenig Material auskam, wirkte sich auch dieser Umstand nicht hemmend auf die weitere Entwicklung des Faches aus. Die Inzuchtmäuse zum Aufbau einer eigenen Tierzucht hatte Günter Pasternak noch kurz vor dem Mauerbau besorgt, aber vermutlich wäre es auch danach kein großes Problem gewesen, an die Tiere zu kommen, wenn man bedenkt, dass bis zur Wende sehr viel Material für die Forschung über die West-Ost-Grenze geschmuggelt wurde, wie die Zeitzeugen einhellig berichteten. Die Kleinheit des Staates und die zunehmende Isolation der DDR nach dem Berliner Mauerbau 1961 waren also in dieser Anfangsphase im Fall der immunologischen Forschung in der DDR relativ bedeutungslos.

## Phase 2 – Der Anwendungsbezug

Der Anwendungsbezug der Forschung und seine Hervorhebung in der DDR-Forschungsplanung ab Ende der 1960er-Jahre stellte ein potentiell verbindendes Element für die tumorimmunologischen Forschungsgruppen in Berlin-Buch dar. Es wurde jedoch nicht als solches genutzt. Dabei waren die Möglichkeiten dazu durchaus gegeben, denn der Unterschied zwischen den beiden tumorimmunologischen Forschungsgruppen in Berlin-Buch bestand weniger darin, dass eine von ihnen stärker die immunologische Grundlagenforschung betont und die andere stärker anwendungsbezogen geforscht hätte. Jedoch richtete sich der Anwendungsbezug der biologischen und der medizinischen Krebsforscher auf unterschiedliche Ziele. Bei den medizinischen Forschern lagen diese Ziele auf der Hand, denn hier sollten immunologische Methoden am Krankenbett verwendet werden, in Form von Diagnose, Therapie oder Prophylaxe für Krebserkrankungen. In der biologischen Krebsforschung waren die immunologischen Methoden auf die dort verwendeten Modellorganismen, primär auf Mäuse, bezogen. Jedoch war Arnold Graffi als biologischer Krebsforscher nicht in erster

Linie an der Immunologie und immunologischen Forschungsproblemen interessiert. Die Immunologie interessierte ihn lediglich als Mittel zum Zweck, der für ihn in der Aufklärung des Prinzips der Krebserkrankung bestand. Deshalb verfolgten die ersten immunologischen Versuche der 1962er Serie, die von Günter Pasternak, Arnold Graffi und Karl-Heinz Horn durchgeführt wurden, in Bezug auf die Immunologie zuallererst ein praktisches Ergebnis: Ließ sich die Maus gegen einen bestimmten Tumor immunisieren oder nicht? Die damit verbundene Frage, welche Art der Immunität hier vorlag, wenn eine solche Immunisierung gelang, war für Graffi zweitrangig. Ihm ging es nicht so sehr darum, herauszufinden, ob eher die Antikörper oder die Immunzellen die Träger einer Immunität gegen Tumore sind. Vielmehr wollte er den Nachweis für spezifische Tumorantigene erbringen, das heißt einer den Tumorzellen inhärenten Spezifität, auf die der Organismus der Versuchstiere immunologisch ansprechen könnte. Die Frage zur Charakteristik der Tumorimmunologie in der DDR lautet also eher: Inwiefern änderte sich das Forschungsinteresse in der biologischen Krebsforschung in Berlin-Buch, nachdem sich Günter Pasternak als Leiter einer eigenen Abteilung auf die tumorimmunologische Forschung spezialisiert hatte? War die Tumorimmunologie an diesem Standort fortan stärker auf grundlegende immunologische Fragen gerichtet oder schuf sie Verbindungen zur Klinik?

Ab Anfang der 1970er-Jahre, mit der Institutionalisierung der Tumorimmunologie, wurde ebenso wie in anderen Ländern in der DDR ein starker Bezug der Tumorimmunologie zur Transplantationsimmunologie hergestellt. Damit das gelang, musste die wissenschaftliche Gemeinschaft erkennen, wie die Immunreaktion in beiden Fällen funktionierte. Bereits in den 1960er-Jahren konnte die Transplantationsimmunität durch die Klärung der Bedeutung des Thymus auf die Aktion der Immunzellen zurückgeführt werden; das heißt, die Abstoßung körperfremden Gewebes wurde nachweislich nicht von den Antikörpern, sondern von den Lymphozyten getragen. In der Tumorimmunologie blieb dagegen unklar, welche Tumore immunologische Reaktionen auslösen konnten und wie diese Reaktionen zustande kamen. Dennoch setzten Tumorimmunologen weltweit ab 1970 verstärkt auf neue Methoden zum Nachweis einer zellulären Immunität. Dies bedeutete aber nicht, dass sich aus diesem Grund die Forschungsfragen der Tumorimmunologen in der DDR grundlegend verändert hätten. Sie richteten sich nun lediglich an dem immunologischen Wissen aus, das die internationale Wissenschaftlergemeinschaft generiert hatte. In dieser Beziehung ist sehr aussagekräftig, dass Günter Pasternak 1973 die Transplantationsimmunologie sinngemäß als eine aus der Krebsforschung hervorgegangene Disziplin bezeichnete.[1] Daraus

1 Günter Pasternak, »Histokompatibilitätssysteme«, in: *Transplantations- und Tumorimmunologie*, hg. v. Günter Pasternak, Ulrich Schneeweiß. Jena: Gustav Fischer, 1973, 11-27, hier 13.

schlussfolgere ich: Der Anwendungsbezug der tumorimmunologischen Grundlagenforscher in Berlin-Buch zur biologischen Krebsforschung änderte sich auch nach der Etablierung der Tumorimmunologie als eigene Disziplin nicht wesentlich. Ihr Fokus blieb bis Mitte der 1970er-Jahre relativ eng auf das Krebsvirusproblem beschränkt.

Beide tumorimmunologische Forschungsgruppen in Berlin-Buch, die an der Robert-Rössle-Klinik und die in der biologischen Krebsforschung, forschten also auf ihre Art jeweils recht anwendungsbezogen und widmeten sich daher weniger der experimentellen Nachprüfung der grundlegenden Theorien der Immunologie. Trotzdem avancierte weder der Anwendungsbezug der Forschung an sich noch das gemeinsame Fachgebiet Tumorimmunologie zu einem produktiv verbindenden Element zwischen ihnen. Das bedeutet, in Berlin-Buch entwickelte sich bis zur Mitte der 1970er-Jahre keine einheitliche tumorimmunologische Forschung, auch auf kleinem Raum blieb eine Vielfalt an Forschungsansätzen erhalten. Das Potential des kleinen Staates, das in der räumlichen und auch fachlichen Nähe der Wissenschaftler bestand, wurde also von diesen nicht als Lösung ihrer Forschungssituation im kleinen Staat genutzt. Entgegen dem politischen Willen nach einer stärkeren Zusammenarbeit und einem Ende der Zersplitterung setzte sich auch in der zweiten Entwicklungsphase der Tumorimmunologie in der DDR der Trend zur Spezialisierung auf eigene Forschungsthemen in kleinen Forschungsgruppen durch.

In dieser Phase der Institutionalisierung der Tumorimmunologie in Berlin-Buch ging es darum, wer über die Forschungsthemen entscheiden und entsprechende Planstellen erhalten würde. Insofern behinderten die prekären materiellen Bedingungen in der DDR in dieser Phase eine Zusammenarbeit der Tumorimmunologen im Hinblick auf eine gemeinsame Methodik. Zwar kam die Immunologie auch weiterhin mit relativ wenig Material aus, jedoch ging es neben den Mitarbeiter- bzw. Planstellen auch um den Reisekaderstatus und um eine Einflussnahme auf die Forschungsplanung. Aus diesem Grund wurden also bereits hier politische Kompromisse geschlossen. Unter den Immunologen in der DDR war die Mitgliedschaft in der SED verglichen mit anderen Wissenschaftlerkreisen weit verbreitet. Die Rufe nach einem Ende der Zersplitterung innerhalb der immunologischen Forschungsgruppen der DDR blieben vor diesem Hintergrund bloße Rhetorik; eine Umsetzung war unter den realen Bedingungen nicht praktikabel.

## Phase 3 – Antigene und immunologische Spezifität

Einig waren sich beide tumorimmunologische Forschungsgruppen in Berlin-Buch in der Bedeutung der Spezifität der immunologischen Reaktion bei Krebs. Immunität wurde hier wie dort als eine besonders spezifische biologische Reaktion definiert. In beiden Forschungseinrichtungen tendierten die Wissenschaftler bis zum Ende der 1960er-Jahre eher zu serologischen Versuchen, die eine humorale Immunität, also eine

Antigen-Antikörper-Reaktion im Blutserum nachweisen sollten. Sie gingen implizit oder explizit davon aus, dass Antikörper für die immunologische Reaktion verantwortlich waren. Das Problem bestand in der sehr unterschiedlichen Antigenität der Tumorzellen, das heißt der variierenden Stärke der immunologischen Reaktion, die durch Tumorantigene hervorgerufen wurde.

Eine neue, jedoch tumorimmunologisch unspezifische Lösung für dieses Problem entwickelte der Mikrobiologe Ulrich Schneeweiß gemeinsam mit zwei Kollegen in der Robert-Rössle-Klinik. Lange bevor man in der Lage war, auch schwache immunologische Reaktionen des Körpers gegen einen Tumor für Diagnose und Therapie künstlich zu verstärken, fand Schneeweiß' Arbeitsgruppe in den 1960er-Jahren eine Methode, in der die immunologischen Reaktionen des Organismus gegen die eigenen Tumorzellen durch eine immunologische Reaktion gegen körperfremde Bakterien ersetzt wurden. Die nur in sauerstoffarmem Gewebe zu Stäbchen reifenden Tetanussporen, die für diesen Test verwendet wurden, gewährleisteten in Schneeweiß' Versuch, dass ausschließlich Tumorgewebe nachgewiesen werden konnte. Die gegen diese Bakterien gebildeten Antikörper waren dadurch in der Diagnose gewissermaßen ›stellvertretend spezifisch‹ für die Tumorzellen.

Schneeweiß' mikrobiologischer Krebstest löste jedoch nicht das Problem der Spezifität innerhalb der tumorimmunologischen Forschung, weil er die tumorspezifischen Antigene der Krebszellen für seinen Ansatz außer Acht ließ. Seine mikrobiologische Lösung trug somit nichts zu der Frage bei, welche immunologischen Eigenschaften die Krebszelle aufwies. Diese Frage stand jedoch im Zentrum der tumorimmunologischen Forschung. Debattiert wurde in diesem Zusammenhang weltweit immer wieder über die Modellorganismen, die im Laufe der 1960er-Jahre zum Versuchsstandard der Tumorimmunologen geworden waren und die seit 1962 auch in der biologischen Krebsforschung bei Arnold Graffi verwendet wurden: Inzuchtmäuse und Transplantationstumore. Die Frage war, inwieweit diese Modelle immunologische Prozesse abbilden bzw. nachbilden könnten, die beim Menschen nur in Spontantumoren ablaufen können, also in spontan entstehendem Krebs. Das heißt, waren Transplantationstumore immunologisch überhaupt mit Spontantumoren vergleichbar? Oder waren Transplantationstumore bei Mäusen bloße Laborartefakte und die Ergebnisse aus den Mausversuchen infolgedessen nicht auf den Menschen anwendbar? Zu diesen Zweifeln kam noch hinzu, dass unterschiedliche Tumorarten auch untereinander einen sehr unterschiedlichen Antigenitätsgrad aufweisen. Kritik an diesem Standard-Experimentalmodell wurde in der Robert-Rössle-Klinik schon relativ früh geäußert.[2] In den Pu-

2 Gunter Wittig, »Die Wege der Krebsbehandlung mit besonderer Rücksicht auf den Abwehrmechanismus des Organismus«, *Das Deutsche Gesundheitswesen* 16/13 (1961), 557-5633, hier 560-561.

blikationen aus der experimentellen Tumorimmunforschung bei Arnold Graffi bzw. bei Günter Pasternak wurden solche Zweifel bis zum Anfang der 1970er-Jahre dagegen nicht thematisiert. Erst als die Kritik am Mausmodell international lauter wurde, stellten auch die Tumorimmunologen in der biologischen Krebsforschung auf andere Experimentalmodelle um. Sie begannen damit, Nachweise für eine zelluläre Immunität gegen Tumorzellen in vitro zu entwickeln.

Bereits zuvor war auch in Günter Pasternaks Arbeitsgruppe klar geworden, dass die bis dahin ›tumorspezifisch‹ genannten Tumorantigene gar nicht spezifisch für Tumore an sich waren, sondern, dass sie teilweise auch in normalen Zellen der gleichen Gewebeart vorkamen.[3] Deshalb komme es zukünftig eher darauf an, »sich mit der zweidimensionalen Verteilung verschiedener Antigene an der Membran und der Aufklärung der Nachbarschaft von weiteren Antigenen in verschiedenen Zelltypen [zu] beschäftigen,« schrieb der Immunologe Burkhard Micheel 1973.[4] Zu dieser erweiterten Antigenforschung kam es in der DDR jedoch nicht mehr, da die meisten Tumorimmunologen bald darauf in das Sonderforschungsvorhaben zum Makrophagen-Elektrophorese-Migrations (kurz: MEM)-Test involviert wurden. Dieses setzte auf einen, von einigen DDR-Tumorimmunologen als originär bezeichneten Beitrag der Wissenschaftler zur Herstellung und zum diagnostischen Einsatz von organspezifischen Tumorantigenen, von deren Vorhandensein man damals ausging.[5]

Das Problem der zellulären Spezifität in der Tumorimmunologie konnte in der DDR somit nie ganz gelöst werden. Die zweite Hälfte der 1970er-Jahre waren von dem Versuch geprägt, eine lediglich vermutete zelluläre Spezifität für die Immundiagnostik nutzbar zu machen. Die für einen klinischen Einsatz notwendige Sensibilität und Spezifität konnte der MEM-Test jedoch nie erreichen. Das heißt, dass die falsch positiven und falsch negativen Ergebnisse zu hoch waren. Eine neue Perspektive zur Lösung für das grundlegende Problem der Spezifität bei der Tumorimmunologie brachten erst Ende der 1970er/Anfang der 1980er-Jahre die Hybridomtechnik zur Herstellung monoklonaler Antikörper und die Möglichkeit zur Züchtung menschlicher Krebszellen in der Gewebekultur. Das Ende der DDR beendete jedoch auch die Forschungen mit monoklonalen Zelllinien in Berlin-Buch.

3 Burkhard Micheel, »Antigenstruktur der Zellmembran«, in: *Transplantations- und Tumorimmunologie*, wie Anm. 1, 163-180, hier 178.

4 Ebd.

5 Martin Müller, Helmut Friemel, Günter Pasternak, Rüdiger von Baehr et al., »Immunologische Tumordiagnostik möglich!«, *Medizin aktuell* 3 (1977), 100-103 und Martin Müller, Jürgen Irmscher, Rainer Fischer, Gerhard Heidl, Heinz Grossmann, »Immunological tumour profile: Organ-specific carcinoma diagnosis in patients employing the macrophage electrophoretic mobility test«, *Cancer Letters* 2/3 (1977), 139-145.

Das Sonderforschungsvorhaben rund um den MEM-Test war ein Versuch, die wissenschaftliche Gemeinschaft der Immunologen unter staatlichem Druck zu einer Zusammenarbeit an einem bestimmten Forschungsthema zu bringen. Das Problem dabei bestand weder in der forcierten Zusammenarbeit an sich, da sich die Immunologen untereinander gut kannten und sich gegenseitig – auch ohne staatlichen Einfluss – über ihre Forschung informierten, noch im Forschungsthema, das zu dieser Zeit fast alle von ihnen beschäftigte, da es um den Nachweis organspezifischer Antigene bei Tumoren ging. Das Problem bestand in dem ökonomischen Druck, der mit dem Sonderforschungsvorhaben verbunden war, sowie in einem Informationsgefälle innerhalb der DDR-Immunologengemeinschaft. Diejenigen, die wie Günter Pasternak ins nicht sozialistische Ausland reisen durften, brachten von dort schon 1977 eine eher negative Meinung anderer Experten über die Zukunftschancen des MEM-Tests mit und verließen sich auf diese. Wer hingegen nicht reisen durfte, hörte nur das Urteil der häufig bei Kongressen in der DDR anwesenden englischen Veteranen des MEM-Tests, namentlich Ephraim J. Fields, der auch 1978 noch von den Möglichkeiten der von ihm entwickelten Nachweistechnik für Tumore beim Menschen überzeugt war.

Was nicht zusammenpasste und eine Irritation verursachte, waren also zwei Lösungsmöglichkeiten für das Kleinstaatsproblem: Während Günter Pasternak und andere durch Auslandsreisen einer intellektuellen Abschottung entgegenwirkten, versuchte das Zentralkomitee der SED – in diesem Fall temporär und punktuell – in ein funktionierendes System des wissenschaftlichen Austauschs mit dem Westen einzugreifen und durch zusätzliche Geheimhaltungstaktiken einzusetzen. Die erwiesen sich bei Günter Pasternak als kontraproduktiv ebenso wie das Festhalten an der Hypothese von den organspezifischen Antigenen, die von den Immunologen selbst schon nach kurzer Zeit revidiert werden musste. Das Immunlabor hätte sogar noch gerettet werden können, wenn man nur das von Carl Zeiss Jena entwickelte Messgerät Parmoquant ohne die dazugehörigen Antigene verkauft hätte. Hier erwies sich eine sture Wirtschaftspolitik als schädlich sowohl für den Industriepartner (Carl Zeiss Jena) als auch für die medizinisch-biologischen Forschungsgruppen.

Aus diesem Beispiel lässt sich ersehen, dass die Politiker der SED sich der Kleinstaatlichkeit der DDR nicht in dem Maße bewusst waren, wie es für die Forschung von Nutzen gewesen wäre. Ein politisch-ökonomischer Größenwahn kam gerade dann zum Durchbruch, als die DDR schon ihrem wirtschaftlichen Niedergang entgegenging. Der von Joseph Ben-David vorgeschlagenen Lösung für das Dilemma von Wissenschaft in kleinen Staaten kamen die DDR-Immunologen nach. Bereits seit den 1960er-Jahren hatten sie sich selbst Kontakte in den Westen erkämpft, um an das Material zu kommen, das sie für ihre Forschung brauchten. Sie bemühten sich um den begehrten Reisekaderstatus, um an Konferenzen im nicht sozialistischen Ausland teilnehmen zu können etc. Die Wissenschaftler zeigten sich somit als wesentlich konsequenter und problem- wie auch lösungsorientierter als die Staatsführung mit wechselnden Maximen und ihrer »uneingestandenen Sehnsucht nach Größe«, wie sich in Anlehnung an Karl Schmid sagen lässt.

## Historiografische Besonderheiten – Immunologiegeschichte aus der Perspektive der DDR-Immunologen

Gab es eine DDR-spezifische oder gar eine sozialistische Immunologie? Diese Frage muss eindeutig verneint werden. Die historiografischen Besonderheiten, die in Bezug auf die Darstellung der Immunologiegeschichte festgestellt wurden, waren nicht ideologischer Natur, sondern erklären sich aus den Forschungsbedingungen in der kleinen DDR sowie aus der entsprechenden Perspektive, die die DDR-Immunologen einnahmen.

War die Forderung der SED nach einer Produktionssteigerung, die sich seit den 1960er-Jahren auch auf die Wissenschaft erstreckte, in der Regel nicht von Erfolg gekrönt, so wollten die Wissenschaftler in ihrem Fach nicht als Marionetten einer teilweise recht planlosen Planwirtschaft auftreten. Sie wollten ihr Forschungsgebiet aktiv selbst gestalten. Und sie verlangten danach, als Teil einer internationalen Gemeinschaft von Wissenschaftlern aus Ost und West wahrgenommen zu werden. Diese Motive kommen in den historischen Abrissen, die die DDR-Immunologen zu unterschiedlichen Zeiten und aus verschiedenem Anlass von ihrem Fach gaben, klar zum Ausdruck. In diesem Abschnitt sollen die Ergebnisse meines Vergleichs zwischen den Überblicken zur Geschichte der Immunologie sowie den autobiografischen Darstellungen westlicher Immunologen mit denen der DDR-Kollegen zusammengefasst werden. Es zeigte im Ergebnis, dass es trotz starker Anlehnung an die immunologischen Narrative westlicher Immunologen in den entsprechenden Texten der DDR-Immunologen auch Besonderheiten gab.

Die Auseinandersetzung mit der Geschichte ihres Faches setzte bei den DDR-Immunologen Ende der 1960er-Jahre ein und trug von Anfang an DDR-spezifische Züge. Das erste populärwissenschaftliche Buch zur Immunologie, das in der DDR erschien, trug den Titel *Vom Kampf in unserem Körper*. Sein Autor war der Leipziger Biologe und Immunologe Herwart Ambrosius. In seiner Darstellung für einen nicht fachbezogenen Leserkreis rückte er den Nutzen, den die Bevölkerung der DDR von der Immunologie hatte, in den Vordergrund. So betonte er, wie sinnvoll die Impfpflicht in der DDR sei und verwies auf die Vorteile seiner eigenen Versuchstiere, niederer Wirbeltiere, die er selbst im Leipziger Umland gefangen hatte, für die Beobachtung immunologischer Prozesse bei Transplantationen.[6] Im Frühjahr 2013 bestätigte Herwart Ambrosius im

6 Herwart Ambrosius, *Vom Kampf in unseren Körpern* [Wir und die Natur]. Leipzig: Urania, 1969.

Interview den Optimismus, den sein Buch bei den Lesern damals verbreitete. Er fand rückblickend auch, dass die DDR-Immunologen bis in die 1970er-Jahre hinein im internationalen Vergleich »richtig gut« gewesen seien.[7]

Bei Günter Pasternak hingegen kamen schon 1969 erste Zweifel an den Möglichkeiten der Immunologie in der DDR auf, wie er 2012 im Interview sagte.[8] Diese Zweifel stehen im Kontrast zu seiner positiven Darstellung der tumorimmunologischen Forschung in der DDR, die in dem Bericht von seiner Forschungsreise in die USA und nach Großbritannien Anfang 1969 vorherrschte. Pasternaks Schilderung im unmittelbar nach seiner Rückkehr verfassten Reisebericht war – sicher auch aus strategischen Überlegungen – von Optimismus in Bezug auf den Stand und die weitere Entwicklung der tumorimmunologischen Forschung in der DDR wie im internationalen Vergleich geprägt. In der späteren Aussage erinnerte sich Pasternak jedoch eher an ein Gefühl der Resignation, das ihn beim Vergleich der US-amerikanischen und britischen Forschungsgruppen mit seiner Arbeitsgruppe in Berlin-Buch ergriff. Dieses Gefühl habe sich bei ihm – der retrospektiven Darstellung zufolge – bereits direkt nach seiner Rückkehr aus den USA 1969 eingestellt. Die Resignation sei vor allem auf seine Einsicht in die geringen finanziellen Möglichkeiten der DDR zurückzuführen gewesen, so Pasternak.[9]

Der auffällige Unterschied zwischen Pasternaks nur privat geäußerter negativer Einschätzung ob der eigenen Möglichkeiten zu seinem im Reisebericht offiziell vorgetragenen sowie mit Ambrosius' 1969 zum Ausdruck gebrachten Optimismus hat seinen Grund möglicherweise auch in einem Informationsgefälle, das die wissenschaftliche Gemeinschaft der DDR-Immunologen kennzeichnete. Ambrosius selbst reiste, eigenen Angaben zufolge, zum ersten Mal Anfang der 1970er-Jahre ins nicht sozialistische Ausland.[10] Wichtiger als solche Unterschiede von Mann zu Mann ist aber eine Gemeinsamkeit, die Pasternak und Ambrosius Ende der 1960er-Jahre erfüllte: Beide hielten es in der Institutionalisierungsphase ihres Faches für ratsam, den Stand der immunologischen Forschung in der DDR offiziell positiv darzustellen.

Das änderte sich erst Mitte der 1970er-Jahre mit dem Sonderforschungsvorhaben zur immunologischen Tumordiagnostik, bei der in mehreren tumorimmunologischen

7 Persönliche Mitteilung Herwart Ambrosius, 15.3.2013.
8 Persönliche Mitteilung Günter Pasternak, 17.10.2012.
9 Ebd.
10 Persönliche Mitteilung Herwart Ambrosius, 15.3.2013. Seinen Angaben zufolge ging seine erste Auslandsreise 1970 oder 1971 nach Paris. Ein Reisebericht von Ambrosius und Günter Pasternak über ihren gemeinsamen Besuch beim Ersten Internationalen Kongress für Immunologie im August 1971 in Washington, D. C. liegt vor: BArch DQ 1/3442: *MfGe 1950–1990, Besuch wissenschaftlicher Veranstaltungen im Ausland*, Veranstaltungen im sozialistischen und kapitalistischen Ausland – Berichte und Planungen (1971).

Arbeitsgruppen der DDR auch offene Kritik an den Zwängen der Forschungsplanung geäußert wurde. Die Immunologie war nunmehr eine etablierte Wissenschaft in der DDR, so dass sich deren Vertreter teilweise auch Kritik leisteten. Dieses zunehmende Selbstbewusstsein im Auftreten in der DDR ging möglicherweise mit einem im Verlauf der 1970er und 1980er-Jahre abnehmenden Selbstbewusstsein gegenüber der internationalen Immunologengemeinschaft einher. Zumindest ließe sich das aus Günter Pasternaks Texten zur Geschichte der Tumorimmunologie herauslesen. Sie enthalten auch autobiografische Bezüge, zum Beispiel ein 1979 vor dem Plenum der Akademie der Wissenschaften der DDR gehaltener und veröffentlichter Vortrag.[11] Aus dem im dritten Kapitel der vorliegenden Untersuchung unternommenen Vergleich dieses Textes mit biografischen Skizzen westlicher Immunologen ergab sich, dass Günter Pasternak als DDR-Wissenschaftler das im Westen vorherrschende Motiv des wissenschaftlichen Standortwechsels während seiner Ausbildung nicht anwandte. Stattdessen rückte er die wissenschaftliche Forschungsliteratur, die zu der Herausbildung seines Forschungsinteresses beigetragen habe, in den Vordergrund. An anderen Stellen griff Pasternak aber vollkommen auf Darstellungen westlicher Kollegen zur Geschichte der Tumorimmunologie zurück. So reproduzierte er 1979 die drei Entwicklungsphasen, die der US-amerikanische Immunologe Richmond Prehn auf dem von Pasternak besuchten Washingtoner Immunologiekongress 1971 als eine »optimistische,« eine »pessimistische« und schließlich die »reale« Phase der Tumorimmunologie bezeichnet hatte.[12] Das heißt, für den Überblick zur allgemeinen Geschichte der Tumorimmunologie nahm Pasternak eine andere Perspektive ein als für die Darstellung der eigenen Forschung, wo er seine Erfahrungen sprechen ließ. Das ist nicht weiter verwunderlich; es könnte aber vielleicht auch ein Indiz dafür sein, dass er sich einen allgemeinen Überblick über die großen Entwicklungslinien seines Faches als Vertreter des kleinen Staates DDR nicht zutraute.

Eine weitere Erkenntnis aus dem synchronen und diachronen Vergleich von Abrissen der Immunologiegeschichte durch DDR-Wissenschaftler war, dass diesen kurzen Darstellungen der Entwicklung des Fachgebiets häufig strategische Absichten zugrunde lagen. So konnte am Beispiel von Ulrich Schneeweiß gezeigt werden, dass er für seine Aufnahme in die Leopoldina Mitte der 1980er-Jahre seinen mikrobiologischen Krebstest aus der in der ersten Hälfte des 20. Jahrhunderts erfolgreich eingesetzten Wassermannreaktion zur Syphilisdiagnostik herleitete. Durch den direkten Bezug zu August von Wassermann deklarierte Schneeweiß seinen Krebstest, den er auch als

11 Günter Pasternak, *Immunsystem und Krebserkrankung* [Sitzungsberichte der Akademie der Wissenschaften der DDR]. Berlin: Akademieverlag, 1979.

12 BArch DQ 1/3442, *MfGe 1950–1990: Besuch wissenschaftlicher Veranstaltungen im Ausland*, Veranstaltungen im sozialistischen und kapitalistischen Ausland – Berichte und Planungen 1971.

»Krebs-Wassermann« bezeichnete,[13] als einen absolut spezifischen immunologischen Test. Bodo Teichmann von der Robert-Rössle-Klinik führte sogar ausschließlich strategische Argumente an, als er das Thema Immunbiologie 1969 für eine »problemgebundene Klasse« an der DAW/AdW vorschlug. So wies er darauf hin, dass die Immunologie ein potentielles Nobelpreisgebiet sei, betonte die praktischen Erfolge der Transplantationsforschung im Fall der ersten gelungenen Mensch-zu-Mensch Herztransplantation 1967 in Südafrika und stellte die Immunologie überdies in eine Reihe mit anderen »Systemwissenschaften« wie der Kybernetik und der Wissenschaftstheorie.[14] In Teichmanns Fall kann man zwar nicht von einem geschichtlichen Abriss der Immunologie im Eigentlichen sprechen, seine Argumente waren aber durchaus als Meilensteine der Immunologiegeschichte gemeint, namentlich der Verweis auf frühere in der Immunforschung vergebene Nobelpreise und die erste erfolgreiche Herztransplantation.

In den von mir untersuchten Beispielen kamen die DDR-Immunologen nicht umhin, ihre Forschung dem internationalen Stand der Immunforschung zuzuordnen, sich also mit der Entwicklung der Forschung auf ihrem Gebiet in anderen Ländern zu vergleichen. Es zeigte sich, dass die Bedeutung westlicher Forschungsliteratur und kürzerer oder längerer Aufenthalte im nicht sozialistischen Ausland für DDR-Wissenschaftler sehr groß war. Bezüge zur immunologischen Forschung besonders im angelsächsischen Sprachraum dominierten die Darstellungen der Immunologieentwicklung von DDR-Immunologen. Dennoch waren ihre historischen Abrisse keine bloßen Kopien westlicher Darstellungen, sie setzten eigene Schwerpunkte, die ihrer Forschung und den von ihnen erprobten Methoden entsprachen. Dennoch scheint das für den Beginn ihrer Tätigkeit nachgewiesene Selbstbewusstsein als DDR-Immunologen innerhalb bzw. gegenüber der internationalen wissenschaftlichen Immunologengemeinschaft im Verlauf der 1970er und 1980er-Jahre abgenommen zu haben. Die Gründe dafür liegen einerseits in der wachsenden politischen Einmischung in ihre Tätigkeit als Forscher und andererseits in einem zunehmenden Ressourcenmangel, der eine systematische Forschung nahezu untergrub. Dies haben sie wohl oftmals unausgesprochen als Geringschätzung ihrer Leistung und Persönlichkeit angesehen.

13 Ulrich Schneeweiß, »Immunbiologische und Abwehrreaktionen beim Krebs«, *Das Deutsche Gesundheitswesen* 21/25 (1966), 1153-1157, hier 1154.

14 ABBAW/1007, *Akademieleitung 1969–1991*, Schriftverkehr Akademieleitung (1969–71): Brief von Werner Hartke an Hermann Klare vom 10.2.1969 über den Vorschlag von Bodo Teichmann.

# Nachwort

Die vorliegende Arbeit entstand zwischen Sommer 2011 und Frühjahr 2015 als Teil des Forschungsvorhabens zur Geschichte der biologisch-medizinischen Forschungsinstitute in Berlin-Buch. Diese Projektkooperation war 2009 zwischen dem Max-Delbrück-Centrum für Molekulare Medizin (MDC) in Berlin-Buch und dem Max-Planck-Institut für Wissenschaftsgeschichte (MPIWG) in Berlin-Dahlem vereinbart worden. Im Frühjahr 2011 nahm Bernd Gausemeier die Arbeit als Projektleiter auf, dem an dieser Stelle mein Dank für die unkomplizierte Zusammenarbeit, sein stetes Interesse und seine wertvolle Kritik an meinen Forschungsergebnissen gilt.

Ein großer Dank gebührt meinem Zweitgutachter Ohad Parnes, der mein Interesse für die Geschichte der Lebenswissenschaften, insbesondere für die Geschichte der Immunologie, überhaupt erst geweckt hat. Er war maßgeblich an der Ideenfindung für dieses Forschungsthema beteiligt und hat die vorliegende Arbeit von Anfang an begleitet. Von seinen Nachfragen, Kommentaren und Anregungen habe ich in allen Stadien der Arbeit sehr profitiert. Das gleiche gilt für meinen Doktorvater Friedrich Steinle, der die Betreuung dieser Dissertation zu meiner großen Freude bereitwillig übernommen hat und dessen kritische Lektüre und ausführliche Besprechung ihrer einzelnen Teile mir sehr geholfen haben. Zudem nahm er mich als Doktorandin in einen sehr lebendigen und sympathischen Kreis von jungen Wissenschaftlerinnen und Wissenschaftlern auf und gab mir häufig die Möglichkeit, meine Forschungsergebnisse in verschiedenen Kolloquia vorzustellen.

In den ersten drei Jahren wurde meine Forschungsarbeit aus dem Projektfond des MDC finanziert und von Anfang an bis zum Einreichen der Arbeit an der TU Berlin durch die Infrastruktur und die Mitarbeiterinnen und Mitarbeiter des MPIWG unterstützt, wofür ich allen Beteiligten ein herzliches Dankeschön sagen möchte.

Ohne die Gesprächsbereitschaft der an der immunologischen Forschung in der DDR beteiligten Wissenschaftlerinnen und Wissenschaftler wäre diese Arbeit nicht zustande gekommen, deshalb gebührt ihnen an dieser Stelle ein ganz besonderer Dank, allen voran Günter Pasternak und Luise Pasternak, die mich häufig in ihrem Haus in Teupitz empfangen haben, um meine Fragen zu ihrer Forschung zu beantworten und die mir auch Dokumente aus ihrem Privatbesitz zugänglich machten, die ich im Archiv nicht hätte finden können. Ebenso herzlich bedanke ich mich bei meinen anderen Gesprächs- und Interviewpartnern: Herwart Ambrosius in Leipzig, der mir von den Anfängen der immunologischen Forschung in der DDR berichtete; Karl-Christian Bergmann in Berlin, der sich die Zeit nahm, um auf dem Dachboden der Berliner Charité nach dem Archiv der Gesellschaft für Klinische und Experimentelle Immunologie der DDR zu suchen – wenngleich leider erfolglos; Dorothea Busjahn in Berlin, die mir von ihren Erfahrungen als Bibliothekarin im Forschungszentrum Berlin-Buch berichtete; Eva-Maria Fabricius in Berlin, die von Anfang an großes Interesse an unserem Forschungsprojekt bekundete und die den Kontakt zu Ulrich Schneeweiß herstellte; George Klein und Eva Klein in Stockholm, die im Dezember 2013 in Berlin nach der Gedenkveranstaltung für Marthe Vogt noch Zeit für ein kurzes dreisprachiges Interview mit mir hatten; Burkhard Micheel in Golm bei Potsdam, der mir anschaulich von den Schwierigkeiten bei der Herstellung monoklonaler Antikörper in der DDR berichtete; Martin Müller und Erika Müller in Dresden, die sich mir zuliebe an den MEM-Test erinnerten und mich anschließend in die charmante ›Volksküche‹ mitnahmen; Wolfgang Rudolph und seine Frau in Wittgensdorf bei Chemnitz, die mir die Grundlagenforschung in der DDR aus der Sicht der Volkswirtschaft näher brachten; Gerhard Staffa in Berlin, der mir die klinische Seite der Immunologie am Beispiel der Organtransplantationen in der DDR erklärte; Heinz Werner und Inge Paegelow in Rostock, die mich auf die Bedeutung des MEM-Tests für die pharmakologische Forschung aufmerksam machten; Volker Wunderlich in Berlin, der seine Erinnerungen an Arnold Graffi mit mir teilte und der das Problem des kleinen Staates adressierte, sowie bei denjenigen, die mir entweder telefonisch oder über Briefe und E-Mails Auskunft gaben, wie Ingeborg Graffi, Hans-Joachim Pohl und Peter Stosiek.

Sehr hilfsbereit waren auch die Archivarinnen und Archivare im Archiv der Berlin-Brandenburgischen Akademie der Wissenschaften, im Bundesarchiv-Filmarchiv in Berlin-Wilmersdorf, im Bundesarchiv in Berlin-Lichterfelde sowie im Werkarchiv der Firma Carl Zeiss in Jena, denen allen ich hiermit Dank sagen möchte für die Unterstützung bei der Recherche der relevanten Dokumentenbestände.

Nicht zuletzt bin ich meiner Projektpartnerin Josephine Jahn sowie allen Freundinnen und Freunden und meinen Verwandten außerordentlich verbunden für ihre Geduld und für alle Gespräche, Anregungen, Kommentare und natürlich für das Korrekturlesen meiner zahlreichen Textentwürfe. Letzteres besorgten mit unbestechlicher aber ermutigender Kritik hauptsächlich Beatrice Berger, Eva Gietl und Maria Stuiber.

# Quellen- und Literaturverzeichnis

## Archivquellen und nicht edierte Texte

### Archiv der Berlin-Brandenburgischen Akademie der Wissenschaften

ABBAW /1007: *Akademieleitung 1969–1991*, Schriftverkehr Akademieleitung 1969–71.

ABBAW /1009: *Akademieleitung 1969–1991*, Sitzungsprotokolle der problemgebundenen Klasse ›Grundlagen der Immunbiologie‹ 1971–73.

ABBAW /1066: *Akademieleitung 1969–1991*, Beratungen der Klasse Medizin 1981.

ABBAW Buch/A 1: *Medizinische Institute und Einrichtungen 1945–1991: Rat der Direktoren*, Jahresbericht des Instituts für Medizin und Biologie 1952.

ABBAW Buch/A 3: *Medizinische Institute und Einrichtungen 1945–1991: Rat der Direktoren*, Jahresbericht des Instituts für Medizin und Biologie 1954.

ABBAW Buch/A 4: *Medizinische Institute und Einrichtungen 1945–1991: Rat der Direktoren*, Jahresbericht des Instituts für Medizin und Biologie 1955.

ABBAW Buch/A 6: *Medizinische Institute und Einrichtungen 1945–1991: Rat der Direktoren*, Jahresbericht des Instituts für Medizin und Biologie 1957.

ABBAW Buch/A 34: *Medizinische Institute und Einrichtungen 1945–1991: Rat der Direktoren*, Forschungsthemen Plan Forschung und Technik 1961.

ABBAW Buch/A 59: *Medizinische Institute und Einrichtungen 1945–1991: Rat der Direktoren*, Rechenschaftsberichte von allen Instituten 1966.

ABBAW Buch/A 60: *Medizinische Institute und Einrichtungen 1945–1991: Rat der Direktoren*, Arbeitsgruppe ›Wissenschaftsorganisation‹ beim Vorsitzenden der Forschungsgemeinschaft 1964–65.

ABBAW Buch/A 62: *Medizinische Institute und Einrichtungen 1945–1991: Rat der Direktoren*, Institut für Krebsforschung 1948–69.

ABBAW Buch/A 72: *Medizinische Institute und Einrichtungen 1945–1991: Rat der Direktoren*, Großforschungsvorhaben MOGEVUS 1970.

ABBAW Buch/A 456: *Medizinische Institute und Einrichtungen 1945–1991: FZMM*, Feinkonzeption FZ Buch und Leistungskomplexe 1969.

ABBAW Buch/A 448: *Medizinische Institute und Einrichtungen 1945–1991: FZMM*, Zentralinstitut für Biologie und Medizin Berlin-Buch 1969–70.

ABBAW Buch/A 1097: Medizinische Institute und Einrichtungen 1945–1991: ZIM, Konzeptionen, Studien, Expertisen, Analysen 1984–89.

ABBAW Buch/B 1930: *Medizinische Institute und Einrichtungen 1945–1991: Institut für Medizin und Biologie*, Direktorium 1959–64.

ABBAW Buch/B 1338: *Medizinische Institute und Einrichtungen 1945–1991: ZIK*, Vertrauliche Dienstsachen 1976.

ABBAW U2/56: *Urkunden und Diplomverleihungen*, Ordnung des Institutes für Krebsforschung der FG der DAW zu Berlin 1964.

## Bundesarchiv Berlin-Lichterfelde

BArch DC/20-I/3/978: *Ministerrat der DDR: Beschluss- und Sitzungsreihe: Sitzungen des Plenums des MR 1949–1990*, Beiträge zur Erfüllung der Beschlüsse des VIII. Parteitags der SED 1972.

BArch DE 1/13811: *Staatliche Plankommission 1949–1961/1963: Querschnittsbereiche*, Tagungen des Vorstands der Forschungsgemeinschaft der Deutschen Akademie der Wissenschaften zu Berlin 1958–60.

BArch DF 4/19858: *MWT: Planung, Planerfüllung und Prognosen: Entwicklungsprognosen*, Entwicklung der biologischen Forschung einschließlich der technischen Mikrobiologie 1970–1980 1967.

BArch DF 4/52360: *MWT: Jahresberichte zu Forschungsaufträgen der Akademie-Institute 1952–1963*, Jahresbericht der Robert-Rössle-Klinik Berlin-Buch 1961.

BArch DF 4/50055: *MWT: Jahresberichte zu Forschungsaufträgen der Akademie-Institute 1952–1963*, Jahresbericht des Instituts für experimentelle Krebsforschung Berlin-Buch 1963.

BArch DK 107/33288: *Akademie der Landwirtschaftswissenschaften: Forschungsberichte*, Entwicklung von Tumordiagnostika für die Humanmedizin: Der MEM-Test mit Gerät Parmoquant 2, klinische Erprobung, Zwischenbericht 1981.

BArch DK 107/34015: *Akademie der Landwirtschaftswissenschaften: Forschungsberichte*, Entwicklung und Erprobung von Biopräparaten für die klinisch-immunologische Tumordiagnostik (Tumorantigene): Abbruchbericht 1983.

BArch DK 107/36892: *Akademie für Landwirtschaftswissenschaften: Forschungsberichte*, SFV ›Immunologische Tumordiagnostik‹ Abschlußbericht 1979.

BArch DQ 1/1854: MfG: Medizinische Wissenschaft und Forschung, Planung und Koordinierung von Forschungsprojekten 1969–70.

BArch DQ 1/3419: *MfG: Medizinische Wissenschaft und Forschung: Organisation und Planung der medizinischen Forschung*, Vereinbarung über Zusammenarbeit Forschungsrat, DAW und Rat für Planung 1964.

BArch DQ 1/3442: *MfGe 1950–1990: Besuch wissenschaftlicher Veranstaltungen im Ausland*, Veranstaltungen im sozialistischen und kapitalistischen Ausland – Berichte und Planungen 1971.

BArch DQ1/6443: *MfG: Medizinische Wissenschaft und Forschung: Medizinisch-wissenschaftliche Gesellschaften*, Gesellschaft für Allergie und Immunitätsforschung 1957–69.

BArch DQ1/10649: *MfG: Abstimmung der Gesundheitspolitik: Allgemeines und Verschiedenes*, Prognosematerialien 1969–71.
BArch DQ 1/10675: *MfG: Medizinische Wissenschaft und Forschung*, Rat für medizinische Wissenschaft beim Minister für Gesundheit 1979–83.
BArch DQ 1/11031: *MfG: Medizinische Wissenschaft und Forschung*, Bildung und Tätigkeit von Forschungsverbänden zur Realisierung der Wissenschaftskonzeptionen 1970–71.
BArch DQ 1/11038: *MfG: Medizinische Wissenschaft und Forschung*, Auftragsforschung – Vereinbarungen mit wissenschaftlichen Einrichtungen 1970–71.
BArch DQ 109/239: *Rat für medizinische Wissenschaften beim Ministerium für Gesundheitswesen:* Angelegenheiten, die im Präsidium behandelt werden sollten 1963–68.
BArch DQ 109/272: *Rat für medizinische Wissenschaften beim Ministerium für Gesundheitswesen: Präsidium und Sekretariat*, Zusammenarbeit mit zentralen Staatsorganen 1955–68.
BArch DY30/IV B 2/2.024/49: *SAPMO: Büro Kurt Hager*, Informationen über medizinische Forschung 1972–77.
BArch DY30/IV B 2/2.024/135: *SAPMO: Büro Kurt Hager*, Informationen über Probleme der Forschung in der Biologie 1973–1975.
BArch SAPMO/DY 30/IV A 2/9.04/362: Abt. Wissenschaften beim ZK der SED 1955–61: AdW, Tätigkeit des medizinisch-biologischen Forschungszentrums der AdW in Berlin-Buch 1962–67.

## Carl Zeiss Jena Werksarchiv

CZA /WB 452: *Technische Berichte und Mitteilungen*, Parmoquant: Fertigung und Erprobung II 1977–78.
CZA /WB 455: *Absatzmöglichkeiten, Werbung, Messen*, Parmoquant Marktarbeit III 1977–78.
CZA /WB 661: *Lizenzen*, Lizenzvergabe an die Firma Kureha 1978–79.
CZA /WB 447: *Entwicklungsberichte*, Parmoquant-Entwicklung I 1977–80.
CZA /WB 448: *Entwicklungsberichte*, Parmoquant-Entwicklung I 1978.
CZA /WB 651: *SFV Parmoquant*, Parmoquant Entwicklung und Marktarbeit 1977–81.
CZA /WB 655: *SFV Parmoquant*, Parmoquant Entwicklung und Marktarbeit 1977–83.
CZA /WB 654: *SFV Parmoquant*, Parmoquant Entwicklung und Marktarbeit 1978–83.
CZA /WB 459: *Technische Berichte und Mitteilungen*, Parmoquant Fertigung und Erprobung IV 1978.

## Landesarchiv Berlin

LAB C Rep. 740/25: *Bezirksinstitut für Blutspende- und Transfusionswesen: Ärztlicher Direktor*, Fachvorträge des ärztlichen Direktors Dr. Gerd Fünfhausen 1967–70.
LAB C Rep. 740/8: *Bezirksinstitut für Blutspende- und Transfusionswesen: Institutsleitung*, Forschungsprojekte 1964–68.

## Sonstige nicht edierte Quellen

Jenssen, Hans Ludwig, Hansjürgen Köhler, Heinz Werner. »Zur funktionellen Veränderung der elektrophoretischen Beweglichkeit von Zellen, insbesondere von Lymphozyten und Makrophagen; Untersuchung zur Anwendung des Elektrophorese-Mobilitäts-Tests in der experimentellen und klinischen Forschung.« B-Promotion. Wilhelm-Pieck-Universität Rostock, 1977.

Privatbesitz Günter Pasternak: *Institut für Krebsforschung, Korrespondenz*, Briefe an Günter Pasternak 1963–68.

Privatbesitz Günter Pasternak: *Entwicklung Tumorimmunologie*, Karriere Günter Pasternak 1964–87 [enthält u.a. Briefe von Vorgesetzten; Aktennotizen über Unterredungen mit Vorgesetzten; Gutachten über die wissenschaftliche Arbeit von Günter Pasternak]

Privatbesitz Günter Pasternak, *Final Report on the IARC Travel Fellowship* 1969.

Privatbesitz Günter Pasternak: *Entwicklung Tumorimmunologie*, SFV MEM-Test 1 1976 [enthält u.a. den »Erfüllungsbericht zur Verpflichtung zum IX. Parteitag« vom 27.4.1976 von Martin Müller und Wolfgang Rudolph; Protokolle und Entwürfe zu Sitzungen; die Programme für die gemeinsamen Experimente sowie Briefe]

Privatbesitz Günter Pasternak: *Entwicklung Tumorimmunologie*, SFV MEM-Test 2 1977 [enthält u.a. Ergebnisprotokolle von gemeinsamen Versuchen der Arbeitsgruppe; Einschätzungen zum Antigentestbesteck; Entwürfe für Berichte; Telefonnotizen und Protokolle; die Patentschrift zur Isolierung einer Antigenpräparation vom 6.6.1977; den Abschlussbericht zur Erprobung des Testbestecks ›Cancerotest‹]

Privatbesitz Günter Pasternak: *Entwicklung Tumorimmunologie*, SFV MEM-Test 3 1978 [enthält u.a. Sitzungsprotokolle vom Dessauer Symposium 1978; die Stellungnahme des Bearbeiterkollektivs aus Dessau vom 17.5.1978; einen Briefwechsel zwischen Günter Pasternak und Rüdiger von Baehr; das Gutachten von Günter Pasternak zur B-Promotion der Herren Jenssen, Köhler und Werner]

Privatbesitz Günter Pasternak: *Entwicklung Tumorimmunologie*, SFV MEM-Test 4 1979 [enthält u.a. Sitzungsprotokolle; Briefe von Kollegen aus der Arbeitsgruppe; Entwurf zum Abschlussbericht »Immunologische Tumordiagnostik« vom 23.10.1979]

Pasternak, Günter. *Mein Chef.* 2001 [circa dreiseitiger Text in MS Word]

Pasternak, Günter. *Der Krebstest.* o.D. (circa 2001) [circa zweiseitiger Textentwurf in MS Word]

Pasternak, Günter. »Die gemeinsamen Jahre mit Burkhard Micheel.« Aus einer Festschrift zur Emeritierung von Burkhard Micheel, zusammengestellt von Katja Hanack, geb. Heilmann [2009].

Privatbesitz Ulrich Schneeweiß, *Unterlagen für die Aufnahme in die Leopoldina: Lebenlauf; Wissenschaftliche Stationen, Investitionen, Motivationen.* 1986.

## Gedruckte Quellen

»Das ist russisches Roulett: Schmutzige Geschäfte mit westlichen Pharma-Konzernen brachten dem SED-Regime Millionen«, in: *Der Spiegel* 6 (1991), 80-90.

»Als gesund entlassen«, in: *Der Spiegel* 36 (1991), 129-130.

»Günstige Teststrecke«, in: *Der Spiegel* 20 (2013), 36-44.

Abelev, Garry I. »Study of the antigenic structure of tumors«, in: *Acta Unio Internationalis Contra Cancrum* 19/1-2 (1963), 80-82.

Albrecht, Sybille, Le Thanh Thuy, Günter Pasternak, Bernhard Schlott, Jürgen Reinhöfer, Eckart Lunow, G. Loewe, Hans-Jürgen Gütz. »Leukozytenmigrationsinhibitions-(LMI-) und Leukozytenadhärenzinhibitions- (LAI-) Test bei Patienten mit Tumoren unter Verwendung von Fetalantigenpräparation«, in: *Acta biologica et medica germanica* 37/11-12 (1978), 1747-1757.

Alexander, Peter. »Foetal ›antigens‹ in cancer«, in: *Nature* 235/5334 (1972), 137-140; 181.

Algire, Glenn H., James M. Weaver, Richmond T. Prehn. »Growth of cells In vivo In diffusion chambers: I. Survival of homografts in immunized mice«, in: *Journal of the National Cancer Institute* 15/3 (1954), 493-507.

Ambrosius, Herwart. *Vom Kampf in unseren Körpern* [Wir und die Natur]. Leipzig: Urania, 1969.

Arrhenius, Svante. *Immunchemie: Anwendung der physikalischen Chemie auf die Lehre von den physiologischen Antikörpern*. übers. v. Alexis Finkelstein. Leipzig: Akademische Verlagsgesellschaft, 1907.

Askonas, Brigitte A., Joan M. Rhodes. »Immunogenicity of antigen-containing ribonucleic acid preparations from macrophages«, in: *Nature* 205/4970 (1965), 470-474.

Baker Fox, Annette. *The Power of Small States: Diplomacy in World War II*. Chicago: University of Chicago Press, 1959.

Ben-David, Joseph. »Scientific endeavor in Israel and the United States« in: *American Behavioral Scientist* 6/4 (1962): 12-16.

Ben-David, Joseph. The Scientist's Role in Society: A comparative study. Englewood Cliffs: Prentice-Hall, 1971.

Ben-David, Joseph. »Science in a small country« in: *The Ideals of Joseph Ben-David*, hg. v. Liah Greenfeld. New Brunswick: Transaction, 2012, 19-28.

Bethge, Heinz (Hrsg.), *Deutsche Akademie der Naturforscher Leopoldina*. 1. Aufl. Halle/Saale: Johann Ambrosius Barth, 1977.

Bethge, Heinz (Hrsg.), *Deutsche Akademie der Naturforscher Leopoldina*. 2. Aufl. Halle/Saale: Johann Ambrosius Barth, 1989.

»Bildung leistungsstarker Kombinate hat sich in der Praxis voll bewährt: Generaldirektoren legten wertvolle Erfahrungen zur Verwirklichung der Parteitagsbeschlüsse dar.« *Neues Deutschland* (26./27.8.1978), 3.

Bloom, Barry R. »Introductory remarks on immunology and oncology« in: *Frontiers of Radiation and Oncology* 7 (1972): 1-2.

Bordet, Jules, Octave Gengou. »Sur l'existence de substances sensibilisatrices dans la plus-part des sérums antimicrobiens», in: *Annales de l'Institut Pasteur* 5 (1901), 289-302.

Bos, Michael A. *The Diffusion of Heart and Liver Transplantation Across Europe* [A Study of Diffusion of Medical Technology in Europe]. London: Barbara Stocking, 1991.

Bourne, Janice A. *Handbuch der Immunperoxidase Färbemethoden*. Carpinteria: Dako Corporation, 1983.

Bundschuh, Gerhard, Burkhard Schneeweiß, Hans Bräuer (Hrsg.), *Biotest: Lexikon der Immunologie*. München: Medical Service, 1988.

Burnet, Frank Macfarlane. »The immunological recognition of the self: Nobel speech 1960«, in: *Nobel Lectures: Physiology or Medicine 1942–1962*. Amsterdam: Elsevier, 1964, 689-701.

Burnet, Frank Macfarlane. *The Clonal Selection Theory of Acquired Immunity*. Nashville: Vanderbilt University Press, 1959.

Burnet, Frank Macfarlane. »Immunological surveillance: an evolutionary approach« in: *Immunity and Tolerance in Oncogenesis: Proceedings of the IV. Perugia Quadrennial International Conference of Cancer*, hg. v. Lucio Severi, Robert J. Huebner, Frank M. Burnet, Bd. 1. Perugia: Division of Cancer Research, 1970, XLV-LXI.

Caspary, E. A. »The mechanisms of antigen-induced electrophoretic mobility reduction of guinea-pig macrophages«, in: *Clinical and Experimental Immunology* 11/2 (1972), 305-309.

Caspary, E. A., D. Hughes, Ephraim J. Field. »On the mode of action of antilymphocytic serum: Experiments on electrophoretic mobility of macrophages in experimental allergic encephalomyelitis«, in: *Clinical and Experimental Immunology* 7/3 (1970), 395-400.

Caspary, E. A., Ephraim J. Field. »Sensitization of blood lymphocytes to possible antigens in neurological disease«, in: *European Neurology* 4/5 (1970), 257-266.

Carnegie, P. R., E. A. Caspary, J. P. Dickinson, Ephraim J. Field. »The macrophage electrophoretic migration (MEM) test for lymphocyte sensitization: A study of the kinetics«, in: *Clinical and Experimental Immunology* 14/1 (1973), 37-45.

«Clinical Immunology« *Technical Report Series No. 496*. Genf: World Health Organization, 1972

Converse, John Marquis, Phillip R. Casson. »The historical background of transplantation« in: *Human Transplantation*, hg. v. Felix T. Rapaport, Jean Dausset. New York: Grune & Stratton, 1968, 3-10.

Coombs, Robert R. A., Philip G. H. Gell. »Classification of allergic reactions responsible for clinical hypersensitivity and disease«, in: *Clinical Aspects of Immunology*, hg. v. Robert R. A. Coombs, Philip G. H. Gell, Peter J. Lachmann. Oxford: Blackwell, 1975, 761-781.

Csaba, G., I. Törö. »Ein neues Verfahren zur Krebsdiagnose«, in: *Zeitschrift für Krebsforschung* 62/5 (1958), 481-494.

Dausset, Jean, Felix T. Rapaport. »The HLA Story« in: *Immunology: The making of a modern science*, hg. v. Richard B. Gallagher et al. London: Academic Press, 1995, 111-120.

Davis, Mark M. »Tracking an imaginary monster: Isolating T cell receptor genes« in: *Immunology: The making of a modern science*, hg. v. Richard B. Gallagher et al. London: Academic Press, 1995, 163-176.

Day, Eugene D. »Biochemistry of cancer« in: *Annual Review of Biochemistry* 31 (1962): 549-568.

Day, Eugene D. *The Immunochemistry of Cancer*. Springfield: Thomas, 1965.

de Kruif, Paul. *Microbe Hunters*. San Diego: Harcourt Brace, 1996.

Deutsch, Ladislaus. »Contribution a l'étude de l'origine des anticorps typhiques», in: *Annales de l'Institut Pasteur* 13/9 (1899), 689-727.

Eckert, Rolf, Hans-Ludwig Jenssen, Hansjürgen Köhler, Burkhard Micheel, Günter Pasternak. »Untersuchungen zur Säulenfraktionierung von Immunzellen: II. Charakterisierung fraktionierter Immunzellen durch Zellelektrophorese und indirekte Immunofluoreszenz mit Anti-Theta-Serum«, in: *Acta biologica et medica germanica* 31/1 (1973), 139-148.

Ehrlich, Paul. »Croonian lecture: On immunity with special reference to cell life«, in: *Proceedings of the Royal Society of London* 66 (1900), 424-448.

Ehrlich, Paul. »Über Antigene und Antikörper«, in: *Handbuch der Technik und Methodik der Immunitätsforschung*. 1908, 1-10.

Ehrlich, Paul. »Über den jetzigen Stand der Karzinomforschung«, in: *Beiträge zur experimentellen Pathologie und Chemotherapie* (1909), 117-164.

Eichhorn, Monika. »Ist Blutkrebs eine Infektionskrankheit? Forschungskollektiv von Dr. med. habil. Günter Pasternak untersuchte die Immunitätsvorgänge bei Leukämie.« *Berliner Zeitung* (5.9.1971), 13.

Field, Ephraim J. »The macrophage electrophoretic mobility (MEM) test: A consideration of the technique and practical difficulties« in: *Fortschritte der klinischen und experimentellen Immunologie: Symposium im Rahmen der Rostocker Universitätstage 1975*, hg. v. Helmut Friemel, Hansjürgen Köhler, Bd. 2. Rostock: Wilhelm-Pieck-Universität, 1976, 89-98.

Field, Ephraim J., E. A. Caspary. »Lymphocyte Sensitisation: An in-vitro test for cancer?«, in: *The Lancet* 296/7687 (1970), 1337-1341.

Fishman, Marvin. »Antibody formation in vitro«, in: *Journal of Experimental Medicine* 114/6 (1961), 837-856.

Fleck, Ludwik. *Entstehung und Entwicklung einer wissenschaftlichen Tatsache*. Frankfurt/M.: Suhrkamp, 1994.

Foley, Edward J. »Antigenic properties of methylcholanthrene-induced tumors in mice of the strain of origin«, in: *Cancer Research* 13/12 (1953), 835-837.

Friemel, Helmut. »Drei Jahre Forschungsabteilung Immunologie in Rostock«, in: *humanitas* (1974).

Friemel, Helmut (Hrsg.), *Immunologische Arbeitsmethoden*. 1. Aufl. Jena: Gustav Fischer, 1976.

Friemel, Helmut (Hrsg.), *Immunologische Arbeitsmethoden*. 2. Aufl. Stuttgart: Gustav Fischer, 1980.

Friemel, Helmut, Erasmus Behm, Josef Brock, Peter Dörfling, Bruno Ernst, Joachim Günther, H. Hilscher, L. Jonas, A. Kindt, V. A. Ljashenko, Dietrich Mücke, W. Nimmich, Hans-Arthur Schulze, Igo Schröder, Edda Siegl, Heinz Werner, Siegfried Wichner, Peter Ziska. »Immun-RNS und Immunantwort«, in: *Allergie und Immunologie* 20-21/2 (1974-75), 117-136.

Gay, Frederick P. »Immunology: A medical science developed through animal experimentation«, in: *Journal of the American Medical Association* 56/8 (1911), 578-583.

Geißler, Erhard. *Drosophila oder die Versuchung: Ein Genetiker der DDR gegen Krebs und Biowaffen*. Berlin: Berliner Wissenschaftsverlag, 2010.

Gergely, János, G. A. Medgyesi, Susan R. Hollán (Hrsg.), *Immunology 1978: Proceedings of the Fourth European Immunology Meeting in Budapest, Hungary, 12–14 April 1978*. Budapest: Akadémiai Kiadó, 1978.

Gold, Phil, M. Christine Lejtenyi, Samuel O. Freedman. »Response of lymphocytes from patients with gastrointestinal cancer to the carcinoembryonic antigen of the human digestive system«, in: *Cancer* 28/1 (1971), 115-120.

Gorer, Peter A. »The detection of antigenic differences in mouse erythrocytes by the employment of immune sera«, in: *British Journal of Experimental Pathology* 17/1 (1936), 42-50.

Gorer, Peter A. »The genetic and antigenic basis of tumour transplantation«, in: *The Journal of Pathology and Bacteriology* 44/3 (1937), 691-697.

Gottlieb, A. Arthur, Ronald H. Schwartz. »Review: Antigen-RNA interactions«, in: *Cellular Immunology* 5/2 (1972), 341-362.

Graham, John B, Ruth M. Graham. »Antibodies elicited by cancer in patients«, in: *Cancer* 8/2 (1955), 409-416.

Graffi, Arnold. »Zelluläre Speicherung cancerogener Kohlenwasserstoffe«, in: *Zeitschrift für Krebsforschung* 49/5 (1939), 477-495.

Graffi, Arnold. »Intracelluläre Benzpyrenspeicherung in lebenden Normal- und Tumorzellen«, in: *Zeitschrift für Krebsforschung* 50/2 (1940), 196-219.

Graffi, Arnold. »Einige Betrachtungen zur Ätiologie der Geschwülste speziell zur Natur des wirksamen Agens der zellfrei übertragbaren Hühnertumoren, in: *Zeitschrift für Krebsforschung* 50/6 (1940), 501-551.

Graffi, Arnold. »Einige Ergebnisse der experimentellen Krebsforschung«, in: *Urania: Monatsschrift über Natur und Gesellschaft* 14/4 (1951), 150-160.
Graffi, Arnold. »Experimentelle Untersuchungen zur Ätiologie der Leukämien«, in: *Zeitschrift für die gesamte innere Medizin und ihre Grenzgebiete* 13/23 (1958), 961-971.
Graffi, Arnold, Fritz Fey, Fritz Hoffmann. »Weitere Untersuchungen zur immunologischen Charakterisierung des Agens der myeloischen Leukämie der Maus«, in: *Die Naturwissenschaften* 45/19 (1958), 471.
Graffi, Arnold, Günter Pasternak, Karl-Heinz Horn. »Die Erzeugung von Resistenz gegen isologe Transplantate UV-induzierter Sarkome der Maus«, in: *Acta biologica et medica germanica* 12/6 (1964), 726-728.
Graffi, Arnold, Hans Gummel, Helmut Kraatz (Hrsg.), *Berliner Symposion über Fragen der Carcinogenese vom 11. bis 16. Dezember 1959*. Berlin: Akademie-Verlag, 1960.
Graffi, Arnold, Heinz Bielka. *Probleme der experimentellen Krebsforschung*. Leipzig: Geest & Portig, 1959.
Green, H. N. »An immunological concept of cancer: A preliminary report«, in: *British Medical Journal* 2/4901 (1954), 1374-1380.
Green, H. N. »The immunologic theory of cancer: Some implications in human pathology«, in: *Journal of Chronic Diseases* 8/1 (1958), 123-135.
Gross, Ludwik. »Intradermal immunization of C3H mice against a sarcoma that originated in an animal of the same line«, in: *Cancer Research* 3/5 (1943), 326-333.
Gummel, Hans. »Über die biologische Wertigkeit maligner Tumoren aus der Sicht der Klinik« in: *Berliner Symposion über Fragen der Carcinogenese vom 11. bis 16. Dezember 1959*, hg. v. Arnold Graffi, Hans Gummel, Helmut Kraatz. Berlin: Akademie-Verlag, 1960, 148-153.
Günther, Oswin. »Immunologie heute«, in: *Allergie und Immunologie* 17/2 (1971), 167-182.

Hamilton, David. »A History of Transplantation« in: *Tissue Transplantation*, hg. v. Peter J. Morris. Edinburgh: Churchill Livingstone, 1982, 1-13.
Hartwig, Rudi. »Dem Krebs auf der Spur: Dr. med. habil. G. Pasternak, DAW Berlin-Buch, zu neuartigen Erkenntnissen.« *Volksstimme* (16.4.1971), 4.
Hellström, Ingegerd, Karl Erik Hellström, George E. Pierce, James P. S. Yang. »Cellular and humoral immunity to different types of human neoplasms«, in: *Nature* 220/5147 (1968), 1352-1354.
Hellström, Ingegerd, Karl Erik Hellström, Hans Olov Sjögren, Glenn A. Warner. »Demonstration of cell-mediated immunity to human neoplasms of various histological types«, in: *International Journal of Cancer* 7/1 (1971), 1-16.
Hewitt, Harold B. »The choice of animals tumors for experimental studies of cancer therapy«, in: *Advances in Cancer Research* 27 (1978), 149-200.
Horn, Karl-Heinz, Günter Pasternak, Arnold Graffi. »Versuche zur Induktion von Immunität gegen Methylcholanthrentumoren durch Vorbehandlung der Mäuse mit homolo-

gen und heterologen Tumortransplantaten«, in: *Acta biologica et medica germanica* 9/3 (1962), 309-313.

Horn, Karl-Heinz, Günter Pasternak, Arnold Graffi. »Versuche zur Erzeugung tumorspezifischer Resistenz gegen isolog transplantable Sarkome, die durch Implantation von Kunststoffen erzeugt wurden«, in: *Acta biologica et medica germanica* 15/1-2 (1965), 154-163.

Irmscher, Jürgen, Martin Müller, Rainer Fischer, Matthias Kotzsch, Heinz Großmann, Gerhard Heidl. »Zur erweiterten Anwendung des Makrophagen-Elektrophorese-Mobilitäts-Tests (MEM-Test) für die immunologische Tumordiagnostik (immunologisches Tumorprofil)«, in: *DDR-Medizin-Report* 5/10 (1976), 889-897.

Jacherts, Diether, H. Noltenius. »Antikörper-Synthese in vitro: V. Die Informationsübertragung von der Antigen-verarbeitenden Zelle auf die Antikörper-produzierende Zelle«, in: *Zeitschrift für medizinische Mikrobiologie und Immunologie* 152/2 (1966) 112-133.

Jacherts, Diether, Joachim Drescher. »Antibody response in rhesus monkeys and guinea pigs to inoculation with RNA derived from antigenically stimulated cell-free systems«, in: *Journal of Immunology* 104/3 (1970), 746-752.

Janeway, Charles A. »A trip through my life with an immunological theme«, in: *Annual Review of Immunology* 20 (2002), 1-28.

Jenssen, Hans-Ludwig, Heinz Werner, Hansjürgen Köhler, Michael Seyfarth, Heinz Büttner, Wolfgang Schütt, M. Günther, Rita Jenssen, Helmut Friemel. »Ergebnisse und Stand der Entwicklung eines immunologischen Tumortestes für die Praxis auf der Grundlage der Zell-Elektrophorese-Mobilitäts-Methode«, in: *DDR-Medizin-Report* 5/10 (1976), 876-888.

Jenssen, Hans Ludwig, B. K. Shenton. »Electrophoretic mobility test for lymphocyte sensitization using tanned sheep erythrocytes«, in: *Acta biologica et medica germanica* 34/4 (1975), K29-K32.

Jerne, Niels K. »The Natural-Selection Theory of Antibody Formation«, in: *Proceedings of the National Academy of Sciences of the United States of America* 41/11 (1955), 849-857.

Jerne, Niels K. »The Natural Selection Theory of Antibody Formation: Ten years later«, in: *Phage and the Origins of Molecular Biology*, hg. v. John Cairns, Gunther S. Stent, James D. Watson. Plainview: Cold Spring Harbour Laboratory Press, 1966, 301-312.

Jerne, Niels K. »The immune system«, in: *Scientific American* 229/1 (1973), 52-60.

Kabat, Elvin A., Arne Tiselius. »An electrophoretic study of immune sera and purified antibody preparations«, in: *Journal of Experimental Medicine* 69/1 (1939), 119-131.

Kaden, Jürgen. »Immunosuppression durch Antilymphozytensera in experimentellen Systemen« in: *Transplantations- und Tumorimmunologie*, hg. v. Günter Pasternak, Ulrich Schneeweiß. Jena: Gustav Fischer, 1973, 139-162.

Kleffe, Hans. »Krebs – eine Virus-Krankheit?« *Der Morgen* (23.4.1972).
Klein, George. »The Nobel Prize for Physiology or Medicine: Speech 1980«, in: *Nobel Lectures Physiology or Medicine: 1971–1980*, hg. v. Jan Lindsten, Bd. 5. Singapore: World Scientific, 1992, 587-591.
Klein, George, Hans Olof Sjögren, Eva Klein, Karl Erik Hellström. »Demonstration of resistance against methylcholanthrene-induced sarcomas in the primary autochthonous host«, in: *Cancer Research* 20/11 (1960), 1561-1572.
Klein, George, Eva Klein. »How one thing has led to another«, in: *Annual Review of Immunology* 7 (1989), 1-33.
Klein, George, Eva Klein. »Tumor immunology«, in: *Immunology: The making of a modern science*, hg. v. Richard B. Gallagher et al. London: Academic Press, 1995, 203-221.
Klein, Jan. *Immunology: The science of self-nonself discrimination*. New York: John Wiley, 1982.
Klein, Jan. »Seeds of time: Fifty years ago Peter A. Gorer discovered the H-2 complex«, in: *Immunogenetics* 24/6 (1986), 331-338.
Kleinsorge, Hellmuth, Lothar Jäger. »Erfolge gemeinsamer Forschungsarbeit: Arbeits- und Perspektivplan auf dem Gebiet der Allergie- und Immunitätsforschung«, in: *humanitas* 6/17 (1966).
Köhler, Georges. »Derivation and diversification of monoclonal antibodies«, in: *Nobel Lectures Physiology or Medicine: 1981–1990*, hg. v. Tore Frängsmyr, Jan Lindsten. Amsterdam: Elsevier, 1984, 226-243.
Koldovsky, Pavel. »Question of universality of tumour antigen in isologous and homologous relationships«, in: *Folia Biologica* 7/3 (1961), 162-169.
Kraatz, Helmut. *Zwischen Hörsaal und Klinik*. Berlin: Verlag der Nation, 1977.

Landsteiner, Karl. *Die Spezifizität der serologischen Reaktionen*. Berlin: Springer, 1933.
Landsteiner, Karl. »On individual differences in human blood: Nobel lecture 1930« in: *Nobel Lectures Physiology or Medicine 1922–1941*. Amsterdam: Elsevier, 1965, 228-248.
Landsteiner, Karl, Rudolf Müller, Otto Pötzl. »Zur Frage der Komplementbindungsreaktion bei Syphilis«, in: *Wiener Klinische Wochenschrift* 20/50 (1907), 1565-1567.
Little, Clarence C. »James Bumgardner Murphy 1884–1950: A biographical memoir«. Washington D. C.: National Academy of Sciences, 1960, 181-203.

Makari, Jack G. »Use of Schultz-Dale test for detection of specific antigen in sera of patients with carcinoma«, in: *British Medical Journal* 2/4951 (1955), 1291-1295.
Maassen, Willy. »Herrn Professor Dr. med. Georg Blumenthal zum Goldenen Jubiläum seiner Zugehörigkeit zum Robert-Koch-Institut«, in: *Blut: Zeitschrift für die gesamte Blutforschung* 7/4 (1961), 255-256.
Medawar, Peter B. *Memoir of a Thinking Radish*. Oxford: Oxford University Press, 1986.

Medawar, Peter B., R. H. Levey. »Some experiments on the action of antilymphoid antisera«, in: *Annals of the New York Academy of Sciences* 129/1 (1966), 164-177.

Meltzer, Monte Sean, Edward J. Leonard, Herbert J. Rapp, Tibor Borsos. »Tumor-specific antigen solubilized by hypertonic potassium chloride«, in: *Journal of the National Cancer Institute* 47/3 (1971), 703-709.

Micheel, Burkhard. »Antigenstruktur der Zellmembran« in: *Transplantations- und Tumorimmunologie*, hg. v. Günter Pasternak, Ulrich Schneeweiß. Jena: Gustav Fischer, 1973, 163-180.

Micheel, Burkhard. »Burkhard Micheel« in: *Wissenschaftler in der biomedizinischen Forschung: Berlin-Buch 1930–2004*, hg. v. Luise Pasternak. Frankfurt/M.: Peter Lang, 2004, 217-221.

Micheel, Burkhard, Dieter Bierwolf. »Demonstration of Graffi virus-induced surface antigens of leukemia cells by indirect immunoferritin technique«, in: *Experimental Cell Research* 54/2 (1969), 268-271.

Micheel, Burkhard, Helmar Fiebach, Uwe Karsten, Anatoli I. Goussev, Alla K. Jazova, Jürgen Kopp. »Monoclonal antibodies to different epitopes of human alpha-fetoprotein (AFP)«, in: *European Journal of Cancer and Clinical Oncology* 19/9 (1983), 1239-1246.

Milleck, Jürgen. »Herstellung, Spezifität und klinische Anwendung heterologer Antisera gegen Leukämiezellen des Menschen«, in: *DDR-Medizin-Report* 8/8 (1979), 667-674.

Milleck, Jürgen, Hermann Thränhardt, Felix Zintl, Wolfgang Plenert. »B-Lymphozyten-assoziierte Antigene auf Leukämiezellen und Non-Hodgkin-Lymphomzellen des Menschen, in: *Folia Haematologica* 106/4 (1979), 471-491.

Miller, Jacques F. A. P. »Discovering the origins of immunological competence«, in: *Annual Review of Immunology* 17 (1999), 1-17.

Milstein, César. »From the structure of antibodies to the diversification of the immune response« in: *Nobel Lectures Physiology or Medicine: 1981–1990*, hg. v. Tore Frängsmyr, Jan Lindsten. Amsterdam: Elsevier, 1984, 244-270.

Müller, Martin, Helmut Friemel, Günter Pasternak, Rüdiger von Baehr et al. »Immunologische Tumordiagnostik möglich!«, in: *Medizin aktuell* 3 (1977), 100-103.

Müller, Martin, Jürgen Irmscher, Christa Kemmer (Hrsg.), *Modern Trends in Cell Electrophoresis: Proceedings of the symposium on Modern Trends in Cell Electrophoresis with particular regard to immunological tumour diagnostic. Medical Academy ›Carl Gustav Carus‹ Dresden, March 12–16, 1978*. Dresden: Carus-Akademie, 1978.

Müller, Martin, Jürgen Irmscher, Rainer Fischer, Gerhard Heidl, Heinz Grossmann. »Immunological tumour profile: Organ-specific carcinoma diagnosis in patients employing the macrophage electrophoretic mobility test«, in: *Cancer Letters* 2/3 (1977), 139-145.

Müller, Martin, Jürgen Irmscher, Rainer Fischer, Helmut Friemel, Hans-Ludwig Jenssen, Hansjürgen Köhler, Heinz Werner, Michael Seyfarth, Bodo von Broen, Günter Pasternak. »Zellelektrophorese-Mobilitätstest in der Geschwulstdiagnostik: Simultan an mehreren Meßgeräten durchgeführte, methodisch orientierte Blindversuche«, in: *Das Deutsche Gesundheitswesen* 32/23 (1977), 1057-1061.

N., A. M. »Macrophage electrophoretic migration test for cancer«, in: *Nature* 244/5412 (1973), 130-131.

Niecke, Peter. »In Rostock praktiziert: Wissenschaftsorganisation mit neuen Maßstäben«, in: *humanitas* (1971).

Niecke, Peter. »Viren als Ursache menschlicher Mammatumoren?«, in: *humanitas* (1975).

Nossal, Gustav J. V. »The case history of Mr. T. I.: Terminal patient or still curable?«, in: *Immunology Today* 1/1 (1980), 5-9.

Nötzoldt, Peter. »Die Deutsche Akademie der Wissenschaften zu Berlin in Gesellschaft und Politik: Gelehrtengesellschaft und Großorganisation außeruniversitärer Forschung 1946–1972«, in: *Die Berliner Akademien der Wissenschaften im geteilten Deutschland 1945–1990*, hg. v. Jürgen Kocka, Peter Nötzoldt. Berlin: Akademieverlag, 2002, 39-80.

Pasternak, Günter. »Differentiation between viral and new cellular antigens in Graffi leukemia of mice«, in: *Nature* 214/5059 (1967), 1364-1365.

Pasternak, Günter. »Antigens induced by the mouse leukemia viruses«, in: *Advances in Cancer Research* 12 (1969), 1-99.

Pasternak, Günter. »Zelluläre Immunvorgänge«, in: *Wissenschaft und Fortschritt* 20/10 (1970), 468-473.

Pasternak, Günter. »Antigenic changes in cells infected by RNA tumor viruses«, in: *Virus-Cell Interactions and Viral Antimetabolites: 7. FEBS Symposium Varna (Bulgaria), September 1971*, hg. v. D. Shugar, Bd. 22. [Federation of European Biochemical Societies, 7th meeting]. London: Academic Press, 1972, 15-26.

Pasternak, Günter. »Immunologie des Krebses: Grundlegende Experimente und klinische Fortschritte«, in: *Archiv für Geschwulstforschung* 42/4 (1973), 345-357.

Pasternak, Günter. »Histokompatibilitätssysteme« in: *Transplantations- und Tumorimmunologie*, hg. v. Günter Pasternak, Ulrich Schneeweiß. Jena: Gustav Fischer, 1973, 11-27.

Pasternak, Günter. »Fusion Antikörper-produzierender Zellen (Weltstandsanalyse)«, in: *Biochemische Informationen* 5 (1978), 145-149.

Pasternak, Günter. *Immunsystem und Krebserkrankung* [Sitzungsberichte der Akademie der Wissenschaften der DDR]. Berlin: Akademieverlag, 1979.

Pasternak, Günter. »Günter Pasternak«, in: *Wissenschaftler in der biomedizinischen Forschung: Berlin-Buch 1930–2004*, hg. v. Luise Pasternak. Frankfurt/M.: Peter Lang, 2004, 103-107.

Pasternak, Günter, Arnold Graffi. »Versuche zum Nachweis gemeinsamer Antigenkomponenten beim Virus der myeloischen und lymphatischen Leukämie der Maus« in: *Zeitschrift für Naturforschung* 16b/1 (1961), 73-74.

Pasternak, Günter, Karl-Heinz Horn, Arnold Graffi. »Immunologische Crossversuche mit Methylcholanthrentumoren eines Mäuseinzuchtstammes«, in: *Acta biologica et medica germanica* 9/3 (1962): 306-308.

Pasternak, Günter, Luise Pasternak, Burkhard Micheel. »Antigens induced by the Graffi leukemia virus« in: *Immunity and Tolerance in Oncogenesis: Proceedings of the IV. Perugia Quadrennial International Conference of Cancer*, hg. v. Lucio Severi, Robert J. Huebner, Frank M. Burnet, Bd. 1. Perugia: Division of Cancer Research, 1970, 221-233.

Pasternak, Günter, Uwe Karsten, Burkhard Micheel, Volker Böttger, Silvia Hering. »Die Anwendung monoklonaler Antikörper in der Krebsforschung«, in: *Zeitschrift für Klinische Medizin* 40 (1985), 773-777.

Pasternak, Günter, Günter Gryschek. »Eine Methode zur Haltung und Führung von Mäuseinzuchtlinien und ihre Ergebnisse« in: *Zeitschrift für Versuchstierkunde* 1/6 (1962), 184-194.

Pasternak, Günter, Karl-Heinz Horn, Arnold Graffi. »Untersuchungen zur Frage der Isoimmunität gegen virusinduzierte Leukosen der Maus«, in: *Acta biologica et medica germanica* 9/3 (1962), 314-317.

Pasternak, Günter, Karl-Heinz Horn, Arnold Graffi. »Immunologische Crossversuche mit Methylcholanthrentumoren eines Mäuseinzuchtstammes«, in: *Acta biologica et medica germanica* 9/3 (1962), 306-308.

Pasternak, Günter, Karl-Heinz Horn, Arnold Graffi. »Die Induktion von Isoimmunität gegen Methylcholanthrentumoren der Maus«, in: *Acta biologica et medica germanica* 9/3 (1962), 302-305.

Pasternak, Günter, Karl-Heinz Horn, Arnold Graffi. »Weitere Untersuchungen über Antigendifferenzen zwischen Geweben virusinduzierter myeloischer und lymphatischer Leukosen der Maus«, in: *Acta biologica et medica germanica* 11/2 (1963), 293-297.

Pasternak, Günter, Arnold Graffi, Fritz Hoffmann, Karl-Heinz Horn. »Resistance against carcinomas of the skin induced by dimethylbenzanthracene (DMBA) in mice of the strain XVII/Bln«, in: *Nature* 203/4942 (1964), 307-308.

Pasternak, Günter, Arnold Graffi, Karl-Heinz Horn. »Der Nachweis individualspezifischer Antigenität bei UV-induzierten Sarkomen der Maus«, in: *Acta biologica et medica germanica* 13/2 (1964), 276-279.

Pasternak, Günter, Brigitte Hölzer. »Der Nachweis von immunologischen Differenzen zwischen Graffi- und Gross-Virus-induzierten Leukämien der Maus in vivo und in vitro«, in: *Neoplasma* 12/4 (1965), 339-355.

Pasternak, Günter, Burkhard Micheel, Luise Pasternak, Hans-Joachim Blau, H. Kruse. »Suche nach tumorspezifischen Immunreaktionen bei Leukämien des Menschen mit der indirekten Membranimmunofluoreszenztechnik«, in: *Archiv für Geschwulstforschung* 35/4 (1970), 360-368.

Pasternak, Günter, Luise Pasternak, Burkhard Micheel. »Antigens induced by the Graffi leukemia virus« in: *Immunity and Tolerance in Oncogenesis: Proceedings of the IV. Perugia Quadrennial International Conference of Cancer*, hg. v. Lucio Severi, Robert J. Huebner, Frank M. Burnet, Bd. 1. Perugia: Division of Cancer Research, 1970, 221-233.

Pasternak, Günter, Luise Pasternak, Burkhard Micheel. »Antigenic conversion by leukemia viruses« in: *RNA Viruses and Host Genome in Oncogenesis: Proceedings of a conference held in Amsterdam, May 12-15, 1971*, hg. v. P. Emmelot, P. Bentvelzen. Amsterdam: Elsevier, 1972, 155-169.

Pasternak, Günter, Ulrich Schneeweiß (Hrsg.), *Transplantations- und Tumorimmunologie*. Jena: Gustav Fischer, 1973.

Pasternak, Günter, Burkhard Micheel. »Tumorimmunologie: Forschungsstand und Entwicklungen«, in: *DDR-Medizin-Report* 5/10 (1976), 867-876.

Pasternak, Günter, Bodo von Broen, Sybille Albrecht, Le Thanh Thuy, Günter Gryschek, Bernhard Schlott. »Fetal antigens in the immunodiagnosis of tumours« in: *Modern Trends in Cell Electrophoresis*, hg. v. Martin Müller, Jürgen Irmscher, Christa Kemmer. Dresden: Carus-Akademie, 1978, 18-28.

Pasternak, Günter, Bodo von Broen. »Immundiagnostik des Krebses: Anforderungen und Ergebnisse«, in: *Archiv für Geschwulstforschung* 50/3 (1980), 230-237.

Pasternak, Günter, Burkhard Micheel, Uwe Karsten. »Monoklonale Antikörper – Forschungsreagenzien und diagnostische Marker bei Krebs«, in: *humanitas* (1985), 13.

Pasternak, Luise. »Luise Pasternak«, in: *Wissenschaftlerinnen in der biomedizinischen Forschung*, hg. v. Luise Pasternak. Frankfurt/M.: Peter Lang, 2002, 83-89.

Pauling, Linus. »A theory of the structure and process of formation of antibodies«, in: *Journal of the American Chemical Society* 62/10 (1940), 2643-2657.

Porzsolt, Franz, Christoph Tautz, R. Schmidtberger, Wolfgang Ax. »Zellelektrophoretische Untersuchungen zur Tumordiagnostik«, in: *Zeitschrift für Immunitätsforschung, experimentelle und klinische Immunologie* 147 (1974), 352-353.

Porzsolt, Franz, Christoph Tautz, Wolfgang Ax. »Electrophoretic Mobility Test: I. Modifications to simplify the detection of malignant diseases in man«, in: *Behring Institut Mitteilungen* 57 (1975), 128-136.

Prehn, Richmond T., Joan M. Main. »Immunity to methylcholanthrene-induced sarcomas«, in: *Journal of the National Cancer Institute* 18/6 (1957), 769-778.

Pritchard, John A. V., J. L. Moore, W. H. Sutherland, C. A. F. Joslin. »Evaluation and development of the Macrophage Electrophoretic Mobility (MEM) Test for malignant disease«, in: *British Journal of Cancer* 27/1 (1973), 1-9.

Pritchard, John A. V., J. L. Moore, W. H. Sutherland, C. A. F. Joslin. »Technical aspects of the Macrophage Electrophoretic Mobility (MEM) Test for malignant disease«, in: *British Journal of Cancer* 28/S1 (1973), 229-236.

Rapoport, Ingeborg. *Meine ersten drei Leben: Autobiographie*. Berlin: NORA, 2002.

Révész, László. »Effect of lethally damaged tumor cells upon the development of admixed viable cells«, in: *Journal of the National Cancer Institute* 20/6 (1958): 1157-1186.

Révész, László. »Detection of antigenic differences in isologous host-tumor systems by pretreatment with heavily irradiated tumor cells«, in: *Cancer Research* 20/4 (1960), 443-451.

Riley, Vernon. »Virus-tumor synergism«, in: *Science* 134/3480 (1961), 666-668.

Roitt, Ivan M. *Leitfaden der Immunologie*. Darmstadt: Dr. Dietrich Steinkopff, 1977.

Schadewaldt, Hans. *Geschichte der Deutschen Gesellschaft für Allergie- und Immunitätsforschung 1951–1984*. München: Dustri, 1984.

Scharsach, Felix. »Zur ätiologischen Problematik der Leukämien speziell auf Grund neuerer Ergebnisse der experimentellen Forschung«, in: *Münchner Medizinische Wochenschrift* 98/15 (1956), 535-538.

Scheler, Werner. »Werner Scheler«, in: *Wissenschaftler in der biomedizinischen Forschung: Berlin-Buch 1930–2004*, hg. v. Luise Pasternak. Frankfurt/M.: Peter Lang, 2004, 97-102.

Schmid, Karl. *Unbehagen im Kleinstaat*. Zürich: Artemis, 1963.

Schmidt, Ferdinand, Rosa Coutelle, Ulrich Schneeweiß. »Versuche zur immunologischen Charakterisierung von Desoxy- und Ribonukleinsäuren aus normaler Rattenleber, hepatozellulärem Lebercarcinom und dem Jensen-Sarkom der Ratte mit der Komplementbindungsreaktion«, in: *Archiv für Geschwulstforschung* 14/1 (1958): 68-75.

Schmidt, Ferdinand, Eberhard Liß, Rosa Coutelle, Ulrich Schneeweiß, Peter Langen. »Versuche zur Immunologie von Nukleinsäuren und Nukleoproteiden aus normalen und malignen Geweben« in: *Krebsforschung und Krebsbekämpfung*, hg. v. H. Martius, H. Hartl, Bd. 3. München: Urban & Schwarzenberg, 1959, 29-39.

Schmidt, Ferdinand, Rosa Coutelle, Ulrich Schneeweiß. »Versuche zur immunologischen Charakterisierung von Desoxy- und Ribonukleinsäuren aus normaler Rattenleber, hepatozellulärem Lebercarcinom und dem Jensen-Sarkom der Ratte mit der Komplementbindungsreaktion, in: *Archiv für Geschwulstforschung* 14/1 (1958), 68-75.

Schneeweiß, Ulrich. »Immunbiologische und Abwehrreaktionen beim Krebs«, in: *Das Deutsche Gesundheitswesen* 21/25 (1966), 1153-1157.

Schneeweiß, Ulrich. »Suche nach Antigenen in menschlichen Tumoren« in: *Transplantations- und Tumorimmunologie*, hg. v. Günter Pasternak, Ulrich Schneeweiß. Jena: Gustav Fischer, 1973, 257-282.

Schneeweiß, Ulrich. »Ulrich Schneeweiß«, in: *Wissenschaftler im biomedizinischen Forschungszentrum Berlin-Buch 1930–2004*, hg. v. Luise Pasternak. Frankfurt/M.: Peter Lang, 2004, 196-200.

Schneeweiß, Ulrich, Rosa Coutelle, Ferdinand Schmidt. »Weitere Versuche zur Immunologie von Desoxyribonukleinsäuren und Desoxyribonukleoproteiden aus hepatozellulärem Leberkarzinom und normaler Rattenleber«, in: *Zeitschrift für die gesamte innere Medizin und ihre Grenzgebiete* 14/7 (1959), 343-347.

Schneeweiß, Ulrich, Eberhard Liß, Peter Langen, Ferdinand Schmidt. »Über Versuche zur immunologischen Abgrenzung von Desoxyribonukleoproteiden aus einem transplantablen Nierencarcinom des Goldhamsters und aus normaler Goldhamsterniere«, in: *Zeitschrift für Krebsforschung* 63 (1960), 345-350.

Schütt, Wolfgang, Günter Schöppe, Rolf Unger. »Testergebnisse mit dem elektrophoretischen Meßmikroskop Parmoquant« in: *Jenaer Rundschau* 23/6 (1978), 270-273.

Schütt, Wolfgang, Günter Schöppe, Rolf Unger. »Parmoquant – ein neues automatisiertes Meßmikroskop des VEB Carl Zeiss Jena für Forschung und Routine«, in: *Jenaer Rundschau* 23/6 (1978), 264-269.

»SED: 4. Tagung des ZK 8./9.12.1976.« hg. v. ZK der SED. Berlin: Dietz, 1976.

Severi, Lucio, Robert J. Huebner, Frank M. Burnet (Hrsg.), *Immunity and Tolerance in Oncogenesis: Proceedings of the IV. Perugia Quadrennial International Conference of Cancer.* Perugia: Division of Cancer Research, 1970.

Shimkin, Michael B. *Contrary to Nature: Being an illustrated commentary on some persons and events of historical importance in the development of knowledge concerning cancer*, hg. v. U.S. Department of Health; Education and Welfare. Washington D.C.: U.S. Government Printing Office, 1977. Reprint 1979.

Silber, Lev A. »Immunologische Aspekte der Kanzerogenese« in: *Berliner Symposion über Fragen der Carcinogenese vom 11. bis 16. Dezember 1959*, hg. v. Arnold Graffi, Hans Gummel, Helmut Kraatz. Berlin: Akademie-Verlag, 1960, 133-141.

Snell, George D. »Methods for the study of histocompatibility genes«, in: *Journal of Genetics* 49/2 (1948), 87-107.

Tal, Chloe, Miriam Halperin. »Presence of serologically distinct protein in serum of cancer patients and pregnant women: An attempt to develop a diagnostic cancer test«, in: *Israel Journal of Medical Sciences* 6/6 (1970), 707-716.

Talmage, David W. »The acceptance and rejection of immunological concepts«, in: *Annual Review of Immunology* 4/1-11 (1986).

Teichmann, Bodo. »Tumorgewebe kombiniert mit Leber-, Milz-, Lymphknoten- oder Thymusgewebe tumorresistenter Ratten in Diffusionskammern«, in: *Zeitschrift für Naturforschung* 19b (1964), 861.

Teichmann, Bodo. »Untersuchungen über das Verhalten von Tumorgewebe in Diffusionskammern gegenüber eindringenden Wirtszellen bei tumorresistenten Ratten«, in: *Experientia* 20/6 (1964), 327-328.

Teichmann, Bodo. »Über die Beeinflussung der immunologischen Wirkung von Milz- und Lymphknotengewebe mit Chemotherapeutica vorbehandelter Ratten auf Tumorzellen in Diffusionskammern«, in: *Die Naturwissenschaften* 52/3 (1965), 65.

Teichmann, Bodo. *Die Diffusionskammer-Technik und ihre Anwendung bei Untersuchungen von Problemen der Tumorforschung*. Berlin: Humboldt-Universität, 1965.

Teichmann, Bodo, Gunter Wittig. »Versuch zum Nachweis krebsspezifischer Antigene mit einem Anaphylaxietest (nach Makari)«, in: *Das Deutsche Gesundheitswesen* 17/21 (1962), 843-845.

Teichmann, Bodo, Gunter Wittig. »Autoantikörper beim krebskranken Menschen«, in: *Das Deutsche Gesundheitswesen* 18 (1963), 707-709.

Teichmann, Bodo, Gunter Wittig. »Über die Verwendung von Metallkammern für Implantationsversuche«, in: *Acta biologica et medica germanica* 10/3-4 (1963), 429-431.

Teichmann, Bodo, Gunter Wittig, Roland Vogt, Dieter Ziebarth. »Über den Nachweis tumorspezifischer Antikörper beim Menschen«, in: *Das Deutsche Gesundheitswesen* 19/51 (1964), 2357-2362.

van Rood, Jon J. »HLA and I«, in: *Annual Review of Immunology* 11 (1993), 1-28.

Virchow, Rudolf. *Gesammelte Abhandlungen zur wissenschaftlichen Medicin*. Frankfurt/M.: Meidinger, 1856.

von Pirquet, Clemens. *Allergie*. Berlin: Springer, 1910.

Wassermann, August von, Albert Neisser, Carl Bruck, A. Schucht. »Weitere Mitteilungen über den Nachweis spezifisch-luetischer Substanzen durch Komplementverankerung«, in: *Zeitschrift für Hygiene* 55 (1906), 451-477.

Weaver, James M., Glenn H. Algire, Richmond T. Prehn. »The growth of cells In vivo In diffusion chambers: II. The role of cells in the destruction of homografts in mice«, in: *Journal of the National Cancer Institute* 15/6 (1955), 1737-1767.

Weiss, David W. »Tumor immunology: Personal peregrinations and perspective«, in: *The Immunologic Revolution*, hg. v. Andor Szentiványi, Herman Friedman. Boca Raton: CRC Press, 1994, 335-360.

Werner, Heinz. »Präparation von Gewebsantigenen (3 M KCl-Methode)« in: *Immunologische Arbeitsmethoden*, hg. v. Helmut Friemel 2. Aufl. Stuttgart: Gustav Fischer, 1980, 387-394.

Wittig, Gunter. »Die Beeinflussung des Geschwulstwachstums durch spezifische Gewebsantigene«, in: *Acta biologica et medica germanica* 3/1 (1959), 56-64.

Wittig, Gunter. »Immunologie maligner Tumoren aus der Sicht der Klinik«, in: *Das Deutsche Gesundheitswesen* 15/15 & 17 (1960), 763-771 & 879-885.

Wittig, Gunter. »Die Wege der Krebsbehandlung mit besonderer Rücksicht auf den Abwehrmechanismus des Organismus«, in: *Das Deutsche Gesundheitswesen* 16/13 (1961), 557-563.

Wittig, Gunter, Bodo Teichmann. »Die Grundlagen spezifischer und unspezifischer Krebsabwehrreaktionen und die Folgerungen für Klinik und Forschung«, in: *Archiv für Geschwulstforschung* 21/1 (1963), 25-49.

Zilber, Lev A. »Studies on tumor antigens«, in: *Journal of the National Cancer Institute* 18/3 (1957): 341-358.

## Literatur

Amstrup, Niels. »The perennial problem of small states: A survey of research efforts«, in: *Cooperation and Conflict* 11/2 (1976), 163-182.

Anderson, Warwick, Myles Jackson, Barbara Gutmann Rosenkrantz. »Toward an unnatural history of immunology«, in: *Journal of the History of Biology* 27 (1994), 575-594.

Ash, Mitchell G. »Wissenschaftswandel in Zeiten politischer Umwälzungen: Entwicklungen, Verwicklungen, Abwicklungen«, in: *NTM* 3 (1995), 1-21.

Ash, Mitchell G. »Wissenschaft, Politik und Modernität in der DDR – Ansätze zu einer Neubetrachtung« in: *Wissenschaft und Politik – Genetik und Humangenetik in der DDR (1949–1989): Dokumentation zum Arbeitssymposium in Münster, 15.–18.3.1995*, hg. v. Karin Weisemann, Peter Kröner, Richard Toellner. Münster: LIT, 1997, 1-25.

Baehr, Peter R. »Small states: A tool for analysis«, in: *World Politics* 27/3 (1975), 456-466.

Bangham, Jenny. »Writing, printing, speaking: Rhesus blood-group genetics and nomenclatures in the mid-twentieth century«, in: *British Journal for the History of Science* 47/2 (2014), 335-361.

Behrends, Jan C. »Entfernte Verwandte: Stalinismusforschung und DDR-Geschichte« in: *Staatssicherheit und Gesellschaft*, hg. v. Jens Gieseke. Göttingen: Vandenhoek & Ruprecht, 2007, 48-75.

Bergel, Hans. »Arnold Graffi: Zum Tod des Krebsforschers Arnold Graffi«, in: *Siebenbürgische Zeitung* (19.2.2006).

Bergmann, Karl-Christian, Inge Bergmann. »History of the Society of Clinical and Experimental Immunology in the GDR«, in: *Allergologie* 33/11 (2010), 524-533.

Bielka, Heinz. *Geschichte der biomedizinischen Institute Berlin-Buch*. 2. Aufl. Berlin: Springer, 2002.

Bielka, Heinz. »Hans Gummel«, in: *Wissenschaftler im biomedizinischen Forschungszentrum Berlin-Buch 1930-2004*, hg. v. Luise Pasternak. Frankfurt/M.: Peter Lang, 2004, 78-82.

Bielka, Heinz, Rainer Hohlfeld, »Biomedizin« in: *Wissenschaft und Wiedervereinigung*, hg. v. Jürgen Kocka, Renate Mayntz. Berlin: Akademieverlag, 1998, 79-142.

Brent, Leslie B. *A History of Transplantation Immunology*. San Diego: Academic Press, 1997.

Bresalier, Michael. »Neutralizing Flu: ›Immunological devices‹ and the making of a virus disease« in: *Crafting Immunity: Working histories of clinical immunology*, hg. v. Kenton Kroker, Jennifer Keelan, Pauline M. H. Mazumdar. Aldershot: Ashgate, 2008, 107-144.

Cambrosio, Alberto, Peter Keating. »A matter of FACS: Constituting novel entities in immunology«, in: *Medical Anthropology Quarterly* New Series, Bd. 6/4 (1992), 362-384.

Cambrosio, Alberto, Peter Keating. »Between fact and technique: The beginnings of hybridoma technology«, in: *Journal of the History of Biology* 25/2 (1992), 175-230.

Cambrosio, Alberto, Peter Keating. *Exquisite Specificity: The monoclonal antibody revolution*. New York: Oxford University Press, 1995.

Carneiro, Jorge. *Towards a Comprehensive View of the Immune System*. Paris: Unité d'Immunbiologie, Institute Pasteur, 1996.

Cohen, Ed. *A Body Worth Defending: Immunity, biopolitics, and the apotheosis of the modern body*. Durham: Duke University Press, 2009.

Cohen, Irun R. »The cognitive paradigm and the immunological homunculus«, in: *Immunology Today* 13/12 (1992), 490-494.

Cohen, Irun R. *Tending Adam's Garden: Evolving the cognitive immune self*. London: Academic Press, 2000.

Corbellini, Gilberto (Hrsg.), *L'evoluzione del pensiero immunologico*. Turin: Bollati Boringhieri, 1990.

Creager, Angela N. H. »Molecular surveillance: A history of radioimmunoassays« in: *Crafting Immunity: Working histories of clinical immunology*, hg. v. Kenton Kroker, Jennifer Keelan, Pauline M. H. Mazumdar. Aldershot: Ashgate, 2008, 201-230.

Crist, Eileen, Alfred I. Tauber. »Debating humoral immunity and epistemology: The rivalry of the immunochemists Jules Bordet und Paul Ehrlich«, in: *Journal of the History of Biology* 30/3 (1997), 321-356.

Dexter, Lewis Anthony. *Elite and Specialized Interviewing*, hg. v. Alan Ware. Colchester: ECPR Press, 2006.

Dittmann, Frank, Rudolf Seising (Hrsg.), *Kybernetik steckt den Osten an: Aufstieg und Schwierigkeiten einer interdisziplinären Wissenschaft in der DDR*. Berlin: Trafo, 2007.

Doel, Ronald E., Thomas Söderqvist (Hrsg.), *The Historiography of Contemporary Science, Technology, and Medicine: Writing recent science*. John Krige [Studies in the History of Science, Technology and Medicine], Bd. 23. London: Routledge, 2006.

Engelhardt, Natasha, Jean-Pierre Mach. »In memory of Garry Abelev 1928–2013«, in: *Tumor Biology* 35 (2014), 6169-6173.

Fleck, Ludwik. *Genesis and Development of a Scientific Fact*. übers. v. Fred Bradley, Thaddeus J. Trenn, hg. v. Thaddeus J. Trenn, Robert Merton. Chicago: Chicago University Press, 1979.

Freudenthal, Gad (Hrsg.), *Scientific Growth: Essays on the social organization and ethos of science*. Berkeley: University of California Press, 1991.

Fulbrook, Mary (Hrsg.), *Power and Society in the GDR, 1961–1979: The ›normalisation‹ of rule?* New York: Berghahn, 2009.

Gallagher, Richard B., Jean Gilder, Gustav J. V. Nossal, Gaetano Salvatore (Hrsg.), *Immunology: The making of a modern science.* London: Academic Press, 1995.

Geißler, Erhard. »Was die Sowjetwissenschaft über den Elefanten sagt – Molekularbiologie in der DDR aus Bucher und Rostocker Sicht« in: *Wissenschaft und Politik - Genetik und Humangenetik in der DDR (1949–1989)*, hg. v. Karin Weisemann, Peter Kröner, Richard Toellner. Münster: LIT, 1997, 167-184.

Gierl, Martin. *Geschichte und Organisation: Institutionalisierung als Kommunikationsprozess am Beispiel der Wissenschaftsakademien um 1900.* Göttingen: Vandenhoek & Ruprecht, 2004.

Girnus, Wolfgang, Klaus Meier (Hrsg.), *Forschungsakademien in der DDR: Modelle und Wirklichkeit.* Leipzig: Leipziger Universitätsverlag, 2014.

Gräfe, Sylvia. »Abteilung Wissenschaften im ZK der SED.« (2008) http://startext.net-build.de:8080/barch/MidosaSEARCH/dy30awis/index.htm.

Greiner, Bernd. »Kalter Krieg und ›Cold War Studies‹. Version 1.0.« *Docupedia-Zeitgeschichte* (11.2.2010) http://docupedia.de/zg/Cold_War_Studies.

Haraway, Donna. »Die Biopolitik moderner Körper: Konstitutionen des Selbst im Diskurs des Immunsystems« in: *Anatomien medizinischen Wissens: Medizin - Macht - Moleküle*, hg. v. Cornelius Borck. Frankfurt/M.: Fischer, 1996, 307-359.

Hess, Volker, Laura Hottenrott, Peter Steinkamp. *Testen im Osten: DDR-Arzneimittelstudien im Auftrag westlicher Pharmaindustrie 1964–1990.* Berlin: be-bra Wissenschaft, 2016.

Hoffmann, Dieter. »Fritz Lange, Klaus Fuchs, and the remigration of scientists to East Germany« in: *Physics in Perspective* 11 (2009): 405-425.

Hohlfeld, Rainer. »Zwischen Autonomie und staatlichem Dirigismus: Genetische und biomedizinische Forschung« in: *Naturwissenschaft und Technik in der DDR*, hg. v. Dieter Hoffmann, Kristie Macrakis. Berlin: Akademie-Verlag, 1997, 213-232.

Hohlfeld, Rainer. »Between autonomy and state control: Genetic and biomedical research« in: *Science under Socialism: East Germany in comparative perspective*, hg. v. Kristie Macrakis, Dieter Hoffmann. Cambridge: Harvard University Press, 1999, 247-265.

Hohlfeld, Rainer. »Kommentar zum Beitrag von Günter Pasternak« in: *Die Berliner Akademien der Wissenschaften im geteilten Deutschland 1945–1990*, hg. v. Jürgen Kocka, Peter Nötzoldt. Berlin: Akademieverlag, 2002, 167-171.

Holstein, James A., Jaber F. Gubrium (Hrsg.), *Inside Interviewing: New lenses, new concerns.* Thousand Oaks: Sage, 2003.

Höxtermann, Ekkehard. »›Klassenbiologen‹ und ›Formalgenetiker‹ – Zur Rezeption Lyssenkos unter den Biologen in der DDR«, in: *Acta Historica Leopoldina* 36 (2000), 273-300.

Hüntelmann, Axel. *Paul Ehrlich: Leben, Forschung, Ökonomien, Netzwerke*. Göttingen: Wallstein, 2011.

»Immunologie.« In: *Pschyrembel: Klinisches Wörterbuch*, hg. v. Martina Bach. Berlin: de Gruyter, 2007.

Jamieson, Michelle. »Imagining ›reactivity‹: Allergy within the history of immunology«, in: *Studies in History and Philosophy of Biological and Biomedical Sciences* 41 (2010), 356-366.

Jessen, Ralph. »Akademie, Universitäten und Wissenschaft als Beruf: Institutionelle Differenzierung und Konflikt im Wissenschaftssystem der DDR 1949–1968« in: *Die Berliner Akademien der Wissenschaften im geteilten Deutschland 1945–1990*, hg. v. Jürgen Kocka, Peter Nötzoldt, Peter Th. Walther. Berlin: Akademieverlag, 2002, 95-113.

Käding, Edda. *Engagement und Verantwortung: Hans Stubbe, Genetiker und Züchtungsforscher. Eine Biographie* [ZALF-Berichte, Nr. 36]. Müncheberg: ZALF, 1999.

Kaelble, Hartmut, Jürgen Kocka, Hartmut Zwahr (Hrsg.), *DDR Sozialgeschichte*. Stuttgart: Klett-Cotta, 1994.

Kaiser, Tobias. »Staat und Wissenschaft in der DDR: Zu den Organisationsformen von Forschung und Wissenschaft in einer modernen Diktatur« in: *Jenseits von Humboldt*, hg. v. Axel C. und Michael C. Schneider Hüntelmann. Frankfurt/M.: Peter Lang, 2010, 287-300.

Kalden, Jochen R. »Geschichte und Entwicklung der Deutschen Gesellschaft für Immunologie.« *Deutsche Gesellschaft für Immunologie: Immunologie in Deutschland* (2005) https://www.dgfi.org/sites/default/files/images/01-06_Gremien/Immunologie_in_Deutschland_2005.pdf.

Keating, Peter, Alberto Cambrosio. *Biomedical Platforms: Realigning the normal and the pathological in late-twentieth-century medicine*. Cambridge: MIT Press, 2003.

Kirt, Romain, Arno Waschkuhn (Hrsg.), *Kleinstaaten-Kontinent Europa: Probleme und Perspektiven*. Baden-Baden: Nomos, 2001.

Klein, George. *The Atheist and the Holy City: Encounters and reflections*. übers. v. Theodore and Ingrid Friedmann. Cambridge: MIT, 1990.

Knudsen, Olav F. »Small states, latent and extant: Towards a general perspective« in: *Journal of International Relations and Development* 5/2 (2002): 182-198.

Kocka, Jürgen. »Wissenschaft und Politik in der DDR« in: *Wissenschaft und Wiedervereinigung: Disziplinen im Umbruch*, hg. v. Jürgen Kocka, Renate Mayntz. Berlin: Akademie-Verlag, 1998, 435-460.

Kocka, Jürgen, Renate Mayntz (Hrsg.), *Wissenschaft und Wiedervereinigung: Disziplinen im Umbruch*. Berlin: Akademieverlag, 1998.

Kocka, Jürgen, Peter Nötzoldt (Hrsg.), *Die Berliner Akademien der Wissenschaften im geteilten Deutschland 1945–1990.* Berlin: Akademieverlag, 2002.

Kocka, Jürgen, Peter Nötzoldt, Peter Th. Walther. »Die Berliner Akademien 1945–1990« in: *Die Berliner Akademien der Wissenschaften im geteilten Deutschland 1945–1990,* hg. v. Jürgen Kocka, Peter Nötzoldt. Berlin: Akademieverlag, 2002, 365-457.

Kohler, Robert E. »The background to Otto Warburg's conception of the Atmungsferment«, in: *Journal of the History of Biology* 6/2 (1973), 171-192.

Koselleck, Reinhart. *Vergangene Zukunft: Zur Semantik geschichtlicher Zeiten.* Frankfurt/M.: Suhrkamp, 1989.

Kosenko, Oxana. *Kampf der Zellen: Die Entstehung der Immunologie im Wissenschaftsdreieck Russland - Deutschland - Frankreich.* Aachen: Shaker, 2015.

Krementsov, Nikolai. »Hormones and the bolsheviks: From organotherapy to experimental endocrinology, 1918–1929«, in: *Isis* 99/3 (2008), 486-518.

Krementsov, Nikolai. »Off with your heads: Isolated organs in early Soviet science and fiction«, in: *Studies in History and Philosophy of Biological and Biomedical Sciences* 40 (2009), 87-100.

Kreuder-Sonnen, Katharina. »Wie die Mikroben nach Warschau kamen: Wissenstransfer in der Bakteriologie in den 1880er-Jahren«, in: *NTM* 20/3 (2012), 157-180.

Kroker, Kenton, Jennifer Keelan, Pauline M. H. Mazumdar (Hrsg.), *Crafting Immunity: Working histories of clinical immunology.* Aldershot: Ashgate, 2008.

Kuhn, Thomas S. *The Structure of Scientific Revolutions.* 2. Aufl. Chicago: University of Chicago Press, 1970.

Kuhn, Thomas S. »Scientific Growth: Reflections on Ben-David's ›Scientific Role‹«, in: *Minerva* 10/1 (1972): 166-178.

Laitko, Hubert. »Strategen, Organisatoren, Kritiker, Dissidenten – Verhaltensmuster prominenter Naturwissenschaftler der DDR in den 50er und 60er Jahren des 20. Jahrhunderts« in: *Max-Planck-Institut für Wissenschaftsgeschichte, Preprint* 367 (2009).

Lenoir, Timothy. *Instituting Science: The cultural production of scientific disciplines.* Stanford: Stanford University Press, 1997.

Lepsius, M. Rainer. »Die Institutionenordnung als Rahmenbedingung der Sozialgeschichte der DDR« in: *Sozialgeschichte der DDR,* hg. v. Hartmut Kaelble, Jürgen Kocka, Hartmut Zwahr. Stuttgart: Klett Cotta, 1994, 17-30.

Lindenberger, Thomas, Martin Sabrow. »Das Findelkind der Zeitgeschichte. Zwischen Verinselung und Europäisierung: Die Zukunft der DDR-Geschichte«, in: *Deutschland-Archiv* 37 (2004), 123-127.

Löwy, Ilana. »The epistemology of the science of an epistemologist of the sciences: Ludwik Fleck's professional outlook and its relationship to his philosophical works«, in: *Cognition and Fact: Materials on Ludwik Fleck,* hg. v. Robert S. Cohen, Thomas

Schnelle, Bd. 87 [Boston Studies in the Philosophy of Science]. Dordrecht: D. Reidel, 1986, 421-442.

Löwy, Ilana. »The strength of loose concepts – boundary concepts, federative experimental strategies and disciplinary growth: The case of immunology«, in: *History of Science* 30/4 (1992), 371-396.

Löwy, Ilana. »Testing for a sexually transmissible disease, 1907–1970: The history of the Wassermann reaction« in: *AIDS and Contemporary History*, hg. v. Virginia Berridge, Philip Strong. Cambridge: Cambridge University Press, 1993, 74-92.

Löwy, Ilana. »Experimental systems and clinical practices: Tumor immunology and cancer immunotherapy, 1895–1980«, in: *Journal of the History of Biology* 27/3 (1994), 403-435.

Löwy, Ilana. *Between Bench and Bedside: Science, healing, and interleukin-2 in a cancer ward*. Cambridge: Harvard University Press, 1996.

Löwy, Ilana. »Cancer: The century of the transformed cell« in: *Science in the Twentieth Century*, hg. v. John Krige, Dominique Pestre. Amsterdam: Harwood, 1997, 461-477.

Lüdtke, Alf. »›Helden der Arbeit‹ – Mühen beim Arbeiten: Zur mißmutigen Loyalität von Industriearbeitern in der DDR« in: *Sozialgeschichte der DDR*, hg. v. Hartmut Kaelble, Jürgen Kocka, Hartmut Zwahr. Stuttgart: Klett-Cotta, 1994, 188-213.

Macrakis, Kristie. »Einheit der Wissenschaft versus deutsche Teilung: Die Leopoldina und das Machtdreieck in Ostdeutschland«, in: *Naturwissenschaft und Technik in der DDR*, hg. v. Dieter Hoffmann, Kristie Macrakis. Berlin: Akademie-Verlag, 1997, 147-169.

Macrakis, Kristie. »The unity of science vs. the division of Germany: The Leopoldina«, in: *Science under Socialism: East Germany in comparative perspective*, hg. v. Kristie Macrakis, Dieter Hoffmann. Cambridge: Harvard University Press, 1999, 158-179.

Macrakis, Kristie, Dieter Hoffmann (Hrsg.), *Science Under Socialism: East Germany in comparative perspective*. Cambridge: Harvard University Press, 1999.

Martin, Emily. *Flexible Bodies: The role of immunity in American culture from the days of polio to the age of AIDS*. Boston: Beacon, 1994.

Mayntz, Renate. »Die Folgen der Politik für die Wissenschaft in der DDR« in: *Wissenschaft und Wiedervereinigung: Disziplinen im Umbruch*, hg. v. Jürgen Kocka, Renate Mayntz. Berlin: Akademieverlag, 1998, 461-483.

Mazumdar, Pauline M. (Hrsg.), *Immunology 1930–1980: Essays on the history of immunology*. Toronto: Wall & Thompson, 1989.

Mazumdar, Pauline M. H. »The Template Theorie of Antibody Formation and the Chemical Synthesis of the twenties« in: *Immunology 1930–1980*, hg. v. Pauline M. H. Mazumdar. Toronto: Wall & Thompson, 1989, 13-32.

Mazumdar, Pauline M. H. *Species and Specificity: An interpretation of the history of immunology*. Cambridge: Cambridge University Press, 1995.

Melchers, Fritz. »Immunologische Forschung in Deutschland.« *Deutsche Gesellschaft für Immunologie: Immunologie in Deutschland* (2005) https://www.dgfi.org/sites/default/files/images/01-06_Gremien/Immunologie_in_Deutschland_2005.pdf.

Moulin, Anne Marie. »Fleck's Style« in *Cognition and Fact: Materials on Ludwik Fleck*, hg. v. Robert S. Cohen, Thomas Schnelle. Dordrecht: D. Reidel, 1986, 407-419.

Moulin, Anne Marie. »Immunology old and new: The beginning and the end« in: *Immunology 1930–1980*, hg. v. Pauline M. H. Mazumdar. Toronto: Wall & Thompson, 1989, 291-298.

Moulin, Anne Marie. *Le dernier langage de la médicine: Histoire de l'immunologie de Pasteur au Sida*. Paris: Presses Universitaires, 1991.

Moulin, Anne Marie. »A science ›Dans le siècle‹: Immunology or the science of boundaries» in: *Science in the Twentieth Century*, hg. v. John Krige, Dominique Pestre. Amsterdam: Harwood, 1997, 479-493.

Morange, Michel. »From the regulatory vision of cancer to the oncogenic paradigm, 1975–1985«, in: *Journal of the History of Biology* 30/1 (1997), 1-29.

Müller, Herta. *Herztier*. Frankfurt/M.: Suhrkamp, 2007.

Munk, Klaus. *Virologie in Deutschland: Die Entwicklung eines Fachgebietes*. Basel: Karger, 1995.

Needham, John. »China and the origins of immunology«, in: *Eastern Horizon* 19 (1980), 6-12.

Niethammer, Lutz, Alexander von Plato, Dorothee Wierling. *Die volkseigene Erfahrung: Eine Archäologie des Lebens in der Industrieprovinz der DDR*. Berlin: Rowohlt, 1991.

Obrecht, Sibylle. »Das abstoßende Selbst: Die Konstruktion von ›Differenz‹ im Kontext der ersten Herztransplantationen« in: *Körperpolitik – Biopolitik*, Bd. 29 [Berliner Blätter: Ethnographische und ethnologische Beiträge]. Münster, 2003, 52-61.

Obrecht, Sibylle. »Toleranz oder Abstoßung? Die frühe Transplantationsmedizin und der immunologische Diskurs« in: *Komplexe Welt: Kulturelle Ordnungssysteme als Orientierung*, hg. v. Silke Göttsch, Christel Köhle-Hezinger. Münster: Waxmann, 2001, 421-431.

Otis, Laura. *Membranes: Metaphors of invasion in nineteenth-century literature, science, and politics*. Baltimore: Johns Hopkins University Press, 1999.

Parnes, Ohad. »›Trouble from within‹: Allergy, autoimmunity, and pathology in the first half of the twentieth century«, in: *Studies in History and Philosophy of Biological and Biomedical Sciences* 34 (2003), 425-454.

Pasternak, Günter. »Biowissenschaften und Medizin in den achtziger Jahren« in: *Die Berliner Akademien der Wissenschaften im geteilten Deutschland 1945–1990*, hg. v. Jürgen Kocka, Peter Nötzoldt. Berlin: Akademieverlag, 2002, 139-165.

Pasternak, Günter. »Arnold Graffi« in: *Wissenschaftler im biomedizinischen Forschungszentrum Berlin-Buch 1930–2004*, hg. v. Luise Pasternak. Frankfurt/M.: Peter Lang, 2004, 74-77.

Pasternak, Luise (Hrsg.), *Wissenschaftlerinnen in der biomedizinischen Forschung*. Frankfurt/M.: Peter Lang, 2002.

Pasternak, Luise (Hrsg.), *Wissenschaftler in der biomedizinischen Forschung: Berlin-Buch 1930–2004*. Frankfurt/M.: Peter Lang, 2004.

Potter, Michael. »Myeloma proteins and antibodies« in: *Singular Selves*, hg. v. Anne Marie Moulin, Alberto Cambrosio. Amsterdam: Elsevier, 2001, 23-43.

Pradeu, Thomas. *The Limits of the Self: Immunology and biological identity*. übers. v. Elizabeth Vitanza. New York: Oxford University Press, 2012.

Prüll, Cay-Rüdiger. »Part of a Scientific Master Plan? Paul Ehrlich and the origins of his receptor concept«, in: *Medical History* 47/3 (2003), 332-356.

Rader, Karen. *Making Mice: Standardizing animals for American biomedical research, 1900–1955*. Princeton: Princeton University Press, 2004.

Rees, Anthony R. *The Antibody Molecule: From antitoxins to therapeutic antibodies*. Oxford: Oxford University Press, 2015.

Reindl, Josef. »Akademiereform und biomedizinische Forschung in Berlin-Buch« in: *Antworten auf die amerikanische Herausforderung: Forschung in der Bundesrepublik und der DDR in den ›langen‹ siebziger Jahren*, hg. v. Gerhard A. Ritter, Margit Szöllösi-Janze, Helmuth Trischler. Frankfurt/M.: Campus, 1999, 339-360.

Rév, István. *Retroactive Justice: Prehistory of post-communism*. Stanford: Stanford University Press, 2005.

Rheinberger, Hans-Jörg. *Experimentalsysteme und epistemische Dinge: Eine Geschichte der Proteinsynthese im Reagenzglas*. Frankfurt/M.: Suhrkamp, 2006.

Ritter, Gerhard A., Margit Szöllösi-Janze, Helmuth Trischler (Hrsg.), *Antworten auf die amerikanische Herausforderung: Forschung in der Bundesrepublik und der DDR in den ›langen‹ siebziger Jahren*. Frankfurt/M.: Campus, 1999.

Rohland, Lothar. »Medizinisch-wissenschaftliche Gesellschaften« in: *Dokumentation zur Geschichte des Gesundheitswesens der DDR*, hg. v. Horst Spaar, Bd. 5a. Berlin: Eigenverlag, 2002, 77-87.

Rusnock, Andrea Alice. *Vital Accounts: Quantifying health and population in eighteenth-century England and France*. Cambridge: Cambridge University Press, 2002.

Schlag, Peter M. »Hans Gummel anlässlich seines 30. Todesjahres«, in: *Der Chirurg* 75 (2004), 300-301.

Schleiermacher, Sabine. »Rückkehr der Emigranten: ihr Einfluss auf die Gestaltung des Gesundheitswesens in der SBZ/DDR«, in: *Medizin, Naturwissenschaft und Technik in der*

*SBZ und DDR*, hg. v. Sabine Schleiermacher, Norman Pohl. Husum: Matthiesen, 2009, 79-94.

Schlich, Thomas. *Die Erfindung der Organtransplantation: Erfolg und Scheitern des chirurgischen Organersatzes (1880–1930)*. Frankfurt/M.: Campus Verlag, 1998.

Schmaltz, Florian. »Peter Adolf Thießen und Richard Kuhn und die Chemiewaffenproduktion im NS-Regime«, in: *Gemeinschaftsforschung, Bevollmächtigte und der Wissenstransfer: Die Rolle der Kaiser-Wilhelm-Gesellschaft im System kriegsrelevanter Forschung des Nationalsozialismus*, hg. v. Helmut Maier, Birgit Kolboske. Göttingen: Wallstein, 2007, 305-351.

Schmid, Hans. »Des Führers Arzt trifft des Satans nackte Sklavin: Subversive Arztfilme der 1950er.« (2012) http://www.heise.de/tp/artikel/36/36115/1.html.

Schönpflug, Wolfgang, Gerd Lüer. *Psychologie in der Deutschen Demokratischen Republik: Wissenschaft zwischen Ideologie und Pragmatismus. Der XXII. Internationale Kongress für Psychologie 1980 in Leipzig, seine Vorgeschichte und Nachwirkungen*. Wiesbaden: VS, 2009.

Schøtt, Thomas. »Scientific productivity and international integration of small countries: Mathematics in Denmark and Israel«, in: *Minerva* 25/1-2 (1987), 3-20.

Schreiner, Katharina. *Das Zeiss-Kombinat: Ein fragmentarisches Zeitzeugnis 1975–1989*. Jena: Jenaer Forum für Bildung und Wissenschaft, 1999.

Schulze, Winfried. »Vorüberlegungen für die Tagung ›Ego-Dokumente‹« in: *Ego-Dokumente: Annäherung an den Menschen in der Geschichte*, hg. v. Winfried Schulze. Berlin, 1996, 11-30.

Seidman, Irving. »Technique isn't everything, but it is a lot« in: *Interviewing as Qualitative Research: A guide for researchers in education and the social sciences*, 2. Aufl. New York: Teachers College Press, 1998, 63-78.

Silverstein, Arthur M. *A History of Immunology*. 1. Aufl. San Diego: Academic Press, 1989.

Silverstein, Arthur M. *A History of Immunology*. 2. Aufl. Amsterdam: Elsevier, 2009.

Söderqvist, Thomas. »Darwinian overtones: Niels K. Jerne and the origin of the selection theory of antibody formation«, in: *Journal of the History of Biology* 27/3 (1994), 481-529.

Söderqvist, Thomas. *Science as Autobiography: The troubled life of Niels Jerne*. übers. v. David Mel Paul. New Haven: Yale University Press, 2003.

Söderqvist, Thomas (Hrsg.), *The Historiography of Contemporary Science and Technology*. John Krige [Studies in the History of Science, Technology and Medicine], Bd. 4. Amsterdam: Harwood, 1997.

Söderqvist, Thomas, Craig Stillwell. »Essay Review: The historiography of immunology is still in its infancy«, in: *Journal of the History of Biology* 32/1 (1999), 205-215.

Söderqvist, Thomas, Craig Stillwell, Mark Jackson. »Immunology« in: *The Cambridge History of Science*, hg. v. Peter J. Bowler, John V. Pickstone, Bd. 6. Cambridge: Cambridge University Press, 2009, 467-485.

Soyfer, Valery N. »The consequences of political dictatorship for Russian science«, in: *Nature Reviews: Genetics* 2 (2001), 723-727.

Spaar, Horst (Hrsg.), *Das Gesundheitswesen der DDR in der Periode der weiteren Gestaltung der entwickelten sozialistischen Gesellschaft und unter dem Kurs der Einheit von Wirtschafts- und Sozialpolitik 1971–1981, Teil V.1-2* [Dokumentation zur Geschichte des Gesundheitswesens der DDR]. Berlin: Eigenverlag, 2002.

Speiser, Paul, Ferdinand G. Smekal. *Karl Landsteiner – Entdecker der Blutgruppen und Pionier der Immunologie: Biographie eines Nobelpreisträgers aus der Wiener Medizinischen Schule*. Wien: Hollinek, 1975.

Spörri, Myriam. *Reines und gemischtes Blut: Zur Kulturgeschichte der Blutgruppenforschung 1900–1933*. Bielefeld: transcript, 2013.

Stafford, Ned. »Obituary: Arnold Graffi«, in: *The Lancet* 367 (2006), 980.

Steinle, Friedrich. »Die Vielfalt experimenteller Erfahrung: Neue Perspektiven«, in: *›Die Erfahrungen, die wir machen, sprechen gegen die Erfahrungen, die wir haben‹*, hg. v. Michael Hampe, Maria-Sibylla Lotter. Berlin: Duncker & Humblot, 2000, 213-233.

Sturdy, Steve. »Looking for trouble: Medical science and clinical practice in the historiography of modern medicine«, in: *Social History of Medicine* 24/3 (2011), 739-757.

Swiatczak, Bartlomiej. »Immune Balance: The development of the idea and its applications«, in: *Journal of the History of Biology* 47 (2014), 411-442.

Szentiványi, Andor, Herman Friedman (Hrsg.), *The Immunologic Revolution: Facts and witnesses*. Boca Raton: CRC Press, 1994.

Tandler, Agnes Charlotte. »Visionen einer sozialistischen Großforschung in der DDR 1968–1971« in: *Antworten auf die amerikanische Herausforderung: Forschung in der Bundesrepublik und der DDR in den ›langen‹ siebziger Jahren*, hg. v. Gerhard A. Ritter, Margit Szöllősi-Janze, Helmuth Trischler. Frankfurt/M.: Campus, 1999, 361-375.

Tandler, Agnes Charlotte. *Geplante Zukunft: Wissenschaftler und Wissenschaftspolitik in der DDR 1955–1971*. Freiberg: TU Bergakademie, 2000.

Tanner, Jakob. »Komplexität, Kybernetik und Kalter Krieg: ›Information‹ im Systemantagonismus von Markt und Plan«, in: *Die Transformation des Humanen: Beiträge zur Kulturgeschichte der Kybernetik*, hg. v. Michael Hagner, Erich Hörl. Frankfurt/M.: Suhrkamp, 2008, 377-413.

Tenorth, Heinz-Elmar (Hrsg.), *Geschichte der Universität Unter den Linden 1810–2010*. Berlin: Akademie-Verlag, 2011.

Tauber, Alfred I. (Hrsg.), *Organism and the Origins of Self* [Boston Studies in the Philosophy of Science]. Dordrecht: Kluwer, 1991.

Tauber, Alfred I. *The Immune Self: Theory or metaphor?* Cambridge: Cambridge University Press, 1995.

Tauber, Alfred I., Leon Chernyak. *Metchnikoff and the Origins of Immunology: From metaphor to theory*. Oxford: Oxford University Press, 1991.

Tauber, Alfred I., Scott Podolsky. *The Generation of Diversity: Clonal Selection Theory and the rise of molecular immunology*. Cambridge: Harvard University Press, 1997.

Thießen, Malte. »Vorsorge als Ordnung des Sozialen: Impfen in der Bundesrepublik und der DDR«, in: *Zeithistorische Forschungen* 3 (2013).

Timmermann, Carsten. »Americans and Pavlovians: The Central Institute for Cardiovascular Research at the East German Academy of Sciences and its precursor institutions as a case study of biomedical research in a country of the Soviet Bloc (c. 1950–80)«, in: *Medicine, the Market and the Mass Media*, hg. v. Virginia Berridge, Kelly Loughlin. London: Routledge, 2005, 244-265.

Uhl, Matthias. *Stalins V-2: Der Technologietransfer der deutschen Fernlenkwaffentechnik in die UdSSR und der Aufbau der sowjetischen Raketenindustrie 1945 bis 1959*. Bonn: Bernard & Graefe, 2001.

van den Belt, Henk, Bart Gremmen. »Specificity in the era of Koch and Ehrlich: A generalized interpretation of Ludwik Fleck's serological thought style«, in: *Studies in History and Philosophy of Biological and Biomedical Sciences* 21/3 (1990), 463-479.

van Rood, Jon J. »HLA and I«, in: *Annual Review of Immunology* 11 (1993), 1-28.

Varela, Francisco J. »Der Körper denkt: Das Immunsystem und der Prozeß der Körper-Individuierung«, in: *Paradoxien, Dissonanzen, Zusammenbrüche: Situationen offener Epistemologie*, hg. v. Hans Ulrich Gumbrecht, K. Ludwig Pfeiffer. Frankfurt/M.: Suhrkamp, 1991, 727-743.

Vargha, Dora. »Between East and West: Polio vaccination across the Iron Curtain in Cold War Hungary«, in: *Bulletin for the History of Medicine* 88/2 (2014), 319-342.

Walther, Peter Th. »Bildung und Wissenschaft«, in: *DDR-Geschichte in Dokumenten: Beschlüsse, Berichte, interne Materialien und Alltagszeugnisse*, hg. v. Matthias Judt. Berlin: Ch. Links, 1998, 225-242.

Werner, Petra. *Otto Warburg: Von der Zellphysiologie zur Krebsforschung*. Berlin: Verlag Neues Leben, 1988.

Wolle, Stefan. *Die heile Welt der Diktatur: Alltag und Herrschaft in der DDR 1971–1989*. Bonn: BpB, 1999.

Wunderlich, Volker (Hrsg.), *Arnold Graffi: Aquarelle und Pastelle eines Krebsforschers*. Berlin: MDC, 2009.

Wunderlich, Volker, Heinz Bielka. »Arnold Graffi (1910–2006): A pioneer of experimental cancer research«, in: *Journal of Cancer Research and Clinical Oncology* 132 (2006), 483-485.

Yow, Valerie Raleigh. *Recording Oral History: A guide for the humanities and social sciences.* Walnut Creek: Altamira Press, 2005.

## Filme

Harnack, Falk, *Arzt ohne Gewissen.* Divina Film Deutschland, 1959.
Yashin, D. I., *Experiments in the Revival of Organisms.* Techfilm Studio Moskau, 1940.

## URL

<u>Wikipedia-Lexikon (deutsch):</u>

Stichwort ›Horst Hanson‹: http://de.wikipedia.org/wiki/Horst_Hanson (Version vom 18.1.2014 8:25 von Jü).
Stichwort ›Arnold Graffi‹: http://de.wikipedia.org/wiki/Arnold_Graffi (Version vom 10.4.2014 17:28 von John Red).
Stichwort ›Hans Gummel‹: http://de.wikipedia.org/wiki/Hans_Gummel (Version vom 15.4.2014 19:49 von Cholo Aleman).
Stichwort ›Burkhard Schneeweiß': http://de.wikipedia.org/wiki/Burkhard_Schneewei%C3%9F (Version vom 20.11.2014 20:59 von Jü).
Stichwort ›Bodo Teichmann‹: http://de.wikipedia.org/wiki/Bodo_Teichmann (Version vom 7.9.2014 15:03 von Mehlauge).
Stichwort ›Karl-Wolfgang Zschiesche‹: http://de.wikipedia.org/wiki/Karl-Wolfgang_Zschiesche (Version vom 21.5.2014 23:21 von UW).

## Internetpräsenzen:

American Association of Immunologists: https://www.aai.org/About/History/Notable_Members/The_JI/Coca_Arthur.html (aufgerufen am 15.8.2014)
Deutsche Gesellschaft für Allergologie und klinische Immunologie (DGKAI): http://dgaki.de/ (aufgerufen am 13.11.2014).
Friedhof Berlin-Zehlendorf: http://www.berlin.friedparks.de/such/gedenkstaette.php?gdst_id=2747 (aufgerufen am 27.11.2014).
Konferenz in Athen am 13. März 2013: ›Petros Kokkalis – Ein Pionier der Transplantation:‹ www.kokkalis-transplantation.gr (aufgerufen am 3.11.2014)
Statistisches Bundesamtes, Bevölkerungszahlen: https://www.destatis.de/DE/ZahlenFakten/GesellschaftStaat/Bevoelkerung/Bevoelkerungsstand/Tabellen_/lrbev03.html;jsessionid=380816B8F7571A95E792156DA715D115.cae4 (aufgerufen am 17.12.2014).